北京协和医院
处 方 手 册

（第 4 版）

PUMC HOSPITAL FORMULARY

北京协和医院药剂科　编

U0255477

中国协和医科大学出版社

图书在版编目（CIP）数据

北京协和医院处方手册／北京协和医院药剂科编.
—4 版. —北京：中国协和医科大学出版社，2012. 10
（2025.2 重印）

ISBN 978-7-81136-753-9

Ⅰ.①北…　Ⅱ.①北…　Ⅲ.①处方-汇编　Ⅳ.
①R451

中国版本图书馆 CIP 数据核字（2012）第 209311 号

北京协和医院处方手册　（第 4 版）

主　　编：北京协和医院药剂科
责任编辑：杨小杰

出版发行：**中国协和医科大学出版社**
　　　　　（北京市东城区东单三条 9 号　邮编 100730　电话 010 - 65260431）
网　　址：www. pumcp. com
经　　销：新华书店总店北京发行所
印　　刷：三河市龙大印装有限公司

开　　本：787×960　1/32
印　　张：22.375
字　　数：500 千字
版　　次：2013 年 6 月第 4 版
印　　次：2025 年 2 月第 10 次印刷
定　　价：50.00 元

ISBN 978-7-81136-753-9

第4版序

北京协和医院药剂科组织编写的《处方手册》自1991年第1版至今已有二十余年，期间再版三次。该手册深受本院临床医生的欢迎，已成为既实用又方便的临床用药参考书。

这本手册上一版迄今近十年。在此期间，医药发展迅速，新药、新剂型和老药新用等情况不断出现。并且随着国家医改和国家基本药物制度的深入发展，医院药事管理、抗菌药物管理等政策也发生了很大的变化，对原有手册进行更新很有必要。本次修改新增了近十年间本院药事管理与药物治疗学委员会批准进入本院的药品280余种，同时删除了一些临床不常用或已淘汰的药品160余种，基本反映了本院当前药品使用的现状。

希望新版《处方手册》能继续为临床医务人员提供有益的药品信息，规范药品的使用，从而为广大患者的合理用药和安全用药提供良好的保障。

在此，谨代表医院对于为新版《处方手册》的修订和编写付出了极大努力和心血的药剂科同事们表示衷心的感谢。

于晓初
2013年3月

第 1 版 序

《处方手册》为医院必备的一种工具书。考察到不少国外著名医院莫不有各院的处方手册，以供临床医师和其他医务人员案旁手头参考之用。北京协和医院早年亦有《处方手册》，以后几经演变易版，甚至更名，如 1984 年版之《常用药物及实验室检查》一书，实系药物手册和实验检查的合册。

鉴于医药发展迅速，我院药剂科同仁感到亟需汇编新版以汰陈补新。为更符合于《处方手册》的性质与格式，增加了诸如处方制度、麻醉药品管理使用的规定、常用药物有效治疗浓度范围、处方的常用拉丁文缩写等。手册中附有汉、英索引，不仅符合国际出版物的惯例，且十分方便使用者查阅，亦属一有益改进。

统观本手册，药物基本按系统和作用分类，佐以按专科诸如眼、耳、鼻、喉、皮肤等科专用药以及放射科所用造影剂等，分别罗列。

每种药物均有汉、英药名、规格、应用方法，有禁忌及重大副作用者也均标示注意之处。这样既言简意赅，亦突出了手册的特点。

药物手册素为医务人员所欢迎，对于年轻医师及高年专家教授皆有裨益。据以往经验，来院进修者亦常喜人手一册，甚至其他医疗单位也往往要求订购，用作参考，编者之初旨亦在于此。

新药开发日新月异，不可能随时录入手册。一册之出，当有可能相对稳定使用数年，但三、五年后当作删修增补，考虑到我国经济基础和医药实际，对于历经临床实践证明价廉而作用良好者，自当尽量保留适当时间，而对于新发明、新开发的而又有较多实用价值的药物，则应尽量补充，使之方便读者，以利病人。

朱　预

1991 年 12 月

前　言

　　《处方手册》系根据药剂科和各临床科室在工作的实践经验及用药习惯特点，总结编纂而成。

　　本手册在编写时，参照了大量国内外有关书籍和技术资料，征求临床医师意见，并请有关临床专家尽可能予以审核，订正。

　　在本手册的编写过程中，得到了医院有关领导、医院药事管理委员会、科研处、医务处及各临床科室专家的大力支持和协助。

　　直接参加编写、校对工作的有（按姓氏笔画为序）：王兰、王强、史亦丽、巩红、朱珠、闫雪莲、张波、张继春、张翠莲、李大魁、范倩倩、胡扬、赵彬、唐彦、都丽萍、梅丹、程中伟等人员。其中内科程中伟大夫为本书的编写作了大量工作，在此一并致谢。

　　本手册虽经反复核对修改，仍难免有不妥或错误之处，望广大读者提出宝贵的意见和建议。

目　　录

1

8

12

13

一、抗　感　染　药

（一）抗　生　素

青霉素 G 钠（Benzylpenicillin Sodium）

青霉素通过抑制细菌细胞壁合成而发挥杀菌作用。

【临床应用】　用于敏感细菌所致各种感染，如脓肿、菌血症、肺炎和心内膜炎等。成人：肌注，每次 80 万 U，2～4 次/日。静脉给药根据感染程度，每日剂量 400 万～1000 万 U，最多可达每日 2000 万 U，分次给予。将一次剂量溶于 50～100ml 0.9% 氯化钠溶液中静脉滴注。儿童：肌注（较轻感染），每日 2.5 万～5 万 U/kg，分 3～4 次给药。静脉给药（较重感染），每日 5 万～20 万 U/kg，分 2～4 次给药。新生儿（足月产）：每次 5 万 U/kg，肌注或静脉给药。2 日龄前每 12 小时给予上述剂量 1 次。3 日龄至 12 周龄，每 8 小时给予上述剂量 1 次。超过 12 周龄每 6 小时给予上述剂量 1 次。早产婴儿：每次 3 万 U/kg 肌注或静脉给药，1 周龄前每 12 小时给药 1 次。2～4 周龄者，每 8 小时给药 1 次。4 周龄以上者，每 6 小时给药 1 次。

【注意事项】　用前做青霉素皮试，阳性反应者禁用。大剂量青霉素可致青霉素脑病（肌肉痉挛、抽搐、昏迷等）及精神病、癫痫发作，此反应多见于幼儿、老年人、肾功能衰退或有癫痫病史者。但在脑膜炎球菌性脑膜炎时常需用磺胺嘧啶钠配合青霉素治疗；流感嗜血杆菌性脑膜炎时联合应用青霉素和氯霉素。氨基糖苷类与青霉素类置同一注射器皿中可发生分解反应，需分开给药。

【规格】　注射剂：0.8MU/支，4MU/支

苄星青霉素（Benzathine Benzylpenicillin）

【临床应用】　用于控制链球菌感染流行和预防风湿热。临用前加灭菌注射用水制成混悬液，成人每次60万~120万U，每2~4周1次，用粗针头注入臀肌深部。

【注意事项】　首次应用应做青霉素皮试。间隔20天后再用应重做皮试。

【规格】　粉针剂：120万U/支

氨苄西林钠/舒巴坦钠（Ampicillin Sudium/Sulbactam Sodium）

【异名】　优立新（Unasyn）

氨苄西林钠为半合成的广谱青霉素。舒巴坦钠为半合成β内酰胺酶抑制剂。

【临床应用】　用于敏感菌引起的上呼吸道感染、尿道感染、腹膜炎、胆囊炎、子宫内膜炎、盆腔蜂窝织炎、败血症、皮肤及软组织感染、骨关节感染及淋球菌感染。成人：每次1.5~3g，每6小时1次。肌内注射一日剂量不超过6g，静脉用药一日剂量不超过12g（舒巴坦一日剂量最高不超过4g）。儿童：0.15g/(kg·d)，每6~8小时注射1次。肾功能严重损害者减量。

【注意事项】　注射本品前应做青霉素皮试。不良反

应与青霉素近似，注射给药时发生皮疹较多见。本品可加速雌激素代谢和减少雌激素的肠肝循环，从而影响口服避孕药的效果。

【规格】 注射剂：0.75g/支（氨苄西林钠0.50g和舒巴坦钠0.25g）

阿莫西林（Amoxicillin）

本品是半合成的氨苄西林类抗生素。

【临床应用】 用于敏感菌所致的呼吸道、尿路、胆道感染。口服适用于轻、中度感染。成人：口服，轻症，每次0.25g，3～4次/日。中度或较重感染，每次0.5～1g，3～4次/日。儿童：口服，轻症每日20mg/kg，中度或较重症每日40～80mg/kg，分4次服。新生儿和早产儿：口服，每次50mg，每12小时1次，必要时可每8小时1次。肾功能不全者需调整剂量。

【注意事项】 对青霉素过敏者禁用。余参见青霉素。

【规格】 胶囊：500mg/粒

阿莫西林/克拉维酸钾（Amoxicillin Clavulanate Potassium）

【异名】 力百汀（Augmentin）

本品片剂是阿莫西林与克拉维酸钾（4:1），注射剂为（5:1）混合物。克拉维酸钾由棒状链霉素所产生的具有酶抑制作用的化学物。

【临床应用】 用于敏感菌所致下呼吸道、中耳、鼻窦、皮肤及软组织、尿路等部位的感染。口服：成人，1片/次，2次/日。严重感染时剂量可加倍。静脉滴注：1.2g溶于50～100ml生理盐水或灭菌注射用水，静脉滴注 30 分钟，3～4 次/日。儿童，每次 30mg/kg，3～4 次/日（新生儿 2～3 次/日）。

【注意事项】 青霉素过敏者禁用。克拉维酸单次剂量不超过 0.2g，每日剂量以不超过 0.4g 为宜。

【规格】 片剂：625mg/片；注射剂：1.2g/支

哌拉西林/他唑巴坦钠（Piperacillin and Tazoba Ctam Sodium）

【异名】 特治星（Tazocin）

哌拉西林为半合成青霉素类抗生素，他唑巴坦为 β-内酰胺酶抑制剂。

【临床应用】 用于敏感菌引起的下呼吸道感染、泌尿道感染、腹腔内感染、皮肤及软组织感染、细菌性败血症、妇科感染、中性粒细胞减少症患者的细菌感染、骨与关节感染和多种细菌混合感染。成人及 12 岁以上儿童：4.5g 静脉滴注，每 8 小时 1 次，每日总剂量根据严重程度和部位增减。肾功能不全患者应适当延长给药时间或减少剂量。本品在使用时必须缓慢静脉注射（至少 3～5 分钟）或缓慢静脉滴注（20～30 分钟）。

【注意事项】 对青霉素类、头孢菌素类药物或 β-内酰胺酶抑制剂过敏者禁用。长期用药时建议定期检查肝功能、肾功能、造血功能、凝血指标。妊娠和哺乳期妇女慎用。不良反应有过敏反应及胃肠系统症状等。勿与丙磺舒、妥布霉素和非极化肌松剂合用。

【规格】 注射剂：4.5g/支

头孢拉定（Cefradine）

【异名】 泛捷复（Velosef）

本品为第一代头孢菌素类抗生素。抗菌谱包括 β-溶血性链球菌、葡萄球菌、肺炎链球菌、大肠杆菌、奇异变形杆菌、克雷伯杆菌及流感嗜血杆菌。本类药物与抗葡萄球菌青霉素对耐甲氧西林金黄色葡萄球菌（MRSA）显示交叉耐药性。

【临床应用】 用于敏感菌株所致的呼吸道、尿道、皮肤及软组织、中耳部位感染。口服：成人每次 0.25~0.5g，4 次/日。

【注意事项】 头孢菌素类与青霉素类存在交叉过敏反应。常见不良反应有恶心、呕吐、腹泻、上腹部不适等。皮疹、假膜性肠炎、嗜酸粒细胞增多、白细胞及中性粒细胞减少等。少数患者可出现暂时性血尿素氮升高、转氨酶一过性升高等。本品可透过胎盘屏障，也可进入乳汁，孕妇及哺乳期妇女慎用。

【规格】 胶囊：0.25g/粒

头孢呋辛酯（Cefuroxime Axetil）

【异名】 伏乐新

本品为第二代头孢菌素类抗生素，口服经胃肠道吸收后，在酯酶作用下迅速水解为头孢呋辛而发挥抗菌作用。

【临床应用】 用于敏感菌所致的下呼吸道、尿路、皮肤及软组织等感染，以及脑膜炎、败血症和淋病等。成人口服：一般感染，每次 250mg，2 次/日；较重感染每次用量可加倍。单纯性尿道感染，每次 125mg，2 次/日，必要时也可将每次用量加倍。

【注意事项】 对本品及其他头孢菌素类过敏者、有青霉素过敏性休克者及胃肠道吸收障碍者禁用。与呋塞米、依他尼酸、布美他尼等强利尿药，氨基糖苷类抗生素等有肾毒性药物合用有增加肾毒性的可能。肾功能减退及肝功能损害者慎用。有胃肠道疾病史者，特别是溃疡性结肠炎、局限性肠炎或抗生素相关性结肠炎者慎用。

【规格】 片剂：250mg/片

头孢呋辛（Cefuroxime Sodium）

【异名】 达力新

【临床应用】 肌注、静注或静脉滴注。成人：一般感染每次 0.75g，较重感染每次 1.5g，均为每 8 小时给药 1 次。危及生命的重症，每次 1.5g，每 6 小时给药 1 次。预防手术感染：术前 1～1.5 小时注射 1.5g，开放性心脏手术于麻醉前注射 1.5g。以后每 12 小时给药 1 次，总量为 6g。小儿（3 月龄以上）：每日 50mg/kg，分为 4 次，危重者可按每日 100mg/kg 剂量，但总量不可超过成人用量。

【注意事项】 对头孢菌素、青霉素过敏者禁用或慎用。静脉给药发生静脉炎较多见，注意更换注射部位。其他见头孢呋辛酯。

【规格】 注射剂：750mg/支，1.5g/支

头孢美唑钠（Cefmetazole Sodium）

【异名】 先锋美他醇

本品为第二代头霉素类半合成抗生素，性能与第二代头孢菌素相似。

【临床应用】 本品用于敏感菌株所致的下呼吸道、尿道、皮肤及软组织、腹腔内、胆道感染。静注、肌注或静脉滴注。成人：每次 1g，2 次/日。儿童：每日 25～50mg/kg，分 2～4 次给予。

6

【注意事项】 对头孢菌素或青霉素过敏者慎用。过敏反应如皮疹、瘙痒、荨麻疹等偶见。有短暂血象改变，如嗜酸粒细胞增多、白细胞及红细胞减少。个别患者有转氨酶和碱性磷酸酶升高。同时应用强利尿药（如呋塞米）可加重肾损害。

【规格】 注射剂：1g/支

头孢克洛（Cefaclor）

【异名】 希刻劳（Ceclor）

本品为第二代头孢菌素，属口服半合成抗生素。

【临床应用】 咽炎、扁桃体炎及皮肤软组织感染的推荐剂量：成人，每次0.375g，2次/日；儿童：每日20mg/kg，分3次口服。肺炎和鼻窦炎：成人，每次0.75g，2次/日；儿童，每日20mg/kg，分3次口服；较严重感染：可每日40mg/kg，分3次口服，最大量每日不超过1g。

【注意事项】 对头孢菌素类抗生素过敏者禁用，青霉素过敏者慎用。严重肾功能不全者及哺乳期妇女慎用。不良反应有过敏反应（皮疹、荨麻疹）、血液系统（红细胞增多症）、一过性转氨酶和尿素氮升高、阴道念珠菌病和阴道炎等。

【规格】 干混悬剂：0.125g/袋；缓释片：0.375mg/片

头孢他啶（Ceftazidime）

【异名】 复达欣（Fortum）

本品为半合成第三代头孢菌素。对革兰阴性菌作用较强。

【临床应用】 本品对大肠杆菌、肠杆菌属、克雷伯杆菌、奇异变形杆菌、流感嗜血杆菌（耐氨苄西林）、脑膜炎球菌有良好的抗菌作用，对铜绿假单胞菌的作用强。用于敏感菌株所致下呼吸道、胸腔、腹腔、皮肤及软组织、泌尿生殖系等感染，也可用于败血症和中枢感染。成人：中度感染，每次1g，2~3次/日；重度感染，每次2g，2~3次/日。静注或静脉滴注。

【注意事项】 对头孢菌素、青霉素过敏者慎用。不良反应包括皮疹、腹泻、腹痛；静脉炎；偶有一过性转氨酶、尿素氮、肌酐升高；白细胞、血小板减少及嗜酸性粒细胞增多等。本品可引起菌群失调，造成二重感染（假膜性肠炎、念珠菌感染）等。与利尿剂、氨基糖苷类抗生素等合用可加重肾毒性。

【规格】 注射剂：1g/支

头孢曲松钠 （Ceftriaxone Sodium）

【异名】 罗氏芬（Rocephin）

本品为半合成第三代头孢菌素。对革兰阳性菌及革兰阴性菌的大多数 β-内酰胺酶具有稳定性。

【临床应用】 主要敏感菌有金黄色葡萄球菌、链球菌属、肺炎链球菌、嗜血杆菌属、大肠杆菌、肺炎克雷伯杆菌、枸橼酸杆菌、伤寒杆菌、痢疾杆菌和梭状芽胞杆菌等。用于革兰阴性菌敏感菌株所致下呼吸道、皮肤及软组织、尿路、腹腔、骨及关节等部位的感染，也可用于菌血症、脑膜炎等。一般感染：成人及12岁以上儿童，每次1~2g，1次/日，肌注或静注，每日不可超过4g。脑膜炎：成人，4g分2次给予（每日不超过4g），静脉滴注给药。淋病：只用1次250mg，肌注。

【注意事项】 对头孢菌素过敏者禁用。对青霉素过敏者应慎用。不良反应包括局部疼痛或静脉炎；皮疹、药热、偶见过敏性休克；贫血、白细胞减少、凝血时间延长；恶心、腹泻；肝酶升高；BUN升高、血肌酐升高、管形尿；菌群失调致念珠菌病、假膜性肠炎等。

【规格】 注射剂：250mg/支，1g/支

头孢克肟 （Cefixime）

【异名】 世福素（Cefspan）

本品为半合成口服用第三代头孢菌素。

【临床应用】 用于敏感菌株所致泌尿系统、中耳、咽、扁桃体、支气管等部位炎症。成人和30kg以上儿童：每次50~100mg，2次/日。重症：每次200mg，2次/日。30kg以下儿童：每次1.5~3mg/kg，2次/日。重症：每次6mg/kg，2次/日。

【注意事项】 对头孢菌素、青霉素过敏者慎用。有过敏休克反应可按青霉素过敏性休克处理。本品可抑制肠道正常菌群，引起假膜性肠炎、念珠菌感染等。其他不良反应参见头孢他啶。

【规格】 颗粒剂：50mg/袋

头孢哌酮钠/舒巴坦钠 （Cefoperazone Sodium and Sulbactam Sodium）

【异名】 舒普深（Sulperazon）

本品为头孢哌酮钠与舒巴坦钠的2:1的混合物。舒巴坦可以增强头孢哌酮抗拒多种β-内酰胺酶降解能力，具有协同抗菌作用。

【临床应用】 静注或静脉滴注。成人，每日1.5~3g

（以两药的总量计），分 2 次给予（每 12 小时 1 次）。严重感染：剂量可增至 12g/d，分 2 次给予（每 12 小时 1 次）。儿童，每日 30～60mg/kg，分 2～4 次给药；严重感染：每日 240mg/kg，分 2～4 次给药。

【注意事项】 本品与青霉素类可致交叉过敏反应。在严重胆道梗阻、严重肝脏疾病或同时存在肾功能障碍需调整剂量。本品注射液与氨基糖苷类药物有物理性配伍禁忌不可直接混合。妊娠、哺乳期妇女及早产儿、新生儿尚未作广泛研究，应权衡利弊。

【规格】 注射剂：1.5g/支（头孢哌酮钠 1g、舒巴坦钠 0.5g）

头孢吡肟（Cefepime）

【异名】 马斯平（Maxipime）

本品为第四代头孢菌素，抗菌谱广。对耐甲氧西林的葡萄球菌作用差。窄食单胞菌（即嗜麦芽假单胞杆菌）、肠球菌、粪肠球菌和耐甲氧西林葡萄球菌对头孢吡肟耐药。

【临床应用】 用于治疗下呼吸道感染（肺炎和支气管炎）、泌尿系感染（包括肾盂肾炎）、皮肤和皮肤软组织感染、腹腔内感染（包括腹膜炎和胆道感染）、妇产科感染、败血症，以及中性粒细胞减少伴发热和儿童细菌性脑脊髓膜炎。成人和 16 岁以上儿童（40kg 以上儿童）：每次 1～2g，每 12 小时 1 次，静脉滴注，疗程 7～10 日；①轻中度泌尿系感染：每次 0.5～1g，静脉滴注或深部肌内注射，疗程 7～10 日；②重度泌尿系感染：每次 2g，每 12 小时 1 次，静脉滴注，疗程 10 日；③严重感染：2g，每 8 小时静脉滴注；④中性粒细胞减少伴发热：每次 2g，每 8

小时 1 次静脉滴注，疗程 7~10 日或至中性粒细胞减少缓解。2 月龄至 12 岁儿童：最大剂量不可超过成人剂量（每次 2g）。40mg/kg，每 12 小时静脉滴注，疗程 7~14 日；①细菌性脑脊髓膜炎：50mg/kg，每 8 小时 1 次，静脉滴注；②中性粒细胞减少伴发热：50mg/次，每 12 小时 1 次，疗程 7~10 日或至中性粒细胞减少缓解。

【注意事项】 对头孢吡肟或 L-精氨酸、头孢菌素类药物、青霉素或其他 β-内酰胺类抗生素有过敏反应者禁用。孕妇及哺乳期妇女慎用。肾功能不全者应调整剂量。不良反应主要是腹泻、皮疹和注射局部反应，如静脉炎、注射部位疼痛和炎症。肾功能不全患者未调整剂量，可引起脑病、肌痉挛、癫痫。如发生与治疗有关的癫痫，应停止用药。本品不可加至甲硝唑、万古霉素、庆大霉素、妥布霉素或硫酸奈替米星、氨茶碱的输液中。

【规格】 注射剂：1g/支

亚胺培南/西司他丁（Imipenem/Cilastatin）

【异名】 泰能（Tienam）

亚胺培南为碳青霉烯类抗生素，西司他丁为特异性酶抑制剂。本品对肺炎链球菌、化脓性链球菌、金黄色葡萄球菌、大肠杆菌、克雷伯杆菌、不动杆菌部分菌株、消化球菌和消化链球菌的部分菌株敏感。对粪链球菌、表皮链球菌、流感嗜血杆菌、奇异变形杆菌、沙雷杆菌、产气肠杆菌、阴沟肠杆菌、铜绿假单胞菌、气性坏疽梭菌、难辨梭菌等也敏感。

【临床应用】 用于敏感菌所致的下呼吸道、泌尿系统、腹腔、妇科疾病、腹膜炎、骨和关节、皮肤和软组织等部位感染，以及菌血症和心内膜炎。静脉滴注或肌注给药。剂量：每次 1g，2 次/日。肾功能不全者，按肌酐清除率调整剂量：肌酐清除率为 41～70ml/min 者，每次 0.25～0.5g，每 8 小时或 6 小时 1 次；每日最高剂量 1.5～2g；21～40ml/min 者，每次 0.25～0.5g，每 12 小时或 8 小时 1 次，每日最高剂量 1～1.5g；6～20ml/min 者，每次 0.25～0.5g，每 12 小时 1 次。每日最高剂量 0.5～1g。肌酐清除率 ≤5ml/min 者，在血透后和血透停止间隔 12 小时各用药 1 次，但要防止因血药浓度高而引起癫痫发作。

【注意事项】 对青霉素、头孢菌素类药物有过敏反应者慎用。孕妇使用应权衡利弊，哺乳期妇女使用应停止哺乳。不良反应：①可引起注射部位疼痛、血栓性静脉炎等；②可引起转氨酶、血胆红素或碱性磷酸酶、血肌酐和血尿素氮升高；③有精神障碍（幻觉、癫痫发作）、肌痉挛等神经精神症状；④过敏反应，常见各种皮疹、药热、罕见过敏性休克；⑤血液系统，有嗜酸性粒细胞增多、白细胞和中性粒细胞减少、粒细胞缺乏、血小板减少或增多、血红蛋白减少等。

【规格】 注射剂：1g/支（亚胺培南 500mg、西司他丁 500mg）

美罗培南（Meropenem）

【异名】 美平（Mepem）

本品是人工合成的广谱碳青霉烯类抗生素，通过抑制细菌细胞壁的合成而产生抗菌作用。

【临床应用】 治疗由单一或多种敏感菌引起下列的感染：肺炎及院内获得性肺炎、尿路感染、腹腔内感染、妇科感染、皮肤及软组织感染、脑膜炎、败血症。成人和 50kg 以上的儿童静脉滴注给药：肺炎、尿路感染、妇科感染，每次 500mg，每 8 小时 1 次；院内获得性肺炎、腹膜炎、推断有感染的中性粒细胞减低患者及败血症，每次 1g，每 8 小时 1 次；脑膜炎，2g/次，每 8 小时 1 次。3 个月至 12 岁的儿童，每次 10～20mg/kg，每 8 小时 1 次；脑膜炎，每次 40mg/kg，每 8 小时 1 次，静脉滴注给药。

【注意事项】 本品不推荐用于耐甲氧西林葡萄球菌引起的感染。其他见亚胺培南/西司他丁。

【规格】 注射剂：500mg/支

厄他培南（Ertapenem）

【异名】 怡万之

本品为碳青霉烯类抗生素。

【临床应用】 本品适用于治疗敏感菌株引起的下列中度至重度感染：继发性腹腔感染、复杂性皮肤感染、社区获得性肺炎、泌尿系统感染、急性盆腔感染和菌血症等。成人和 13 岁及以上儿童：常用剂量为每次 1g，1 次/日。3 个月至 12 岁儿童：15mg/kg，2 次/日（每日不超过 1g）。静脉输注给药，输注时间应超过 30 分钟，最长可使用 14 日；或肌内注射给药，最长可使用 7 日。

【注意事项】 见亚胺培南/西司他丁。

【规格】 注射剂：1g/支

链霉素（Streptomycin）

本品为氨基糖苷类抗生素，对结核分枝杆菌有抗菌作用。

【临床应用】 用于结核病的联合用药（与异烟肼或利福平联用），也可用于布鲁菌病、鼠疫以及对本品敏感细菌所引起的疾病。成人：肌注，每次 0.75g，1 次/日或 1g/d，1 次或分 2 次注射。鼠疫可用到每日 2g（分 2 次）。儿童：每日 15～25mg/kg，分次给药。

【注意事项】 可引起口麻、四肢麻木及注射部位局部硬结。引起前庭功能与听力损害（先兆症状是耳塞感或耳鸣），应立即停药。听力损害可在停药后继续发展，应提高警惕。对肾脏有损害，肾功能不全者应慎用。有过敏性休克，本品皮试的阳性率低，与临床发生过敏反应的符合率不高，应多加注意。孕妇使用本品可致胎儿先天性耳聋。

【规格】 粉针剂：1MU/支

阿米卡星 （Amikacin）

本品为半合成的氨基糖苷类抗生素。

【临床应用】 用于敏感菌所致的系统感染，如败血症、急性支气管炎、肺炎、胸膜炎、尿路感染、妇科感染等。本品用于肌注或稀释后静脉滴注（不可静脉推注），每次 0.1～0.2g，0.2～0.4g/d。尿路感染：每 12 小时 0.2g。全身感染：每 12 小时 7.5mg/kg（或每 8 小时 5mg/kg）；每日总量不超过 1.5g，疗程不超过 10 日。

【注意事项】 本品可透过血胎屏障，进入胎儿循环，损害胎儿听神经，故孕妇禁用。哺乳期妇女应权衡利弊慎用本品。本品不良反应有耳毒性、肾毒性和神经阻滞作用；可致过敏反应，如荨麻疹、药热、过敏性休克；有血象变化、肝酶升高等。对肠道正常菌群的影响较大。

【规格】 注射剂：200mg，2ml/支

米诺环素 （Minocycline）

本品为半合成四环素类抗生素。

【临床应用】 用于立克次体病、支原体肺炎、淋巴肉芽肿、下疳、鼠疫、霍乱、布鲁菌病（与链霉素联合应用）等敏感菌引起的泌尿系、呼吸道、胆道、乳腺及皮肤软组织感染。口服：200mg/d，1次或分2次服。寻常性痤疮，每次50mg，2次/日。6周为1个疗程。

【注意事项】 对四环素类药过敏者禁用。本类药物易透过胎盘和进入乳汁，所以妊娠、哺乳期妇女和8岁以下儿童禁用。钙、镁、铝、铁制剂有可能降低本品的吸收。不良反应：主要有前庭功能失调（眩晕、共济失调），停药后可恢复，易引起光感性皮炎等。

【规格】 胶囊：50mg/粒，100mg/粒

红霉素 （Erythromycin）

【异名】 美红

本品为大环内酯类抗生素，抗菌谱与青霉素近似。

【临床应用】 主要用于链球菌引起的扁桃体炎、中耳炎、猩红热、白喉及带菌者、肺炎链球菌下呼吸道感染（以上适用于对青霉素不能耐受者）。对于军团菌肺炎、支原体肺炎本品为首选药。也可用于预防风湿热、链球菌性心内膜炎、衣原体泌尿生殖系感染、梅毒（不耐青霉素者）和肠道阿米巴病。口服：成人，1~2g/d，分3~4次口服（餐前）；儿童：每次7.5~25mg/kg，每6小时1次。静脉滴注：成人，1~2g/d，分3~4次缓慢输注；儿童，每次3.75~5mg/kg，必要时可增至10mg/kg，每6小时1次，缓

慢输注。

【注意事项】 本品可引起室性心律失常、室性心动过速、QT 间期延长，有潜在肝毒性，大剂量及长时间服用可发生。可致耳鸣及听觉减退，注射给药较易引起，与其他耳毒性药物（呋塞米、氨基糖苷类）联用，可加重耳毒性。本品的注射剂有较强的局部刺激性，可致局部疼痛、静脉炎等，药液的浓度一般小于 0.1%。本品可干扰茶碱代谢，使茶碱血浓度升高，产生毒性反应。

【规格】 片剂：125mg/片；胶囊：250mg/粒；注射剂：300mg/支

罗红霉素（Roxithromycin）

【异名】 罗力得

本品是新一代大环内酯类抗生素。

【临床应用】 用于敏感菌所致的呼吸道、泌尿道、皮肤和软组织、五官科感染。成人：口服，每次 150mg，2 次/日，餐前服。老年人和肾功能一般性减退者不需调整剂量。严重肝硬化者每日 150mg。

【注意事项】 不良反应主要为消化道反应（恶心、腹痛、腹泻），有头痛、头晕、瘙痒等。其他见红霉素。

【规格】 片剂：150mg/片

克拉霉素（Clarithromycin）

本品为大环内酯类抗生素，作用与红霉素相似。

【临床应用】 适应证同红霉素。口服，成人及 12 岁以上儿童，每次 250 ~ 500mg，2 次/日；6 个月至 12 岁儿童，2.5 ~ 5mg/(kg·d)，分 2 次服用。可根据实际需要适当增减。

【注意事项】 已知对大环内酯类药物过敏者禁用。肝功能损害和中至重度肾功能损害者及妊娠前 3 个月的孕妇慎用。不良反应主要有胃肠道反应、头痛、转氨酶升高；过敏反应（皮疹、荨麻疹及 Stevens-Johnson 症）；偶见肝毒性、难辨梭菌引起的假膜性肠炎等。

【规格】 片剂：250mg/片

阿奇霉素 （Azithromycin）

【异名】 希舒美 （Azithromax）

本品是大环内酯类抗生素。

【临床应用】 本品适用于流感嗜血杆菌、卡他摩拉球菌、肺炎链球菌所致的急性支气管炎和中轻度肺炎；链球菌所致急性扁桃体炎或咽炎；金黄色葡萄球菌、化脓链球菌等所致皮肤及软组织感染；非淋球菌性尿道炎和衣原体盆腔炎；支原体肺炎、军团菌病等。成人：空腹口服（饭前 1 小时或饭后 2 小时），首日服 500mg，以后每日服 250mg，用 5 日或每次 500mg，1 次/日，连用 3 日。总量 1.5g。性传播疾病：空腹顿服 1g。重症：静脉输注给药，成人，每次 500mg，1 次/日，用 5ml 灭菌注射用水溶解后，加入 0.9% 氯化钠或 5% 葡萄糖液中（浓度 1～2mg/ml），静脉滴注 1～2 小时，用药 2 日；改为口服制剂 0.5g/d，治疗 7～10 天为一个疗程。

【注意事项】 对大环内酯类药物过敏者禁用。肝、肾功能不全者慎用。可减慢三唑仑、卡马西平、环孢霉素、苯妥英钠等药物代谢，必要时进行监测。余见红霉素。

【规格】 干混悬剂：100mg/袋；片剂：250mg/片；

注射剂：0.5g/支

氯霉素（Chloramphenicol）

【临床应用】 用于伤寒、副伤寒和其他沙门菌属感染；与氨苄西林合用于流感嗜血杆菌脑膜炎、脑膜炎球菌脑膜炎、肺炎链球菌脑膜炎。成人：每日 1~2g，分 2 次静脉滴注。

【注意事项】 本品可透过胎盘影响胎儿，并可进入乳汁，孕妇和哺乳期妇女不宜应用。肝功能不良者禁用。本品注射液含有机溶媒，不宜直接注射，须稀释后静脉滴注。不良反应包括骨髓抑制、灰婴综合征、周围神经炎及视神经炎、黄疸、溶血性贫血、过敏反应和菌群失调等。

【规格】 注射剂：0.25g 2ml/支

万古霉素（Vancomycin）

【异名】 稳可信（Vancocin）

本品属于糖肽类抗生素，能够抑制细菌细胞壁的合成，具有杀菌作用，还可改变细菌细胞壁的通透性，阻碍细菌 RNA 的合成。

【临床应用】 用于耐甲氧西林金黄色葡萄球菌及其他细菌引起的心内膜炎、败血症、骨感染、下呼吸道感染、皮肤及软组织感染。成人：500mg 每 6 小时 1次，或 1g 每 12 小时 1 次。儿童：10mg/kg，每 6 小时 1 次。新生儿首剂 10~15mg/kg，以后为出生 1~7日者，每 12 小时给药 1 次；出生 8 天至 1 个月者，每 8 小时给药 1 次。

【注意事项】 不良反应：休克、过敏样反应（呼吸困难、全身潮红）；急性肾功能不全、间质性肾炎；

血小板减少、皮肤黏膜综合征、耳毒性、肾毒性和肝损害等。本品有可能引发假膜性肠炎，与氨基糖苷类、两性霉素 B、阿司匹林及其他水杨酸盐类、布美他尼、卷曲霉素、卡氮芥、顺铂、环孢素合用或先后应用，可增加耳毒性及肾毒性。孕妇和哺乳期妇女应权衡利弊。

【规格】　粉针剂：0.5g/支

去甲万古霉素 (Norvancomycin)

【临床应用】　主要用于耐甲氧西林金黄色葡萄球菌（MRSA）所致的系统感染和难辨梭状芽胞杆菌所致的肠道感染和系统感染。静脉滴注（菌血症、肺炎、心内膜炎等）：每日 0.8～1.6g，一次或分二次溶于适量注射用水、0.9% 氯化钠和 5% 葡萄糖中，不少于 250ml 溶媒，静脉缓慢滴注（不少于 1 小时）。儿童参考用量：16～24mg/kg，分 2～3 次静脉滴注。

【注意事项】　本品刺激性强，禁忌肌注，静脉滴注须缓慢。有严重的耳毒性和肾毒性，输注速度过快可出现类过敏反应，如血压降低、上部躯体发红等；可致中性粒细胞减少，常出现于用药约 1 周后，停药可恢复；也可致血小板减少。余同万古霉素。

【规格】　注射剂：0.4g/支

替考拉宁 (Teicoplanin)

【异名】　他格适（Targocid）

本品为一种新型糖肽类抗生素。抑制细胞壁的合成。敏感菌有金黄色葡萄球菌和凝固酶阴性葡萄球菌（对甲氧西林敏感及耐药菌）、链球菌、肠球菌、单核细胞增多性李司特菌和革兰阳性厌氧菌（难辨梭状芽胞杆菌和消化球菌）。本品对厌氧及需氧革兰阳性菌有抗菌活性。

【临床应用】 用于耐甲氧西林金黄色葡萄球菌和耐氨苄西林肠球菌所致的感染（对中枢感染无效）。皮肤和软组织感染、泌尿道感染、呼吸道感染、骨和关节感染、败血症、心内膜炎及腹膜炎。

成人：首剂量（第一日）400mg，自第二日开始每日200mg，肌内注射、静脉注射（注射时间为3~5分钟）和静脉滴注（滴注时间不少于30分钟）；严重感染：每次400mg，2次/日，3日后减为200~400mg/d，疗程长短根据感染的类型、严重程度和病人的临床反应而定。心内膜炎和骨髓炎的疗程则推荐为3周或更长时间。

2个月以上儿童：严重感染和中性粒细胞减少，推荐剂量10mg/kg，前三剂负荷剂量每12小时静脉注射一次，随后剂量10mg/kg，静脉或肌内注射，每日一次。对中度感染，推荐剂量10mg/kg，前三剂负荷剂量每12小时静脉注射1次，随后维持剂量为6mg/kg，静脉或肌内注射，1次/日。

小于2个月的婴儿：第一日的推荐负荷剂量为16mg/kg，只用1次，随后8mg/kg，1次/日。静脉滴注时间不少于30分钟。

【注意事项】 本品与万古霉素可能有交叉过敏反应，对万古霉素过敏者慎用。妊娠期妇女慎用。不良反应有血清转氨酶、血清碱性磷酸酶增高；血清肌酐短暂升高。用药期间同时或相继使用有听神经毒性和肾毒性的其他药物（如氨基糖苷类、多黏菌素、两性霉素B、呋塞米、环孢菌素和顺铂）时需监测肾功能和听力。

【规格】 注射剂：200mg/支

替加环素 （Tigecycline）

【异名】 泰阁 （Tygacil）

本品的作用机制是通过与核糖体 30S 亚单位结合，阻止氨酰化 tRNA 分子进入核糖体 A 位而抑制细菌蛋白质合成，限制细菌的生长。

【临床应用】 用于 18 岁以上患者在下列情况下由特定细菌的敏感菌株所致感染的治疗：复杂性腹腔内感染——弗劳地枸橼酸杆菌、阴沟肠杆菌、大肠埃希菌、产酸克雷伯菌、肺炎克雷伯菌、粪肠球菌（仅万古霉素敏感株）、金黄色葡萄球菌（仅甲氧西林敏感株）、咽峡链球菌属（包括咽峡炎链球菌、中间链球菌和星座链球菌）、脆弱拟杆菌、多形拟杆菌、单形拟杆菌、普通类杆菌、产气荚膜梭菌、微小消化链球菌等所致者。静脉滴注：首剂量 100mg，维持剂量为 50mg，每 12 小时静脉滴注 1 次；每次滴注时间为 30~60 分钟。治疗复杂腹内感染的推荐疗程均为 5~14 天，疗程应根据感染的严重程度及部位和患者临床、细菌学进展情况而定。轻、中度肝功能损害患者（Child Pugh A 级和 B 级）、肾功能损害患者或者血液透析患者无需调整给药剂量；重度肝功能损害患者（Child Pugh C 级）初始剂量为 100mg，维持剂量 25mg，每 12 小时 1 次，应谨慎用药并监测治疗反应。

【注意事项】 常见不良反应为恶心、呕吐和腹泻；总胆红素和转氨酶升高，有发生严重肝功能不全和肝衰竭、急性胰腺炎个案报道。有过敏反应发生，对四环素过敏患者应慎用本品。妊娠妇女应用本品会对胎儿造成损害，在牙齿发育过程中（包括妊娠后期、婴儿期和 8 岁以前幼儿期）应用可使婴幼儿牙齿变色（黄色或灰棕色），哺乳期妇女和 18 岁以下患者安全性尚不明确。

【规格】 冻干粉针：50mg/支

克林霉素（Clindamycin）

【临床应用】 本品适用于链球菌属、葡萄球菌属及厌氧菌（包括脆弱类杆菌、产气荚膜杆菌、放线菌等）所致的中、重度感染，如吸入性肺炎、脓胸、肺脓肿、骨髓炎、腹腔感染、盆腔感染及败血症等。成人：肌注或静脉滴注，每日 0.6 ~ 1.2g，分 2 ~ 4 次给予。每次肌注不超过 0.6g，静脉滴注不超过 1.2g（稀释后滴注不少于 1 小时）。4 岁以上儿童：静脉滴注或肌注：每日 15 ~ 30mg/kg，分 3 ~ 4 次给予。

【注意事项】 不良反应主要有过敏性休克、过敏样反应、急性肾功能损害、耳鸣、眩晕、肝酶升高、黄疸等。本品与红霉素有拮抗作用，勿合用。本品不可静脉注射，可致低血压和心搏暂停。4 岁以下儿童不用本品。肝功能不全、孕妇及哺乳期妇女慎用。本品可致假膜性肠炎，必要时口服甲硝唑、万古霉素、去甲万古霉素治疗。

【规格】 注射剂：600mg/支

（二）化学合成的抗菌药

复方磺胺甲噁唑（Sulfamethoxazole Co.）

【异名】 SMZ-TMP

【临床应用】 口服：成人，2片/次，2次/日。肺孢子菌肺炎，4片/次，3次/日。

【注意事项】 孕妇、严重肝肾疾病患者禁用。对呋塞米、砜类、噻嗪类利尿药、磺脲类、碳酸酐酶抑制剂过敏的患者，对本品亦可过敏。老年患者用磺胺药易引起肾脏损害，故应慎用或不用。

【规格】 片剂：每片 0.48g（含 SMZ 0.4g 和 TMP 0.08g）

诺氟沙星（Norfloxacin）

为第三代喹诺酮类药物。

【临床应用】 用于敏感菌所致泌尿道、肠道、胆道感染及妇科疾病、中耳炎。口服：成人，每次 0.1 ~ 0.2g，3 ~ 4 次/日。空腹服药吸收较好。服药期间充分饮水，以利药物排泄，避免产生结晶尿。一般疗程 3 ~ 8 日。

【注意事项】 有胃溃疡应慎用。不良反应有转氨酶升高和周围神经刺激症状。影响儿童及胎儿软骨发育。孕妇禁用。肝、肾功能不全者慎用。

【规格】 胶囊：0.1g/粒

环丙沙星（Ciprofloxacin）

【异名】 西普乐

为第三代喹诺酮类。有广谱抗菌作用，对需氧革兰阴性杆菌抗菌活性高。

【临床应用】 成人，每次 0.1 ~ 0.2g，每 12 小时静脉滴注 1 次，滴注时间不少于 30 分钟。严重感染或铜绿假单胞菌感染，0.8g，分 2 次静脉滴注。

【注意事项】 静脉滴注宜缓慢，禁止静脉推注或快速滴注。可抑制茶碱代谢，使茶碱血药浓度升高，引起不良反应。

【规格】 注射剂：0.2g，100ml/瓶

左氧氟沙星 （Levofloxacin）

【异名】 可乐必妥（Cravit）、利复星

本品抗菌谱广、抗菌作用强。

【临床应用】 成人，口服，每次 0.1 ~ 0.2g，2 次/日。静脉滴注，每次 0.5g，1 次/日，重症者可用至 0.75g/d。

【注意事项】 妊娠及哺乳期妇女、18 岁以下及癫痫患者禁用。严重肾功能不全、神经系统疾患者慎用。本品不能与镁、钙等离子在同一输液器中使用。避免与茶碱同时使用。如同时应用，应监测茶碱的血药浓度，调整剂量。与非甾体类抗炎药物同时应用可能引起抽搐。与口服降糖药同时使用可能引起低血糖，用药过程中应注意。

【规格】 注射剂：0.5g，250ml/瓶；0.5g，100ml/瓶；片剂：0.1g/片，0.5g/片

莫西沙星 （Moxifloxacin）

【异名】 拜复乐

本品为第四代喹诺酮类抗生素，抗菌谱广，对革兰阳性菌、革兰阴性菌、非典型病原菌及厌氧菌均有效。

【临床应用】 适用于慢性支气管炎急性发作、社区获得性肺炎、鼻窦炎、皮肤及皮肤结构的伤口感染。口服：每次 0.4g，1 次/日，疗程 5 ~ 10 日。静脉滴注：每次 0.4g，1 次/日。

【注意事项】 不良反应主要有：胃肠道反应、肝酶升高、神经精神系统反应。本品延长心电图的 QT 间期。QT 间期延长的患者应避免使用。喹诺酮类可诱发癫痫的发作，应注意。本品与抗酸药和铁剂同时使用时于 2 小时前或 4 小时后服用，避免降低本品的吸收。

【规格】 片剂：0.4g／片；注射剂：0.4g／250ml

利奈唑胺 （Linezolid）

【异名】 斯沃（Zyvox）

本品为人工合成的恶唑烷酮类抗生素，对甲氧西林敏感或耐药葡萄球菌、万古霉素敏感或耐药肠球菌、青霉素敏感或耐药肺炎链球菌均有抗菌作用，对厌氧菌亦具抗菌活性。

【临床应用】 用于耐万古霉素的屎肠球菌引起的感染，包括并发的菌血症、院内获得性肺炎、致病菌为金黄色葡萄球菌（甲氧西林敏感或耐甲氧西林的菌株）或肺炎链球菌。口服和静脉剂量相同，成人和 12 岁以上儿童：每次 600mg，2 次／日，治疗耐万古霉素的屎肠球菌引起的感染疗程 14 ～ 28 日。肺炎、菌血症及皮肤软组织感染：每次 600mg，2 次／日，疗程 10 ～ 14 日。儿童剂量：每次 10mg/kg，每 12 小时 1 次，口服或静脉滴注。

【注意事项】 不良反应有消化道症状、皮疹、发热及口腔念珠菌、阴道念珠菌感染，低血压、舌变色、真菌感染、可逆性骨髓抑制；肝功能异常、血尿素氮和肌酐升高、血总胆红素升高、血小板减少症等。连续用药不应超过 28 天，长期服用可引起周围神经病变。本品具有单胺氧化酶抑制剂的作用，如与肾上腺素能神经药物同服（多巴胺、肾上腺素、伪麻黄碱），可引起可逆性血压增高，如与 5-羟色胺再摄取拮抗剂（抗抑郁药）联合应用，应注意发生 5-羟色胺综合征。

【规格】 注射剂：0.6g/300ml；片剂：0.6g/片

甲硝唑（Metronidazole）

【异名】 佳尔钠

为甲硝唑磷酸二钠，硝基咪唑衍生物。

【临床应用】 成人口服给药：①肠道阿米巴病，每次 0.4～0.6g，3 次/日，疗程 7 日；肠道外阿米巴病，每次 0.6～0.8g，3 次/日，疗程 20 日；②滴虫病，每次 0.2g，4 次/日，疗程 7 日；可同时用阴道泡腾片，每晚 0.2g 置入阴道内，连用 7～10 日；③厌氧菌感染，0.6～1.2g/d，分 3 次服，7～10 日为一疗程。静脉滴注：用于由厌氧菌所致的各种感染性疾病，每次 0.915g，溶于 100ml 氯化钠注射液或 5% 葡萄糖注射液中，在 1 小时内缓慢滴注，每 8 小时 1 次，7 日为一疗程。

【注意事项】 不良反应以消化道反应最为常见；神经系统有头痛、眩晕，偶有感觉异常、肢体麻木、共济失调、多发性神经炎等，大剂量可致抽搐；荨麻疹、膀胱炎、排尿困难、口中金属味及白细胞减少等，停药后自行恢复。肝脏功能不全者应减少剂量；孕妇及哺乳期妇女禁用。

【规格】 片剂：0.2g/片；粉针剂：0.915g/支（相当于甲硝唑 0.5g）

替硝唑（Tinidazole）

【临床应用】 厌氧菌感染：每次 1g，1 次/日，首剂

26

量加倍，一般疗程5~6日，或根据病情决定。

预防手术后厌氧菌感染：手术前12小时1次顿服2g。

原虫感染：①阴道滴虫病、贾第虫病：单剂量2g顿服，小儿50mg/kg顿服，间隔3~5日可重复1次；②肠道阿米巴病：每次0.5g，2次/日，疗程5~10日；或每次2g，1次/日，疗程2~3日；小儿：每日50mg/kg，顿服3日；③肠外阿米巴病：每次2g，1次/日，疗程3~5日。

【注意事项】　用药期间不应饮用含酒精的饮料，干扰酒精的氧化过程，导致双硫仑样反应，患者可出现腹部痉挛、恶心、呕吐、头痛、面部潮红等。中枢神经疾病、血液病者和孕妇及哺乳期妇女禁用。可抑制华法林和其他口服抗凝药的代谢，引起凝血酶原时间延长。

【规格】　片剂：0.5g/片

（三）抗结核药

乙胺丁醇（Ethambutol）

本品为口服抗结核病药，对结核杆菌和其他分枝杆菌有较强的抑制作用。为二线抗结核药。

【临床应用】　与其他抗结核病药（异烟肼、链霉素、利福平等）联合用于肺结核或肺外结核病。成人：初始剂量每日15mg/kg；重复治疗每日25mg/kg（2个月后可减量为15mg/kg），均为每日一次口服。

【注意事项】　乙醇中毒者、婴幼儿禁用。糖尿病患者必须在控制糖尿病的基础上方可用本品。已发生糖尿病性眼底病变者慎用本品。肾功能不全者应减量。不良反应主要为球后视神经炎，与用量大小和疗程长短有关，停药后一般可恢复，也有不能恢复者。用药前和用药期间应检查视力。可见消化道反应、肝功能损害、下肢麻木、关节炎、粒细胞减少、高尿酸血症以及精神症状等。

【规格】 片剂：0.25g/片

异烟肼 (Isoniazid)

【临床应用】 用于各型肺结核病，包括进展期、溶解播散期、吸收好转期等，也用于结核性脑膜炎和其他肺外结核病。成人：口服，按 5mg/kg 计，或 300mg/d，一次服用。对急性粟粒型肺结核或结核性脑膜炎可按上述剂量每日 2 次。

【注意事项】 治疗结核病时，常需与链霉素、利福霉素类或乙胺丁醇等联合应用，以防耐药菌发生。肝功能不全者及有精神病、癫痫病史者慎用。不良反应包括中枢症状（兴奋、易怒、反射亢进和抽搐）、消化系统反应、肝损害、血液学改变（贫血、白细胞减少和嗜酸性粒细胞增多）、代谢与内分泌反应（泌乳、月经不调和阳痿）、过敏反应（皮疹）。本品可减少苯妥英钠的排泄，引起效应过强或中毒。乙醇可加强本品的肝毒性。维生素 B_6 可防止异烟肼的神经系统毒性发生。

【规格】 片剂：100mg/片

对氨基水杨酸异烟肼 (Aminosalicylate Sodium)

本品为异烟肼与对氨基水杨酸的化学合成物。对氨基水杨酸有效地延缓和阻滞异烟肼在体内的乙酰化过程。因此，本品在血液中维持较高的异烟肼浓度，并降低了对肝脏的毒性。

【临床应用】 与其他抗结核药联合，用于治疗各型肺结核、支气管内膜结核及肺外结核。可作为与结核病相关手术的保护药，也可用于预防长期或大剂量皮质激素、免疫抑制治疗的结核感染及复发。口服：成人，$10 \sim 20mg/(kg \cdot d)$。

【注意事项】 精神病及癫痫患者、严重肝功能不全者禁用。孕妇、肝肾功能不良者和有脑外伤史者慎用。用药期间应定期进行肝功能检查。少数患者在用药的前两个月可出现转氨酶升高；可在保肝治疗下继续用药，转氨酶可恢复正常；若继续升高，则应停药。其他注意事项见异烟肼。

【规格】 片剂：100mg/片

吡嗪酰胺 （Pyrazinamide）

本品抑菌作用不及链霉素，毒性大，且易产生耐药性。与其他药物联合治疗经一线抗结核药治疗无效的结核病。

【临床应用】 对处于细胞内缓慢生长的结核杆菌有效。口服：每日 $20 \sim 25mg/kg$，分 3 次服。

【注意事项】 可致肝损害，应检查肝功能。孕妇禁用。可引起急性痛风发作，个别患者对光敏感，停药可恢复。

【规格】 片剂：250mg/片

利福平 （Rifampicin）

本品对结核杆菌和其他分枝杆菌（如麻风杆菌等）在宿主细胞内、外均有杀菌作用。细菌对本类药物与其他类抗生素间无交叉耐药性，但在本类药物间呈现完全的交叉耐药性。

【临床应用】 主要用于肺结核及其他结核病。口服：每次 0.45 ~ 0.6g，1 次/日，于早饭前 1 小时服用；1 ~ 12 岁儿童，每日 10 ~ 20mg/kg，1 次或分 2 次服，总量不超过 0.6g；新生儿，每次 5mg/kg，2 次/日。

【注意事项】 肝功能不全者、胆管阻塞者及妊娠前 3 个月禁用，妊娠 3 个月后及哺乳期妇女慎用。不良反应包括消化道反应、血液系统反应（白细胞减少、粒细胞减少、嗜酸性粒细胞增多）、肝脏损害、肾功能减退甚至肾衰、过敏反应等。本品有酶促作用，可使双香豆素类抗凝药、口服降糖药、洋地黄类、皮质激素等加速代谢而降低效果，还可降低口服避孕药的作用。

【规格】 胶囊：150mg/粒

利福喷丁（Rifapentine）

本品抗菌谱与利福平相同。抗菌作用比利福平强 2 ~ 10 倍。细菌对本品与利福平有交叉耐药性。

【临床应用】 主要用于肺结核及肺外结核病的治疗，需与异烟肼、乙胺丁醇等联合应用。成人每周口服 1 次 600mg（空腹用），其作用约与利福平每日 1 次 600mg 接近。必要时可按上述剂量每周 2 次。

【注意事项】 饭后服药或并用制酸药生物利用度明显降低。肝功能不全者、孕妇禁用。有过敏反应者禁用。其他参见利福平。

【规格】 胶囊：150mg/粒

（四）抗真菌药

两性霉素 B（Amphotericin B）

本品为深部抗真菌感染药。本品与真菌细胞膜上的甾醇结合，改变膜的通透性。

【临床应用】 仅用于真菌感染的严重病例。适用于隐球菌、芽生菌、念珠菌、球孢子虫、毛霉菌、孢子丝菌和曲菌病等。①静脉滴注：开始用小剂量，每日 1~2mg，逐渐增加到每日 1mg/kg。每日给药 1 次，用灭菌注射用水溶解后加到 5% 葡萄糖注射液中，浓度不超过 0.1mg/ml，滴注速度通常为 1~1.5ml/min。疗程总量：白色念珠菌感染约 1g，隐球菌脑膜炎约 3g。②鞘内注射：对隐球菌脑膜炎，除静脉滴注外尚需鞘内给药，一次用量从 0.05~0.1mg 开始，逐渐递增至 0.5~1mg（浓度为 0.1~0.25mg/ml）溶于注射用水 0.5~1ml 中，按鞘内注射法常规操作，共约 30 次，必要时可酌加地塞米松注射液，以减轻反应。

【注意事项】 本品使用期间可出现低血钾症，应高度重视，及时补钾。本品毒性较大，鞘内注射可引起背部及下肢疼痛；可致蛋白尿等肾脏损害，应定期检查。有发热、白细胞减少、血压下降或升高、肝损害、复视、周围神经炎、皮疹等不良反应。使用期间可出现心率加快，甚至心室颤动，多与药液浓度过高、速度过快、用量过大以及患者低血钾有关。

【规格】 粉针剂：25mg/支

氟康唑（Fluconazole）

【异名】 大扶康（Diflucan）

本品为新型三唑类抗真菌药，能高度抑制真菌的甾醇合成，起抑菌作用。

【临床应用】 主要用于念珠菌的系统感染和隐球菌性脑膜炎。本品口服能迅速吸收，因此口服和注射用量相同。口咽部念珠菌病：首日200mg（顿服），以后每日100mg，至少连续2周至症状缓解。食管念珠菌病：依上量，也可加量至每日200mg，疗程2～3周至症状缓解后1周。系统念珠菌病：首日400mg，以后每日200mg，用药2～4周，依症状变化而定。隐球菌性脑膜炎：首日400mg，以后每日200mg，如患者反应正常也可每日400mg，至脑脊液培养阴性后10～12周。肾功能不全者：肌酐清除率>50ml/min者，可按正常用量；21～50ml/min者，按上量的50%；11～20ml/min者，按上量的25%。注射给药剂量与口服量相同，滴注速度不超过200mg/h。

【注意事项】 孕妇与哺乳期妇女慎用。用药期间应监测肝肾功能。不良反应主要为肝损害、过敏性皮肤损害、消化道反应及头痛等神经系统症状。相互作用：利福平可加速本品的消除，与华法林合用延长凝血酶原时间，使他克莫司、茶碱、齐多夫定、苯妥英钠及环孢霉素的血药浓度升高，与磺酰脲类合用应注意可能出现低血糖。

【规格】 注射剂：200mg，100ml/瓶；100mg，50ml/瓶；胶囊：150mg/粒，50mg/粒

伊曲康唑（Itraconazole）

【异名】 斯皮仁诺（Sporanox）

本品是具有三唑环的合成唑类抗真菌药。对深部真菌与浅表真菌都有抗菌作用。

【临床应用】 主要用于深部真菌引起的感染，如芽生菌病、组织胞浆菌病、类球孢子菌病、着色真菌病、孢子丝菌病和球孢子菌病等。也可用于念珠菌病和曲菌病。口服：浅表真菌感染：每次 0.1g，1次/日于餐时服，体癣、股癣约用药 2 周；手、足癣约用药 4 周；头癣4～8 周；甲癣至少 3～6 个月。短程间歇疗法：口服，每次 0.2g，2 次/日，连服 7 日，停药 3 周为一疗程。指甲癣病按此法用 2 个疗程；趾甲癣病则用 3 个疗程。花斑糠疹、阴道念珠菌病、真菌性角膜炎：口服，每次 0.2g/次，1 次/日，分别给药 5 日、3 日及 3 周。系统深部真菌感染：口服，0.1～0.2g/d，一疗程为 3 个月，个别情况可延长到 6 个月，根据临床和检验结果确定用药期的长短。

【注意事项】 注意对肝酶的影响，有恶心及其他胃肠道反应，还可出现低钾血症和水肿。有一定的心脏毒性。其他参见氟康唑。

【规格】 胶囊：0.1g/粒；注射剂：0.25g/支；口服液：1.5g/瓶

特比萘芬（Terbinafine）

【异名】 丁克、兰美抒（Lamisil）

本品为烯丙胺类抗真菌药，抑制真菌细胞麦角甾醇合成过程中角鲨烯环氧化酶，使角鲨烯在真菌细胞中蓄积而起到杀菌作用。人体细胞对本品的敏感性为真菌的 1/万。

【临床应用】 治疗由发癣菌、犬小孢子菌、絮状表皮癣菌引起的皮肤感染。口服：每次 0.25g，1 次/

日，足癣、体癣、股癣用药 1 周，指甲癣用药 4～6 周，趾甲癣用药 12 周。肌酐清除率 ≤50ml/min 者，口服用量应减半。

【注意事项】 严重肝肾功能不全者禁用。不良反应主要有恶心、腹泻、厌食、轻度腹痛、味觉丧失和肝功能损害，以及皮疹、荨麻疹等。

【规格】 片剂：0.125g/片，0.25g/片

伏立康唑 （Voriconazole）

【异名】 威凡 （Vfend）

本品是一种广谱的三唑类抗真菌药。吸收迅速，口服后生物利用度约为 96%。药代动力学个体间差异很大，主要通过肝脏代谢，仅有少于 5% 的药物以原形经尿排出。

【临床应用】 治疗侵袭性曲霉病，对氟康唑耐药的念珠菌引起的严重侵袭性感染和由足放线病菌属和镰刀菌属引起的严重感染。主要用于治疗免疫缺陷患者的感染。用量（口服与静脉滴注）：①患者体重 ≥40kg；负荷剂量：第一日每次 400mg；维持剂量：第二日起每次 200mg，2 次/日；②患者体重 <40kg，负荷剂量：第一日每次 200mg，每 12 小时给药 1 次；维持剂量：第二日起每次 100mg，2 次/日。

本品在静脉滴注前先用 19ml 注射用水溶解，浓度为 10mg/ml，再稀释至 0.5～5mg/ml。本品不宜用于静脉推注。静脉滴注速度最快不超过每小时 3mg/kg，滴注时间须 1～2 小时或以上。静脉滴注和口服两种给药途径可以互换。

【注意事项】 常见的不良反应为视觉障碍、败血症、周围性水肿、腹痛、肝功能异常以及呼吸功能紊乱。

视觉障碍：本品可引起一过性视觉改变，所以患者用药期间不能驾驶和操作机器。肝肾功能不全者慎用；孕妇、哺乳期妇女、12 岁以下儿童禁用。片剂应在餐后或餐前至少 1 小时服用。可使特非那定、西沙必利、奎尼丁、华法林、他克莫司的血浓度增高，从而导致 Q-T 间期延长，偶见尖端扭转性室性心动过速。与利福平、卡马西平和苯巴比妥合用，可以显著降低本品的血浓度。

【规格】 片剂：200mg/片；注射剂：200mg/瓶

卡泊芬净 （Caspofungin）

【异名】 科赛斯

本品是一种由 Glarea Lozoyensis 发酵产物合成的半合成脂肽化合物。能抑制许多丝状真菌和酵母菌细胞壁的一种基本成分 β（1,3）-D-葡聚糖的合成。

【临床应用】 本品用于治疗对其他治疗无效或不能耐受的侵袭性曲菌病。成人：第一日给予负荷剂量 70mg，随后每日给予 50mg。缓慢静脉输注 1 小时。疗程取决于病人疾病的严重程度、被抑制的免疫功能恢复情况以及对治疗的临床反应。

【注意事项】 肝功能不全者需调整剂量。当本品与奈韦拉平、苯妥英钠、地塞米松或卡马西平合用时浓度下降。本品与环孢霉素同时使用时，会出现肝酶（ALT 和 AST）一过性升高。本品能透过胎盘屏障，妊娠期间禁用、哺乳期妇女慎用。

【规格】 注射剂：70mg/支，50mg/支

制霉菌素 （Nystatin）

本品为多烯类抗真菌药。

【临床应用】 本品口服不吸收，局部外用也不被皮肤和黏膜吸收。主要用于肠道及其他黏膜部位和皮肤的白色念珠菌感染。口服：用于消化道念珠菌病，成人，每次 50 万～100 万单位，3 次/日。治疗口腔白色念珠菌感染：2 片研碎加甘油涂口腔。

【注意事项】 口服较大剂量时可发生腹泻、恶心、呕吐和上腹疼痛。·

【规格】 片剂：50 万单位/片

氟胞嘧啶 （Flucytosine）

本品为抗真菌药。

【临床应用】 主要应用于念珠菌或隐球菌的系统感染。本品单用作用较弱，常与两性霉素联用。口服：每日50～150mg/kg，分 3～4 次服。将本品片剂或胶囊掰开在 15 分钟内慢慢服用，可减轻恶心、呕吐症状。

【注意事项】 不良反应包括消化系统反应，严重者可有消化道出血、肝功能阻碍、黄疸等；肾功能损害，甚至肾衰；可致粒细胞缺乏、再生障碍性贫血等血液系统反应；共济失调、听力丧失等神经精神系统损害；以及皮疹、光感性皮炎等。本品与两性霉素B 合用有协同作用。

【规格】 片剂：500mg/片

（五） 抗 病 毒 药

金刚烷胺 （Amantadine）

【临床应用】 用于防治 A 型流感病毒引起的呼吸道

感染，也用于震颤麻痹综合征的治疗。抗病毒：成人每次200mg，1次/日或每次100mg，每12小时1次；1~9岁小儿按体重每次1.5~3mg/kg，8小时1次，或每次2.2~4.4mg/kg，12小时1次；9~12岁小儿，每12小时口服100mg；12岁及以上者，用量同成人。不能耐受左旋多巴的震颤麻痹综合征：每次100mg，早晚各一次。最大剂量400mg/d。

【注意事项】 本品对胚胎有毒性且能致畸胎，孕妇禁用。可由乳汁排泄，哺乳期妇女应停止哺乳。有癫痫史、精神病、充血性心力衰竭、肝肾功能不全者慎用。治疗帕金森病时不应突然停药。新生儿和1岁以下婴儿禁用。

【规格】 片剂：100mg/片

利巴韦林 （Ribavirin）

本品阻碍病毒核酸的合成，具有广谱抗病毒作用。

【临床应用】 用于呼吸道合胞病毒引起的病毒性肺炎与支气管炎。口服，0.8~1g/d，分3~4次服用。

【注意事项】 本品主要的不良反应是溶血性贫血，大剂量应用（包括滴鼻在内）可致心脏损害。有呼吸抑制作用。有较强的致畸作用，禁用于孕妇和有可能在近期妊娠的妇女（本药消除很慢，停药4周尚不能自体内完全清除）。

【规格】 片剂：100mg/片

阿昔洛韦 （Aciclovir）

本品为合成的嘌呤核苷类物质，在体外和体内都对人疱疹病毒、水痘-带状疱疹病毒、EB病毒、巨细胞病毒等有抑制作用。

【临床应用】 口服：①初发的生殖器疱疹：每次200mg，5 次/日，共用 10 日；②带状疱疹：每次800mg，5 次/日，用 7～10 日。

静脉滴注：5mg/kg 用 10～20ml 注射用水溶解后，加到生理盐水或葡萄糖液溶液中，浓度≤7mg/ml，滴注约 1 小时。①黏膜与皮肤的单纯疱疹病毒感染：每次 5mg/kg，每 8 小时 1 次，用 7 日；②重症的生殖器疱疹：每次 5mg/kg，每 8 小时 1 次，用 5 日；③单纯疱疹性脑炎：每次 10mg/kg，每 8 小时 1 次，用 10日。6 月龄～12 岁儿童按每次 250mg/m² 给药；④带状疱疹严重者：每次 10mg/kg，每 8 小时 1 次，用 7日。12 岁以下儿童按 250mg/m² 给药。肾功能不全者不用静脉给药；⑤乙型肝炎：每次 7.5mg/kg，2 次/日，每次滴注 2 小时，连用 10～30 日。

【注意事项】 大剂量有胚胎毒性，孕妇禁用。本品在乳汁中的浓度可达血浆浓度的 0.6～4.1 倍，哺乳期妇女需慎用。不良反应常见恶心、呕吐、皮疹、荨麻疹；转氨酶升高；静脉给药可引起血清肌酐和BUN 升高及急性肾衰竭等；静脉滴注易引起静脉炎。

【规格】 片剂：200mg/片；注射剂：250mg/支

更昔洛韦（Ganciclovir）

【异名】 丽科伟、丽科乐、赛美维

本品作用与阿昔洛韦相似，但对巨细胞病毒感染作用较好。

【临床应用】 用于严重免疫功能受损（如艾滋病、器官移植、恶性肿瘤等）并发的巨细胞病毒感染，以及巨细胞病毒性视网膜炎等。静脉滴注：初用本品每次 5mg/kg，2 次/日，静脉滴注 1 小时，连续

14～21 天。维持治疗，6mg/（kg·d），静脉滴注 1 小时，每周用药 5 日或 5mg/（kg·d），每周用药 7 日。口服：每次 1g，3 次/日，与食物同服。

【注意事项】　①严重的不良反应是骨髓抑制（各类血细胞减少、血小板减少等）、深部血栓、共济失调、昏迷、躁狂反应、肝功能异常、肾衰等；②本品须静脉滴注，不可肌内注射，每次滴注 1 小时以上。需充分溶解后缓慢静脉滴注，滴注液浓度不能超过 10mg/ml，一次最大剂量为 6mg/kg；③动物实验中本品有致畸、致癌、免疫抑制作用和生殖系统毒性，育龄期妇女应用本品时应避孕，育龄期男性应避孕至少 3 个月；哺乳期妇女暂停哺乳；④接受齐多夫定治疗的患者合用本品可出现严重白细胞减少。本品应避免与两性霉素 B、环孢素、齐多夫定、亚胺培南/西司他丁、氟胞嘧啶、长春碱、多柔比星、甲氧苄啶、磺胺类及核苷类药物合用。

【规格】　注射剂：50mg/支，250mg/支，500mg/支；胶囊：250mg/粒

伐昔洛韦 （Famciclovir）

【异名】　维德思、明立欣
本品为阿昔洛韦与 L-缬氨酸形成的酯。

【临床应用】　用于带状疱疹：成人，每次 0.5～1g，3 次/日，连用 7 日。治疗原发性生殖器疱疹：成人，每次 250mg，3 次/日，连用 5 日。肾功能不全者应根据肾功能状况调整用法与用量。

【注意事项】　对其他鸟嘌呤类抗病毒药（如阿昔洛韦、更昔洛韦和泛昔洛韦）过敏者也可对本品过敏。

2 岁以下儿童、孕妇禁用；2 岁以上儿童慎用。本品在乳汁中的浓度为血药浓度的 0.6～4.1 倍，哺乳期妇女、肾功能不全者慎用。不良反应包括头痛、乏力、眩晕；贫血、白细胞减少、粒细胞减少、血栓性血小板减少性紫癜（TTP）和溶血性尿毒症综合征、心动过速及血管扩张等。

【规格】 片剂：125mg/片，500mg/片

奥司他韦（Oseltamivir）

【异名】 达菲（Tamiflu）

【临床应用】 用于甲型和乙型流行性感冒。成人：每次 75mg，2 次/日。从出现感冒症状的第一或第二天开始服用，连用 5 日。对肌酐清除率小于 30ml/min 者，推荐剂量为每次 75mg，1 次/日，共 5 日。

【注意事项】 不良反应有恶心、呕吐、失眠、头痛、腹泻和腹痛；偶见血尿、嗜酸性粒细胞增多、白细胞减少、皮疹和血管神经性水肿。儿童、孕妇及哺乳期妇女慎用。在服用本品后 48 小时不使用减毒活流感疫苗。

【规格】 胶囊：75mg/粒

扎那米韦（Zanamivir）

本品是流感病毒神经氨酸酶抑制剂。

【临床应用】 治疗 A 型和 B 型流感病毒引起的流感。用于成年患者和 12 岁以上的青少年患者。吸入：每次 5mg，2 次/日，间隔 12 小时。连用 5 日。

【注意事项】 不良反应包括头痛、腹泻、恶心、呕吐、眩晕等。本品在动物实验中能通过胎盘屏障，胎儿血药浓度明显低于母体，所以孕妇禁用；哺乳大

鼠的乳汁中可检测出本品，人乳汁中药物是否存在尚不肯定，哺乳期妇女应慎用。老人及 12 岁以下儿童的用药安全性尚不确定。

【规格】 吸入剂：5mg/泡

拉米夫定（Lamivudine）

【异名】 贺普丁（Heptodin）

本品能选择性地抑制乙型肝炎病毒（HBV）复制。通过在肝细胞内转化为活性的拉米夫定三磷酸酯，竞争性抑制 HBV-DNA 聚合酶，同时终止 DNA 链的延长，从而抑制病毒 DNA 的复制。

【临床应用】 用于乙型肝炎病毒所致的慢性乙型肝炎。口服：成人，每次 100mg，1 次/日。

【注意事项】 严重不良反应有乳酸性酸中毒和伴有脂肪变性的严重肝大、胰腺炎等。妊娠期妇女禁用。哺乳期妇女、严重肝大、乳酸性酸中毒者慎用。肌酐清除率<30ml/min 的患者慎用。用药期间应定期检查肝肾功能及全血细胞计数。

【规格】 片剂：100mg/片

阿德福韦（Adefovir）

【异名】 贺维力

本品是单磷酸腺苷的无环核苷类似物。

【临床应用】 用于乙型肝炎病毒感染和人类免疫缺陷病毒感染。成人口服：乙型肝炎病毒感染，每次 10mg，1 次/日。人类免疫缺陷病毒感染，每次 125mg，1 次/日。疗程 12 周。

【注意事项】 不良反应可见头痛、腹痛、恶心、腹胀、腹泻和消化不良。停止乙肝治疗会发生肝炎急性加重，应密切监测肝功能。有肾毒性应密切监测肾功能。妊娠、哺乳期妇女慎用。儿童安全性未确定。

【规格】 片剂：10mg/片

恩替卡韦（Entecavir）

【异名】 博路定

本品为鸟嘌呤核苷类似物，对乙型肝炎病毒（HBV）多聚酶具有抑制作用。

【临床应用】 本品适用于病毒复制活跃，血清转氨酶（ALT）持续升高或肝脏组织学显示有活动性病变的慢性成人乙型肝炎的治疗。成人：每次0.5mg，1次/日。拉米夫定治疗时病毒血症或出现拉米夫定耐药突变的患者：每次1mg，1次/日。本品应空腹服用（餐前或餐后至少2小时）。

【注意事项】 最常见的不良反应有：ALT升高、疲劳、眩晕、恶心、腹痛、腹部不适、肝区不适、肌痛、失眠和皮疹等。停止治疗后有重度急性肝炎加重的报道。孕妇、哺乳期妇女及16岁以下儿童患者的安全性和有效性尚未确定。肾功能不全者需调整剂量，65岁以上老年患者应注意药物剂量的选择，并监测肾功能。

【规格】 片剂：0.5mg/片

替比夫定（Telbivudine）

【异名】 素比伏（Sebivo）

本品为天然胸腺嘧啶脱氧核苷的自然L型对映体，是人工合成的胸腺嘧啶脱氧核苷类抗乙肝病毒（HBV）DNA多聚酶药物。

【临床应用】 成人和青少年（16 岁以上）：推荐剂量为每次 600mg，1 次/日。肾功能损害且肌酐清除率≥50ml/min 者，按照推荐剂量和用法服用即可；肾功能损害且肌酐清除率<50ml/min 患者包括进行血液透析患者，应调整剂量。服用本品期间，应定期监测乙型肝炎生化指标、病毒学指标和血清标志物，至少每 6 个月 1 次。

【注意事项】 哺乳期妇女使用本品应停止哺乳，孕妇和 16 岁以下儿童安全性尚未确定。肾毒性：血肌酐升高，导致肾毒症和尿毒症。停药易反弹，必须长期抑制病毒，一旦停药病毒会反弹，使肝细胞急剧破坏，肝功能受损。常见不良反应为虚弱、头痛、腹痛、恶心、（胃肠）气胀、腹泻和消化不良。本品可使患者 CK 值升高，部分患者有横纹肌溶解倾向，偶见重症肌无力。

【规格】 片剂：600mg/片

齐多拉米双夫定（Zidovudine and Lamivudine）

【异名】 双汰芝

本药属核苷类反转录酶抑制剂，能降低 HIV-1 的病毒载量，增加 CD4 细胞数。

【临床应用】 本品用于治疗人类免疫缺陷病毒（HIV）感染的成人及 12 岁以上青少年。推荐剂量：1 片/次，2 次/日（每日总剂量为齐多夫定 600mg、拉米夫定 300mg）。

【注意事项】 本品可引起中性粒细胞减少、血小板减少和贫血（有时很严重），一过性肝酶（AST、ALT）和血清淀粉酶的升高。应密切监测，对于晚期 HIV 疾病患者，在用药最初 3 个月内至少每 2 周作一次血液学检查，其后至少每月作一次。12 岁以下的儿童不使用本品。在动物中进行的生殖研究表明，拉米夫定和齐多夫定口服给药均可穿过胎盘、在乳汁中排泄，所以孕妇、哺乳期妇女禁用。

【规格】 片剂：每片含拉米夫定 150mg、齐多夫定 300mg

洛匹那韦利托那韦（Lopinavir and Ritonavir）

【异名】 克力芝（Aluvia）

洛匹那韦是一种 HIV-1 和 HIV-2 的蛋白酶抑制剂。作为复方制剂，利托那韦可抑制 CYP3A4 介导的洛匹那韦代谢，从而提高血浆中洛匹那韦的药物浓度。

【临床应用】 本品适用于与其他抗反转录病毒药物联合用药，治疗 HIV 感染。成人：2 片/次，2 次/日，与食物同服。

【注意事项】 常见的不良反应有胃肠道反应、味觉异常、感觉异常、血管扩张和尿酸值升高，还可引起中性粒细胞减少、血小板减少和贫血，一过性肝酶（AST、ALT）和血清淀粉酶的升高。12 岁以下的儿童不使用本品。孕妇、哺乳期妇女和严重肝病患者禁用。本品对细胞色素 P450 系同工酶 CYP3A4 具有抑制作用，会减慢通过这些酶介导的药物代谢，增加这些药物的血浓度；而增加 CYP3A4 活性的药物可使本品代谢增加，血浓度降低。

【规格】 片剂：每片含洛匹那韦 200mg、利托那韦 50mg

膦甲酸钠（Foscarnet Sodium）

【异名】 可耐

44

本品为病毒抑制剂，可以非竞争性地阻断病毒 DNA 多聚酶的磷酸盐结合部位，防止焦磷酸盐从三膦酸去氧核苷中分离及病毒 DNA 链的延长。

【临床应用】　本品主要用于免疫缺陷者发生的巨细胞病毒性视网膜炎的治疗。也可用于对阿昔洛韦耐药的免疫缺陷者的皮肤黏膜单纯疱疹病毒感染或水痘-带状疱疹病毒感染。巨细胞病毒性视网膜炎：初始剂量，每次 60mg/kg，每 8 小时 1 次，静脉滴注，滴注时间不少于 1 小时，根据疗效连续用药 2～3 周。维持治疗：每次 90～120mg/kg，1 次/日，滴注时间不得少于 2 小时。免疫功能损害患者耐阿昔洛韦单纯疱疹病毒性皮肤黏膜感染：40mg/kg，每 8 或 12 小时 1 次，静脉滴注时间不得少于 1 小时，连续用药 2～3 周或直至治愈。使用本品期间应密切监测肾功能，肌酐清除率低于 1.4ml/(min·kg) 患者应调整剂量。

【注意事项】　肾功能损害是本品最主要的不良反应，可引起急性肾小管坏死、肾源性尿崩症及出现膦甲酸钠结晶尿等。其他不良反应包括低钙或高钙血症、血磷过高或过低、低钾血症等；头痛、震颤、易激惹、幻觉、抽搐等，可能与电解质紊乱有关。可引起贫血、粒细胞减少、血小板减少；低钠血症和下肢水肿、乳酸脱氢酶、碱性磷酸酶或淀粉酶升高；高血压或低血压、室性心律失常。本品与其他肾毒性药如氨基糖苷类抗生素、两性霉素 B 等合用时可增加肾毒性。与戊烷脒注射剂合用，有发生贫血、低血钙、低血镁和肾毒性。与齐夫多定合用可能加重贫血。对本品过敏、肌酐清除率低于 0.4ml/(min·kg) 患者禁用。本品具有显著肾毒性，使用期间应密切监测肾功能。肾功能损害的患者应调整剂量。用药期间患者应摄取充足水分，有助于减轻肾毒性。本品不可快速静脉滴注，滴注速度不得大于 1mg/（min·kg）。快速静注可导致血浓度过高和急性低钙血症或其他中毒症状。一次剂量不超过 60mg/kg 可于 1 小时内输入，较大剂量应至少滴注 2 小时以上。

【规格】 注射液：3.0g/250ml

（六）其 他

小檗碱（Berberine）

【临床应用】 本品有微弱的抑菌作用，用于肠道细菌（痢疾杆菌、大肠埃希菌、螺旋杆菌）引起的胃肠道感染。口服，每次 0.1～0.4g，每日 3 次。

【注意事项】 偶有恶心、呕吐、皮疹和药热，停药后即消失。

【规格】 片剂：100mg/片

阿苯达唑（Albendazol）

本品为广谱驱肠虫药。

【临床应用】 除用于治疗钩虫、蛔虫、鞭虫、蛲虫、施毛虫等线虫病外，还可用于治疗囊虫和包虫病。2 岁以上儿童及成人 2 片，2 岁以上儿童单纯蛲虫、单纯轻度蛔虫感染 1 片，顿服。

【注意事项】 可见恶心、呕吐、腹泻、口干、乏力、发热、皮疹或头痛，停药后可自行消失。治疗蛔虫病时偶见口吐蛔虫的现象。有蛋白尿、化脓性皮炎以及各种急性疾病患者，严重肝、肾、心脏功能不全及活动性溃疡病患者禁用。蛲虫病易自身重复感染，故在治疗 2 周后应重复治疗一次。各种急性传染病以及癫痫患者不宜使用本品。

【规格】 片剂：0.2g/片

二、主要作用于中枢
神经系统的药物

（一）中枢神经系统兴奋药

尼可刹米 （Nikethamide）

【异名】 可拉明（Coramine）

本品选择性兴奋延髓呼吸中枢，也可作用于颈动脉体和主动脉体化学感受器，反射性地兴奋呼吸中枢，并提高呼吸中枢对二氧化碳的敏感性，使呼吸加深加快。一次静脉注射只能维持 5～10 分钟。

【临床应用】 适用于中枢性呼吸抑制及各种原因引起的呼吸抑制。皮下注射、肌内注射或静脉注射：每次 250～500mg，必要时 1～2 小时重复用药；极量每次 1.25g。小儿，6 个月以下，每次 75mg；1～3 岁，每次 125mg；4～7 岁，每次 175mg。

【注意事项】 抽搐及惊厥患者禁用。大剂量可引起血压升高、心悸、出汗、呕吐、震颤和肌肉僵直，应及时停药，以防惊厥。

【规格】 注射剂：375mg/1.5ml

洛贝林 （Lobeline）

【异名】 山梗菜碱

本品对呼吸中枢无直接兴奋作用，通过刺激颈动脉窦和主动脉体化学感受器，反射性地兴奋呼吸中枢而使呼吸加快。

【临床应用】 适用于各种原因引起的中枢性呼吸抑制。常用于新生儿窒息，一氧化碳、阿片中毒等。静脉注射：每次3mg；极量，每次6mg，20mg/d；小儿每次0.3~3mg，必要时每隔30分钟可重复使用；新生儿窒息可注入脐静脉每次3mg。皮下注射或肌内注射：每次3~10mg；极量每次20mg，50mg/d；小儿每次1~3mg。

【注意事项】 剂量较大时能引起心动过速、传导阻滞、呼吸抑制甚至惊厥。

【规格】 注射剂：3mg/1ml

（二） 镇痛药

吗啡 （Morphine）

【异名】 美施康定

本品为阿片受体激动剂，有强大的镇痛和明显的镇静作用，并有镇咳作用。对呼吸中枢有抑制作用。本品兴奋平滑肌，增加肠道平滑肌张力引起便秘，并使胆道、输尿管、支气管平滑肌张力增加。可使外周血管扩张，尚有缩瞳、镇吐等作用。

【临床应用】　适用于其他镇痛药无效的各种疼痛；也用于心肌梗死而血压尚正常者的镇静治疗；也可用于心源性哮喘。用于内脏绞痛（如胆绞痛等）时，应与阿托品合用。口服：每次 5～15mg，3～4 次/日。皮下注射：每次 5～15mg，15～40mg/d。静脉注射：每次 5～10mg；用作静脉全麻时不得超过 1mg/kg。缓释制剂主要用于晚期癌痛患者，开始每 12 小时 10～30mg，根据具体情况可逐渐加量。

【注意事项】　本品急性中毒的主要症状为昏迷、呼吸深度抑制、瞳孔极度缩小呈针尖样大小、血压下降等。严重呼吸抑制、颅内压增高、颅脑损伤、支气管哮喘、甲状腺功能减退、皮质功能不全、前列腺肥大、严重肝功能不全及休克尚未纠正控制前禁用。

【规格】　注射剂：10mg/1ml；片剂：5mg/片，10mg/片，30mg/片

哌替啶（Pethidine）

【异名】　度冷丁（Dolantin）

本品为阿片受体激动剂，是人工合成强效镇痛药；也有镇静及呼吸抑制作用。肌内注射后 10 分钟起效，持续 2～4 小时。

【临床应用】　适用于各种剧痛和心源性哮喘。肌内注射：每次 50～100mg，100～400mg/d；极量：每次 150mg，600mg/d；静脉注射每次以 0.3mg/kg 为限。用于麻醉前用药，麻醉 30～60 分钟前肌内注射 1.0～2.0mg/kg；麻醉维持中，按 1.2mg/kg 计算 60～90 分钟总用量，配成稀释液，静脉滴注 1mg/min，小儿滴速相应减慢。也可与氯丙嗪、异丙嗪组成人工冬眠合剂应用。

【注意事项】 慢性重度疼痛的晚期癌症病人不宜长期使用本品；用于内脏绞痛应与阿托品配伍应用。室上速、颅脑损伤、颅内占位性病变、慢性阻塞性肺疾患、支气管哮喘、严重肺功能不全等禁用。严禁与单胺氧化酶抑制剂合用。

【规格】 注射剂：50mg/1ml

芬太尼 （Fentanyl）

【异名】 多瑞吉（Durogesic）

本品为阿片受体激动剂，属强效麻醉性镇痛药，药理作用与吗啡类似。镇痛作用产生快，但持续时间较短。

【临床应用】 适用于一般镇痛及术后镇痛。肌内注射：每次 0.05～0.1mg，必要时可 1～2 小时后重复给药。用于麻醉前给药，0.05～0.1mg 于手术前 30～60 分钟肌内注射。用于诱导麻醉，静脉注射每次 0.05～0.1mg，间隔 2～3 分钟重复注射，直至达到要求；维持麻醉，当患者出现苏醒状时，静脉注射或肌内注射每次 0.025～0.05mg。外用贴剂主要用于癌痛患者，每 72 小时更换 1 次。

【注意事项】 静脉注射时可能引起胸壁肌肉强直，可用肌肉松弛剂对抗。静脉注射太快时会出现呼吸抑制。支气管哮喘、呼吸抑制以及重症肌无力病人禁用。有弱成瘾性。

【规格】 注射剂：0.1mg/2ml；贴剂：4.2mg/贴，8.4mg/贴

瑞芬太尼 （Remifentanil）

【异名】 瑞捷

本品为芬太尼类 μ 型阿片受体激动剂，在人体内 1 分钟左右迅速达到血-脑平衡，故起效快、维持时间短，与其他芬太尼类似物明显不同。镇痛作用及其副作用呈剂量依赖性，与催眠药、吸入性麻醉药和苯二氮䓬类药物合用有协同作用。可被纳洛酮所拮抗。

【临床应用】 用于全麻诱导和全麻中维持镇痛。只能用于静脉给药，特别适用于静脉持续滴注给药。本品 10mg 加入 200ml 生理盐水（50μg/ml）。用于静脉全麻时，本品的剂量为 0.25 ~ 2.0μg/（kg·min），或间断静脉注射 0.25 ~ 1.0μg/kg。

【注意事项】 本品具有 μ 型阿片受体类药物的典型不良反应。本品不能单独用于全麻诱导；不能用于硬膜外和鞘内给药；重症肌无力及易致呼吸抑制病人禁用；禁与单胺氧化酶抑制药合用；禁与血、血清、血浆等血制品经同一路径给药；支气管哮喘病人禁用。

【规格】 粉剂：1mg/支

舒芬太尼（Sufentanil）

【异名】 舒芬尼

本品是合成的阿片类镇痛药，高选择性地与 μ 受体结合，其亲和力是芬太尼的 10 倍。引起的心血管抑制较弱。静脉给药用于麻醉的起效时间为 1 ~ 3min。

【临床应用】 静脉给药：麻醉时间长约 2 小时，总剂量 2μg/kg，维持剂量为 10 ~ 25μg。麻醉时间长 2 ~ 8 小时，总剂量 2 ~ 8μg/kg，维持剂量为 10 ~ 50μg。心血管手术麻醉 5μg/kg。

【注意事项】 如果哺乳期妇女必须使用舒芬太尼，

则应在用药后 24 小时方能哺乳。不应与单胺氧化酶抑制剂同时使用。余同芬太尼。

【规格】 注射液：50μg/1ml

布桂嗪（Bucinnazine）

本品镇痛作用为吗啡的 1/3，对皮肤、黏膜、运动器官（包括关节、肌肉、肌腱等）的疼痛效果好，对内脏器官的疼痛效果差。

【临床应用】 本品为中等强度的镇痛药。口服：成人，每次 30 ~ 60mg，90 ~ 180mg/d；小儿，每次 1mg/kg。可根据病情调整剂量。

【注意事项】 连续使用可耐受和成瘾。

【规格】 片剂：30mg/片

羟考酮（Oxycodone）

【异名】 奥施康定

本品为阿片受体激动剂。主要药理作用是镇痛，其他药理作用包括抗焦虑、止咳和镇静。无极量限制，镇痛作用无封顶效应，只受限于不能耐受的副作用。

【临床应用】 用于缓解持续的中度到重度疼痛。每 12 小时服用 1 次，用药剂量取决于患者的疼痛严重程度和既往镇痛药用药史。每次剂量调整的幅度是在上一次用药剂量的基础上增长 25% ~ 50%。首次服用阿片类药物或用弱阿片类药物不能控制其疼痛的中重度疼痛患者，初始用药剂量一般为 5mg，每 12 小时服用 1 次。继后，根据病情仔细滴定剂量，直至理想镇痛。大多数患者的最高用药剂量为 200mg/12h，少数患者可能需要更高的剂量。

【注意事项】 必须整片吞服，不得掰开、咀嚼或研磨。换算比例：口服本品 10mg 相当于口服吗啡 20mg。可能出现阿片受体激动剂的不良反应。可能产生耐受性和依赖性。孕妇或哺乳期妇女禁用。手术前或手术后 24 小时内不宜使用。

【规格】 片剂：5mg/片，20mg/片

氨酚羟考酮 （Oxycodone/Paracetamol）

【异名】 泰勒宁

本品是一种与吗啡作用类似的半合成的麻醉类镇痛药，为作用于中枢神经系统和器官平滑肌的镇痛和镇静药。口服吸收快，平均 120 分钟血液浓度达高峰。

【临床应用】 适用于各种原因引起的中、重度急、慢性疼痛。成人常规剂量为每 6 小时服用 1 片，可根据疼痛程度调整。

【注意事项】 大剂量应用时会产生与吗啡类似的不良反应，包括呼吸抑制等。不推荐用于孕妇及哺乳期妇女。

【规格】 片剂（每片含羟考酮 5mg、对乙酰氨基酚 325mg）

曲马多 （Tramadol）

【异名】 奇曼丁 （Tramcontin）

本品为非阿片类中枢性镇痛药，无抑制呼吸作用，长期应用依赖性小。有镇咳作用。

【临床应用】 用于急、慢性疼痛，中、轻度癌症疼痛，骨折或各种术后疼痛、牙痛。亦用于心脏病突发性痛、关节痛、神经痛及分娩镇痛。口服或肌内注射：每次50～100mg，2～3 次/日；最大剂量不超过

400mg/d。

【注意事项】 不得与单胺氧化酶抑制剂同用；与中枢抑制剂（如地西泮等）合用时需减量。

【规格】 注射剂：100mg/2ml；片剂：100mg/片

（三）解热镇痛抗炎药

阿司匹林（Aspirin）

【异名】 拜阿司匹灵

本品为非甾体类抗炎药，具有镇痛、抗炎、解热、抗风湿及抑制血小板聚集的作用。

【临床应用】 用于解热、镇痛。口服：每次 0.3 ~ 0.6g，3 次/日，必要时每 4 小时 1 次。用于抗风湿，3 ~ 4g/d，分 4 次服用。用于抑制血小板聚集，每次 50 ~ 300mg，1 次/日。用于治疗胆道蛔虫病，每次 1g，2 ~ 3 次/日，连用 2 ~ 3 日；阵发性绞痛停止 24 小时后停用，然后进行驱虫治疗。小儿用量酌减。

【注意事项】 长期或大剂量服用可引起胃肠道出血或溃疡；可有过敏反应，多为易感者，服药后迅速出现呼吸困难，严重者可致死亡，称为阿司匹林哮喘。过量中毒者，轻度表现为水杨酸反应；重度可出现血尿、抽搐、幻觉、重症精神紊乱、呼吸困难等。活动性溃疡病或其他原因引起的消化道出血，血友病或血小板减少症，有阿司匹林或其他非甾体抗炎药过敏史者禁用。

【规格】 片剂：100mg/片，肠溶片：25mg/片

赖氨匹林 （Aspirin/Lysine）

本品为阿司匹林与赖氨酸的复盐。在体内解离为阿司匹林，具有解热、镇痛、抗炎作用。

【临床应用】 用于缓解轻度或中度疼痛及多种原因引起的发热，并用于类风湿关节炎、骨关节炎等的症状缓解。肌内注射或静脉滴注：每次 0.5～1.0g，2 次/日。儿童每日 10～25mg/kg。

【注意事项】 同阿司匹林。

【规格】 粉针剂：0.5g/支

对乙酰氨基酚 （Paracetamol）

【异名】 泰诺林 （Tylenol）

本品为解热镇痛药，能有效地缓解疼痛和发热。

【临床应用】 适用于头痛、关节疼痛、肌肉疼痛、牙痛、痛经、产后和手术后疼痛，或感冒引起的发热及其他不适症状。泰诺林片：1～2 片/次，每 8 小时1 次。滴剂：0～3 个月，每次 0.4ml；4～11 个月，每次 0.8ml；12～23 个月，每次 1.2ml；24～36 个月，每次 1.6ml；每 4～6 小时 1 次，24 小时不超过4 次。

【注意事项】 一般不引起胃肠出血的不良反应。可见粒细胞缺乏和血小板减少及肝肾功能损害等。肝肾功能不全者慎用。

【规格】 片剂：650mg/片；滴剂：10% 15ml/瓶

布洛芬 （Ibuprofen）

【异名】 美林 （Motrin）、芬必得 （Fenbid）

本品具有镇痛、抗炎、解热作用。

【临床应用】 适用于缓解类风湿关节炎、骨关节炎、脊柱关节病、痛风性关节炎、风湿性关节炎等各种慢性关节炎的急性发作期或持续性的关节肿痛症状；治疗非关节性的各种软组织风湿性疼痛。缓释胶囊口服：成人及 12 岁以上儿童，每次 0.3 ~ 0.6g，2 次/日。混悬液或滴剂口服：每次 5 ~ 10mg/kg，每 6 ~ 8 小时 1 次，24 小时不超过 4 次。

【注意事项】 对阿司匹林或其他非甾体抗炎药过敏者对本品可有交叉过敏反应，应慎用。消化道反应为最常见的不良反应，大剂量应用有骨髓抑制和肝功损害。

【规格】 缓释胶囊：300mg/粒；混悬液：2g/100ml；滴剂：600mg/15ml

吲哚美辛 （Indometacin）

本品为非甾体抗炎药，具有抗炎、解热及镇痛作用。

【临床应用】 用于解热及缓解肌肉痛、关节痛。栓剂 1/3 粒，置肛门内。如持续发热或疼痛，间隔 4 ~ 6 小时可重复用药 1 次，24 小时内不超过 1 粒。

【注意事项】 同布洛芬。

【规格】 栓剂：100mg/粒

双氯芬酸钠 （Diclofenac Sodium）

【异名】 扶他林 （Voltaren）

本品为非甾体抗炎镇痛药。

【临床应用】 适用于缓解各种关节炎的关节肿痛症状；治疗非关节性的各种软组织风湿性疼痛。口服：75 ~ 150mg/d，分 3 次服，疗效满意后可逐渐减量。用于急性的轻、中度疼痛，首次 50mg，以后每次 25 ~ 50mg，每 6 ~ 8 小时 1 次。

【注意事项】 同布洛芬。

【规格】 片剂：25mg/片；乳胶剂：1% 20g/支

酮洛芬（Ketoprofen）

【异名】 法斯通

本品为非甾体合成药物，具有显著的抗炎镇痛作用。

【临床应用】 用于关节、肌腱、韧带或肌肉疼痛、炎症或损伤（关节炎、关节周炎、关节滑膜炎、滑囊炎、挫伤、扭伤、脱位、半月板损伤、颈项僵硬、后背痛）。浅表层淋巴结炎、淋巴管炎、静脉周炎、静脉炎以及皮肤红斑和炎症。每天应用1次或2次（根据患病区域大小应用3~5cm或更多），充分按摩使之易于吸收。

【注意事项】 不能用于开放的创面或皮肤损伤部位。

【规格】 凝胶：2.5% 50g/支

洛索洛芬（Loxoprofen）

【异名】 乐松（Loxonin）

本药属芳基丙酸类抗炎镇痛药。

【临床应用】 慢性风湿性关节炎、变形性关节炎、腰痛病、肩周炎、颈肩腕综合征；手术后、外伤后及拔牙后的镇痛；急性上呼吸道炎症的解热镇痛。成人：每次60mg，3次/日或60~120mg顿服。可根据年龄、症状作适当增减，一日最大剂量不超过180mg。

【注意事项】 洛索洛芬是前体药物，胃肠道副作用小。原则上应避免长期使用，如果长期给药，一定要定期进行尿液、血液、肝功能检查。慎与香豆素类抗凝血药、磺脲类降血糖药、喹诺酮类抗菌药及其他消炎镇痛药合用。

【规格】 片剂：60mg/片

美洛昔康 （Meloxicam）

【异名】 麦安、普利洛

本品为非甾体抗炎药，安全性较高。

【临床应用】 适用于类风湿关节炎的对症治疗。口服：15mg/d，根据治疗反应可减至7.5mg/d。也用于疼痛性骨关节炎（关节痛、退行性骨关节病）的对症治疗，开始7.5mg/d，根据需要可增至15mg/d。

【注意事项】 肾衰竭透析患者剂量不超过7.5mg/d。不良反应：胃肠道的反应，严重的如溃疡、出血、穿孔等。转氨酶升高，停药恢复；肾损害，出现轻度血肌酐或尿素氮异常，停药消失；偶有出现急性肾功能衰竭。对阿司匹林或其他非甾体抗炎药过敏者，对本品也有可能过敏，故禁用。妊娠、哺乳期妇女禁用。有消化性溃疡史者应慎用，重度心、肝、肾病者剂量宜酌情调整。本品与华法林并用应注意本品可加强华法林的抗凝作用。有心肝肾功能严重异常、同时服用多类药物者减量服用。

【规格】 片剂：7.5mg/片；胶囊剂：7.5mg/粒

塞来昔布 （Celecoxib）

【异名】 西乐葆 （Celebrex）

本品为选择性环氧化酶-2 （COX-2） 抑制剂。

【临床应用】 适用于治疗急性期或慢性期骨关节炎的症状。口服：0.2g/d，分1～2次服用。用于治疗急性期或慢性期类风湿关节炎的症状，每次0.1～0.2g，2次/日。

【注意事项】 不良反应包括胃肠道反应和心血管系统（心绞痛、冠状动脉病变、心肌梗死等）反应。对磺胺过敏者禁用。孕妇及哺乳妇女、有心肌梗死史或脑卒中史者、重度肝损害者禁用。支气管哮喘病史者、过敏性鼻炎、荨麻疹病史者慎用。服用本品时不能停服因防治心血管病所需服用的小剂量阿司匹林（80～150mg/d），但两者同服会增加胃肠道不良反应。本品适用于有消化道出血的高风险者及对传统 NSAIDs 疗效不满意或不耐受者，用时应采用最低有效剂量。本品的心血管事件发生率与服药疗程及剂量呈正相关。氟康唑能抑制其代谢而使其血药浓度增高约 1 倍。本品长期服用导致心血管事件（心肌梗死、脑卒中、周围血管栓塞）的风险性较不服药者高。

【规格】 胶囊：0.2g/粒

帕瑞昔布 （Parecoxib）

【异名】 特耐

本品是一种环氧合酶-2（COX-2）特异性抑制剂。

【临床应用】 用于手术后疼痛的短期治疗。在决定使用选择性 COX-2 抑制剂前应评估患者的整体风险。推荐剂量为每次 40mg，静脉注射或肌内注射给药，随后视需要间隔6～12 小时给予20mg 或40mg，每日总剂量不超过80mg。疗程不超过 3 日。

【注意事项】 ①本品与其他药物混合可出现沉淀，严禁与其他药物混合。与其他药物使用同一条静脉通路，本品注射前后须用溶液充分冲洗静脉通路；②肾功能损伤、中度肝功能损伤的患者应慎用，严重肝功能损伤患者禁用。儿童与青少年、计划怀孕的妇女，孕妇、哺乳期妇女不推荐使用；③下列情况禁用：已知对磺胺类药物过敏者，活动性消化道溃疡或胃肠道出血；服用阿司匹林或非甾体抗炎药后出现支气管痉挛、血管神经性水肿、荨麻疹以及其他过敏反应的患者；充血性心力衰竭、冠状动脉旁路移植术后、缺血性心脏疾病、外周动脉血管和/或脑血管疾病的患者；④建议连续使用不超过3日。长期使用选择性COX-2抑制剂可增加心血管系统及血栓相关不良事件的风险；⑤不良反应常见肌酐升高、低钾血症、高血压、低血压、瘙痒、背痛、少尿、外周水肿；少见转氨酶、尿素氮升高；⑥相互作用：服用华法林或用其他抗凝血药物患者使用本品，可增加发生出血的风险，应密切监测患者的凝血酶原时间。本品和低剂量阿司匹林合用将增加发生消化道溃疡或其他消化道并发症的风险。与环孢霉素或他克莫司合用可增强其肾毒性，应监测肾功能。

【规格】 注射剂：40mg/支

依托考昔 （Etoncoxib）

【异名】 安康信（Arcoxia）

本品是选择性环氧化酶-2（COX-2）抑制剂。

【临床应用】 骨关节炎：每次30mg，1次/日，可以增加至每次60mg，1次/日。急性痛风性关节炎：每次120mg，1次/日，本品120mg只适用于症状急性发作期。使用8天。

【注意事项】 选择性环氧化酶-2抑制剂的心血管危险性会随剂量增加和使用时间延长而增加，所以应尽可能缩短时间和使用每日最低有效剂量。治疗骨关节炎最大推荐剂量为每日不超过60mg。治疗急性痛风性关节炎最大推荐剂量为每日不超过120mg。消化道溃疡和出血患者、服用阿司匹林或其他非甾体抗炎药后诱发哮喘、荨麻疹或过敏反应的患者、充血性心衰、缺血性心脏病、近期进行过冠状动脉旁路手术或血管成形术的患者禁用。孕妇及哺乳期妇女禁用。

【规格】 片剂：120mg/片

尼美舒利 （Nimesulide）

【异名】 普威

本品为非甾体抗炎药，具有抗炎、镇痛、解热作用。半衰期2~3小时，持续6~8小时。

【临床应用】 适用于慢性关节炎症（包括类风湿关节炎和骨关节炎等）、手术和急性创伤后的疼痛、耳鼻咽部炎症引起的疼痛、痛经、上呼吸道感染引起的发热症状等。口服：每次0.05~0.1g，2次/日，餐后服用；必要时可增加到每次0.2g，2次/日。儿童：5mg/(kg·d)，分2~3次服用。

【注意事项】 肾功能不全患者应调整剂量；出血性疾病、胃肠道疾病、接受抗凝剂或抗血小板聚集药物治疗的患者应慎用。

【规格】 片剂：0.1g/片

萘丁美酮 （Nabumetone）

【异名】 瑞力芬 （Relafen）

本品为非酸性非甾体抗炎药，对胃黏膜影响小，对出血和凝血无影响。

【临床应用】 适用于类风湿关节炎、骨关节炎。口服：每次1.0g，1次/日；最大量为2g/d，分2次服。

体重不足 50kg 的成人可以 0.5g/d 起始。逐渐上调至有效剂量。

【注意事项】 不良反应有胃肠道反应、神经系统症状、皮疹和肝功损害等，但发生率较低。

【规格】 片剂：0.5g/粒

氟比洛芬酯 （Flurbiprofen）

【异名】 凯纷

本品是以脂微球为药物载体的非甾体类镇痛药。

【临床应用】 用于术后及癌症的镇痛。通常成人每次静脉给予 50mg，缓慢给药（1 分钟以上），根据需要使用镇痛泵，必要时可重复应用。并根据年龄、症状适当增减用量。

【注意事项】 一般情况下，本品应在不能口服药物或口服药物效果不理想时应用。给药途径为静脉注射，不可以肌内注射。应避免长期使用。

【规格】 注射液：50mg/5ml

氨糖美辛 （Glucosamine and Indometacin）

本品是由吲哚美辛和氨基葡萄糖按 1：3 制成。吲哚美辛为非甾体抗炎药；氨基葡萄糖进入体内后能防止非甾体抗炎药物对前列腺素合成造成的不良影响。

【临床应用】 适用于强直性脊椎炎、颈椎病，亦可用于肩周炎、风湿性或类风湿关节炎等。口服：1～2 片/次，1～2 次/日，于进食或饭后即服。

【注意事项】 应整片吞服。

【规格】 肠溶片：每片含吲哚美辛 25mg，氨基葡萄糖 75mg

氨基葡萄糖（Glucosamine）

【异名】 维固力、葡立

本品为生理性必需物质，可刺激软骨细胞产生蛋白多糖，抑制损伤软骨的胶原酶和磷脂酶 A2，防止超氧化物自由基的产生，阻断骨性关节炎的病理过程。

【临床应用】 适用于全身所有关节的骨性关节炎。口服：1~2 粒/次，3 次/日。

【注意事项】 应定期检查肝、肾功能。妊娠前 3 个月禁用。

【规格】 胶囊：240mg/粒（葡立），250mg/粒（维固力）

去痛片

本品为氨基比林、非那西丁、苯巴比妥及咖啡因的复方制剂。

【临床应用】 适用于一般疼痛（如牙痛、头痛、痛经、神经痛等）的镇痛，也用于抗炎、抗风湿及痛风的治疗。口服：1 片/次，3 次/日；5 岁以上儿童，1/2~1 片/次，3 次/日。

【注意事项】 服药后偶可发生白细胞计数减少和过敏反应。

【规格】 片剂：每片含氨基比林 150mg、非那西丁 150mg、苯巴比妥 15mg 及咖啡因 50mg

复方氨林巴比妥

【临床应用】 肌内注射，成人一次 2ml，在监护情况下极量为一日 6ml。2 岁以下：一次 0.5~1ml；2~5 岁：一次 1~2ml；大于 5 岁：一次 2ml。本品不宜连续使用。

【注意事项】 不良反应包括过敏性休克（表现为胸闷、头晕、恶心呕吐、血压下降、大汗淋漓等症状，应立即停药并抢救）、粒细胞缺乏、紫癜、皮疹、荨麻疹、表皮松解症等。有吡唑酮类或巴比妥类药物过敏史者应避免使用本品。

【规格】 注射液：2ml/支（每只含氨基比林0.1g、安替比林40mg、巴比妥18mg）

复方锌布颗粒

【异名】 臣功再欣

本品具有良好的解热、镇痛、抗炎、抗过敏作用。

【临床应用】 适用于治疗非细菌感染引起的普通感冒及流行性感冒。口服：1~2袋/次，3次/日，最大量不超过6袋/日，每次疗程不超过7天。儿童不超过3袋/日，每次疗程不超过7天。

【规格】 颗粒剂（每袋含葡萄糖酸锌0.1g、布洛芬0.15g、氯苯那敏2mg）

氨酚伪麻美芬/氨麻美敏Ⅱ（Paracetamol Pseudo-ephedrine/Dextromethorphan）

【异名】 日夜百服宁

本复方由对乙酰氨基酚、盐酸伪麻黄碱和氢溴酸右美沙芬和氯苯那敏组成，具有解热镇痛、止咳、收缩鼻黏膜血管和抗过敏作用。

【临床应用】 治疗和减轻感冒引起的发热、头痛、周身及四肢酸痛、喷嚏、流涕、鼻塞、咳嗽、咽痛等症状。氨酚伪麻美芬片（日用片）：成人和12岁以上儿童，白天每6小时口服1~2片，每日2次。氨麻美敏Ⅱ片（夜用片）：成人和12岁以上儿童，夜晚或临睡前服 1~2 片。

【注意事项】 对抗组胺药、伪麻黄碱或乙酰氨基酚过敏者禁用。每天总剂量不可超过 8 片，每次服用间隔不宜少于 6 小时。

【规格】 片剂：日片，每片含对乙酰氨基酚 500mg、伪麻黄碱 30mg 和右美沙芬 15mg。夜片，每片含对乙酰氨基酚 500mg、伪麻黄碱 30mg、右美沙芬 15mg、氯苯那敏 2mg

------

伪麻黄碱/氯苯那敏（Pseudoephedrine/Chlorphena-mine）

【异名】 新康泰克（Contac NT）

本品为缓解感冒症状的复方制剂，其有效浓度可维持 12 小时。

【临床应用】 适用于普通感冒和流行性感冒引起的上呼吸道症状和鼻窦炎、花粉症所致的各种症状，特别适用于缓解上述疾病的早期症状，如打喷嚏、流涕、鼻塞等。口服：成人每 12 小时服 1 粒，24 小时内不超过 2 粒。疗程不超过 3~7 天。

【注意事项】 不宜与氯霉素、巴比妥类、解痉药、酚妥拉明、洋地黄制剂合用。服用本品期间禁止饮酒。肝肾功能不全者慎用。

【规格】 胶囊（每粒含伪麻黄碱 90mg、氯苯那敏 4mg）

酚麻美敏（Paracetamol Pseudoephedrine/Dextro-methorphan）

【异名】 泰诺

本复方具有解热镇痛、减轻鼻黏膜充血、镇咳和抗组胺作用。

【临床应用】　本品系感冒对症治疗药，适用于治疗由感冒引起的发热、头痛、周身四肢酸痛、喷嚏、流涕、鼻塞、咳嗽等症状。口服：1 片/次，3 次/日。服用间隔不少于 6 小时，24 小时不超过 4 片。

【注意事项】　不得超过推荐剂量服用。

【规格】　片剂：泰诺每片含对乙酰氨基酚 325mg、伪麻黄碱 30mg、右美沙芬 15mg、氯苯那敏 2mg

愈酚甲麻那敏

【临床应用】　用于因感冒、支气管炎等引起的支气管充血性咳嗽、咳痰。成人：每次 10～20ml，3 次/日。

【注意事项】　本品不宜与解痉药、酚妥拉明、洋地黄苷类、优降宁同时服用。患有心脏病、高血压、甲状腺功能亢进者慎用。孕妇及哺乳期妇女应慎用。

【规格】　糖浆剂：120ml/瓶（每毫升含愈创木酚甘油醚 5mg、甲基麻黄碱 1mg、氯苯那敏 0.1mg）

（四）　抗痛风药

秋水仙碱（Colchicine）

本品对急性痛风性关节炎有选择性抗炎作用，对一般的疼痛、炎症及慢性痛风均无效。

【临床应用】　主要用于急性痛风。口服：每次 0.5mg，1～2 小时 1 次，至剧痛缓解为止；24 小时内总量不得超过 4mg。

【注意事项】 毒性较大，胃肠道反应是严重中毒的前驱症状，症状出现即应停药。肾脏损害可见血尿、少尿。对骨髓有直接抑制作用，引起粒细胞缺乏、再生障碍性贫血。

【规格】 片剂：0.5mg/片

别嘌醇 （Allopurinol）

本品是抑制尿酸合成的药物，能抑制黄嘌呤氧化酶，阻止次黄嘌呤和黄嘌呤代谢为尿酸。

【临床应用】 适用于原发性和继发性高尿酸血症（尤其是尿酸生成过多引起者）、反复发作或慢性痛风、痛风石、尿酸性肾结石和（或）尿酸性肾病。口服：初始剂量每次 50mg，1～2 次/日，每周可递增 50～100mg/d，至 200～300mg/d，分 2～3 次服。最大量不超过 600mg/d。儿童用量酌减。

【注意事项】 有骨髓抑制，可引起全血细胞减少，必要时停药。可引起 Stevens-Johnsoin 综合征。少见严重不良反应，服药期间应多饮水，并使尿液呈中性或碱性以利尿酸排泄。本品必须在痛风性关节炎的急性炎症症状消失后（一般在发作后两周左右）才能开始应用。

【规格】 片剂：100mg/片

苯溴马隆 （Benzbromarone）

【异名】 立加利仙

本品为促尿酸排泄药，主要以原型从尿液及粪便排泄。

【临床应用】 适用于单纯原发性高尿酸血症以及痛风性关节炎非发作期。口服：开始 25mg/d，无不良反应可逐渐递增至 100mg/d，早餐后服，同时加服碳酸氢钠 3g/d。

【注意事项】 本品可引起肾结石和肾绞痛，诱发关节炎急性发作。中、重度肾功能损害及肾结石患者禁用。

【规格】 片剂：50mg/片

（五）抗癫痫药

苯妥英钠（Phenytion Sodium）

本品对大脑皮层运动区有高度选择性抑制作用。

【临床应用】 成人：每次 50～100mg，2～3 次/日，每日 100～300mg；极量：每次 300mg，500mg/d，宜从小剂量开始，酌情增量。体重在 30kg 以下的小儿按每日 5mg/kg 给药，分 2～3 次服用，每日不宜超过 250mg。

【注意事项】 较常见齿龈肥厚、出血，面容粗糙，毛发增生，白细胞减少，紫癜等不良反应。阿-斯综合征、Ⅱ或Ⅲ度房室传导阻滞、窦房结阻滞、窦性心动过缓等心功能损害者禁用。用药期间须注意检查血象、肝功能、脑电图和甲状腺功能等。与香豆素类、氯霉素、异烟肼、磺胺类药合用，本品的代谢降低，血浓度升高，毒性增加。与卡马西平、肾上腺皮质激素、环孢素、洋地黄类、雄激素和奎尼丁合用，本品诱导肝代谢酶，使这些药物的疗效降低。

【规格】 片剂：100mg/片

卡马西平 （Carbamazepine）

【异名】 得理多

【临床应用】 ①癫痫、三叉神经痛：300～1200mg/d，分2～4次服用，开始每次100mg，2次/日，以后3次/日，个别三叉神经痛患者剂量可达每日1000～1200mg，疗程最短1周，最长2～3个月；②尿崩症：口服，每日600～1200mg；③抗躁狂症：口服，每日300～600mg，分2～3次服用，最大剂量每日1200mg；④心律失常：口服，每日300～600mg，分2～3次服用；⑤酒精戒断综合征：口服，每次200mg，3～4次/日。

【注意事项】 不良反应常见视物模糊、眼球震颤等中枢神经系统症状；少见皮疹、儿童行为障碍、肝功能异常和甲状腺功能减退等；罕见粒细胞减少、骨髓抑制和心律失常等。禁用于房室传导阻滞，心、肝、肾功能不全，妊娠和哺乳期妇女。与对乙酰氨基酚合用可引起肝脏毒性。本品可降低避孕药、环孢素、洋地黄类、雌激素、左旋甲状腺素或奎尼丁作用。与单胺氧化酶抑制剂合用时可引起高热和高血压危象、严重惊厥甚至死亡，两药应用至少要间隔14日。

【规格】 片剂：100mg/片，200mg/片

奥卡西平 （Oxcarbazepine）

【异名】 曲莱

【临床应用】 本品用于5岁及5岁以上患者，治疗原发性全面性强直阵挛发作和部分性发作；伴有或不伴有继发性全面发作。成人：单药治疗，起始剂量0.6g/d，分2次给药，可以每隔一个星期增加每日的

剂量，每次增加剂量不超过0.6g，每日维持剂量范围在0.6～2.4g之间，绝大多数患者每日0.9g的剂量有效；联合治疗，起始剂量为每日0.6g，分2次给药，可以每隔一个星期增加每日的剂量，每次增加剂量不要超过0.6g，每日维持剂量范围在0.6～2.4g之间。5岁和5岁以上的儿童：在单药和联合用药过程中，起始的治疗剂量为8～10mg/（kg·d），分2次给药；联合治疗，平均30mg/（kg·d）的维持剂量就能获得成功的治疗效果。如果临床提示需要增加剂量，可以每隔一个星期增加每日的剂量，每次增量不要超过10mg/（kg·d），最大剂量为60mg/（kg·d）。

【注意事项】 本品可引起低钠血症，服药期间应定时监测血钠。对卡马西平过敏的患者慎用本品；如出现过敏反应迹象或临床症状应立即停药。孕妇及哺乳期妇女禁用。本品可降低卡马西平血药浓度，升高苯妥英钠和苯巴比妥的血药浓度。

【规格】 片剂：0.3g/片

托吡酯（Topiramate）

【异名】 妥泰

托吡酯是一个由氨基磺酸酯取代单糖的新型抗癫痫药物。

【临床应用】 适用于初诊为癫痫患者的单药治疗，或曾经合并用药转为单药治疗的癫痫患者。用于成人及2～16岁年龄段者部分性癫痫治疗。用量从低剂量开始治疗，逐渐增加剂量，调整至有效剂量。

单药治疗：17岁以上者，每晚口服25mg开始，服用1周，随后每周或每两周增加剂量25～50mg，分2次服用。日剂量为 100mg/d，最高为 500mg/d。部分难治型癫痫患者可耐受每日 1000mg；2～16 岁儿童，每晚口服 0.5～1mg/（kg·d）开始，服用 1 周，随后每周或每两周增加剂量 0.5～1mg/（kg·d），分 2 次服用。日总剂量为 3～6mg/（kg·d）。

加用治疗：17 岁以上者，作为加用治疗，推荐日总剂量 400mg/d，分 2 次服用；从 50mg/d 开始，逐渐调整到有效剂量。第一周每晚口服 50mg，随后每周增加 50mg，分 2 次服用。剂量应根据临床疗效进行调整。有些患者可能每日服用 1 次即可达到疗效。通常的日剂量为 200～400mg/d，分 2 次服用，个别患者口服剂量高达 1600mg/d。2～16 岁年龄段者，作为加用治疗，推荐日总剂量 5～9mg/（kg·d），分 2 次服用，调整剂量第一周晚口服 25mg 开始，或 1～3mg/（kg·d），随后，每周或每 2 周增加剂量 1～3mg/（kg·d），分 2 次服用，直到达最佳临床反应。

【注意事项】　常见的不良反应主要为与中枢神经系统相关的症状（共济失调、注意力受损、意识模糊、感觉异常、嗜睡和思维异常等）；焦虑、遗忘、失语、抑郁、眼球震颤、言语表达障碍、味觉倒错和视觉异常较不常见。抗癫痫药物应逐渐停药，以使癫痫发作频率减至最低。孕妇及哺乳期妇女禁用。苯妥英钠和卡马西平可降低本品的血浆浓度。在治疗时，加用或停用苯妥英钠或卡马西平可能需要调整剂量。

【规格】　片剂：25mg/片，100mg/片

丙戊酸钠（Sodium Valproate）

【异名】　德巴金

【临床应用】 用于单纯和复杂失神发作、肌阵挛发作、强直阵挛发作及部分发作性癫痫（简单部分性发作、复杂部分性发作和部分继发全身性发作）。口服：初始治疗给药方法，没有接受其他抗癫痫药的患者，每2~3日间隔增加药量，1周内达到最佳剂量。在以前已接受其他抗癫痫药物的患者，要缓慢增加剂量，在2周内达到最佳剂量，其他药物逐渐减少至停用。如需加用其他抗癫痫药物，应逐渐加入。最初剂量10~50mg/（kg·d），然后剂量调整到最佳剂量；一般剂量为20~30mg/kg，用此剂量不能控制发作时可增加剂量。如果患者每日用量超过50mg/kg，应注意监测。儿童：20~30mg/（kg·d）。成人：200~400mg/d。静脉注射：成人，癫痫持续状态时静脉注射400mg，2次/日。

【注意事项】 本品有肝功能损害和致畸危险，还有震颤和嗜睡、单纯纤维蛋白原减少或出血时间延长等不良反应。禁用于肝肾功能不全和卟啉病患者。增加苯巴比妥、高苯妥英钠的血浆浓度，与抗凝药物合用增加出血危险，增强单胺氧化酶抑制剂、抗抑郁药和苯二氮䓬类药物的作用。

【规格】 片剂：0.5g/片；注射剂：400mg/支；口服液：12g/300ml

拉莫三嗪（Lamotrigine）
【异名】 利必通
【临床应用】 癫痫：对12岁以上儿童及成人的单药治疗（简单部分性发作、复杂部分性发作、继发性全身强直阵挛性发作和原发性全身强直阵挛性发作）。目前暂不推荐对12岁以下儿童采用单药治疗。

单药治疗：12 岁以上患者，25mg，1 次/日，连服 2 周；随后用 50mg，1 次/日，连服两周。此后，每隔 1 ~ 2 周增加剂量，最大增加量为 50 ~ 100mg，直至达到最佳疗效，通常达到最佳疗效的维持剂量为 100 ~ 200mg/d，每日 1 次或分 2 次给药。

与丙戊酸钠合用：12 岁以上患者，前 2 周 25mg，隔日服用；随后 2 周，每次 25mg，1 次/日。此后，应每隔 1 ~ 2 周增加剂量，最大增加量为 25 ~ 50mg，直至达到最佳的疗效。通常达到最佳疗效的维持量为 100 ~ 200mg/d，1 次或分 2 次服用。2 ~ 12 岁儿童，前 2 周剂量是 0.15mg/（kg·d），1 次/日；随后 2 周每次 0.3mg/kg，1 次/日。此后，应每隔 1 ~ 2 周增加剂量，最大增加量为 0.3mg/kg，维持量为 1 ~ 5mg/（kg·d），1 次或分 2 次服用。

合用的具酶诱导作用的抗癫痫药，不论是否服用其他抗癫痫药（丙戊酸钠除外），12 岁以上患者，初始剂量为 50mg，1 次/日，共 2 周；随后 2 周 100mg/d，分 2 次服用。此后，每隔 1 ~ 2 周增加一次剂量，最大增加量为 100mg，直至达到最佳疗效，通常达到最佳疗效的维持量是 200 ~ 400mg/d，分 2 次服用。有些患者需每日服用 700mg，才能达到所期望的疗效。2 ~ 12 岁儿童，不论是否服用其他抗癫痫药（丙戊酸钠除外），前 2 周 0.6mg/（kg·d），分 2 次服；随后两周 1.2mg/（kg·d），分 2 次服用。此后，应每隔 1 ~ 2 周增加一次剂量，最大增加量为 1.2mg/kg，维持量是 5 ~ 15mg/（kg·d），分 2 次服用。

【注意事项】 不良反应有严重的皮疹，包括 Stevens-Johnson 综合征和中毒性表皮坏死溶解（Lyell 综合征）已经有报道，注意过敏反应的早期表现（即发热、淋巴腺病），如出现这种体征和症状应停药。突然停药可能引起癫痫发作，应该在 2 周内逐渐减少用量至停药。

【规格】 片剂：50mg/片

加巴喷丁（Gabapentin）

【异名】 迭力

【临床应用】 用于成人和 12 岁以上儿童常规治疗无效的部分性癫痫发作的辅助治疗，也可用于治疗部分性癫痫发作继发全身性发作。12 岁以上患者：第 1 日 0.3g，睡前服；第 2 日 0.3 克/次，2 次/日；第 3 日 0.3 克/次，3 次/日；之后维持此剂量服用。用药剂量可增至每日 1.8g。

【注意事项】 不良反应包括嗜睡、眩晕、步态不稳、躁狂等。要从小剂量开始，缓慢地增加剂量。本品可能引起自杀行为，应对患者严密监测。本品过量可出现腹泻、头晕、嗜睡和口齿不清、甚至死亡。失神性发作、糖尿病、肾功能不全和老年患者慎用；急性胰腺炎者禁用。

【规格】 胶囊：0.3g/粒

左乙拉西坦（Levetiracetam）

【异名】 开浦兰

【临床应用】 用于成人及 4 岁以上儿童癫痫患者部分性发作的加用治疗。成人和青少年（12～17 岁）体重≥50kg，起始剂量每次 500mg，2 次/日。可增加至每次 1500mg，2 次/日。4～11 岁的儿童和青少年（12～17 岁）体重<50kg：起始剂量是每次 10mg/kg，2 次/日。最多至 30mg/kg，2 次/日。剂量变化应以每 2 周

增加或减少 10mg/kg，2 次/日。肾功能不全患者需根据肌酐清除率调整剂量。

【注意事项】 常见的不良反应有嗜睡、乏力和头晕，常发生在治疗的开始阶段。神经系统常见健忘、共济失调、惊厥、运动过度和震颤。精神心理见行为异常、攻击性、易怒、焦虑、错乱、幻觉、易激动、精神异常、自杀意念和自杀企图。肝功能不全者慎用；孕妇及哺乳妇女禁用。服药后不宜驾驶和操作机器。

【规格】 片剂：500mg/片

唑尼沙胺（Zonisamide）

【临床应用】 用于成人癫痫部分性发作的添加治疗。成人，初始剂量 100mg/d，两周后增至 200mg/d，分 1～2 次口服。持续 2 周后增至 300mg/d 甚至 400mg/d，分 1～2 次口服。每种剂量都要至少持续用药两周以达到稳态。

【注意事项】 本品为磺酰胺类药物，潜在的严重反应包括斯-约综合征、表皮坏死溶解、肝坏死、粒细胞缺乏综合征、再生障碍性贫血等。不良反应包括困倦、食欲不振、乏力、运动失调、白细胞减少、偶见过敏反应、复视、视觉异常。连续用药不可急剧减量或突然停药。服药过程中应定期检查肝、肾功能及血象。本品可引起注意力及反射运动能力降低，故驾驶员、操作机器者慎用。孕妇禁用，哺乳期妇女慎用。

【规格】 片剂：100mg/片

（六）镇静药、催眠药和抗惊厥药

咪达唑仑（Midazolam）

【异名】 力月西

本品是一种作用时间相对较短的苯二氮䓬类中枢神经抑制剂。

【临床应用】 本品为强镇静药，注射速度宜缓慢，剂量应根据临床需要、病人生理状态、年龄和伍用药物情况而定。肌内注射，用0.9%氯化钠注射液稀释。静脉给药，用0.9%氯化钠注射液、5%或10%葡萄糖注射液、5%果糖注射液、林格液稀释。①麻醉前给药：在麻醉诱导前20～60分钟使用，剂量为0.05～0.075mg/kg肌内注射，老年患者剂量酌减；全麻诱导常用5～10mg（0.1～0.15mg/kg）；②局部麻醉或椎管内麻醉辅助用药，分次静脉注射0.03～0.04mg/kg；③ICU患者镇静，先静脉注射2～3mg，继之以0.05mg/（kg·h）静脉滴注维持。

【注意事项】 较常见的不良反应为嗜睡、幻觉、共济失调、呃逆和喉痉挛；静脉注射还可发生呼吸抑制及血压下降，极少数可发生呼吸暂停、停止或心脏骤停。对苯二氮䓬过敏、重症肌无力、精神分裂症和严重抑郁状态患者禁用。长期静脉注射，突然撤药可引起戒断综合征，推荐逐渐减少剂量。慎用于体质衰弱者或慢性病、肺阻塞性疾病、慢性肾衰、肝功能损害或充血性心衰患者。本品不能用于孕妇，单次大剂量注射可致新生儿呼吸抑制、肌张力减退、体温下降以及吸吮无力。本品可随乳汁分泌，不用于哺乳期妇女。本品可增强催眠药、镇静药、抗焦虑药、抗抑郁药、抗癫痫药、麻醉药和镇静性抗组胺药的中枢抑制作用。

【规格】 注射剂：5mg/5ml

苯巴比妥（Phenobarbital）

【临床应用】 用于镇静、催眠、抗惊厥；麻醉前给药；治疗新生儿胆红素脑病；用于癫痫大发作和部分发作的治疗，也可用于癫痫持续状态。①口服：成人，每次15～150mg，30～200mg/d；或90mg睡前顿服。极量，每次250mg，500mg/d。儿童，按体重3～5mg/（kg·d）或按体表面积125mg/m^{2}睡前顿服或分3次服；②肌内或缓慢静脉注射：成人，肌内注射100mg，可每6小时1次，24小时内不超过500mg。镇静、抗癫痫：口服，每次15～30mg，3次/日。催眠：30～90mg，睡前口服1次。抗惊厥：肌内注射，100～200mg，必要时4～6小时后重复1次。术前给药：术前30分钟至1小时肌内注射100～200mg。癫痫持续状态：肌内注射1次100～200mg。

【注意事项】 用药后可出现头晕、困倦等后遗效应，久用可产生耐受性及成瘾性。多次连用应警惕蓄积中毒；少数患者可出现皮疹、药热、剥脱性皮炎等过敏反应。长期用于治疗癫痫时不可突然停药，以免引起癫痫发作，甚至出现癫痫持续状态。对严重肺功能不全（如肺气肿）、支气管哮喘及颅脑损伤呼吸中枢受抑制者慎用或禁用；肝肾功能不良者慎用；肝硬化或肝功能严重障碍者禁用。本品或其他巴比妥类药物中毒的急救：口服本品未超过3小时者，可用大量温等渗盐水或1：2000的高锰酸钾溶液洗胃。

【规格】 注射剂：100mg/支；片剂：30mg/片

佐匹克隆 （Zopiclone）

【异名】 三辰

【临床应用】 用于催眠。口服。成人临睡前服7.5mg，老年和体弱或肝功能不全患者3.75mg。

【注意事项】 可有味苦口干、宿醉、恶心、噩梦、胃痛、焦虑与头痛等。对本品过敏、肌无力、失代偿的呼吸功能不全与15岁以下的患者禁用。大剂量长期用药突然停药可引起戒断症状。哺乳期妇女不宜使用。与肌松药或其他中枢神经抑制药同用会增强镇静作用。与苯二氮䓬类抗焦虑药或催眠药同用，增加戒断症状。

【规格】 片剂：7.5mg/片

唑吡坦 （Zolpidem）

【异名】 思诺思

【临床应用】 催眠镇静剂，用于短期失眠患者。成人：睡前口服10mg。肝、肾功能损害者，睡前5mg开始。老年人：睡前5mg。

【注意事项】 常见不良反应包括噩梦、逆行遗忘、白天嗜睡、头晕、胃肠道反应、头痛、肌肉酸痛等。有强烈自杀意念和过度酗酒的患者禁用；精神抑郁者可使抑郁症加重。过量症状：严重的共济失调、心动过缓、复视、严重头晕、严重嗜睡、恶心、呕吐、呼吸困难、严重者昏迷等。饮酒和中枢神经抑制药物合用时增加该药的镇静作用，用量应当减少。在治疗中（特别是老年人）出现步态不稳、手足笨拙时，应当引起注意。肝、肾功能损害者应当减少剂量，长期应用后应当逐步停药，避免出现戒断反应。

【规格】　片剂：10mg/片

健脑合剂Ⅱ号

【临床应用】　镇静，用于中枢兴奋与抑制失调。口服：每10ml，3次/日。

【规格】　溶液剂：200ml/瓶（含溴化钾2%、咖啡因0.25%）

（七）抗震颤麻痹药

左旋多巴（Levodopa）

【临床应用】　适用于帕金森病和帕金森综合征：开始0.25~0.5g，2~3次/日，以后视患者的耐受情况，每隔2~4日增加1日量0.125~0.5g，维持剂量3~6g，分4~6次服。连续用药2~3周后见效。在剂量递增过程中，如出现恶心等应停止增量，待症状消失后再增量。

【注意事项】　不良反应有胃肠道反应，常见症状有恶心、呕吐、厌食等，主要是在左旋多巴治疗初期增量过快或过大所致；在治疗初期可出现轻度体位性低血压，随着剂量逐渐缓慢递增和药物耐受性逐渐增加，体位性低血压可逐渐减轻或消失；极少数患者有心悸、心律失常，一般不需抗心律失常治疗，必要时可加用β-受体阻断剂；开关现象，症状在突然缓解与加重之间波动；运动障碍表现为躯干和肢体的舞蹈样动作。精神行为改变表现为失眠、焦虑、噩梦、狂躁、幻觉、妄想、抑郁等。冠状动脉病变者对本品的心脏作用特别敏感。肾上腺素能受体激动剂与本品合用可能增加心律失常的发生率。

【规格】 片剂：0.25g/片

卡左双多巴（Carbidopa and Levodopa）

【异名】 息宁

本药的卡比多巴和左旋多巴之比例为1:4。

【临床应用】 适用于原发性帕金森病、脑炎后帕金森综合征、症状性帕金森综合征、服用含吡多辛的维生素制剂的帕金森病或帕金森综合征的患者。①初始剂量：从未接受左旋多巴治疗的患者初始剂量1片/次，2~3次/日。左旋多巴的起始剂量不可高于600mg/d或服药间隔短于6小时；②正在用普通左旋多巴/脱羧酶抑制剂复合制剂治疗的患者，应先调整到使左旋多巴每日能供给比原先剂量多约10%，尽管根据临床疗效左旋多巴可能需要增加30%。本品白天给药间隔时间应为4~8小时；③正单用左旋多巴治疗的患者：开始服用本品前8小时须停用左旋多巴。轻中度患者的初始推荐剂量1片/次，2~3次/日；④剂量调整：治疗开始后，可根据治疗效果增加或减少剂量和给药间隔。大多数患者每日只需2~8片，分数次服用，给药间隔为白天4~12小时。当本品的给药间隔少于4小时，或分次服药剂量不等时，建议每日的最后一剂给予较小的剂量。调整剂量的时间间隔不应少于3日；⑤加用其他抗帕金森病的药物：抗胆碱能药、多巴胺能受体激动剂和金刚烷胺可与本品同时服用。当这些药物加入本品治疗方案时，本品需要调整剂量。

【注意事项】 最常见的不良反应为运动障碍、恶心、幻觉、精神错乱、头晕、舞蹈病和口干。偶见做梦异常、肌张力障碍、嗜睡、失眠、抑郁和厌食。罕见头痛、便秘、定向力障碍、体位性低血压、心悸、消化不良、肌痉挛、锥体外系和运动障碍、脑敏度下降、胸痛、腹泻、体重下降、激动、焦虑、跌倒、步态异常和视物模糊。神经系统：运动失调、肌肉抽搐、面部痉挛、牙关紧闭、诱发潜在的霍默综合征。精神系统：睡眠、欣快、类妄想狂和精神发作以及痴呆。胃肠道：咽下困难、呃逆、胃肠道出血、气胀、舌灼烧感、十二指肠溃疡。心血管系统：心律不齐、高血压、静脉炎。皮肤：面部潮红、黑汗、皮疹、脱发。生殖泌尿系统：尿潴留、尿失禁、黑尿、阴茎异常勃起。特殊感觉：复视、瞳孔放大、眼球转动现象。血象：白细胞减少、溶血及非溶血性贫血、血小板减少、粒细胞缺乏症。使用单胺氧化酶抑制剂者必须停用至少 2 周后方可使用本品。对本品任何成分过敏或患有闭角型青光眼的患者、疑有皮肤癌或有黑色素瘤史的患者禁用。如已单用左旋多巴治疗，则必须在停用左旋多巴至少 8 小时后方可使用本品（如为缓释左旋多巴则需停药至少 12 小时）。患有精神病的患者、严重的心血管疾病或肺病、支气管哮喘、肝/肾或内分泌系统疾病、有胃溃疡或惊厥史者、房性/结性或室性心律失常、近来有心肌梗死史的患者、慢性开角型青光眼患者慎用。不推荐用于治疗药源性的锥体外系反应。孕妇及哺乳期妇女禁用。18岁以下的患者不推荐使用。与某些降压药同用可产生体位性低血压。与三环类抗抑郁药同用，罕见高血压和运动障碍。酚噻嗪类和丁酰苯类可能降低左旋多巴的疗效。苯妥英钠和罂粟碱也可逆转左旋多巴对帕金森病的疗效。

【规格】 控释片：250mg/片（卡比多巴50mg与左旋多巴200mg）

多巴丝肼（Levodopa and Benserazide）

【异名】 美多芭

本品是脱羧酶抑制剂苄丝肼1份与左旋多巴4份配制而成的复方制剂。

【临床应用】 本品为苄丝肼与左旋多巴的复方制剂，其作用同左旋多巴，但由于苄丝肼为脱羧酶抑制剂，能抑制左旋多巴在脑外脱羧而使脑中的左旋多巴量增加，故可减少左旋多巴的用量，从而减少其引起的不良反应，增强了病人的耐受性。原发性震颤麻痹、脑炎后或合并有脑动脉硬化的症状性帕金森综合征：第一周0.125g，2次/日，口服。其后每隔一周每日增加0.125g，一般日剂量不超过1g，分3～4次服。

【注意事项】 常见有失眠、情绪冲动、精神抑郁等，剂量过大可出现舞蹈样或其他不随意运动。严重心血管疾病和内分泌疾病，肝、肾功能障碍，精神病患者禁用。孕妇、哺乳期妇女禁用。

【规格】 片剂：0.25g/片（苄丝肼0.05g与左旋多巴0.2g）

溴隐亭（Bromocriptine）

【临床应用】 治疗帕金森病：开始0.625mg/d，1周后每周每日增加0.625～1.25mg，分次服，通常治疗量为7.5～15mg/d，每日不超过25mg。治疗不宁腿综合征：1.25～2.5mg，睡前2小时口服。

【注意事项】 开始治疗时用小剂量逐渐增量至最低有效量。在进食时服用可减轻对胃的刺激。其余内容参阅内分泌系统用药。

【规格】 片剂：2.5mg/片

吡贝地尔 （Piribedil）

【异名】 泰舒达

【临床应用】 适用于治疗帕金森病和帕金森综合征。对震颤作用强，对强直和少动的作用较弱。每次50mg，第1周，1次/日；第2周，2次/日；第3周，3次/日；餐后服用。一般维持剂量为150mg/d，最大剂量不超过250mg/d。

【注意事项】 不良反应包括消化不良、恶心、呕吐、眩晕、精神紊乱、嗜睡、体温下降、异动症等，偶有肝功能损害。避免与中枢多巴胺能受体阻断剂合用。循环性虚脱、急性心肌梗死者禁用。治疗帕金森病剂量应逐渐增加。

【规格】 片剂：50mg/片

普拉克索 （Pramipexole）

【异名】 森福罗

【临床应用】 用于治疗特发性帕金森病，单独或与左旋多巴联用。口服：起始剂量0.375mg/d，如果需要进一步增加剂量，应该以周为单位，每周加量1次，每次日剂量增加0.75mg，每日最大剂量为4.5mg。维持剂量，0.375 ~ 4.5mg/d。在本品加量和维持治疗阶段，建议根据患者的个体反应减少左旋多巴用量。突然停药会导致非神经阻断性恶性综合征发生，应该以每天减少0.75mg的速度逐渐停止应用本品，直到日剂量降至 0.75mg；此后，应每天减少 0.375mg。

肾功能损害患者的用药：对于初始治疗建议：肌酐清除率高于 50ml/min 的患者无需降低日剂量。肌酐清除率介于 20～50ml/min 之间的患者，本品的初始日剂量每次 0.125mg，2 次/日。肌酐清除率低于 20ml/min 的患者，本品的日剂量应 1 次服用，从每日 0.125mg 开始。如果在维持治疗阶段肾功能降低，则以与肌酐清除率下降相同的百分比降低本品的日剂量，例如，当肌酐清除率下降 30%，则本品的日剂量也减少 30%。如果肌酐清除率介于 20～50ml/min 之间，日剂量应分两次服用；如果肌酐清除率低于 20ml/min，日剂量应一次服用。

【注意事项】　不良反应常见失眠、幻觉、精神错乱、眩晕、运动障碍和嗜睡等。当本品日剂量高于 1.5mg 时嗜睡的发生率增加。与左旋多巴联用时最常见的不良反应是运动障碍。便秘、恶心和运动障碍往往随治疗的进行逐渐消失。治疗初期可能发生低血压，尤其本品药量增加过快时。当本品与左旋多巴联用时，建议在增加本品的剂量时降低左旋多巴的剂量，而其他抗帕金森病治疗药物的剂量保持不变。患者在服用本品的同时要慎用其他镇静药物或酒精，应避免与抗精神病药物同时应用。

【规格】　片剂：1mg/片

司来吉兰（Selegilin）

【异名】　咪多吡

【临床应用】　适用于原发性帕金森病和帕金森综合征、痴呆（包括阿尔茨海默病和/或血管性痴呆）及抑郁症。每次 2.5 ~ 5mg，2 次/日。

【注意事项】 下列情况时应衡量利弊慎用本品：严重的痴呆、严重的精神病、迟发性异动症、过多的震颤和有消化性溃疡病史者。与三环类抗抑郁药和/或选择性 5-羟色胺再摄取抑制剂（SSRIs）合用有可能引起 5-羟色胺综合征，或其他不良反应，如自主神经功能紊乱、严重焦虑或谵妄、意识障碍、高热、癫痫发作、肌强直或震颤等，故避免合用两药；停用本品后至少 14 日才可开始用三环类抗抑郁药或 SSRIs。与左旋多巴合用可加强左旋多巴引起的异动症、恶心、体位性低血压、精神错乱及幻觉，故在开始用本品治疗后 2 ~ 3 日内应按临床反应酌情减少左旋多巴的剂量。治疗帕金森病每日剂量不应超过 10mg。

【规格】 片剂：5mg/片

恩他卡朋 （Entacapone）

【异名】 珂丹

【临床应用】 作为左旋多巴/苄丝肼或左旋多巴/卡比多巴的佐剂用于原发性帕金森病和帕金森综合征的治疗。每次 0.1 ~ 0.2g，一日次数依复方左旋多巴而定。

【注意事项】 最常见为多巴胺能异动症，其次为恶心、呕吐、眩晕、头痛、疲乏、食欲减退、上腹部不适等，可通过减少左旋多巴剂量而得到控制。非多巴胺能不良反应中最常见的是腹泻；部分患者尿液变成深黄色或橙色与代谢产物本身为黄色有关。本品能显著增加左旋多巴的生物利用度，延长左旋多巴的作用时程，合用的复方左旋多巴的每日用量需减少。本品与肾上腺素、异丙肾上腺素等儿茶酚胺类合用可增加心血管系统不良反应，需要合用时后者应减量。本品单用无效，须与复方左旋多巴合用。

【规格】 片剂：0.2g/片

苯海索（Trihexyphenidyl）

【临床应用】 抗帕金森病：成人口服，第一日 1~2mg，2 次/日，逐渐增加至疗效满意而不出现明显副作用为止，一般剂量为 2mg，3 次/日，最大每日不超过 10mg，分 3~4 次服用，需长期服用。用于药物诱发的锥体外系反应：第一日 1mg，以后视需要及耐受力逐渐加至 5~10mg。老年患者对本品更敏感，应酌情减量。

【注意事项】 不良反应有头晕、视物模糊、便秘、出汗减少、排尿困难、嗜睡、口鼻或喉干燥、畏光、恶心、呕吐等。长期用药可有失眠、精神异常、幻觉、记忆认知障碍等。老年患者长期应用容易促发青光眼。下列情况应慎用：心血管功能不全有发生心律失常的危险、锥体外系反应以及有精神病的患者、闭角型青光眼者、肝功能障碍、肠梗阻、中度或重度前列腺肥大或尿潴留可促使排尿困难者。与乙醇、中枢抑制剂合用使中枢抑制作用加强；与左旋多巴或其复方制剂合用，可加强左旋多巴的疗效，有精神病史的患者不宜合用。停用时剂量应逐渐递减。

【规格】 片剂：2mg/片

美金刚（Memantine）

【异名】 易倍申

【临床应用】 治疗中度至重度阿尔茨海默型痴呆。

成人：治疗第一周的剂量为 5mg/d 晨服；第二周，
10mg/d（每次 5mg，2 次/日）；第三周，15mg/d
（早上服 10mg，下午 5mg）；第四周开始以后服用推
荐的维持剂量 20mg/d（每次 10mg，2 次/日）。

【注意事项】 本品的常见不良反应有幻觉、意识障
碍、头晕、头痛和疲倦。少见的不良反应有焦虑、肌
张力增高、呕吐、膀胱炎和性欲增加。有癫痫发作的
报道，多发生在有惊厥病史的患者。

【规格】 片剂：10mg/片

（八）抗精神病药

氯丙嗪（Chlorpromazine）

【临床应用】 精神分裂症：肌内注射或静脉注射，
成人肌内注射每次 25～50mg。控制严重兴奋躁动时，
可根据需要和耐受情况隔数小时重复用药一次。静
脉注射也可使用 25～50mg，用氯化钠注射液稀释至
1mg/ml，然后以每分钟不超过 1mg 的速度缓慢注入，
一般采用静脉滴注。对年老或体弱者均应从小剂量
开始，注射时尤应注意耐受情况，缓慢给药。呕吐：
成人，每次 25mg，肌内注射。

【注意事项】 不良反应：口干、视物模糊、眼压升
高、便秘和尿潴留等；大剂量时可引起体位性低血
压、心动过速、心动过缓、心电图改变；长期大剂量
应用可引起锥体外系反应，有急性肌张力障碍、震
颤、帕金森综合征、静坐不能、迟发性运动障碍等；
中枢抗胆碱作用表现为谵妄、意识障碍、出汗、震颤

和认知功能障碍等。严重心、肝、肾疾病和哺乳期妇女禁用。

【规格】 注射剂：50mg/2ml

氟哌噻吨美利曲辛 (Flupentixol and Melitracen)

【异名】 黛力新

氟哌噻吨是一种神经阻滞剂，小剂量具有抗焦虑和抗抑郁作用。美利曲辛是一种双相抗抑郁药，低剂量应用时具有兴奋特性。两种成分的合剂具有抗抑郁、抗焦虑和兴奋特性。

【临床应用】 适用于治疗神经衰弱、胃肠神经官能症、老年性抑郁、更年期综合征等疾病。成人：通常每日2片，早晨及中午各1片；严重病例早晨的剂量可加至2片。老年病人：早晨服1片即可。维持量：通常每日1片，早晨口服。对失眠或严重不安的病例，建议在急性期加服镇静剂。

【注意事项】 不良反应：包括神经系统头晕、震颤、疲劳；精神障碍，睡眠障碍、躁动；视觉功能障碍和调节障碍等。禁用于循环衰竭、任何原因引起的中枢神经系统抑制（如急性酒精、巴比妥类或阿片类中毒）、昏迷状态、肾上腺嗜铬细胞瘤、血恶病质、未经治疗的闭角型青光眼。不推荐用于心肌梗死的恢复早期、各种程度的心脏传导阻滞或心律失常及冠状动脉缺血患者。禁止与单胺氧化酶抑制剂同时使用。美利曲辛与单胺氧化酶抑制剂（如吗氯贝胺和司来吉兰）联合使用可能导致5-羟色胺综合征，表现为发热、肌阵挛、僵硬、震颤、兴奋、慌乱、意识模糊及自主神经系统功能紊乱（即循环障碍）等症状。美利曲辛也不能用于正在服用单胺氧化酶抑制剂的患者。停止服用非选择性单胺氧化酶抑制剂和司来吉兰 14 日后，以及停用吗氯贝胺至少 1 日后才能开始使用本品治疗。同样，单胺氧化酶抑制剂的治疗也应在本品停药观察 14 日后开始。

【规格】 片剂（含氟哌噻吨 0.5mg、美利曲辛 10mg）

奥氮平（Olanzapine）

【异名】 再普乐

【临床应用】 适用于精神分裂症等精神病性障碍，对阳性症状（如妄想、幻觉、紧张综合征）和阴性症状（如情感淡漠、社会退缩、思维贫乏）均有一定疗效。口服：成人，10～20mg/d，维持量一般为 10mg，根据病情和耐受情况调整剂量。老年人、女性、非吸烟者、有低血压倾向者、严重肾功能损害或中度肝功能损害病人，起始剂量为 5mg，逐步递增剂量为每次 5mg，递增 1 次间隔至少 1 周。

【注意事项】 常见的不良反应：嗜睡和体重增加；头晕、食欲增强、外周性水肿、体位性低血压、急性或迟发性锥体外系运动障碍。抗胆碱作用包括口干和便秘，在用药初期转氨酶和血浆催乳素浓度偶见一过性轻度升高；原有高血糖和有糖尿病史者偶可发生酮症酸中毒或昏迷，甚至危及生命。闭角型青光眼、哺乳期妇女禁用。老年人起始剂量为 5mg。有低血压倾向的心血管和脑血管病人、肝功能损害、前列腺肥大、麻痹性肠梗阻和癫痫患者、儿童慎用；本品可引起嗜睡，操纵机器及驾驶员应慎用。同时服用乙醇可出现镇静作用增强；与其他作用于中枢神经系统的药物合用时应谨慎。

【规格】 片剂：5mg/片

喹硫平（Quetiapine）

【异名】 思瑞康

【临床应用】 用于治疗精神分裂症。成人：前 4 日剂量，50mg（第一日），100mg（第二日），200mg（第三日）和 300mg（第四日），将剂量逐渐增加到 400～600mg/d。可根据病人的临床反应和耐受性将剂量在150～750mg/d 之间调整。老年人：起始剂量 25mg/d。每日增加剂量为 25～50mg，直到有效剂量。有效剂量可能较一般年轻患者低。肾脏和肝脏损害患者：开始剂量 25mg/d。随后每日增加剂量 25～50mg，直到有效剂量或遵医嘱。

【注意事项】 最常见不良反应为困倦、头晕、便秘、体位性低血压、口干以及转氨酶异常。本品可能导致体位性低血压伴有头晕和心悸，某些患者会有晕厥，这些事件易发生于开始的剂量增加期。有转氨酶增高、三酰甘油和总胆固醇水平轻微升高现象。本品与其他已知会延长 QTC 间期的药物合用时应当谨慎，尤其是用于老年人。有困倦的不良反应对操纵危险机器包括开车的患者应予提醒。孕妇及哺乳期妇女禁用。本品与酮康唑或红霉素合用需谨慎。

【规格】 片剂：0.2g/片

（九） 抗焦虑药

地西泮（Diazepam）

【临床应用】 口服：①成人，抗焦虑，每次 2.5～

10mg，2～4 次／日。镇静、催眠、急性酒精戒断，第一日每次 10mg，3～4 次／日，以后按需要减少到每次 5mg，3～4 次／日。老年或体弱患者应减量；②小儿，6 个月以下不用。6 个月以上小儿，每次 1～2.5mg 或按体重 40～200μg/kg 或体表面积 1.17～6mg/m²，3～4 次／日，用量根据情况酌量增减。肌内或静脉注射：①成人，基础麻醉或静脉全麻，10～30mg。镇静、催眠或急性酒精戒断，开始 10mg，以后按需每隔 3～4 小时加 5～10mg。24 小时总量以 40～50mg 为限。癫痫持续状态和严重复发性癫痫，开始静脉注射 10mg，每间隔 10～15 分钟可按需增加甚至达最大限用量。破伤风时可能需要较大剂量。老年和体弱患者，肌内注射或静脉注射的用量减半。静脉注射宜缓慢，每分钟 2～5mg；②儿童：抗癫痫、癫痫持续状态和严重复发性癫痫时，常用方法为出生 30 天到 5 岁的儿童，肌内或静脉注射，每 2～5 分钟 0.2～0.5mg，最大限用量 5mg。5 岁以上儿童，肌内或静脉注射，每 2～5 分钟 1mg，最大限用量 10mg。如需要，在 2～4 小时内可重复上述剂量治疗。重症破伤风解痉时，出生 30 天到 5 岁 1～2mg，必要时 3～4 小时重复注射，5 岁以上注射每次 5～10mg。小儿静脉注射宜缓慢，3 分钟内按体重不超过 0.25mg/kg，间隔 15～30 分钟后可重复。新生儿应慎用。

【注意事项】 常见的不良反应为嗜睡、头昏、乏力等；大剂量可有共济失调、震颤；皮疹、白细胞减少罕见；个别患者发生兴奋、多语、睡眠障碍甚至幻觉，停用后上述症状很快消退；有成瘾性；长期应用后停药可能发生撤药症状，表现为激动或抑郁，精神病恶化，甚至惊厥。静脉注射宜慢，可引起心脏停搏和呼吸抑制。静脉注射过快可导致呼吸暂停、低血压、心动过缓或心跳停止。本品治疗癫痫时，需要增加其他抗癫痫药的用量，本品突然停用也可使癫痫发作的频度和严重度增加。本品属于长效药，原则上不应作连续静脉滴注，但在癫痫持续状态时例外。本品与苯妥英钠合用时可减慢后者的代谢，血药浓度增加。

【规格】 片剂：2.5mg/片；注射剂：10mg/2ml

硝西泮（Nitrazepam）

【临床应用】 主要用于治疗失眠以及抗惊厥、婴儿痉挛、肌阵挛癫痫。失眠：成人，5～10mg；儿童，2.5～5mg，睡前口服。癫痫：每次5～30mg，3次/日。老年或体弱患者减半。

【注意事项】 常见的不良反应包括白天嗜睡、宿醉，对呼吸可抑制；长期使用可有轻度成瘾性；服用一段时间后突然停药，可出现反跳性失眠。服用本品时不应驾驶车辆或操作机器，以免困倦而发生意外。

【规格】 片剂：5mg/片

氯硝西泮（Clonazepam）

【临床应用】 用于控制各型癫痫发作，对失神小发作、婴儿痉挛症、肌阵挛及运动不能性发作疗效较好。静脉给药用于癫痫持续状态。也可用于治疗焦虑状态和失眠。①口服：成人，1mg/d，2～4周逐渐增加到4～8mg/d，分3～4次服用。儿童口服，5岁以下的儿童0.25mg/d，分3～4次服用，逐渐增加剂量至 1~3mg。5~12 岁，0.5mg/d，分 3~4 次服用，逐渐增加剂量至 3~6mg；②肌内注射：每次 1~2mg，2~4mg/d；③静脉注射：癫痫持续状态，成人，每次 1~4mg；儿童，0.01~0.1mg/kg，注射速度要缓慢。

【注意事项】 常见的不良反应有异常兴奋、神经过敏易激惹、肌力减退、行为障碍、思维不能集中、易暴怒（儿童多见）、精神异常、幻觉、精神抑郁和语言不清等。出现持续性精神异常、严重嗜睡、抖动、持续的语言不清、步态蹒跚、心跳异常减慢、呼吸短促或困难以及严重乏力，均可能为药物过量的症状，应引起注意。青光眼、孕妇和哺乳期妇女禁用。肝肾功能不全者慎用。儿童、老年人中枢神经系统对本品较为敏感，注射用药时更易产生呼吸困难、低血压、心动过缓甚至心脏骤停。长期用药有耐受性和依赖性。

【规格】 片剂：2mg/片；注射剂：1mg/1ml

劳拉西泮（Lorazepam）

【异名】 罗拉

【临床应用】 抗焦虑：成人每次 1~2mg，2~3次/日；镇静催眠：睡前服 1~4mg。年老体弱者应减量。

【注意事项】 常见的不良反应为镇静、眩晕、乏力、步态不稳；少见头痛、恶心、一过性遗忘。长期应用易形成药物依赖，巴比妥类及乙醇能加强本品镇静作用。孕妇和哺乳期妇女禁用；老人、肺功能不全病人慎用。服药期间不能饮酒或同时使用其他中枢神经抑制剂；不能驾车和操纵机器。过量或中毒表现为中枢神经系统抑制、嗜睡、低血压、肌张力低下、共济失调、重者昏迷。本品与中枢抑制药如巴比妥类、吩噻嗪类、三环类抗抑郁药及乙醇合用，使中枢神经抑制增强。

【规格】 片剂：0.5mg/片

艾司唑仑（Estazolam）

【临床应用】 主要用于失眠，也可用于焦虑、紧张、恐惧，还可用于抗癫痫和抗惊厥。镇静、抗焦虑：每次1~2mg，3次/日。失眠：1~2mg，睡前服。抗癫痫、抗惊厥：每次2~4mg，3次/日。

【注意事项】 服用量过大，可出现轻微乏力、口干、嗜睡。持续服用后亦可出现依赖，但程度较轻。重症肌无力、急性闭角型青光眼和妊娠妇女禁用。严重慢性阻塞性肺部病变、肝肾功能损害者和高血压患者慎用。老年人对本药敏感应减量。

【规格】 片剂：1mg/片

阿普唑仑（Alprazolam）

【临床应用】 抗焦虑：开始每次0.4mg，3次/日，用量按需递增。最大每日可达4mg。镇静催眠：0.4~0.8mg，睡前服。老年和体弱患者开始用小量，每次0.2mg，3次/日。抗恐惧：每次0.4mg，3次/日，需要时逐渐增加剂量，一日最大量可达10mg。

【注意事项】 精神抑郁者用本品时可出现躁狂或轻度躁狂。停药和减药需逐渐进行。在治疗恐惧症过程中发生晨起焦虑症状，表示有耐药性或两次间隔期的血药浓度不够，可考虑增加服药次数。长期应用本药有明显的成瘾或依赖现象，应注意。

【规格】 片剂：0.4mg/片

氯美扎酮 (Chlormezanone)

【临床应用】 用于中度焦虑和紧张状态，慢性疲劳以及由焦虑激动和某些疾病引起的烦躁、失眠等。亦可与抗炎镇痛药合用治疗颈硬、四肢疼痛、风湿性关节痛等。200～800mg/d，分2～3次服用。

【注意事项】 不良反应见疲倦、皮疹、眩晕、面部潮红、恶心、水肿、排尿困难、无力、兴奋、震颤、意识错乱和头痛。罕见的有多形红斑、Steven-Johnson综合征，偶有黄疸的报道。妊娠、哺乳或生育期妇女应慎用。驾驶、操纵机器等患者应当避免应用。服药过量，有引起昏迷、低血压、反射消失等报道。本品可加强其他中枢神经系统药物的作用，饮酒亦可加强本品作用。本品不宜与吩噻嗪类药同用。

【规格】 片剂：200mg/片

谷维素 (Oryzanol)

【临床应用】 调整自主神经功能及内分泌平衡障碍，改善精神神经失调症状。用于周期性精神病及各种神经症的辅助治疗。口服：成人，每次10～30mg，3次/日。

【注意事项】 偶有恶心、呕吐、口干、皮疹、乳房肿胀、脱发等不良反应。胃及十二指肠溃疡患者慎用。

【规格】 片剂：10mg/片

（十） 抗抑郁药

氯米帕明 （Clomipramine）

【异名】 安拿芬尼

【临床应用】 成人：抑郁症，开始每次 25mg，2～3 次/日，以后逐渐增加剂量，一日不超过 250mg。强迫症，开始 25mg/d，前 2 周逐渐增加至 100mg/d，一日不超过 250mg。老年患者：开始 12.5～25mg/d，需根据耐受情况而调整用药剂量，以一日不超过 75mg 为宜。儿童：开始 10mg/d，10 天后，5～7 岁者增至 20mg，8～14 岁增至 20～25mg，14 岁增至 50mg，分次服用。

【注意事项】 常见的不良反应：便秘、口干、体重变化、性功能障碍；少见白细胞减少、粒细胞缺乏、血小板减少、贫血、心脏骤停、体位性低血压、躁狂、冲动、震颤、谵妄和癫痫发作。对本品过敏、严重心脏病、急性心肌梗死、传导阻滞、低血压、青光眼、排尿困难、白细胞数过低和正在服用单胺氧化酶抑制剂的患者禁用。本品与甲状腺制剂合用可导致心律失常。本品可降低抗凝药（如双香豆素、华法林）的代谢，增加出血的危险。与单胺氧化酶抑制剂合用可引起高血压危象，服用单胺氧化酶抑制剂的患者停药 2 周后才能使用本品。本品与肾上腺素能受体激动剂合用，可引起严重高血压和高热。不宜突然停药，宜在 1～2 个月内逐渐减量。

【规格】 片剂：25mg/片

阿米替林 （Amitriptyline）

本品为三环类抗抑郁剂。抗抑郁作用强，且有较强的镇静、催眠、抗焦虑及抗胆碱作用。

【临床应用】 治疗抑郁症、慢性头痛：开始 12.5 ~ 25mg/d，分 1~3 次口服，随后逐渐加量。有效剂量为 150 ~ 250mg，维持剂量为 50 ~ 100mg/d，分次服用。

【注意事项】 不良反应常见有：头晕、出汗、乏力、恶心、失眠、尿频、尿涩、口干、心悸、便秘。少见：体位性低血压、皮疹、皮肤瘙痒症、心律失常、束支传导阻滞和肝功能损害等。偶见：白细胞减少、锥体外系反应、轻躁狂状态、胆汁淤积性黄疸、肝坏死或过量可导致死亡。严重心肝疾病、高血压病、青光眼、前列腺肥大、尿潴留患者及孕妇禁用。本品因镇静作用强，宜下午、晚上服药。儿童慎用。本品不宜与单胺氧化酶抑制剂合用，应在停用 10 ~ 14 日后再用本品。

【规格】 片剂：25mg/片

多塞平 （Doxepin）

【临床应用】 常用于焦虑性抑郁症或恶劣心境；强迫症、神经性畏食症、疼痛综合征。也可用于过敏性瘙痒性皮肤疾患。成人口服：开始每次 25mg，2~3 次/日，以后逐渐增加剂量至 150 ~ 300mg/d，分次服用。

【注意事项】 常见不良反应：视物模糊、头晕、嗜睡、消化不良、失眠、烦躁、兴奋；少见焦虑、意识障碍、排尿困难、耳鸣、痉挛、心悸、手足麻木、癫痫发作、紫癜、震颤、巩膜或皮肤黄染、光敏感等。

对本品过敏、急性心肌梗死、支气管哮喘、甲状腺功能亢进、前列腺肥大、尿潴留等患者禁用。心血管疾病、癫痫、青光眼、肝功能损害患者慎用。孕妇及哺乳期妇女慎用。突然停药可产生头痛、恶心与不适，宜在 1～2 个月内逐渐减量。服用单胺氧化酶抑制剂的患者停药 2 周后才能使用本品。

【规格】 片剂：25mg/片

氟西汀 （Fluoxetine）

【异名】 百优解

本品为选择性 5-HT 再摄取抑制剂。

【临床应用】 用于各类抑郁症、强迫症、神经性畏食症。抑郁症：每日早晨服 20mg，最大不超过每日 80mg。强迫症：20～60mg/d。神经性畏食症：60mg/d。老年人减量或减少给药次数。

【注意事项】 常见不良反应：焦虑、腹泻、倦怠、头痛、失眠、恶心等；少见：味觉改变、呕吐、胃痉挛、食欲减退或体重下降、视力改变、多梦、注意力涣散、心率加快、乏力、震颤、尿频、性功能下降及皮肤潮红等；罕见：诱发躁狂和癫痫发作、皮肤过敏反应、低血糖等。对本品过敏、孕妇、哺乳期妇女及同时服用单胺氧化酶抑制剂的患者禁用。肝肾功能不全者及儿童慎用。老年人剂量宜小，增加剂量宜慢。与单胺氧化酶抑制剂合用本品可引起 5-HT 综合征，表现为不安、肌阵挛、腱反射亢进、多汗、震颤、腹泻、高热、抽搐和精神错乱，严重者可致死。本品与其他三环类抗抑郁药合用，可使后者血浓度增加。服用本品的患者至少停药 5 周后才可服用单胺氧化酶抑制剂。

【规格】 片剂：20mg/片

帕罗西汀 （Paroxetine）

【异名】 赛乐特、乐友

【临床应用】 用于抑郁症、强迫症、惊恐障碍及社交恐惧症等。成人：每日早晨服 20mg，可根据需要和耐受情况每隔 7 日增加 10mg，最大不超过每日 50mg。老年人或肝肾功能不全者：10mg/d，最大不超过 40mg/d。

【注意事项】 不良反应常见乏力、便秘、腹泻、头晕、失眠、性功能减退、震颤、尿频、呕吐等；少见焦虑、食欲改变、心悸、感觉异常、味觉改变、肌痛、肌无力、体位性低血压等；罕见锥体外系反应、瞳孔扩大、躁狂。对本品过敏及正在服用单胺氧化酶抑制剂的患者禁用。癫痫、双相情感障碍、严重心肝肾疾病及有自杀倾向的患者慎用。孕妇不宜使用，哺乳期妇女慎用。驾驶、高空作业、操纵机器人员应慎用。服用本品前后 2 周内不能合用单胺氧化酶抑制剂。能增强口服抗凝药（如华法林）和强心苷（如地高辛）的药效。停药时应逐渐减量，防止撤药综合征。停药后本品的作用还可持续 5 周。

【规格】 片剂：20mg/片

舍曲林 （Sertraline）

【异名】 左洛复

本品为选择性 5-HT 再摄取抑制剂。

【临床应用】 用于抑郁症、强迫症、惊恐发作。口服：50mg/d，疗效不佳者可增加剂量，最大剂量 200mg/d。长期用药应维持在最低有效治疗剂量。肝肾功能不全者应适当减少剂量。

【注意事项】　常见不良反应包括消化不良、心悸、震颤、头晕、失眠、嗜睡、多汗、口干、性功能障碍等；转氨酶升高、低钠血症、高血压、低血压、心动过速、心电图异常、体重改变、静坐不能等较少见。偶见凝血障碍、水肿、轻度躁狂、精神运动性兴奋、癫痫发作、溢乳、皮疹、脱发、光过敏反应等。对本品过敏、严重肝肾功能不全和使用单胺氧化酶抑制剂的患者禁用。有癫痫史、双相情感障碍、近期发生心肌梗死、心脏疾病、肝肾功能不全、血小板聚集功能受损、血容量不足或使用利尿药者慎用。孕妇和哺乳期妇女不宜使用。本品不应与单胺氧化酶抑制剂合用，可出现严重的甚至致命的不良反应。与单胺氧化酶抑制剂前后使用应间隔 14 日。本品与锂盐合用时可能出现震颤，应谨慎；本品使茶碱血浓度升高，增加茶碱不良反应的发生；本品能增加苯妥英钠的毒性。

【规格】　片剂：50mg/片

西酞普兰（Citalopram）

【异名】　喜普妙

本品是一种选择性5-HT再摄取抑制剂。

【临床应用】　适用于各种抑郁症。口服：20mg/d。通常有效量为 20～40mg/d。疗效不佳者可增加剂量，最大量为 60mg/d。长期用药应维持在最低有效治疗量。老年人、肝肾功能不全者应适当减量。

【注意事项】　常见不良反应：恶心、多汗、口干、头痛、失眠等；少见癫痫发作。对本品过敏及正在服用单胺氧化酶抑制剂的患者禁用。有癫痫史、躁狂、近期发生心肌梗死、心脏疾患、明显肝肾功能不全患者慎用。孕妇和哺乳期妇女不用。不应与单胺氧化酶抑制剂合用，否则可出现严重的甚至致命的不良反应。停用单胺氧化酶抑制剂 14 日后才可用本品；反之亦然。

【规格】 片剂：20mg/片

艾司西酞普兰（Escitalopram）

【异名】 来士普

本品能增进中枢神经系统 5-羟色胺能的作用，抑制 5-羟色胺的再摄取。

【临床应用】 重症抑郁症：起始剂量每次 10mg，1 次/日，1 周后可以增至每次 20mg，1 次/日，早晨或晚上口服。一般情况下应持续几个月甚至更长时间的治疗。广泛性焦虑：起始剂量每次 10mg，1 次/日，1 周后可以增至每次 20mg，1 次/日，早晨或晚上口服。老年人、肾功能不全者推荐半量，每次 5mg，1 次/日；根据个体反应剂量增加至每次 10mg，1 次/日。

【注意事项】 禁与单胺氧化酶抑制剂并用，余见西酞普兰。

【规格】 片剂：10mg/片

曲唑酮（Trazodone）

【异名】 美抒玉

【临床应用】 适用于各种抑郁症及伴抑郁的焦虑症、药物依赖者或戒断后的情绪障碍、情感障碍伴失眠。口服：起始量 50～100mg/d，常用量100～150mg/d，最高不超过400mg/d，分2次服用。老年人及肝肾功能不全者应减量。产生疗效后,可逐步降至最小有效量,维持数月。失眠者可睡前顿服 50~100mg。

【注意事项】 不良反应:嗜睡、疲乏、眩晕、头痛、失眠、紧张、震颤、激动、视物模糊、口干、便秘;体位性低血压、心动过速;转氨酶升高、皮疹等。对本品过敏及严重的心脏病患者禁用。严重肝肾功能不全慎用,老年人应减量,孕妇或哺乳期妇女不宜使用。本品可引起警觉性下降、嗜睡等,驾驶或机械操作者慎用。停用单胺氧化酶抑制剂 2 周后才可用本品;反之亦然。停药时应逐渐减量。

【规格】 片剂:50mg/片

文拉法辛(Venlafaxine)

【异名】 怡诺思

【临床应用】 适用于各类抑郁症、广泛性焦虑症等。口服:起始量,75mg/d,分 2~3 次服用,需要时可增加至 225mg/d。肝肾功能不全者应减量。老年人按个体化给药。

【注意事项】 常见不良反应:胃肠道反应、嗜睡、失眠、头痛、头晕、紧张、焦虑等中枢神经系统症状;无力、震颤、心悸、高血压、诱发躁狂、惊厥、体重下降、转氨酶升高、视物模糊等;偶见粒细胞缺乏、紫癜、抗利尿激素分泌异常、皮疹和瘙痒等。对本品过敏及正在服用单胺氧化酶抑制剂的患者禁用。近期心肌梗死、不稳定型心绞痛、肝肾功能损害、血液病、癫痫、躁狂、青光眼、有出血倾向等患者及儿童慎用;孕妇及哺乳期妇女缺乏资料;驾驶和机械操纵者慎用。本品与单胺氧化酶抑制剂合用可产生严重不良反应,停药 2 周后才可用本品;与三环类抗抑郁药合用，二者的毒性均增加；与华法林合用凝血酶原时间延长。不能突然停药，应逐渐减量，时间不少于2周。

【规格】 片剂：75mg/片

哌甲酯 （Methylphenidate）

【临床应用】 用于注意缺陷多动障碍（儿童多动综合征、轻度脑功能失调）、发作性睡病以及巴比妥类、水合氯醛等中枢抑制药过量引起的昏迷。口服：成人，每次10mg，2～3次/日，饭前45分钟服用。6岁以上儿童，每次5mg，2次/日，早餐或午餐前服用；然后按需每周递增5～10mg，每日不超过40mg。皮下、肌内注射或缓慢静脉注射：每次10～20mg。

【注意事项】 不良反应有食欲缺乏、腹部不适、体重减轻、精神焦虑或抑郁、失眠、心悸、头痛、口干、视物模糊、脱发、荨麻疹、贫血、白细胞减少。大剂量可引起血压升高、心率加快、震颤、共济失调、惊厥，长期用药可引起精神依赖。对本品过敏者禁用。年龄小于6岁的儿童不宜应用。有青光眼、高血压、抽搐病史或家族史者应慎用。长期应用应注意发生药物依赖性。本品与其他中枢兴奋药如咖啡因、苯丙胺合用，可使中枢兴奋作用增强。与苯妥英钠合用使其血浓度升高；与抗抑郁药单胺氧化酶抑制剂合用，可引起高血压危象。

【规格】 片剂：10mg/片；注射剂：20mg/支

米氮平 （Mirtazapine）

【异名】 瑞美隆

本品为中枢突触前膜 α_2 受体阻断剂，可以增强肾上腺素能的神经传导，它通过与中枢的 5-羟色胺受体作用以调节 5-羟色胺的功能。

【临床应用】 用于各种抑郁症。口服：每次 15 ~ 45mg，1 次/日。肝肾功能不全者应减量。

【注意事项】 常见不良反应：食欲和体重增加、嗜睡；少见体位性低血压、震颤、肌痉挛、转氨酶升高、皮疹等；罕见急性骨髓抑制。对本品过敏及正在服用单胺氧化酶抑制剂的患者禁用。有心血管疾病、癫痫、器质性脑综合征、糖尿病、黄疸、严重肝肾功能不全、排尿困难、青光眼等患者慎用。孕妇、哺乳期妇女及儿童不宜使用。司机或机械操作者慎用。停用单胺氧化酶抑制剂 2 周后才可用本品；反之亦然。

【规格】 片剂：30mg/片

（十一） 脑血管病用药

桂利嗪（Cinnarizine）

本品为哌嗪类钙离子通道阻滞剂，可阻止血管平滑肌的钙内流，引起血管扩张而改善脑循环及冠脉循环，特别对脑血管有一定的选择作用。

【临床应用】 适用于脑血栓形成、脑栓塞、脑动脉硬化、脑出血恢复期、蛛网膜下腔出血恢复期、脑外伤后遗症、内耳眩晕症、冠状动脉硬化及由于末梢循环不良引起的疾病等。口服：每次 25 ~ 50mg，3次/日。

【注意事项】 长期服用偶见抑郁和锥体外系反应。

【规格】 片剂：25mg/片

葛根素（Puerarin）

【异名】 普润

本品为由豆科植物野葛或甘葛藤根中提出的一种黄酮苷。

【临床应用】 可用于辅助治疗冠心病、心绞痛、心肌梗死、视网膜动静脉阻塞、突发性耳聋及缺血性脑血管病、小儿病毒性心肌炎、糖尿病等。静脉滴注：每次 200～400mg，1 次/日，10～20 天为一疗程，可连续使用 2～3 个疗程。

【注意事项】 严重肝肾损害、心衰及其他严重器质性疾病患者禁用。有出血倾向者慎用。

【规格】 注射液：200mg/100ml

巴曲酶（Batroxobin）

【异名】 东菱迪芙

【临床应用】 用于急性缺血性脑血管疾病、突发性耳聋、伴随有缺血性症状的慢性动脉闭塞症（闭塞性血栓脉管炎、闭塞性动脉硬化症）、末梢循环障碍。静脉滴注：成人，首次量为10BU，以后的维持量可减为5BU，隔日1次，使用前本品先用100ml以上的生理盐水稀释。

【注意事项】 对下列患者禁用：具有出血史者、手术后不久者、正在使用具有抗凝作用及抑制血小板功能药物（如阿司匹林）者、正在使用抗纤溶性药物者、重度肝或肾功能障碍及其他如乳头肌断裂、心室间隔穿孔、心源性休克、多器官功能障碍综合征者。对下列患者慎用：有药物过敏史者、有消化道溃疡史者、患有脑血管病后遗症者、70 岁以上高龄患者。妊娠、哺乳期妇女应避免使用本品。不良反应主要表现为：注射部位出血、创面出血、粪便隐血，偶见消化道出血、血尿、紫斑等；有发热、头痛、头晕、头胀、耳鸣、胸痛等中枢、周围神经症状；恶心、呕吐等消化道反应、皮疹等过敏反应；偶见患者转氨酶升高。

【规格】 注射剂：5BU/0.5ml

依达拉奉（Edaravone）

【异名】 必存

【临床应用】 用于改善急性脑梗死所致的神经症状、日常生活活动能力和功能障碍。每次 30mg，2 次/日，加入适量生理盐水中稀释后静脉滴注，30 分钟内滴完，一个疗程为 14 日以内。尽可能在发病后 24 小时内开始给药。

【注意事项】 不良反应主要表现为肝功能异常和皮疹。严重不良反应包括：①急性肾功能衰竭、肝功能异常、黄疸。用药过程中需监测肝功能并密切观察，出现异常情况应停止用药并正确处理；②血小板减少，用药过程中需密切观察，出现异常情况停止给药并正确处理；③可出现弥散性血管内凝血，出现疑为弥散性血管内凝血的实验室表现和临床症状时，停止给药并进行正确处理。重度肾功能衰竭的患者、既往对本品有过敏史的患者禁用；孕妇或有妊娠可能的妇女、哺乳期的妇女禁用。轻中度肾功能损害、肝功能损害患者慎用；心脏疾病患者、高龄患者慎用。本品与哌拉西林钠、头孢替安钠等抗生素合用时，有致肾功能衰竭加重的可能。本品必须用生理盐水稀释，不可与高能量输液、氨基酸制剂混合或由同一通道静脉滴注，勿与抗癫痫药（地西泮、苯妥英钠等）混合。

【规格】 注射剂：10mg/5ml

（十二）抗阿尔茨海默病和改善脑代谢药

石杉碱甲（Huperzine A）

【异名】 双益平

【临床应用】 用于良性记忆障碍；对阿尔茨海默病、血管性痴呆和脑器质性病变引起的记忆障碍也有治疗作用。口服：0.1~0.2mg/次，每日2次，每日剂量不得超过0.45mg。对良性记忆障碍的疗程1~2个月，阿尔茨海默病、血管性痴呆的疗程需更长，或遵医嘱。

【注意事项】 不良反应偶见恶心、头晕、出汗、腹痛、视物模糊等，可自行消失。有严重心动过缓、低血压、心绞痛、哮喘以及肠梗阻患者禁用。

【规格】 片剂：50μg/片

茴拉西坦（Aniracetam）

【异名】 三乐喜

【临床应用】 用于中老年记忆减退、脑血管病后的记忆减退。成人口服：每次0.2g，3次/日，使用范围0.3~1.8g/d，疗程1~2个月，或遵医嘱。根据病情和用药后反应，用量和疗程可酌情增减。70岁以上老人：每次0.1g，3次/日。

【注意事项】 不良反应可见口干、食欲减退、便秘、头昏、嗜睡，停药后消失，偶有兴奋、躁动和全身皮疹的报道。对本品过敏或对其他吡咯烷酮类药物不能耐受者应当避免使用。有明显肝功能异常者应适当调整给药剂量。本品可加重 Huntington 舞蹈病者症状。

【规格】 胶囊：0.1g/粒

银杏叶提取物 （Ginkgo Biloba Leaf Extract）

【异名】 金纳多

【临床应用】 主要用于脑部、周边等血液循环障碍。急慢性脑功能不全及其后遗症：脑卒中、注意力不集中、记忆力衰退、痴呆。耳部血流及神经障碍：耳鸣、眩晕、听力减退、耳迷路综合征。眼部血流及神经障碍：糖尿病引起的视网膜病变及神经障碍、老年黄斑变性、视物模糊、慢性青光眼。末梢循环障碍：各种动脉闭塞症、间歇性跛行症、手脚麻痹冰冷、四肢酸痛。每次10～20ml，1～2次/日，加入生理盐水、葡萄糖注射液中静脉滴注。病情改善后改为口服给药。

【注意事项】 长期输注时，应改变注射部位以减少静脉炎的发生。本品应避免与小牛血提取物制剂混合使用。孕妇禁用。

【规格】 注射剂：17.5mg/5ml

胞磷胆碱 （Citicoline）

【异名】 胞二磷胆碱

本品为核苷衍生物，通过增加脑血流而促进脑物质代谢，改善脑循环。另外，对促进大脑功能的恢复和促进苏醒有一定作用。

【临床应用】　适用于急性颅脑外伤和颅脑手术后意识障碍的患者。静脉滴注：250～500mg/d，用葡萄糖注射液稀释后缓慢滴注，每5～10日为一疗程。静脉注射：每次100～200mg。肌内注射：100～300mg/d，分1～2次注射。

【注意事项】　脑内出血急性期不宜大剂量应用。

【规格】　注射剂：250mg/2ml

利鲁唑（Riluzole）

【异名】　力如太（Rilutek）

【临床应用】　用于肌萎缩侧索硬化症患者的治疗。口服：每次50mg，2次/日。增加每日给药剂量不会增加药效，但会增加不良反应。如漏服1次，按原计划服用下1片。应在餐前1小时或餐后2小时服药，以降低食物对本品生物利用度的影响。

【注意事项】　常见的不良反应为疲劳、胃部不适及转氨酶水平升高。其他不良反应较少见：胃痛、头痛、呕吐、心率增加、头晕、嗜睡、过敏反应或胰腺炎。偶见中性粒细胞减少症。肝功能不正常或转氨酶水平异常增高者、妊娠及哺乳期妇女禁用。肝脏疾病患者慎用。

【规格】　片剂：50mg/片

（十三）　麻醉药及其辅助用药

异氟烷（Isoflurane）

【异名】　活宁（Forane）

本品为吸入性全身麻醉剂，诱导及复苏迅速，无刺激腺体分泌作用。

【临床应用】 用于各种手术的麻醉。诱导麻醉，先用巴比妥类药物使患者入睡，然后吸入异氟烷的混合气体（与氧气或氧气和笑气混合），由 0.5% 开始，在 7~10 分钟内可将浓度提高到 1.5%~3%。维持，吸入 1%~2.5% 的异氟烷混合气体。用于剖宫产，吸入 0.5%~0.75% 的混合气体最为合适。

【注意事项】 高浓度恩氟烷可导致子宫肌松弛，容易引起子宫出血。癫痫、恶性高热患者禁用。不良反应有低血压和呼吸抑制。

【规格】 吸入剂：100ml/瓶

七氟烷（Sevoflurane）

【异名】 喜保福宁（Sevofrane）、奇弗美

【临床应用】 全身麻醉剂。以本品和氧气或氧气/氧化亚氮混合诱导。也可在给予睡眠量的静脉麻醉后，以本品和氧气或氧气/氧化亚氮混合诱导。诱导开始浓度为 0.5%，逐渐加至 2%~4%，诱导时间为 8~10 分钟，麻醉维持浓度为 0.5%~3%。

【注意事项】 本品不良反应：血压下降、心律失常、恶心及呕吐、恶性高热等。有肝胆疾患、肾功能低下、妊娠期及哺乳期妇女应慎用，可引起子宫肌松弛，产科麻醉时慎用。对卤化麻醉药过敏者禁用。

【规格】 吸入剂：250ml/瓶

氯胺酮（Ketamine）

本品具有麻醉和镇痛作用。

【临床应用】 适用于各种表浅、短小手术麻醉、不

合作小儿的诊断性检查麻醉及全身复合麻醉。全麻诱导，静脉注射 1～2mg/kg；维持，静脉滴注 1～2mg/min，加用苯二氮䓬类药，可减少其用量。镇痛，静脉注射 0.2～0.75mg/kg；维持量，静脉滴注 5～20μg/(kg·min)。

【注意事项】 顽固及难治性高血压、严重的心血管疾病及甲亢患者禁用。静脉注射切忌过快，否则易致一过性呼吸暂停。

【规格】 注射剂：100mg/2ml

丙泊酚（Propofol）

【异名】 得普利麻（Diprivan）

本品通过激活 GABA 受体–氯离子复合物，发挥镇静催眠作用。起效快，作用时间短，苏醒迅速，醒后无宿醉感。

【临床应用】 本品适用于诱导和维持全身麻醉的短效静脉麻醉剂。麻醉诱导，静脉注射2.0～2.5mg/kg。麻醉维持，静脉滴注 4～12mg/(kg·h) 或重复单次静脉注射每次 2.5（25mg）～5.0ml（50mg）。ICU 镇静，静脉滴注 0.3～4.0mg/(kg·h)，由小剂量开始。人工流产手术，术前以 2.0mg/kg 剂量实行麻醉诱导，术中若因疼痛病人有肢体动时，以 0.5mg/kg 剂量追加。

【注意事项】 本品用药个体差异大应小剂量开始，特别对 55 岁以上患者应减少剂量。本品可直接用于输注，稀释只能用5% 葡萄糖注射液。药物过量可引起心脏和呼吸抑制。

【规格】 注射剂：200mg/20ml，500mg/50ml

普鲁卡因 （Procaine）

本品为短效酯类麻醉药。对皮肤、黏膜穿透力弱，不适于表面麻醉。

【临床应用】 浸润麻醉和封闭疗法，0.25%~1%溶液。阻滞麻醉，1%~2%溶液。限量，每次不超过1g。

【注意事项】 指、趾阻滞麻醉和高血压患者禁用。用前需做过敏试验。药液不得注入血管内。

【规格】 注射剂：2% 40mg 2ml/支

丁卡因 （Tetracaine）

本品为酯类局麻药。

【临床应用】 用于硬膜外阻滞（与利多卡因合用），0.15%~0.3%溶液，每次40~50mg，极量每次80mg。蛛网膜下腔阻滞（1%丁卡因1ml与10%葡萄糖注射液1ml、3%麻黄素1ml混合使用），每次10~15mg，极量每次20mg。神经传导阻滞，0.1%~0.2%，每次40~50mg，极量每次100mg。黏膜表面麻醉，常用浓度1%，眼科用1%等渗溶液，耳鼻喉科用1%~2%溶液，限量每次40mg。

【注意事项】 严重过敏体质，心、肾功能不全，重症肌无力患者禁用。禁用于浸润局麻、静脉注射和静脉滴注。用药过量的中毒症状表现为：头昏目眩，继之寒战、震颤、恐慌，最后可致惊厥或昏迷，并出现呼吸衰竭或血压下降。

【规格】 粉剂：50mg/支

利多卡因 （Lidocaine）

本品为酰胺类局麻药。也具有抗心律失常作用。

【临床应用】 局麻：表面麻醉，2%~4%溶液。骶管阻滞用于分娩镇痛，1.0%溶液。硬脊膜外阻滞，1.5%~2.0%溶液。浸润麻醉或静脉注射区域阻滞，0.25%~0.5%溶液。外周神经阻滞，0.5%~2%溶液。交感神经节阻滞，1.0%溶液。每次限量，不加肾上腺素为200mg，加肾上腺素为300~350mg。小儿常用量，每次给药总量不得超过4.0~4.5mg/kg，常用0.25%~0.5%溶液。抗心律失常，用于急性心肌梗死后室性期前收缩和室性心动过速，亦可用于洋地黄类中毒、心脏外科手术及心导管引起的室性心律失常。静脉注射1~1.5mg/kg（50~100mg）作首次负荷量，必要时每5分钟后重复1~2次，但1小时之内的总量不得超过300mg；静脉滴注，1~4mg/min，老人，0.1~1mg/min。

【注意事项】 本品具有低血压、心动过缓及中枢神经系统副作用。阿-斯综合征、预激综合征、严重心传导阻滞（包括窦房、房室及室内传导阻滞）患者静脉禁用。超量可引起惊厥和心脏骤停。

【规格】 注射剂：0.2g 10ml/支；胶浆：0.2g/支；凝胶：0.4g/20ml

布比卡因（Bupivacaine）

本品为酰胺类长效局部麻醉药。

【临床应用】 臂丛神经阻滞，0.25%溶液20~30ml（50~75mg）。骶管阻滞，0.25%溶液15~30ml（37.5~75mg）。硬脊膜外间隙阻滞时，0.25%~0.375%可以镇痛，0.5%可用于一般的腹部手术等。局部浸润，总量0.25%溶液70~80ml（175~200mg），24小时内分次给药。交感神经节阻滞，总量 0.25% 溶液 20～50ml（50～125mg）。蛛网膜下腔阻滞，5～15mg。

【注意事项】 过量可致高血压、抽搐、心脏骤停、呼吸抑制及惊厥，一旦心脏骤停，复苏甚为困难。少数患者可出现头痛、恶心、呕吐、尿潴留及心率减慢等副作用，可静脉注射麻黄碱或阿托品。严禁误入血管。

【规格】 注射剂：0.5% 5ml／支

罗哌卡因 （Ropivacaine）

【异名】 耐乐品（Naropin）

本品为酰胺类长效局麻药，有麻醉和镇痛双重效应。大剂量可产生外科麻醉，小剂量则产生镇痛。

【临床应用】 外科手术麻醉，包括硬膜外麻醉和区域阻滞。7.5～10mg/ml 溶液，总剂量 113～200mg。急性疼痛控制，包括持续性硬膜外输注或间歇性单次给药及区域阻滞。2mg/ml 溶液，最大量，硬膜外给药每次 40mg 或 12～28mg/h，区域阻滞每次 2～200mg。

【注意事项】 严禁误入血管。过量或误入血管可引起中枢神经系统和心血管系统中毒症状，必须紧急处理。

【规格】 注射剂：100mg/10ml

奥布卡因 （Oxybuprocaine）

【异名】 倍诺喜

【临床应用】 眼科的表面麻醉。成人滴眼，1～4 滴。可根据年龄、体重适当增减。

【注意事项】 可以引起休克、一旦出现恶心、面色苍白等症状时应立即停止使用，并采取适当的救治措施。对本品的成分或对安息香酸酯（除外可卡因）类局部麻醉剂有过敏史的患者禁用。不可单纯作为镇痛剂使用，不可用作注射剂使用。忌频繁使用（有可能引发角膜损伤等不良反应）。孕期用药的安全性尚不明确；儿童用药尚不明确。

【规格】 滴眼剂：80mg/20ml

罗库溴铵（Rocuronium Bromide）

【异名】 爱可松（Esmeron）

本品为起效迅速、中时效的非去极化肌松药。

【临床应用】 全麻辅助用药，用于常规诱导麻醉期间气管插管，以及维持术中骨骼肌松弛。气管插管：静脉注射 0.6mg/kg。维持剂量：为 0.15mg/kg，长时间吸入麻醉病人可适当减少至 0.075～0.1mg/kg。连续输注：建议先静脉注射负荷剂量 0.6mg/kg，肌松开始恢复时再行连续输注。静脉麻醉下维持该水平肌松滴注速率范围为 5～10μg/(kg·min)，吸入麻醉下 5～6μg/(kg·min)。老年患者、肝肾功能不全维持剂量为 0.075～0.1mg/kg，滴注速率 5～6μg/(kg·min)。

【注意事项】 会引起肺动脉高压，心脏瓣膜病、肝功能不全者慎用，孕妇和哺乳期妇女慎用。肝胆疾病、肾衰、血循环时间过长、体温过低和神经肌疾病都影响本品的效果。氨基糖苷类抗生素和琥珀胆碱会影响本品的效果，肥胖患者适当减少剂量。

【规格】 注射剂：50mg/5ml

阿曲库铵（Atracurium）

本品为对称的双季铵酯，为中时效非去极化型肌松药，起效快。

【临床应用】 可代替琥珀胆碱进行气管插管术，0.3～0.6mg/kg 静脉注射。随后可以静脉滴注 5～10μg/(kg·min)。

【注意事项】 与吸入麻醉药合用时剂量基本不变。大剂量快速静脉注射，可引起低血压和心动过速以及支气管痉挛。肌内注射可引起肌肉组织坏死。

【规格】 粉针剂：25mg/支

维库溴铵（Vecuronium Bromide）

【异名】 万可松（Norcuron）
本品为非去极化神经肌肉阻断药。

【临床应用】 用于气管插管和辅助全麻时，静脉注射 0.08～0.1mg/kg；在用琥珀酰胆碱行气管插管后所需首次剂量为 0.03～0.05mg/kg，琥珀酰胆碱作用消退后使用维库溴铵维持剂量为 0.02～0.03mg/kg。肌肉松弛维持剂量，静脉滴注 0.8～1.4μg/(kg·min)。剖宫产和新生儿手术，剂量不超过 0.1mg/kg。

【注意事项】 使用吸入麻醉剂和肥胖患者应减少剂量。在用药过量和神经肌肉阻滞延长的情况下，可给予适当的胆碱酯酶（新斯的明、腾喜龙等）作为拮抗剂。

【规格】 注射剂：4mg/支

哌库溴铵（Pipecuronium Bromide）

【异名】 阿端（Arduan）
本品为长效去极化神经肌肉阻断药。

【临床应用】 提供插管和手术麻醉所需要的肌肉松弛。静脉注射：成人 60～80μg/kg；与琥珀胆碱合用时，40～60μg/kg。儿童 80～90μg/kg；新生儿剂量为 50 ~ 60μg/kg。

【注意事项】 重症肌无力患者、对溴过敏者禁用。

【规格】 注射剂：4mg/2ml

氯化琥珀胆碱（Suxamethonium Chloride）

本品与烟碱样受体结合后产生稳定的除极作用，引起骨骼肌松弛。

【临床应用】 去极化型骨骼肌松弛药。气管插管时，1 ~ 2mg/kg，用生理盐水稀释到 10mg/ml，静脉注射或肌内注射，肌内注射每次不可超过 150mg。维持肌松，150 ~ 300mg 溶于 500ml 葡萄糖注射液或 1% 盐酸普鲁卡因注射液中静脉滴注。

【注意事项】 必须在具备辅助或控制呼吸的条件下使用。脑出血、青光眼、视网膜剥离、白内障摘除术、低血浆胆碱酯酶、严重创伤大面积烧伤、上运动神经元损伤的患者及高钾血症患者禁用。忌在病人清醒下给药。不良反应有高钾血症、心脏毒性、眼内压升高及恶性高热等。

【规格】 注射剂：100mg/2ml

巴氯芬（Baclofen）

【异名】 枢芬、力奥来素

【临床应用】 本品用于缓解由以下疾病引起的骨骼肌痉挛：①多发性硬化、脊髓空洞症、脊髓肿瘤、横贯性脊髓炎、脊髓外伤和运动神经元病；②脑血管病、脑性瘫痪、脑膜炎、颅脑外伤。口服，成人：推荐初始剂量为 5mg，3 次/日，应逐渐增加剂量，每隔 3 日增服 5mg，直至所需剂量。常用剂量为 30 ~ 75mg/d，分 3 ~ 5 次服用。儿童：初始剂量

0.3mg/(kg·d)，维持剂量：0.75～2mg/(kg·d)，分次服用。推荐的每日维持治疗量如下：12个月～2岁儿童，10～20mg；2～6岁儿童，20～30mg；6～10岁儿童，30～60mg（最大量70mg）。

【注意事项】 ①对本品作用敏感的患者初始剂量应为5～10mg/d，剂量递增应缓慢。癫痫、帕金森病、风湿性疾病引起的骨骼肌痉挛患者禁用；②停药前应逐渐减量，以防反跳现象；③妊娠、癫痫、精神障碍、脑血管病、呼吸功能不全者慎用，服用中枢神经系统抑制药、抗高血压药、左旋多巴者慎用。

【规格】 片剂：10mg/片

乙哌立松（Eperisone）

【异名】 妙纳

本品能同时作用于中枢神经系统和血管平滑肌，改善各种肌紧张症状。

【临床应用】 改善下列疾病引起的肌紧张状态：颈肩臂综合征、肩周炎、腰痛症。可缓解下列疾病引起的痉挛性麻痹：脑血管障碍、痉挛性脊髓麻痹、颈部脊椎症、手术后遗症（包括脑、脊髓肿瘤）、外伤后遗症（脊髓损伤、头部外伤）、肌萎缩性侧索硬化症、婴儿大脑性轻瘫、脊髓小脑变性症、脊髓血管障碍、亚急性脊髓神经病（SMON）及其他脑脊髓疾病。成人每次50mg，3次/日，饭后口服。

【注意事项】 服用本剂时，有时会出现四肢无力、站立不稳、困倦等症状。当出现这些症状时，应减少用量或停止用药。

【规格】 片剂：50mg/片

依托咪酯 （Etomidate）

【异名】 宜妥利

【临床应用】 静脉全身麻醉诱导剂。成人：0.15 ~ 0.3mg/kg，静脉滴注；15 岁以下儿童和老年人 0.15 ~ 0.2mg/kg，静脉滴注。肝硬化病人和曾用精神抑制药的病人应减少剂量。

【注意事项】 不良反应：可使肾上腺皮质对紧张刺激的反应明显减慢，偶有恶心、呕吐、咳嗽、呃逆和寒战。个别患者可出现喉痉挛，偶见短暂呼吸暂停。妊娠妇女慎用。6 个月以内的新生儿和婴幼儿、卟啉病患者、癫痫、子痫者禁用。精神抑制药、阿片、镇静剂及酒精可增强本品的催眠效果。

【规格】 乳剂：20mg/10ml

阿替卡因肾上腺素 （Articaine and Epinephrine）

【异名】 必兰

【临床应用】 口腔用局部麻醉剂，适用于涉及切骨术及黏膜切开的外科手术过程。局部浸润或神经阻滞麻醉，口腔内黏膜下注射给药。注射前请抽回血以检查是否误入血管，尤其行神经阻滞麻醉时。注射速度不得超过 1ml/min。成人：必须根据手术需要注射适当的剂量。对于一般性手术，通常给药剂量为 1/2 ~ 1 支。阿替卡因最大用量不超过 7mg/kg。4 岁以上儿童：必须根据儿童的年龄、体重、手术类型使用不同的剂量。阿替卡因最大用量不超过 5mg/kg。阿替卡因的儿童平均使用剂量以毫克计算如下：儿童的体重 （kg）×1.33；老年人：使用量为成人剂量的一半。

【注意事项】 使用本品的患者有可能出现晕厥，

本品含有的焦亚硫酸钠可能引起过敏反应或加重过敏反应。用药过量出现以下临床症状：中枢神经系统，神经质、激动不安、哈欠、震颤、忧虑、眼球震颤、多语症、头痛、恶心、耳鸣；如出现以上症状，应要求患者过度呼吸，严密监测以防中枢神经抑制造成病情恶化伴发癫痫。呼吸系统，呼吸急促，然后呼吸过缓，可能导致呼吸暂停。心血管系统，心动过速、心动过缓、心血管抑制伴随动脉低血压，可能导致虚脱、心律失常（室性期前收缩、室颤）、传导阻滞（房室阻滞）；可能导致心脏停搏。本品含 1/10 万肾上腺素，高血压或糖尿病患者慎用，本品可能引起局部组织坏死。不建议用于 4 岁以下儿童，运动员慎用；以下情况须严密注意：各种类型的心律失常、冠状动脉供血不足、严重高血压、严重肝功能不全患者需降低剂量。缺氧、高钾血症、代谢性酸中毒患者需降低使用剂量。

【规格】 注射剂：1.7ml/支（阿替卡因 68mg、肾上腺素 17μg）

三、作用于自主神经系统的药物

（一）拟胆碱药和抗胆碱药

卡巴胆碱（Carbachol）

【异名】 卡米可林

本品为人工合成的拟胆碱药，能直接作用于瞳孔括约肌产生即刻的缩瞳效果。同时还有抗胆碱酯酶作用，能维持较长的缩瞳时间，眼科手术前房注射2秒后瞳孔开始缩小，为一快速强力缩瞳剂。

【临床应用】 适用于白内障摘除术、人工晶体植入术等需要缩瞳的手术。前房内注射，每次0.2ml。

【注意事项】 虹膜睫状体炎患者禁用；禁用于口服、肌内及静脉注射。

【规格】 注射液：0.1mg/1ml

新斯的明 （Neostigmine）

本品为抗胆碱酯酶药，促进运动神经末梢释放乙酰胆碱，阻止体内乙酰胆碱水解，直接作用于骨骼肌细胞的胆碱能受体，对骨骼肌有较明显的选择性兴奋作用。

【临床应用】 用于治疗重症肌无力及腹部手术后肠麻痹及尿潴留。也用于终止肌松药作用，解救肌松药过量中毒。对抗阿托品中毒的外周症状。重症肌无力：肌内注射每次0.5～1.0mg，1～3次/日。重症肌无力危象：肌内注射1.0mg，然后每30分钟肌内注射1.0mg，好转后口服溴吡新斯的明，分泌物增多用阿托品肌内注射0.5～1.0mg。新斯的明试验：本品0.5～1.0mg和阿托品0.5～1.0mg肌内注射，观察症状改变，以明确诊断。

【注意事项】 大剂量应用可引起恶心、呕吐、腹泻、流泪、流涎等，可用阿托品对抗。严重时可出现共济失调、惊厥、昏迷等。癫痫、心绞痛、室性心动过速、机械性肠梗阻或泌尿道梗阻及哮喘患者、心律失常、窦性心动过缓、血压下降、迷走神经张力升高禁用。

本品不宜与去极化型肌松药和 β 受体阻断剂合用。

【规格】 注射剂：1mg/2ml

溴吡斯的明 （Pyridostigmine Bromide）

【临床应用】 适用于重症肌无力、手术后功能性肠胀气及尿潴留。口服：每次 60 ~ 120mg，每 3 ~ 4 小时口服 1 次。

【注意事项】 同新斯的明，发生率较低。

【规格】 片剂：60mg/片

多奈哌齐 （Donepezil）

【异名】 安理申

本品为特异的可逆性乙酰胆碱酯酶抑制剂，主要通过抑制脑中乙酰胆碱酯酶的活性而增加神经递质乙酰胆碱的浓度，从而改善老年性痴呆患者的记忆力下降、生活能力减退等症状。

【临床应用】 适用于轻度或中度阿尔茨海默病治疗。初始治疗用量每次 5mg，1 次/日于睡前口服。5mg/d 的剂量应至少维持 1 个月，以评价早期的临床反应，达到稳态血药浓度。用 5mg/d 治疗 1 个月，并做出临床评估后，可以将本品的剂量增加到 10mg/d，1 次/日。推荐最大剂量为 10mg。

【注意事项】 不良反应包括腹泻、肌肉痉挛、乏力、恶心、呕吐和失眠。对本品、哌啶衍生物或制剂中赋形剂过敏者及妊娠妇女禁用。

【规格】 片剂：5mg/片

阿托品 （Atropine）

本品为 M 胆碱能受体阻断剂；使平滑肌明显松弛，

并能解除血管痉挛（尤其是微血管），抑制腺体分泌；解除迷走神经对心脏的抑制。同时有镇痛作用。

【临床应用】 适用于缓解内脏绞痛：包括胃肠痉挛引起的疼痛、肾绞痛、胆绞痛、胃及十二指肠溃疡，也可用于窦性心动过缓、房室传导阻滞。肌内注射、静脉注射或皮下注射：每次 0.3~0.5mg，0.5~3mg/d；极量：每次 2mg。

【注意事项】 青光眼及前列腺肥大患者禁用；不宜用于支气管哮喘患者。常有口干、眩晕、瞳孔散大、皮肤潮红、心率加快、兴奋、烦躁和惊厥等不良反应。

【规格】 注射剂：0.5mg/1ml，1mg/1ml

东莨菪碱 （Scopolamine）

本品作用与阿托品相似。能使平滑肌松弛，并能解除血管痉挛（尤其是微血管），同时有镇痛作用。

【临床应用】 适用于缓解内脏绞痛。皮下或肌内注射：每次 0.3~0.5mg；极量：每次 0.5mg，1.5mg/d。

【注意事项】 青光眼、幽门梗阻、前列腺肥大等患者及哺乳期妇女禁用。不良反应同阿托品。

【规格】 注射剂：0.3mg/1ml

丁溴东莨菪碱 （Scopolamine Butylbromide）

本品为外周抗胆碱药；能选择性地缓解胃肠道、胆道及泌尿道平滑肌的痉挛，抑制其蠕动。肌内注射或静脉注射后，3~5 分钟起效。

【临床应用】 适用于消化系统内镜及影像学检查的术前准备。肌内注射或静脉注射：每次 20~40mg；

123

或每次 10mg，间隔 20～30 分钟再用 20mg；静脉注射时速度不宜过快。

【注意事项】 青光眼、前列腺肥大所致排尿困难、器质性幽门狭窄或麻痹性肠梗阻患者禁用；如需反复注射，不要在同一部位注射，应左右交替注射。不良反应同阿托品。

【规格】 注射剂：20mg/1ml

山莨菪碱 (Anisodamine)

本品为 M 胆碱能受体阻断剂，作用与阿托品相似。

【临床应用】 适用于平滑肌痉挛、消化性溃疡、胆道痉挛等。肌内注射或静脉注射：每次 5～10mg，1～2 次/日。口服：每次 5～10mg，3 次/日。

【注意事项】 使用后若排尿困难，可肌内注射新斯的明 0.5～1.0mg 或氢溴酸加兰他敏 2.5～5mg 以解除症状；脑出血急性期及青光眼患者禁用。

【规格】 片剂：5mg/片；注射剂：10mg/1ml

颠茄 (Belladonna)

本品为 M 胆碱能受体阻断剂；能使平滑肌松弛，并能解除血管痉挛（尤其是微血管），同时有镇痛作用。

【临床应用】 适用于消化性溃疡、轻度胃肠绞痛等。口服：每次 5～20mg，3 次/日；极量，每次 50mg，150mg/d。

【注意事项】 青光眼患者禁用。

【规格】 片剂：10mg/片

（二） 拟肾上腺素药和抗肾上腺素药

米多君 （Midodrine）

【异名】 管通 （Gutron）

本品为选择性外周 α_1 受体激动剂，起效快，作用时间长。

【临床应用】 适用于下肢静脉充血、外科手术及产后出血等所致的低血压。口服：每次 2.5mg，2 次/日；可增至每次 2.5mg，3 次/日。

【注意事项】 高血压、肾上腺髓质瘤、急性肾炎、严重肾功能不全、青光眼、甲亢及机械性排尿梗阻者禁用。

【规格】 片剂：2.5mg/片

拉贝洛尔 （Labetalol）

本品兼有 α 受体和 β 受体阻滞作用；口服吸收好，3~4 小时起效，可持续 24 小时。

【临床应用】 适用于高血压的治疗。口服：每次 50~100mg，2~3 次/日，饭后服；必要时可增至每次 200mg，2~3 次/日。

【注意事项】 儿童、孕妇、严重心衰及传导阻滞者禁用；哮喘患者慎用；偶有体位性低血压。

【规格】 片剂：50mg/片

阿罗洛尔 （Arotinolol）

【异名】 阿尔马尔 （Almarl）

本品具有 β 受体阻断作用和适度的 α 受体阻断作用。

【临床应用】 适用于轻中度高血压、心绞痛、心动过速。口服：每次 10～15mg，2 次/日。用于原发性震颤，开始 10mg/d，可增至 20mg/d，分 2～3 次口服，最大量 30mg/d。

【注意事项】 禁用于严重心动过缓、传导阻滞及可能发生支气管哮喘的患者。孕妇禁用，妊娠妇女及儿童慎用。

【规格】 片剂：10mg/片

卡维地洛（Carvedilol）

【异名】 金络

本品是有多种作用的肾上腺素能受体阻断剂，具有非选择性 α 阻滞、β 阻滞和抗氧化特性。

【临床应用】 ①适用于有症状的心力衰竭。口服：开始，每次 3.125mg，2 次/日，若耐受良好，2 周后增加到每次 6.25mg，2 次/日，逐渐增加；体重小于 85kg，最大剂量每次 25mg，2 次/日；体重大于 85kg，最大剂量每次 50mg，2 次/日。②用于高血压。口服：开始每次 12.5mg，1 次/日，2 天后可加至每次 25mg，1 次/日；必要时可在 2 周后加至最大量 50mg/d，分 1～2 次服用。

【注意事项】 严重的失代偿心力衰竭、哮喘、伴有支气管痉挛的 COPD、肝肾功能异常、Ⅱ～Ⅲ度房室传导阻滞、心率小于 50 次/分、病窦综合征等患者禁用；一般须长期应用，治疗不能骤停，须逐渐减量。

【规格】 片剂：12.5mg/片

酚妥拉明（Phentolamine）

本品为 α 受体阻断剂，有血管舒张作用。

【临床应用】 ①用于治疗血管痉挛性疾病，如肢端动脉痉挛症（雷诺病）、手足发绀症等、感染中毒休克以及嗜铬细胞瘤的诊断等。肌内注射或静脉注射：每次 5mg，1～2 次/日；②诊断嗜铬细胞瘤和手术时预防高血压发作。静脉注射 5mg，若 2～4 分钟内血压下降 35/25mmHg 以上为阳性，嗜铬细胞瘤术前 2 周开始应用，每次 10mg，2 次/日，根据血压调整；③抗休克和治疗心衰，10～20mg 入葡萄糖 250ml 静脉滴注，开始 0.1mg/min，最大 2mg/min。

【注意事项】 可出现体位性低血压、心律失常、心绞痛等，必要时减量或停药；低血压、肾功能不全、消化性溃疡患者慎用；禁与铁剂配伍。

【规格】 注射剂：10mg/1ml

酚苄明（Phenoxybenzamine）

本品为 α 受体阻断剂，作用类似酚妥拉明，但起效慢，作用持久，一次用药持续 3～4 天。

【临床应用】 适用于周围血管疾病、休克、嗜铬细胞瘤引起的高血压及慢性心衰。口服：每次 10～20mg，2 次/日，隔日增加 10mg，维持剂量每次 20mg，2 次/日。

【注意事项】 可出现体位性低血压、瞳孔缩小等不良反应；肾功能不全、脑血管疾病患者慎用。

【规格】 片剂：10mg/片

普萘洛尔（Propranolol）

【异名】 心得安

本品为非选择性 β 肾上腺素能受体阻断剂，阻断心

肌 β 受体、减慢心率。

【临床应用】 ①适用于心律失常，如房性及室性期前收缩、窦性及室上性心动过速、心房颤动。口服：10～30mg/d，分 3 次服用，根据心率、心律及血压变化而及时调整剂量；②心绞痛，40～80mg/d，分 3～4 次服用，剂量逐渐加大；③高血压，每次 5mg，4 次/日。

【注意事项】 对哮喘、过敏性鼻炎、窦性心动过缓、严重房室传导阻滞、心源性休克、低血压患者禁用；有增加洋地黄毒性的作用；不宜与单胺氧化酶抑制剂合用。

【规格】 片剂：10mg/片

索他洛尔 （Sotalol）

【异名】 伟特

本品为非选择性 β 受体阻断剂，具有延长 QT 间期的作用。

【临床应用】 用于心律失常，特别是室性心律失常。口服：开始 160mg/d，分 2 次服用，在饭后 2 小时，在 2～3 天内增加至 240～320mg/d，在非常必要时可用至 480～640mg/d。用于心绞痛、高血压、心肌梗死。开始 160mg/d，分 1～2 次服用，可每隔 1 周增加 80mg/d，剂量多数在 160～320mg/d。

【注意事项】 哮喘、COPD 及心源性休克患者禁用；QT 间期延长后可致尖端扭转型室速。

【规格】 片剂：80mg/片

阿替洛尔 （Atenolol）

本品为选择性 β_1 受体阻断剂，无膜稳定作用，无心肌抑制作用。对心脏有较大的选择性作用，对血管及支气管影响较小。

【临床应用】 口服：心律失常，每次 100mg，1 次/日；心绞痛，每次 25~50mg，2 次/日；高血压，每次 50~100mg，1~2 次/日。

【注意事项】 严重窦性心动过缓、房室传导阻滞、心力衰竭患者及孕妇禁用。

【规格】 片剂：12.5mg/片，25mg/片

美托洛尔 （Metoprolol）

【异名】 倍他乐克 （Betaloc）

本品为选择性 β_1 受体阻断剂，对心脏有较大的选择性作用，在较大剂量时对血管及支气管平滑肌也有作用；也可减慢房室传导，使窦性心率减慢。

【临床应用】 适用于各型高血压及心绞痛。口服：开始 100mg/d，分早晚 2 次服用，维持量 100~200mg/d，分早晚 2 次服用，每日最大用量不宜超过 300mg/d。缓释片：口服，47.5mg/d，最好在早晨服用，可掰开服用，但不能咀嚼或压碎服用。

【注意事项】 哮喘病人不宜大剂量应用；Ⅱ~Ⅲ度房室传导阻滞、严重窦性心动过缓、低血压、孕妇及对洋地黄无效的心衰患者禁用；中断治疗时宜逐渐减量。

【规格】 片剂：25mg/片；缓释片：47.5mg/片

比索洛尔 （Bisoprolol）

【异名】 康忻、博苏

本品为高选择性 β_1 受体阻断剂，对心脏的选择性作用强，是普萘洛尔的 4 倍，为美托洛尔的 5~10 倍。

【临床应用】 适用于高血压、冠心病。口服：每次5～20mg，1次/日，大多数患者每日口服10mg即可。

【注意事项】 妊娠期和哺乳期妇女、支气管哮喘、心动过缓禁用；其他抗高血压药物、胰岛素及口服降糖药会增加本品的作用。

【规格】 片剂：5mg/片

艾司洛尔 （Esmolol）

【异名】 爱络

本品为超短效的 β_1 受体阻断剂；其内在拟交感活性较弱。作用迅速而短暂。

【临床应用】 适用于室上性快速型心律失常，也可用于迅速控制术后高血压。控制心房颤动、心房扑动时心率：成人，静脉注射负荷量 0.5mg/(kg·min)，约 1 分钟，随后静脉滴注维持量，自 0.025～0.05mg/(kg·min) 开始，4 分钟后若疗效理想则继续维持，若疗效不佳可重复给予负荷剂量以 0.05mg/(kg·min) 的幅度递增。以后逐渐增加，最大至 0.3mg/(kg·min)，但 0.2mg/(kg·min) 以上的剂量未显示能带来明显的益处。

【注意事项】 低血压常见，大多在停药后 30 分钟缓解；窦性心动过缓、严重房室传导阻滞、严重心衰、哮喘及 COPD 患者禁用。妊娠和哺乳期妇女慎用。与利血平、维拉帕米、吗啡合用时应调整剂量。

【规格】 注射剂：200mg/2ml

四、主要作用于心血管系统的药物

（一）钙离子通道阻滞药

维拉帕米 （Verapamil）

【异名】 缓释异搏定

本品为钙离子通道阻滞剂，可降低心脏去极化速率，减慢传导，扩张外周血管，降低血压，舒张冠状动脉。

【临床应用】 适用于心律失常、心绞痛及高血压。口服：每次 40～120mg，3～4 次/日；缓释片，每次 240mg，1 次/日。静脉滴注：稀释后缓慢静脉滴注，每次 5mg，5～10 分钟后可重复。静脉滴注：5～10mg/h，每日剂量不超过 100mg。

【注意事项】 与 β 受体阻断剂合用易引起低血压、心动过缓、传导阻滞甚至停搏；支气管哮喘患者慎用；心力衰竭、低血压、传导阻滞及心源性休克患者禁用；与地高辛合用可使其血药浓度升高，需降低地高辛用量。

【规格】 片剂：40mg/片；缓释剂：240mg/片；注射剂：5mg/2ml

硝苯地平 （Nifedipine）

【异名】 拜新同、欣然

本品为钙离子通道阻滞剂，能松弛血管平滑肌，扩张冠状动脉，扩张周围小动脉。

【临床应用】 适用于预防和治疗冠心病、心绞痛，特别是变异型心绞痛和冠状动脉痉挛所致心绞痛，也适用于各种类型高血压。口服：每次 5～10mg，3 次/日，急用时可舌下含服。用于充血性心力衰竭，每 6 小时 20mg。控释片剂口服：每次 30mg，1 次/日。

【注意事项】 低血压患者慎用；孕妇禁用。心源性休克、心肌梗死急性期禁用。与 β 受体阻断剂同时使用可导致血压过低。

【规格】 控释片剂：30mg/片

地尔硫䓬 （Diltiazem）

【异名】 合贝爽 （Herbesser）

本品属钙离子通道阻滞剂，可扩张冠状动脉及外周血管；使冠脉血流量升高和血压降低，减轻心脏的工作负荷及减少心脏的耗氧量，解除冠脉痉挛。

【临床应用】 适用于室上性心律失常、心绞痛、高血压。口服：120～240mg/d，分 3～4 次服用；静脉滴注：50～100mg 加入葡萄糖 250ml 缓慢滴注，根据心率、血压调整速度。

【注意事项】 服药时不能嚼碎；对有 Ⅱ 度以上房室阻滞或窦房结阻滞患者以及孕妇禁用。出现心动过缓症状时，应减少剂量或停药。

【规格】 缓释片：90mg/片；注射剂：10mg/支

尼卡地平 （Nicardipine）

【异名】 佩尔

本品能松弛血管平滑肌，扩张血管 （包括脑血管）。

【临床应用】 适用于治疗高血压、脑血管疾病、脑血栓形成或脑出血后遗症及脑动脉硬化症等。口服：每次 40mg，2 次/日。注射剂用于高血压急症。本品 10mg 用生理盐水或 5% 葡萄糖注射液50～100ml 稀释，浓度为 0.01%～0.02%（1ml 中含尼卡地平 0.1～0.2mg）。手术时异常高血压的处理：以 2～10μg/（kg·min）的剂量给药，根据血压调节滴注速度，必要时可以 10～30μg/kg 静脉注射给药。高血压急症：以 0.5～6μg/（kg·min）的剂量给药，根据血压调节滴注速度。

【注意事项】 颅内出血、颅内压增高的患者及孕妇、哺乳期妇女禁用；低血压、青光眼和肝、肾功能不全者慎用。

【规格】 缓释胶囊：40mg/粒；注射剂：10mg/10ml

尼群地平 （Nitrendipine）

本品选择性作用于血管平滑肌，尤其是冠状动脉；可降低外周阻力，使血压下降。

【临床应用】 适用于冠心病及高血压，尤其是患有这两种疾病者，也可用于充血性心力衰竭。口服：开始每次 10mg，3 次/日，以后可根据患者反应调整为每次 20～40mg，3 次/日。

【注意事项】 老年人应用本品应适当减小剂量；少数病例服药期间血碱性磷酸酶增高；肝肾功能不全者慎用。

【规格】 片剂：10mg/片

氨氯地平 （Amlodipine）

【异名】 络活喜（Norvasc）、压氏达

本品为二氢吡啶类钙离子通道阻滞剂，对血管选择

性较强，可舒张全身血管；该药起效慢，但持续时间长。

【临床应用】 适用于治疗高血压，也可用于稳定型心绞痛患者。口服：开始时 5mg/d，以后根据病情增加剂量，最大剂量为 10mg/d。

【注意事项】 肝功能不全者慎用；老年人、肾功不全者毋需调整剂量。

【规格】 片剂：5mg/片

氨氯地平阿托伐他汀钙（Amlodipine and Atorvastatin Calcium）

【异名】 多达一

【临床应用】 适用于高血压或心绞痛患者合并高胆固醇血症或混合型高脂血症。口服：1 片/次，1 次/日。

【注意事项】 见氨氯地平和阿托伐他汀钙。

【规格】 片剂：每片含氨氯地平 5mg 和阿托伐他汀 10mg

左旋氨氯地平（Levamlodipine）

【异名】 施慧达

本品为氨氯地平的左旋异构体，作用同氨氯地平。

【临床应用】 适用于高血压和心绞痛。口服：每次 2.5mg，1 次/日；最大可用至 5mg/d。

【注意事项】 同氨氯地平。

【规格】 片剂：2.5mg/片

非洛地平（Felodipine）

【异名】 波依定（Plendil）

本品为选择性钙离子通道阻滞剂，通过降低外周阻力起到降压作用。

【临床应用】 适用于各期高血压和稳定性心绞痛。口服：起始剂量每次 5mg，1 次／日，可逐渐加至每次 10mg，1 次／日。

【注意事项】 妊娠期妇女、心肌梗死、不稳定型心绞痛和过敏者禁用。肾功能不全者需调整剂量，踝部水肿是本品常见的不良反应。

【规格】 片剂：5mg／片

氟桂利嗪（Flunarizine）

【异名】 西比灵（Sibelium）

本品为哌嗪类钙离子通道阻滞剂。具有缓解血管痉挛，尤其对椎-基底动脉和颈内动脉明显；增加耳蜗小动脉血流量，改善前庭器官循环；同时还具有抗癫痫、保护心肌、抗组胺的作用。

【临床应用】 用于椎-基底动脉供血不全在内的中枢性眩晕及外周性眩晕，口服：5～10mg／d，2～8周为一疗程。用于特发性耳鸣者，每次 10mg，每晚 1 次，10 天为一个疗程。用于间歇性跛行，10～20mg／d。用于偏头痛预防，5～10mg／d，每晚给药。用于脑动脉硬化、脑梗死恢复期，5～10mg／d。

【注意事项】 有抑郁症病史者、急性脑出血、帕金森病及其他有锥体外系症状者禁用。哺乳期妇女慎用。

【规格】 胶囊：5mg／粒

桂哌齐特（Cinepazide）

【异名】 克林澳

本品为钙离子通道阻滞剂，通过阻止 Ca^{2+} 跨膜进入血管平滑肌细胞内，使血管平滑肌松弛，脑血管、冠状动脉和外周血管扩张，从而缓解血管痉挛、降低血管阻力、增加血流量。改善大脑和心肌代谢。

【临床应用】 ①脑血管疾病：脑动脉硬化、一过性脑缺血发作、脑血栓、脑栓塞、脑出血后遗症和脑外伤后遗症；②心血管疾病：冠心病、心绞痛；③外周血管疾病：下肢动脉粥样硬化病、血栓闭塞性脉管炎、动脉炎、雷诺病。静脉滴注：320mg 溶于 10% 葡萄糖注射液或 0.9% 氯化钠注射液 250～500ml，滴速为 100ml/h，1 次/日。

【注意事项】 脑出血止血不完全者（止血困难者）、白细胞减少者禁用。

【规格】 注射液：80mg/2ml

（二）慢性心功能不全药

地高辛（Digoxin）

本品可增加心肌收缩力和速度，增加心室敏感性。静脉给药 10～30 分钟起效，2～4 小时达最大效应，3～6 天后作用消失。

【临床应用】 主要适用于充血性心力衰竭，也用于心房颤动、心房扑动、室上性心动过速。口服：成人，快速洋地黄化，总量为 0.75～1.25mg，每 6～8 小时给予 0.25mg；缓慢洋地黄化，每次 0.125～0.5mg，1 次/日，共 7 日；维持量，0.125～0.5mg/d。

【注意事项】 老年人、肝肾功能不全者需减量；禁用于任何强心苷制剂中毒、室性心动过速、心室颤动、梗阻型肥厚性心肌病。严重不良反应主要由地高辛中毒引起，包括出现新的心律失常、视物模糊或"黄视"等，其中胃肠道症状为中毒的最早表现。用药期间要避免低血钾。

【规格】 片剂：0.25mg/片

去乙酰毛花苷 （Deslanoside）

本品为速效强心苷，起效时间为 5~30 分钟，维持 2~4 天。

【临床应用】 适用于急慢性心力衰竭、心房颤动和阵发性室上性心动过速。静脉滴注：成人全效量 1~1.2mg，首次剂量 0.4~0.6mg，2~4 小时后可再给予 0.2~0.4mg，用葡萄糖注射液稀释后缓慢静脉注射。

【注意事项】 同地高辛。

【规格】 注射剂：0.4mg/2ml

（三） 抗心律失常药

胺碘酮 （Amiodarone）

【异名】 可达龙 （Cardarone）

本品可选择性扩张冠状动脉；能延长房室结、心房和心室肌纤维动作电位时程和有效不应期，并减慢传导。

【临床应用】 适用于室性、室上性心动过速和期前收缩、阵发性心房扑动和颤动、预激综合征。口服：

第一周每次 0.2g，3 次/日；第二周每次 0.2g，2 次/日；后改为维持量每次 0.2g，1 次/日，均餐后服。

静脉滴注：负荷量，5mg/kg 加入葡萄糖液稀释后 20 分钟至 2 小时滴完，维持量每日 10～20mg/kg 持续滴入，总量不超过 1.2g/d。静脉注射：每次 5mg/kg，稀释后 3 分钟以上注入。

【注意事项】 房室传导阻滞、心动过缓及对碘过敏者禁用；长期应用可引起肺纤维化和甲状腺功能障碍。

【规格】 片剂：0.2g/片；注射剂：5% 0.15g/3ml

利多卡因（Lidocaine）

本品属Ⅰb类抗心律失常药。

【临床应用】 静脉注射：1～1.5mg/kg（一般用50～100mg）作首次负荷量、静脉注射 2～3 分钟，必要时每 5 分钟重复静脉注射 1～2 次，但 1 小时之内的总量不得超过 300mg。静脉滴注：以 5% 葡萄糖注射液配成 1～4mg/ml 药液滴注或用输液泵给药。在给予负荷量后可继续以 1～4mg/min 速度静脉滴注维持，或每分钟0.015～0.03mg/kg 速度静脉滴注。老年人、心力衰竭、心源性休克、肝或肾功能障碍者应减少用量。以 0.5～1mg/min 静脉滴注。即 0.1% 溶液静脉滴注，每小时不超过 100mg。极量：静脉注射 1 小时内最大负荷量 4.5mg/kg（或 300mg）、最大维持量为每分钟 4mg。

【注意事项】 肝肾功能障碍、肝血流量减低、充血性心力衰竭、严重心肌受损、低血容量及休克等患者慎用。用药期间应注意检查血压、监测心电图，并备有抢救设备；心电图 P-R 间期延长或 QRS 波增宽，出现其他心律失常或原有心律失常加重者应立即停药。>70岁患者剂量应减半。

【规格】 注射剂：0.1g/5ml

阿普林定（Aprindine）

本品属Ⅰb类抗心律失常药，并有局部麻醉作用（较利多卡因强）。

【临床应用】 本品适用于室性心律失常，也用于预激综合征合并室上性心动过速。口服：开始100～200mg/d，3天后改为维持量50～100mg/d，分2次服。

【注意事项】 房室传导阻滞者禁用；避免与利多卡因、钾剂和镁剂并用；不良反应以中枢神经系统症状常见（眩晕和感觉异常），严重者可出现癫痫；偶有发生胆汁淤积性黄疸和粒细胞缺乏症。

【规格】 片剂：25mg/片

美西律（Mexiletine）

本品具有抗心律失常、抗惊厥及局部麻醉作用，对心肌的抑制作用较小。

【临床应用】 适用于室性心律失常，如室性期前收缩、室性心动过速、心室颤动及洋地黄中毒引起的心律失常。口服：每次50～200mg，每6～8小时1次，每日总量为150～600mg。

【注意事项】 大剂量可引起低血压、心动过缓、传导阻滞。

【规格】 片剂：50mg/片

伊布利特（Ibutilide）

本品为Ⅲ类延长动作电位时程的药物，具有延长复极作用，可阻滞钾离子外流，加速钠离子内流。

【临床应用】　用于近期发作的房颤或房扑逆转成窦性心律，不宜用于预防反复发作或阵发性房颤。本品 1mg 在 10 分钟内静脉注射，必要时重复使用 1mg。注射时及注射后 6~8 小时需连续心电监护。

【注意事项】　不良反应可出现低血压、肾衰、心力衰竭、头痛和尖端扭转室性心动过速。禁用于低血钾、心动过缓、多型性室性心动过速者（尖端扭转型室性心动过速）、应用延长 Q-T 间期药物的患者。心功能不全、电解质紊乱患者慎用。

【规格】　注射剂：1mg/10ml

普罗帕酮（Propafenone）

【异名】　悦复隆（Rytmonorma）

本品可降低心肌的去极化作用，延长传导，减少心肌兴奋性，具有膜稳定性作用和竞争性 β 受体阻断作用，可扩张冠状动脉及松弛支气管平滑肌。

【临床应用】　适用于预防和治疗室性或室上性异位搏动、室性或室上性心动过速、预激综合征、电转复律后室颤发作等。口服：治疗量 300~900mg/d，分 4~6 次服用，维持量 300~600mg/d，分 2~4 次服用。静脉滴注：可在严密监护下缓慢进行，每次 70mg，每 8 小时 1 次，1 日总量不超过 350mg。

【注意事项】　心肌严重损害、严重的心动过缓、肝肾功能不全、明显低血压者慎用；窦房结功能障碍、严重房室传导阻滞、心源性休克患者禁用。本品可使华法林血药浓度升高。

【规格】　片剂：50mg/片，150mg/片；注射剂：35mg/10ml

门冬氨酸钾镁（Potassium Magnesium Aspartate）

【异名】 潘南金（Panangin）

本品可促进糖原和能量储存，降低血氨和二氧化碳，还可补充细胞内钾离子。

【临床应用】 适用于心绞痛、心肌梗死、洋地黄耐药的充血性心力衰竭、洋地黄中毒，心律失常如心动过速、室性期前收缩。口服：1～2片/次，3次/日。静脉滴注：20～40ml加入500ml液体中缓慢滴注。

【注意事项】 急慢性肾衰、高血钾和严重传导阻滞者禁用。

【规格】 注射剂：10ml/支；片剂：每片含L-门冬氨酸钾158mg（含钾36mg）、L-门冬氨酸镁140mg（含镁11.8mg）

米力农（Milrinone）

【异名】 鲁南力康

本品是磷酸二酯酶抑制剂。正性肌力作用主要是通过抑制磷酸二酯酶，使心肌细胞内环磷酸腺苷（cAMP）浓度增高，细胞内钙离子增加，心肌收缩力加强，心排血量增加。

【临床应用】 用于对洋地黄、利尿剂、血管扩张剂治疗无效或效果欠佳的各种原因引起的急、慢性顽固性充血性心力衰竭。静脉注射：负荷量25～75μg/kg，5～10分钟缓慢静脉注射，以后0.25～1.0μg/（kg·min）维持。每日最大剂量不超过1.13mg/kg。静脉给药5～15分钟起效，清除半衰期为2～3小时。

【注意事项】 少数有头痛、室性心律失常、乏力、血小板数减少等不良反应。过量时可有低血压、心动过速。低血压、心动过速、心肌梗死患者慎用；肾功能不全者宜减量。用药期间应监测心率、心律、血压，必要时调整剂量。不宜用于严重瓣膜狭窄病变及梗阻性肥厚型心肌病患者。急性缺血性心脏病患者慎用。与强利尿剂合用时，可使左心室充盈压过度下降，且易引起水、电解质失衡。对房扑、房颤患者，因可增加房室传导作用导致心室率增快，宜先用洋地黄制剂控制心室率。肝肾功能损害者慎用。与丙吡胺同用可导致血压过低；与硝酸酯类合用有相加效应；本品可加强洋地黄的正性肌力作用。本品与呋塞米混合立即产生沉淀。

【规格】 注射剂：5mg/5ml

（四） 防治心绞痛药

硝酸甘油 （Nitroglycerin）

本品可直接松弛血管平滑肌，特别是小血管平滑肌，使周围血管扩张。

【临床应用】 适用于治疗或预防心绞痛，亦可作为血管扩张药治疗充血性心力衰竭。舌下含：每次 0.25~0.5mg，按需要 5 分钟后再给药 1 次，1 日不超过 2mg；静脉滴注：开始按 5μg/min，最好用恒定的输液泵，可每 3~5 分钟增加 5μg/min。

【注意事项】 心绞痛频繁发作的患者在大便前含服可预防发作；长期服用可产生耐受性；青光眼患者禁用。

【规格】 片剂：0.5mg/片；注射剂：5mg/1ml；气雾剂：200 喷/支（0.5mg/喷）

硝酸异山梨酯（Isosorbide Dinitrate）

【异名】 爱倍

本品可松弛血管平滑肌，扩张冠状动脉、周围小动脉，降低外周血管阻力，降低血压。

【临床应用】 预防心绞痛。口服：每次 5~10mg，2~3次/日。缓解心绞痛，舌下给药每次 2.5~5mg；静脉滴注：一般为 5~10mg/h，剂量根据患者的反应调整，密切监测患者的心率和血压。

【注意事项】 长期服用可产生耐受性；与其他硝酸酯同用有交叉耐药性；青光眼患者禁用。

【规格】 片剂：5mg/片；注射剂：10mg/10ml

单硝酸异山梨酯（Isosorbide Mononitrate）

【异名】 依姆多（Imdur）、欣康

本品可明显扩张冠状动脉和周围血管，口服吸收完全，15~20 分钟开始起效。

【临床应用】 适用于冠心病的长期治疗和预防及治疗心绞痛。口服：每次 20mg，2 次/日；缓释片：每次 60mg，1 次/日。

【注意事项】 治疗初期可能会发生头痛，持续用药后可消失，偶尔有低血压、心动过速、恶心等。明显低血压、肥厚性阻塞性心肌病、严重脑动脉硬化、颅内高压、青光眼、妊娠前 3 个月、急性心肌梗死伴低血压者禁用。

【规格】 片剂：20mg/片；缓释片：60mg/片

双嘧达莫 （Dipyridamole）

本品系非硝酸酯类冠状动脉扩张剂，同时具有抗血小板聚集、抗血栓形成作用；对出血时间无影响。

【临床应用】 适用于冠心病及血栓栓塞性疾病。口服：每次 25～50mg，3 次/日，饭前 1 小时服用。

【注意事项】 与肝素、香豆素类及纤维蛋白溶解药合用可引起出血倾向；与阿司匹林合用有协同作用。

【规格】 片剂：25mg/片

曲美他嗪 （Trimetazidine）

【异名】 万爽力 （Yasorel）

本品能增加冠状动脉血流，改善周围血液循环，还有助于心肌细胞内钾离子保持稳定；口服后 2 小时达药物峰值，半衰期约 6 小时。

【临床应用】 适用于心绞痛发作的预防性治疗、眩晕和耳鸣的辅助性治疗。口服：每次 20mg，2～3 次/日，用餐时以一杯水送服。

【注意事项】 妊娠期间避免给药。近期发生过心肌梗死的患者禁用。

【规格】 片剂：20mg/片

（五） 周围血管舒张药

二氢麦角碱 （Dihydroergotoxine）

【异名】 双氢麦角毒碱、喜得镇

本品为麦角毒碱的双氢化合物，属于 α 受体阻断剂，具有抗肾上腺素样作用，直接作用于中枢神经系统的多巴胺和 5-羟色胺能受体，改善神经传递功能，缓解血管痉挛，增加脑血流量和对氧的利用，改善脑细胞代谢。

【临床应用】 用于改善与老年化有关的精神退化的症状和体征、急慢性脑血管病后的功能、智力减退的症状。口服：缓释片，每次 2.5mg，2 次/日，饭后整片服用。喜得镇，每次 1~2mg，3~6mg/d，饭前服。

【注意事项】 严重心脏病患者，特别是伴有心动徐缓者应禁用。注意不要与多巴胺类药物联合应用。

【规格】 缓释片：2.5mg/片；喜得镇：1mg/片

罂粟碱 （Papaverine）

本品系非特异性平滑肌解痉剂，直接抑制血管、支气管及胃肠道平滑肌痉挛，扩张冠状动脉。

【临床应用】 适用于缓解绞痛、动脉痉挛及动脉栓塞性疼痛。肌内注射或静脉滴注：每次 30mg，3~4 次/日。

【注意事项】 一般不作静脉滴注，必要时应稀释后静脉缓注；久用可成瘾。完全性房室传导阻滞和帕金森病患者禁用。

【规格】 注射剂：30mg/1ml

维生素 E 烟酸酯 （Vitamin E Nicotinate）

【异名】 威氏克

本品是由维生素 E 和烟酸缩合而成的酯类化合物，在酯酶的作用下水解释放出维生素 E 和烟酸，直接作用于血管壁，舒张周围血管，促进脑、皮肤、肌肉的血液循环，是一种温和的周围血管扩张剂。

【临床应用】 适用于动脉硬化、脑震荡及中心性视网膜炎等血管障碍性疾病，也可用于脂质代谢异常。

口服：每次 100～200mg，3 次／日，饭后服。

【注意事项】　有胃部不适、便秘、腹泻、胃痛、食欲不振、恶心等不良反应。

【规格】　胶囊：100mg／粒

地芬尼多 （Difenidol）

本品可改善椎-基底动脉供血，调节前庭系统功能，抑制呕吐中枢，有抗眩晕及镇吐作用。

【临床应用】　用于多种疾病引起的眩晕与呕吐、手术麻醉后的呕吐；对运动病有预防和治疗作用。成人常用量：口服，每次 25～50mg，3 次／日。

【注意事项】　对青光眼、胃肠道及泌尿道梗阻性疾病和心动过速须审慎，肾功能不全者禁用。

【规格】　片剂：25mg／片

胰激肽原酶 （Pancreatic Kininogenase）

【异名】　怡开

【临床应用】　为血管扩张药，有改善微循环作用。主要用于糖尿病引起的肾病、周围神经病、视网膜病、眼底病及缺血性脑血管病，也可用于原发性高血压的辅助治疗。口服：1～2 片／次，3 次／日，空腹服用。

【注意事项】　脑出血及其他出血性疾病的急性期禁用。

【规格】　片剂：120U／片

倍他司汀 （Betahistine）

【异名】　敏使朗

本品对脑血管、心血管，特别是对椎-基底动脉系统有扩张作用，增加心、脑及周围循环血流量，改善血液循环，能增加耳蜗和前庭血流量，从而改善内耳性眩晕、耳鸣和耳闭感，还能增加毛细血管通透性，促进细胞外液的吸收，消除淋巴内水肿；能对抗儿茶酚胺的缩血管作用及降低动脉压。

【临床应用】 用于梅尼埃综合征、血管性头痛及脑动脉硬化。开始剂量：口服，每次 4～8mg，3 次/日，最好与饭同服。

【注意事项】 不良反应偶见胃肠道不适、头痛、皮疹；对于消化道溃疡、支气管哮喘及嗜铬细胞瘤患者慎用；勿与其他抗组胺药同服；孕妇、儿童禁用。

【规格】 片剂：4mg/片

尼麦角林 （Nicergoline）

【异名】 凯尔

本品为 α 受体阻断剂，有扩血管作用及抑制血小板凝集和抗血栓作用。

【临床应用】 用于慢性下肢闭塞性动脉疾病引起的间歇性跛行的辅助治疗、改善某些老年人病理性智力减退的症状和有头晕感的老年人。口服：1 粒/次，1 次/日。

【注意事项】 本品可加强抗高血压药的作用。

【规格】 胶囊：30mg/粒

西地那非 （Sildenafil）

【异名】 万艾可

【临床应用】 用于治疗勃起功能障碍（ED）。口服：推荐剂量为 50mg，在性活动前约 1 小时服用，本品也可在性生活前 0.5~4 小时内任何时间服用，日剂量 25~100mg，最大剂量 100mg，每日用药勿超过 1 次。

【注意事项】 建议有心血管危险因素、肝功能异常、严重肾功能不全、同用 CYP3A4 酶抑制剂和 65 岁以上老年人的初始剂量为 25mg。不良反应有头痛、面颈部潮红、视物模糊、眼对光敏感、视物蓝绿模糊；有癫痫、焦虑、勃起延迟、阴茎异常勃起和血尿、复视，一时性视力丧失、眼内压升高、视神经血管病或出血，玻璃体剥脱和斑点水肿。阴茎解剖畸形者，因镰状细胞性贫血、多发性骨髓瘤或白血病致阴茎异常勃起者、视网膜炎色斑患者慎用。正在使用硝酸甘油、硝普钠或其他有机硝酸盐者及心血管疾病患者禁用。

【规格】 片剂：100mg/片

伐地那非（Vardenafil）

【异名】 艾力达

【临床应用】 性活动前 25~60 分钟服用，每日 10mg。和食物同服或独自服用均可。最大剂量是每日 20mg。

【注意事项】 本品同时服用 α 受体阻断剂可引起低血压，若需应用本品剂量应为 5mg。服用 CYP3A4 抑制剂（如酮康唑、伊曲康唑、利托那韦、茚地那韦和红霉素）需调整本品的剂量；同时服用红霉素、酮康唑、伊曲康唑时本品最大剂量不超过 5mg。酮康唑、伊曲康唑的使用剂量超过 200mg 时不能应用本品。避免与茚地那韦和利托那韦同时服用。冠心病患者禁用本品。余同西地那非。

148

【规格】 片剂：20mg/片

（六） 降血压药

吲达帕胺 （Indapamide）
【异名】 纳催离 （Natrilix）
本品具有利尿作用和钙离子拮抗作用，对血管平滑肌的作用大于利尿作用，对血钾影响不明显。
【临床应用】 适用于轻、中度高血压和充血性心力衰竭引起的水肿。口服：每次 1.5~2.5mg，1 次/日，清晨服用；用药 4 周若效果不明显，可适当增加剂量。
【注意事项】 严重肝肾功能不全者禁用。高剂量时利尿作用增强，可引起低血钾。对磺胺类过敏者禁用。
【规格】 片剂：1.5mg/片（缓释片），2.5mg/片

哌唑嗪 （Prazosin）
本品为选择性突触后 α_1 受体阻断剂，能松弛血管平滑肌，降低血压。
【临床应用】 适用于轻、中度高血压。口服：开始每次 0.5~1mg，3 次/日，以后逐渐增至 6~15mg/d，分次服用。治疗充血性心力衰竭及心肌梗死后心力衰竭，维持量通常为 4~20mg/d，分次服用。
【注意事项】 过敏者、精神病和严重心脏病患者禁用。初服时可有嗜睡、体位性低血压。
【规格】 片剂：1mg/片

多沙唑嗪 （Doxazosin）

【异名】 可多华、络欣平

【临床应用】 用于高血压、良性前列腺增生对症治疗。剂量为每次 1~4mg，1 次/日。

【注意事项】 对喹唑啉类或本品过敏者禁用。近期发生心肌梗死者、胃肠道梗阻、食管梗阻者禁用本品。体位性低血压（头晕和无力），极少出现意识丧失（晕厥）。心绞痛患者、心衰患者在服用本品前应先对症治疗。肝功能受损患者服用应谨慎。

【规格】 片剂：2mg/片；控释片：4mg/片

乌拉地尔 （Urapidil）

【异名】 亚宁定

本品具有阻断突触后 α_1 受体和外周 α_2 受体作用。

【临床应用】 治疗高血压危象、重度及难治性高血压：缓慢静脉注射 10~50mg，监测血压变化，可重复给药。维持治疗 250mg 本品加入生理盐水或 5% 葡萄糖 500ml 中。围手术期高血压：静脉注射本品 25mg，血压下降后点滴维持。

【注意事项】 孕妇、哺乳期妇女禁用；过敏者应停药。动脉狭窄或动-静脉分流的患者（肾透析时的分流除外）禁用。

【规格】 注射剂：25mg/5ml

硝普钠 （Nitroprusside Sodium）

本品为强有力的血管扩张剂，降压作用迅速，维持时间短，对肺动脉压亦能明显降低。

【临床应用】 适用于高血压急症、心力衰竭和手术时控制血压。静脉滴注：50mg 加入 5% 葡萄糖中，开始 5～10μg/min，以后根据血压调整，可用至 50～200μg/min。

【注意事项】 不可与其他药物配伍，滴注宜避光，配制后 4 小时内使用；用药一般不超过 72 小时；心衰患者停药应逐渐减量，并加用口服血管扩张剂，以免出现病状"反跳"；用药期间须严密监测血压、血浆氰化物浓度。

【规格】 粉针剂：50mg/支

卡托普利 （Captopril）

【异名】 开博通 （Capoten）

本品为血管紧张素转换酶抑制剂，降低血管紧张素 II 的水平，舒张小动脉。

【临床应用】 适用于治疗各型高血压，也可用于顽固性慢性心力衰竭。口服：开始时每次 12.5～25mg，3 次/日，饭前服用，逐渐增至每次 50mg，3 次/日；儿童，开始每日 1mg/kg，最大 6mg/kg，分 3 次服用。

【注意事项】 肾动脉狭窄、肾功能不全者慎用；与钾盐或含钾药物合用可引起高钾血症。孕妇、哺乳期妇女及儿童慎用。

【规格】 片剂：12.5mg/片，25mg/片

依那普利 （Enalapril）

【异名】 悦宁定 （Renitec）

本品为不含巯基的强效血管紧张素转换酶抑制剂，降压作用慢而持久。

【临床应用】 适用于治疗各型高血压和心力衰竭。口服：起始剂量每次 2.5～10mg，1 次/日，可用至

40mg/d。

【注意事项】 同卡托普利。

【规格】 片剂：5mg/片

培哚普利 (Perindopril)

【异名】 雅施达 (Acertil)

本品为不含巯基的强效、长效血管紧张素转换酶抑制剂，起效较慢。

【临床应用】 适用于治疗各型高血压和心力衰竭。口服：每次4mg，1次/日，1个月后根据血压可增至8mg/d。

【注意事项】 老年人剂量应减半；余同卡托普利。

【规格】 片剂：4mg/片

贝那普利 (Benazepril)

【异名】 洛汀新 (Lotensin)

本品为不含巯基的血管紧张素转换酶抑制剂，降压作用慢而持久。

【临床应用】 用于高血压，口服：每次10mg，1次/日，最高40mg/d；心力衰竭，初始剂量每次2.5mg，1次/日，如症状未见明显好转，可逐渐增至20mg/d。

【注意事项】 同卡托普利。

【规格】 片剂：10mg/片

福辛普利钠 (Fosinopril Sodium)

【异名】 蒙诺 (Monopril)

本品为强效、长效的血管紧张素转换酶抑制剂，降压作用较强，肝、肾功能不全者对本品清除无影响。

【临床应用】 适用于治疗各型高血压和心力衰竭。口服：每次 5～40mg，1 次/日。

【注意事项】 对肾功能不全者一般不用减量。妊娠及哺乳期妇女禁用。

【规格】 片剂：10mg/片

咪达普利（Imidapril）

【异名】 达爽

本品为长效的血管紧张素转换酶抑制剂。

【临床应用】 用于原发性高血压和肾实质性病变所致继发性高血压。口服：成人，每次 5～10mg，1 次/日；重症高血压或肾实质性病变继发性高血压患者每日起始剂量为 2.5mg。

【注意事项】 同卡托普利。

【规格】 片剂：10mg/片

雷米普利（Ramipril）

【异名】 瑞泰（Tritace）

本品为长效的血管紧张素转换酶抑制剂。

【临床应用】 适用于治疗各型高血压。口服：开始时每次 2.5mg，1 次/日，2～3 周后药量可加倍，最大量 10mg/d。用于充血性心力衰竭，开始时每次 1.25mg，1 次/日，根据患者的情况，1～2 周后药量可加倍，最大量 10mg/d。用于心肌梗死后，开始时每次 1.25mg，2 次/日，1～3 日后可加倍，最大量 10mg/d。

【注意事项】 肾功能不全者需减量。妊娠及哺乳期妇女慎用。

【规格】 片剂：5mg/片

氯沙坦钾 (Losartan Potassium)

【异名】 科素亚 (Cozaar)

本品为血管紧张素Ⅱ受体阻断剂，可降低血压，防治高血压并发的血管壁增厚和心肌肥厚；具有肾脏保持作用；同时减少肾上腺醛固酮和肾上腺素的分泌。

【临床应用】 主要用于高血压和充血性心力衰竭。口服：起始剂量为每次25mg，1次/日；逐渐增加至每次50mg，1次/日，部分患者剂量增加到100mg/d，可产生进一步的降压作用。

【注意事项】 老年人或肾损害的患者，包括透析患者，不必调整起始剂量；肝功能损害的患者应减少剂量；少见直立性低血压、转氨酶升高、高血钾、血管性水肿。若在妊娠4~9个月期间用本品，胎儿危险性将增加。发现妊娠，应尽早停药。哺乳期妇女慎用。

【规格】 片剂：50mg/片

氯沙坦钾/氢氯噻嗪 (Losartan and Hydrochlorothiazide)

【异名】 海捷亚 (Hyzaar)

【临床应用】 适用于各型高血压。口服：常用剂量为1片/次，1次/日，最大量为2片/日；通常在用药后3周内达到疗效。

【注意事项】 同氯沙坦钾。

【规格】 片剂：每片含氯沙坦钾50mg、氢氯噻嗪12.5mg

缬沙坦 （Valsartan）

【异名】 代文（Diovan）

本品为强效和特异性的血管紧张素 II 受体阻断剂，主要以原形经胆汁排泄。

【临床应用】 适用于各型高血压。口服：每次 80mg，1 次/日，最大可用至 160mg/d；疗效通常在 2 周内出现，4 周时达最大疗效。

【注意事项】 肾功能不全和非淤胆性肝功能不全者无需调整剂量。孕妇禁用。

【规格】 片剂：80mg/片

缬沙坦氨氯地平 （Valsartan and Amlodipine）

【异名】 倍博特

【临床应用】 治疗原发性高血压。本品用于单药治疗不能充分控制血压的患者。1 片/次，1 次/日。

【注意事项】 见缬沙坦和氨氯地平。

【规格】 片剂：每片含缬沙坦 80mg、氨氯地平 5mg

替米沙坦 （Telmisartan）

【异名】 美卡素

本品为特异性血管紧张素 II 受体阻断剂。

【临床应用】 治疗原发性高血压。成人：每次 40 ~ 80mg，1 次/日。服用时间不受饮食影响。

【注意事项】 轻或中度肾功能不良患者及老年人服用本品不需调整剂量。轻或中度肝功能不全者，本品用量不应超过 40mg/d。

【规格】 片剂：80mg/片

厄贝沙坦（Irbesartan）

【异名】 安博维（Aprovel）

本品为血管紧张素 Ⅱ 受体阻断剂，能抑制 Ang Ⅰ 转化为 Ang Ⅱ，能特异性地拮抗血管紧张素转换酶 1 受体（AT_1）。

【临床应用】 用于高血压病。口服：推荐起始剂量为 150mg，1 次/日。根据病情可增至 300mg，1 次/日。可单独使用，也可与其他抗高血压药物合用。对重度高血压及药物增量后血压下降仍不满意时，可加用小剂量的利尿药（如噻嗪类）或其他降压药物。

【注意事项】 同氯沙坦钾。

【规格】 片剂：150mg/片

厄贝沙坦/氢氯噻嗪（Irbesartan/Hydrochlorothiazide）

【异名】 安博诺（Coaprovel）

本品为血管紧张素 Ⅱ 受体阻断剂和氢氯噻嗪的复方制剂。

【临床应用】 用于高血压病。口服：常用剂量为每日 1 次，每次 1 片；效果不佳者，剂量可增加至每日 1 次，每次 2 片，且此剂量为每日最大服用剂量。通常，在开始治疗 3 周内获得抗高血压效果。

【注意事项】 同氯沙坦钾。

【规格】 片剂：每片含厄贝沙坦 150mg 和氢氯噻嗪 12.5mg

坎地沙坦（Candesartan）

【异名】 必洛斯（Blopress）

本品为血管紧张素 Ⅱ AT_1 受体阻断剂，通过与血管

平滑肌 AT_1 受体结合而拮抗血管紧张素 Ⅱ 的血管收缩作用，从而降低末梢血管阻力。也可通过抑制肾上腺分泌醛固酮而发挥一定的降压作用。

【临床应用】 用于原发性高血压。口服：每次 4 ～ 8mg，1 次／日，必要时可增加剂量至 12mg。

【注意事项】 ①血液透析、严格进行限盐疗法的患者和服用利尿降压药的患者应从小剂量开始；②肾动脉狭窄、高血钾、肝功能不全患者慎用；③不良反应有水肿、休克、晕厥和意识丧失、急性肾功能衰竭、肝功能异常、粒细胞缺乏、间质性肺炎和低血糖等；④妊娠或可能妊娠的妇女禁用，儿童用药安全性未确定。

【规格】 片剂：8mg／片

奥美沙坦酯（Olmesartan Medoxomil）

【异名】 傲坦

本品为选择性血管紧张素 Ⅱ 受体阻断剂，通过选择性阻断血管紧张素 Ⅱ 与血管平滑肌 AT_1 受体的结合而阻断血管紧张素 Ⅱ 的收缩血管作用。

【临床应用】 起始剂量为每次 20mg，1 次／日。对进行 2 周治疗后仍需进一步降低血压的患者，剂量可增至 40mg／d。

【注意事项】 不良反应常见支气管炎、肌酸磷酸激酶升高、血尿、高血糖症、高三酰甘油血症、鼻炎。偶见肝酶升高和血胆红素升高；心动过速、高胆固醇血症、高尿酸血症、关节疼痛、肌肉疼痛、皮疹和面部水肿等。孕妇禁用。

【规格】 片剂：20mg／片

（七）抗休克的血管活性药

肾上腺素 （Adrenaline）

本品对 α 和 β 受体都有激动作用，使皮肤、黏膜及内脏小血管收缩，但冠状血管和骨骼肌血管则扩张；此外还有松弛支气管和胃肠道平滑肌的作用。

【临床应用】　用于过敏性休克。肌内注射或皮下注射：每次 0.5～1.0mg，5～15 分钟可重复 1 次；静脉滴注：将 4～8mg 溶于 5% 葡萄糖注射液500～1000ml 静脉滴注，根据具体情况调整滴速。心脏骤停，静脉注射或心内注射：每次 0.1～0.2mg，必要时可重复。支气管哮喘，肌内注射或皮下注射：每次 0.2～0.5mg，每 4 小时可重复注射 1 次。局部可用于鼻黏膜及牙龈出血。

【注意事项】　外伤及出血性休克、心源性哮喘、器质性心脏病、高血压、冠状动脉病变、甲状腺功能亢进、洋地黄中毒等患者禁用；静脉注射前必须稀释，注射部位轮换；剂量过大或皮下注射误入血管内或静脉注射过快，可使血压骤升。

【规格】　注射剂：1mg/1ml

异丙肾上腺素 （Isoprenaline）

本品对 β_1、β_2 受体均有强大的激动作用。

【临床应用】　适用于抗休克，对于心源性和感染性休克均有效；也用于房室传导阻滞，支气管哮喘。静脉滴注：0.5～1mg 溶于 5% 葡萄糖 250ml，由 $2\mu g/min$ 开始，根据具体情况调整剂量。用于心脏骤停，心内或静脉注射每次 0.5～1.0mg。

【注意事项】 心律失常伴心动过速、心绞痛、冠状动脉供血不足、高血压、洋地黄中毒所致心律失常慎用。

【规格】 注射剂：1mg/2ml

间羟胺 （Metaraminol）

本品主要激动 α 受体，升压效果比去甲肾上腺素稍弱，但较持久，可增加脑及冠状动脉的血流量；肌内注射后，5 分钟内血压升高，可维持 1.5～4 小时之久；静脉滴注 1～2 分钟起效。

【临床应用】 适用于各种休克早期，特别适用于神经源性、心源性及感染性休克早期，也可用于其他低血压状态的辅助治疗。肌内注射或皮下注射：每次 2～10mg；静脉滴注：15～100mg 入葡萄糖 500ml 中，滴速以维持理想的血压为宜；静脉注射：初用量 0.5～5mg，继而静脉滴注。小儿减量使用。

【注意事项】 孕妇、高血压、动脉硬化、糖尿病、甲状腺功能亢进、器质性心脏病患者禁用；不可与环丙烷、氟烷等药品同时使用；有蓄积作用，必须观察 10 分钟以上，才决定是否增加剂量；连用可引起快速耐受性；不宜与碱性药物共同滴注；停药须逐渐减量。

【规格】 注射剂：10mg/1ml

去氧肾上腺素 （Phenylephine）

本品主要作用于 α 受体，有明显的血管收缩作用，可反射性地减慢心率，并有短暂散瞳作用；皮下或肌内注射 10～15 分钟起效，静脉滴注立即起效，持续时间较短。

【临床应用】　适用于升高血压，用于治疗感染中毒性休克及过敏性休克。肌内注射：每次 2 ~ 5mg，10 ~ 15 分钟后可重复。静脉注射：每次 0.5mg，10 ~ 15 分钟后可重复。静脉滴注：10mg 加入 500ml 液体慢滴，根据患者血压调整滴速。散瞳检查，用 2% ~ 5% 溶液滴眼。

【注意事项】　心脏传导阻滞、室性心动过速者禁用；心肌疾病、甲状腺功能亢进、高血压、心动过缓及老年患者慎用；皮下注射或外溢可引起局部皮肤坏死。

【规格】　注射剂：10mg/1ml

去甲肾上腺素（Noradrenaline）

本品主要激动 α 受体，对 β 受体激动作用很弱，使全身小动脉与小静脉都收缩（但冠状动脉血管扩张）；保证重要器官的血液供应。

【临床应用】　主要适用于各种原因引起的低血压休克。静脉滴注：2 ~ 10mg 加入 500 ~ 1000ml 液体中滴注，根据血压调整。口服用于上消化道出血，8 ~ 16mg 加入冷生理盐水 250ml 中，每 1 ~ 2 小时服用 50ml。

【注意事项】　高血压、动脉硬化、无尿患者禁用；长时间持续使用可使心、肾等因灌注不良而受损害，甚至导致不可逆性休克；不可与碱性药物配伍注射；滴注时严防药液外漏，如果外溢，应立即更换注射部位，进行热敷，并用普鲁卡因或酚妥拉明作浸润注射；停药时应逐渐减量。

【规格】　注射剂：2mg/1ml（以重酒石酸盐计）

多巴胺 （Dopamine）

本品具有 β 受体激动作用，也有一定的 α 受体激动作用；对周围血管有轻度收缩作用，对内脏血管（肾、肠系膜、冠状动脉）则使之扩张；能改善末梢循环。

【临床应用】 适用于各种休克，也用于充血性心力衰竭、心脏骤停、心脏手术、脑缺血急性期、急性无尿性肾衰等。静脉滴注：20mg 加入 5% 葡萄糖注射液 200~300ml 中，开始 $2\mu g/(kg \cdot min)$，以后根据具体情况调整剂量。

【注意事项】 快速型心律失常、动脉硬化、高血压及血管阻塞性疾病、甲状腺功能亢进、糖尿病、嗜铬细胞瘤患者禁用；碱性溶液中会失去活性；大剂量时可使呼吸加速，发生心律失常，停药后迅速消失。

【规格】 注射剂：20mg/2ml

多巴酚丁胺 （Dobutamine）

本品为选择性 β_1 受体激动剂，增强心肌收缩力，改善左心室功能，且较为安全。

【临床应用】 适用于急性心肌梗死、肺梗死引起的心源性休克及术后低血容量综合征，也用于慢性充血性心衰。静脉滴注：20mg 加入 5% 葡萄糖溶液 250ml 或 500ml 中，$2~10\mu g/(kg \cdot min)$。

【注意事项】 高血压、房颤、梗阻型肥厚性心肌病患者禁用；严重心力衰竭、急性心肌梗死、急性心肌炎、缺氧、酸中毒、年老及有严重肝肾功能不全者，对强心药耐受性差，故剂量不应超过常用量的 1/3。

【规格】 注射剂：20mg/2ml

（八）调节血脂药及抗动脉硬化药

非诺贝特（Fenofibrate）
【异名】 立平之（Lipanthyl）
本品抑制三酰甘油和极低密度脂蛋白（VLDL）的合成，抑制 HMG-CoA 还原酶；降三酰甘油作用比降胆固醇作用强。
【临床应用】 主要用于高三酰甘油血症，也可用于高胆固醇和混合性高脂血症。口服：每次 100mg，3次/日，血脂下降后可改为每次 100mg，1~2 次/日。
【注意事项】 肝、肾功能不全及孕妇、哺乳期妇女禁用；合用口服抗凝药时增强抗凝药的作用；个别有暂时性转氨酶及尿素氮升高，停药后可恢复。
【规格】 片剂：100mg/片；胶囊：200mg/粒

苯扎贝特（Bezafibrate）
【异名】 阿贝他
本品为氯贝丁酯的衍生物，可减少胆固醇的合成，增加三酰甘油的降解。
【临床应用】 适用于各型高脂血症。口服：每次 200~400mg，3次/日，血脂降低后减量。
【注意事项】 妊娠期及哺乳期妇女、严重肝肾功能不全者禁用；偶致性功能减退及肌痛。
【规格】 片剂：200mg/片

吉非罗齐（Gemfibrozil）
本品为氯贝丁酯类药物；它能降低 VLDL 的合成，促进 VLDL 的分解，使三酰甘油显著减少；中等度降低

162

胆固醇；使高密度脂蛋白（HDL）含量增加。

【临床应用】 主要适用于伴 VLDL-三酰甘油增高的 Ⅲ 型、Ⅳ 型、Ⅴ 型和 Ⅱb 型高脂蛋白血症。口服：1.2g/d，分 2 次于早、晚餐前 30 分钟服用，可根据情况增、减剂量。

【注意事项】 与洛伐他汀合用时肌病发生率增高，应慎用，并减少各自的用量。

【规格】 胶囊：0.3g/粒

多烯酸乙酯 （Ethyl Polyenoate Soft)

主要成分为二十碳五烯酸乙酯和二十二碳六烯酸乙酯，二者含不饱和键较多，有较强的调整血脂作用，另尚有扩张血管及抗血栓形成作用。

【临床应用】 调血脂药。具有降低血清三酰甘油和总胆固醇的作用，用于高脂血症。口服，0.25～0.5g/次，3 次/日。

【注意事项】 不良反应较少。出血性疾病者禁用。

【规格】 胶丸：0.25g/粒

阿昔莫司 （Acipimox)

本品为烟酸衍生物。

【临床应用】 可用于治疗高三酰甘油血症（Ⅳ 型）、高胆固醇血症（Ⅱa 型）、高三酰甘油合并高胆固醇血症（Ⅱb 型）。口服：每次 0.25g，2～3 次/日，进餐时或餐后服用。

【注意事项】 治疗初期可引起皮肤血管扩张，通常在治疗后几天内消失，不需停药。肾功能不全患者根据肌酐清除率数据减低剂量。

【规格】 胶囊：0.25g/粒

辛伐他汀（Simvastatin）

【异名】 舒降之（Zocor）

本品为 HMG-COA 还原酶的抑制剂，具有强力降低血胆固醇的作用。

【临床应用】 用于饮食疗法效果不佳的原发性高胆固醇血症，特别适用于杂合子家族和非家族性高胆固醇血症。口服：由每次 5～10mg 开始，每晚 1 次，服药 1 个月后复查血脂，根据血脂水平调整剂量，可用至 40mg/d。

【注意事项】 与胆汁螯合剂合用可增强降胆固醇效应；可有转氨酶一过性轻度增高；活动性肝病、肝功能不全者及孕妇、哺乳期妇女禁用；当肌肉疼痛、乏力及/或 CK 活性增高考虑肌病时，应及时停药；与吉非贝齐或烟酸或免疫抑制剂并用时，肌病的发生率增加；并用口服抗凝剂时，可使凝血酶原时间延长，应及时减少抗凝药的剂量；服药期间不宜饮酒。

【规格】 片剂：20mg/片

普伐他汀钠（Pravastatin Sodium）

【异名】 美百乐镇（Mevalotin）

本品为 HMG-COA 还原酶的抑制剂；能高度选择性抑制肝内胆固醇的合成，极少抑制其他外周细胞内胆固醇的合成，从而减少不良反应。

【临床应用】 主要适用于经饮食限制仍不能控制的原发性高胆固醇血症（Ⅱa 和 Ⅱb 型高脂血症）。口服：从 5～10mg 开始，1 次/日，睡前服用；根据 4 周后患者对治疗反应而调节剂量，最高剂量为 40mg/d。

【注意事项】 对纯合子家族性高胆固醇血症疗效差；

余同辛伐他汀。

【规格】 片剂：20mg/片

氟伐他汀钠（Fluvastatin Sodium）

【异名】 来适可（Lescol）

本品为 HMG-COA 还原酶的抑制剂。

【临床应用】 适用于饮食不能完全控制的高胆固醇血症。口服：20～40mg/d，傍晚或睡前顿服；当血脂很高时，剂量可增加到每次 40mg，2 次/日。

【注意事项】 同辛伐他汀。

【规格】 胶囊：40mg/粒

阿托伐他汀钙（Atorvastatin Calcium）

【异名】 立普妥（Lipitor）、阿乐

本品抑制 HMG-COA 还原酶和胆固醇在肝脏的合成，同时也能增加 LDL 的摄取，减少低密度脂蛋白（LDL）的生成。

【临床应用】 用于在饮食控制的基础上治疗原发性高胆固醇血症（杂合子家族性或非家族性）和混合性高脂血症。口服：开始每次 10mg，1 次/日，最大量 80mg/d。

【注意事项】 活动性肝病和原因不明的转氨酶升高者禁用；肾功能不全者无需调整剂量；若肌酸磷酸激酶（CPK）升高或疑诊为肌病，应停药。孕妇及哺乳期妇女禁用。

【规格】 片剂：10mg/片，20mg/片

瑞舒伐他汀（Rosuvastatin）

【异名】 可定（Crestor）

本品为氨基嘧啶衍生物类 HMG-COA 还原酶抑制剂，其抑制胆固醇合成，强于其他他汀类药物。

【临床应用】 用于高脂血症和高胆固醇血症。可降低 LDL-胆固醇、总胆固醇、甘油三酸酯和 ApoB，升高 HDL-胆固醇。也用于纯合子家族性高胆固醇血症。每次 10mg，1 次/日，最大剂量每日 20mg。

【注意事项】 ①同阿托伐他汀钙；②儿童用药：仅限于纯合子家族性高胆固醇血症的小儿患者（8 岁或以上）；③药物相互作用：伊曲康唑、吉非罗齐可使本品血浆浓度升高。

【规格】 片剂：10mg/片

依折麦布 （Ezetimibe）

【异名】 益适纯

【临床应用】 原发性高胆固醇血症和纯合子家族性高胆固醇血症，每次 10mg，1 次/日，可单独服用或与他汀类联合应用。

【注意事项】 不良反应见肌痛、CPK 升高，转氨酶升高、肝炎、胆结石、胆囊炎；血小板减少症；皮疹等。活动性肝病、转氨酶升高的患者禁用。孕妇、哺乳期妇女禁用，10 岁以下儿童不用本品。

【规格】 片剂：10mg/片

烟酸 （Nicotinic Acid）

【异名】 本悦

本品在体内烟酰胺腺嘌呤二核苷酸（NAD）辅酶系统中转变为 NAD 后发挥降脂效应。

【临床应用】 用于预防和治疗烟酸缺乏症（糙皮病）、高胆固醇血症等。口服：第 1～4 周剂量为每次

0.5g，1 次／日；5~8 周剂量为 1g/次，1 次／日。8 周后，根据患者的疗效和耐受性渐增剂量，如有必要，可加至每日 2g。维持剂量为每日 1~2g，睡前服用，女性患者的剂量低于男性患者。

【注意事项】 少数病例的横纹肌溶解症与烟酸（≥1g/d）联合 HMG-COA 还原酶抑制剂有关。本品与 HMG-COA 还原酶抑制剂联合应用时应谨慎，并严密监测患者有无肌肉疼痛、触痛、无力的症状，尤其在用药的最初几个月和增加药物剂量期间。若患者有不稳定型心绞痛或处于心肌梗死的急性阶段，特别是这类患者还同时服用心血管系统药物（如硝酸盐、钙离子通道阻滞剂、肾上腺素能受体阻断剂）的时候，要慎用本品。

【规格】 片剂：0.5g/片

五、主要作用于呼吸系统的药物

（一）祛 痰 药

氨溴索（Ambroxol）

【异名】 沐舒坦（Mucosolvan）、贝莱

本品具有促进黏液排出和溶解分泌物的作用。

【临床应用】 适用于伴有痰液分泌异常和排痰功能不良的呼吸系统疾病，也可用于术后肺部并发症及早产儿、新生儿呼吸窘迫综合征的治疗。口服：每次 30mg，3 次／日，可增至每次 60mg，2 次／日，餐后服

用。糖浆：开始每次 10ml，2 次/日；2 周后剂量可减半，餐后液体送服。肌内注射、静脉注射：每次 15mg，2～3 次/日，也可加入生理盐水和 5% 葡萄糖溶液中静脉滴注。根据病情可增量，儿童剂量酌减。

【注意事项】 与抗生素合用，可增加抗生素在肺部的浓度。妊娠期间，特别是妊娠的前 3 个月禁用。

【规格】 片剂：30mg/片；注射剂：15mg/2ml；糖浆：600mg 100ml/瓶

乙酰半胱氨酸 （Acetylcysteine）

【异名】 富露施（Fluimucil）、易维适

本品有强效溶解黏痰作用，且可增加纤毛的摆动频率和黏液的周转率。

【临床应用】 适用于以黏稠分泌物过多为特征的呼吸系统疾病，如慢性阻塞性肺疾病（COPD）、支气管扩张症等。口服：每次 200mg，2～3 次/日或每次 600mg，每日 1 次；儿童每次 100mg，2～4 次/日。

【注意事项】 严重支气管哮喘患者慎用；本品含糖，糖尿病患者酌量使用；因本品含甜味剂，有苯酮酸尿毒症患者禁用。

【规格】 胶囊：0.2g/粒（易维适）；片剂：600mg/片（富露施）

羧甲司坦 （Carbocisteine）

本品能分解痰液中黏蛋白，迅速降低痰的黏稠度；还能增加痰中的黏液纤维，润滑支气管内壁。

【临床应用】 适用于各种引起痰液黏稠、咳痰困难的呼吸系统疾病，也可用于术后的咳痰困难和肺炎并发症。口服：每次 250～500mg，3 次/日。儿童剂

量酌减。

【注意事项】 有引起胃肠道出血的可能性，消化性溃疡活动期患者禁用。

【规格】 片剂：250mg/片

（二）镇咳药

复方甘草片（含阿片）（Glycyrrhizin Co.）

本品为黏膜保护性镇咳药，可盖在发炎的咽部黏膜上，减少局部感觉神经末梢所受刺激，从而发挥镇咳作用。

【临床应用】 适用于上呼吸道感染、急性支气管炎初期所致咳嗽。口服：2片/次，3次/日。

【注意事项】 孕妇及哺乳期妇女慎用。

【规格】 片剂

棕铵合剂

本品为末梢性镇咳药，兼有镇咳、祛痰作用。主要成分：氯化铵、复方甘草合剂。

【临床应用】 适用于各种原因引起咳嗽的对症治疗。口服：每次10～20ml，3次/日。小儿剂量酌减。

【注意事项】 孕妇禁用。

【规格】 合剂：3% 200ml/瓶

愈美颗粒（Glyceryl Guaiacolate/Dextromethorphan）

【异名】 华芬

本品含氢溴酸右美沙芬和愈创木酚甘油醚。

【临床应用】 适用于上呼吸道感染、支气管炎等疾病引起的咳嗽、咳痰。口服：12 岁以上儿童及成人每次 2 袋，3 次/日。24 小时不超过 8 袋。12 岁以下儿童用量见下表。

年龄（岁）	体重（kg）	一次用量（袋）	一日次数
1～3	10～15	1/2	3 次，24 小时不超过 4 次
4～6	16～21	1/2	
7～9	22～26	1	
10～12	28～32	1	

【注意事项】 偶有头晕、恶心、胃部不适等轻微反应，能很快消失，自行恢复，不影响继续用药。

【规格】 颗粒剂：每袋含右美沙芬 15mg、愈创木酚甘油醚 0.1g

美敏伪麻 （Pseudoephedrine/Chlorphenamine/Dextromethorphan）

【异名】 惠菲宁

本品为抗感冒药类药品。

【临床应用】 用于缓解感冒及过敏引起的咳嗽、鼻塞、流鼻涕及打喷嚏等症状。口服：成人，每次 10ml，3 次/日。12 岁以下儿童用量见下表。

年龄（岁）	体重（kg）	一次用量（ml）	一日次数
2~3	12~15	1.5~2	
4~6	16~21	2~3	3次
7~9	22~26	4	
10~12	28~32	5	

【注意事项】 每日剂量不超过4次，疗程不超过7天。

【规格】 口服液：100ml/瓶（每毫升含右美沙芬2mg、氯苯那敏0.4mg和伪麻黄碱6mg）

小儿伪麻美沙芬（Pseudoephedrine/Dextromethorphan）

【异名】 艾畅

本品成分为盐酸伪麻黄碱和氢溴酸右美沙芬。

【临床应用】 适用于婴幼儿由于感冒、花粉症或其他上呼吸道过敏引起的鼻塞、流涕、咳嗽等症状的对症治疗。每4~6小时可重复用药，每24小时用药不超过4次，或遵医嘱。

年龄（月）	体重（kg）	一次用量（ml）
0~3	2.5~5.4	0.4
4~11	5.5~7.9	0.8
12~23	8.0~10.9	1.2
24~36	11.0~15.9	1.6

【规格】 滴剂：15ml/瓶（每毫升含伪麻黄碱9.375mg、右美沙芬3.125mg）

可愈糖浆（Codeine and Guaifenesin）

本品具有明显的祛痰镇咳作用。可待因为中枢镇咳药，长期或大剂量应用有一定成瘾性，愈创木酚甘油醚为刺激性祛痰药，能使痰液稀释，易于咳出。

【临床应用】 用于感冒、流行性感冒及气管炎、支气管炎、咽炎、喉炎、肺炎、百日咳等病引起的咳嗽。12岁以上儿童及成人：每次10ml，3次/日，24小时不得超过30ml；6～12岁儿童：每次5ml，3次/日，24小时不得超过15ml；2～6岁儿童：每次2.5ml，3次/日，24小时不得超过7.5ml。

【注意事项】 偶有恶心、胃肠不适、便秘、困倦发生；长期应用可引起依赖性；孕妇、哺乳期妇女慎用。小于2岁儿童不宜服用本品。

【规格】 糖浆剂：100ml/瓶（每毫升含可待因2mg、愈创术酚甘油醚20mg）

（三）平 喘 药

麻黄素（Ephedrine）

本品作用与肾上腺素相似，兼有对中枢神经系统的兴奋作用。

【临床应用】 适用于支气管哮喘及其他过敏性疾病。肌注或皮下注射：成人每次15～30mg，小儿每次0.5～1mg/kg；静脉注射：成人15～30mg加入50%

172

的葡萄糖 40ml 中，缓慢注射。局部用于收缩血管，用 0.5%~1% 溶液。

【注意事项】 高血压、冠心病、甲状腺功能亢进患者禁用。

【规格】 注射剂：30mg/1ml

沙丁胺醇（Salbutamol）

【异名】 万托林

本品为选择性较强的 β_2 受体激动剂，口服吸收快，30 分钟起效。

【临床应用】 适用于各型支气管哮喘以及伴有可逆性气管阻塞的呼吸系统疾病。气雾剂：2 揿/次，3~4 次/日；雾化剂：每次 0.5~1ml，稀释后雾化吸入，4 次/日。

【规格】 气雾剂：200 揿/支（100μg/揿）；雾化剂：100mg 20ml/瓶

特布他林（Terbutaline）

【异名】 博利康尼（Bricanyl）、苏顺

本品为选择性 β_2 受体激动剂。

【临床应用】 适应证同沙丁胺醇。口服：开始 1~2 周，每次 1.25mg，2~3 次/日，以后可加至每次 2.5mg，3 次/日。静脉滴注：0.25mg 加入生理盐水 100ml 中，以 0.0025mg/min 的速度缓慢静脉滴注，成人每日 0.5~0.75mg，分 2~3 次给药。雾化吸入：每次 0.25mg，每次 15~20 分钟，每日 3~4 次。

【注意事项】 甲状腺功能亢进、糖尿病未控制的患者慎用。

【规格】 片剂（博利康尼）：2.5mg/片；注射液

（苏顺）：0.25mg/1ml

丙卡特罗（Procaterol）
【异名】 美普清（Meptin）
本品为选择性 β_2 受体激动剂，并可促进支气管纤毛运动。
【临床应用】 适应证同沙丁胺醇。口服：每次 $50\mu g$，1 次/日，睡前口服；或每次 $25\mu g$，2 次/日，早晨及睡前各 1 次。儿童剂量酌减。
【注意事项】 本品对皮肤试验有抑制作用，进行皮试时应提前 12 小时停药。甲状腺功能亢进、高血压、心脏病及糖尿病患者慎用。
【规格】 片剂：$25\mu g$/片

福莫特罗（Formoterol）
【异名】 奥克斯都保
本品为选择性 β_2 受体激动剂。吸入后 $1 \sim 3$ 分钟起效。
【临床应用】 适用于治疗和预防可逆性气道阻塞。吸入：每次 $4.5 \sim 9\mu g$，$1 \sim 2$ 次/日，早晨和（或）晚间给药；严重者可每次 $18\mu g$，$1 \sim 2$ 次/日。
【注意事项】 严重肝硬化患者、对本品及乳糖过敏者禁用；儿童不宜应用。勿与 β 受体阻断剂（包括滴眼剂）合用。慎与茶碱类药物、类固醇药物和利尿剂合用。
【规格】 气雾剂：60 喷/支（$4.5\mu g$/喷）

沙美特罗替卡松（Salmeterol Xinafoate/Fluticasone Propionate）
【异名】 舒利迭

本品为沙美特罗和替卡松的复方制剂。

【临床应用】　用于可逆性阻塞性气道疾病的常规治疗，包括成人和儿童哮喘。经口吸入：成人及≥12岁者，1吸（50μg/100μg 或 50μg/250μg）/次，2次/日；4岁以上12岁以下者，1吸（50μg/100μg）/次，2次/日。

【注意事项】　尽可能避免与β受体阻断剂合用。

【规格】　吸入剂：50μg 100μg/支，50μg 250μg/支，50μg 500μg/支

复方甲氧那明 （Compound Methoxyphenamine）

【异名】　阿斯美

为氨茶碱复方制剂，作用同氨茶碱等有关成分，具有镇咳、平喘和抗过敏作用。

【临床应用】　用于支气管哮喘及喘息性支气管炎等。口服，成人剂量：每次2～3粒，每日3次；小儿剂量：8～15岁，每次1粒；>15岁，每次2粒，均为每日3次。

【注意事项】　不良反应包括皮疹、恶心、呕吐、食欲减退、头晕、排尿困难等。冠心病、高血压、青光眼、排尿困难者、孕妇等慎用。

【规格】　胶囊（每粒含甲氧那明 12.5mg、那可丁 7mg、氨茶碱 25mg、氯苯那敏 2mg）

异丙托溴铵 （Ipratropium Bromide）

【异名】　爱全乐 （Atrovent）

本品为对支气管平滑肌有较高选择性的强效抗胆碱药；气雾吸入后5分钟起效，30～60分钟作用达峰值，维持4～6小时。

【临床应用】　适用于防治伴有支气管痉挛的慢性气

175

道阻塞性疾病，也适用于支气管哮喘及伴或不伴肺气肿的慢性支气管炎。气雾吸入：2 喷/次，4~6次/日。雾化吸入：每次 0.4~2ml，3~4 次/日。14 岁以下儿童酌情减量。

【注意事项】 用药过量可出现可逆性视力调节障碍；对阿托品类药物过敏者禁用。

【规格】 气雾剂：10ml/支（20μg/喷）；雾化剂：0.5mg 2ml/支

复方异丙托溴铵（Compound Ipratropium Bromide）

【异名】 可必特

本品是一种具有胆碱能特性的四价氨化合物，吸入后只作用于肺部，并不作用于全身。

【临床应用】 适用于需要多种支气管扩张剂联合治疗的患者，用于治疗与气道阻塞性疾病有关的支气管痉挛。气雾剂：成人及 12 岁以上儿童，2 喷/次，4 次/日，最大量12 喷/24 小时。吸入剂：成人及 12 岁以上儿童急性发作期通常 1 支可缓解症状，严重病例可增至 2 支，维持治疗期间 1 支/次，3~4 次/日。

【注意事项】 不良反应与其他 β 受体激动剂类似。肥厚型梗阻性心肌病和心动过速者禁用。

【规格】 吸入剂：2.5ml/支（每毫升含异丙托溴铵 0.42mg、沙丁胺醇 2.4mg）；气雾剂：20μg/喷 10ml/支

噻托溴铵（Tiotropium Bromide）

【异名】 思力华

本品是第一种长效季铵类抗胆碱能支气管扩张剂（M_1 和 M_3 受体阻断剂）。

176

【临床应用】 用于慢性阻塞性肺疾病（COPD）的维持治疗，包括慢性支气管炎和肺气肿伴呼吸困难的维持治疗及急性发作的预防。1 次/日，应用药粉吸入装置吸入 1 粒胶囊。

【注意事项】 不应用作支气管痉挛急性发作的初始治疗。吸入后有可能立即发生过敏反应或支气管痉挛。闭角型青光眼、前列腺增生或膀胱颈梗阻、中及重度肾功能不全患者应慎用。长期口干可引起龋齿。18 岁以下患者不推荐使用。

【规格】 胶囊：18μg/粒

氨茶碱（Aminophylline）

本品为茶碱和乙二胺的复合物，可松弛支气管平滑肌，抑制过敏介质释放；增强呼吸肌和心肌收缩力，增加心排出量；舒张冠状动脉、外周血管和胆管；增加肾血流量。

【临床应用】 适用于支气管哮喘、哮喘性慢性支气管炎和哮喘持续状态，也可用于急性心功能不全、心源性哮喘和胆绞痛。口服：成人，每次 0.1 ~ 0.2g，3 次/日；极量，每次 0.5g，1g/d；小儿，每次 3 ~ 5mg/kg，3 次/日。静脉注射：成人，每次 0.25 ~ 0.5g，1 ~ 2 次/日；极量，每次 0.5g；小儿，每次 2 ~ 3mg/kg。以 50% 葡萄糖注射液 20 ~ 40ml 稀释后缓慢静脉注射（不得少于 10 分钟），或以 5% 葡萄糖注射液 500ml 稀释后静脉滴注。

【注意事项】 急性心肌梗死伴血压显著降低者禁用；其中枢兴奋作用可使少数患者发生激动不安、失眠等，剂量过大时可发生谵妄、惊厥，可用镇静剂对抗。

【规格】 片剂：100mg/片；注射剂：250mg/10ml

二羟丙茶碱（Diprophylline）

本品平喘作用与氨茶碱相似。口服易耐受，对胃的刺激性较小。

【临床应用】 适用于支气管哮喘、哮喘型慢性支气管炎和哮喘持续状态。口服：每次 0.2g，3 次/日。

【注意事项】 见氨茶碱，不宜与氨茶碱同用。

【规格】 片剂：200mg/片

茶碱（Theophylline）

本品药理作用类似氨茶碱。

【临床应用】 适应证同氨茶碱。口服：每次 0.1～0.2g，2 次/日；极量，每次 0.3g，1g/d。

【注意事项】 本品宜饭后服用，以减轻胃肠道刺激；不宜与麻黄碱或肾上腺素同时应用。消化性溃疡及未治愈的癫痫患者禁用。

【规格】 缓释片：100mg/片

布地奈德（Budesonide）

【异名】 普米克都保、普米克令舒、雷诺考特、吉舒

本品为不含卤素的肾上腺皮质激素类药物。

【临床应用】 适用于需使用糖皮质激素维持治疗以控制基础炎症的支气管哮喘患者，也适用于慢性阻塞性肺疾病（COPD）患者。气雾吸入：成人，每次 200～400μg，1 次/日或每次 100～400μg，2 次/日。6 岁以上儿童，每次 200～400μg，1 次/日或每次 100～200μg，2 次/日。维持剂量需个体化，以最低剂量又能控制症状为准。鼻喷雾剂，起始剂量为每

日 256μg，早晨 1 次喷入或早晚分 2 次喷入；每次每个鼻孔内各 1 喷（64μg），共 128μg，早晚 2 次。或早晨每个鼻孔 2 喷，共 256μg。混悬液：经雾化器给药，成人：每次 1～2mg，2 次/日；儿童：0.5～1mg，2 次/日；维持剂量：成人：每次 0.5～1mg，2 次/日；儿童：0.25～0.5mg，2 次/日。

【注意事项】 可能发生以下不良反应：轻度喉部刺激，咳嗽、声嘶；口咽部念珠菌感染，每次用药后要漱口。过敏反应（皮疹、接触性皮炎、血管性水肿和支气管痉挛）；精神症状（抑郁和行为障碍等）。吸入剂、鼻喷雾剂：只用于 6 岁以上儿童。

【规格】 粉吸入剂：普米克都保：0.1mg/吸；气雾剂吉舒：0.1mg/揿；鼻喷雾剂：雷诺考特：64μg/喷；混悬液：普米克令舒：1mg/2ml

----

布地奈德/福莫特罗 （Budesonide/Formoterol）

【异名】 信必可都保

本品为布地奈德和福莫特罗的复方制剂，布地奈德为不含卤素的肾上腺皮质激素类药物，福莫特罗为 $β_2$ 受体激动剂。

【临床应用】 本品适用于需要联合应用吸入皮质激素和长效 $β_2$ 受体激动剂的哮喘病人的常规治疗：①本品 160/4.5μg/吸，推荐剂量：成年人和青少年（12 岁和 12 岁以上）：1～2 吸/次，2 次/日；②本品 80/4.5μg/吸，推荐剂量：成人：1～2 吸/次，2 次/日，最大使用量：4 吸/次，2 次/日；青少年（12～17 岁）：1～2 吸/次，2 次/日；儿童（6 岁和 6 岁以上）：2 吸/次，2 次/日。

【注意事项】 本品（80/4.5μg/吸）不适用于严重哮喘患者。本品不用于哮喘的初始治疗。

【规格】 吸入剂：80μg 4.5μg/支，160μg 4.5μg/支

扎鲁司特（Zafirlukast）

【异名】 安可来（Zccolate）

本品为白三烯受体阻断剂，通过拮抗炎症介质发挥抗炎作用，达到控制哮喘的目的。

【临床应用】 适用于哮喘的预防和长期治疗。口服：每次 20mg，2 次/日；必要时可加至最大量每次 40mg，2 次/日。

【注意事项】 肾功能不全者无需调整剂量；肝功能不全者慎用。本品在肝脏经 CYP2C9 药酶代谢，并抑制其活性，升高氟康唑和他汀类（氟伐他汀）血药浓度。与华法林合用使华法林血药浓度升高，使凝血酶原时间延长。

【规格】 片剂：20mg/片

孟鲁司特（Montelukast）

【异名】 顺尔宁（Singulair）

本品为口服有效的选择性白三烯受体阻断剂。

【临床应用】 适用于成人和儿童哮喘的预防和长期治疗，包括预防白天和夜间的哮喘症状，治疗对阿司匹林敏感的哮喘患者以及预防运动引起的支气管收缩。口服：每次 10mg，1 次/日，睡前服用。6～14 岁儿童剂量 5mg/d，2～4 岁儿童 4mg/d，睡前服用。

【注意事项】 本品口服后 1 天内起效；本品不可用于治疗哮喘急性发作。孕妇、哺乳期妇女和 2 岁以下儿童慎用。本品在肝脏经 CYP3A4 药酶代谢，与西沙必利、咪达唑仑和三唑仑等合用时，使这些药物的血药浓度升高。与红霉素、克拉霉素、酮康唑、齐多

夫定和沙奎那韦合用时升高本品血药浓度。

【规格】 片剂：4mg/片，10mg/片

核酪口服溶液

本品由核酪水解液、酪蛋白水解物和多种氨基酸与欧氏液等制成的含糖溶液。本品与免疫核糖核酸（IRNA）近似，能增强机体免疫功能。

【临床应用】 本品能增强机体抗病能力。主要用于治疗慢性支气管炎，能使症状减轻、睡眠改善、少患感冒等。在发病季节前提早用药效果更显著，对支气管哮喘也有一定疗效。口服，成人：每次10ml，2次/日；儿童：每次5ml，2次/日。

【注意事项】 在发病季节前半个月用药效果更显著。

【规格】 口服液：10ml/瓶

氟替卡松 （Fluticasone）

【异名】 辅舒酮、辅舒良

本品为局部用强效肾上腺皮质激素药物，脂溶性高。其高脂溶性目前位于所有吸入性糖皮质激素之首。在气道内浓度和存留时间较长，并使穿透细胞膜与糖皮质受体结合局部抗炎活性更强。

【临床应用】 气雾剂仅供吸入用：成人：轻度哮喘，$100 \sim 250\mu g$，2次/日。中度哮喘：$250 \sim 500\mu g$，2次/日。重度哮喘：$500 \sim 1000\mu g$，2次/日。可依每个患者的效果调整剂量至哮喘控制或降低至最小有效剂量。鼻喷雾剂：过敏性鼻炎，$50 \sim 200\mu g$，2次/日。

【注意事项】 少数可出现嗓音嘶哑和口腔、咽部念珠菌感染，应嘱患者用药后漱口。本品主要用于哮喘长期的常规治疗而不适用于缓解急性哮喘症状；

本品应慎用于活动期或静止期肺结核的患者。长期大量吸入糖皮质激素有可能引起全身作用，导致继发性肾上腺皮质功能不全等不良反应。对本品过敏者禁用。利托那韦可使本品血药浓度大幅度增加，应避免同时应用。

【规格】 气雾剂（辅舒酮）：125μg/揿 60 揿/支；鼻喷雾剂（辅舒良）：50μg/喷 120 喷/支

细菌溶解产物 （Bacterial Lysates）

【异名】 泛福舒（Broncho-Vaxom）

本品为 8 种细菌的冻干溶解物：流感嗜血杆菌、肺炎链球菌、肺炎克雷伯菌、臭鼻克雷伯菌、金黄色葡萄球菌、草绿色链球菌、化脓性链球菌、卡他奈瑟菌。

【临床应用】 预防呼吸道的反复感染及慢性支气管炎急性发作。可作为急性呼吸道感染治疗的合并用药。预防或巩固治疗：成人：每日空腹口服 1 粒，每月连用 10 天，连续使用 3 个月为一疗程。

【注意事项】 常见的不良反应有胃肠道紊乱（恶心、腹痛、呕吐）、皮肤反应（荨麻疹）、呼吸道不适（咳嗽、呼吸困难、哮喘）以及发热、疲劳、过敏反应等。如有持续胃肠功能紊乱或长时间持续的皮肤反应和呼吸道症状，应中断治疗。儿童用量减半，用法同成人。6 个月以下婴儿不推荐使用。

【规格】 胶囊剂：7mg/粒

妥洛特罗 （Tulobuterol）

【异名】 阿米迪

【临床应用】 用于缓解支气管哮喘、急慢性支气管炎、肺气肿等气道阻塞性疾病所致的呼吸困难等症状。1 次/日，成人 2mg；儿童：0.5～3 岁以下 0.5mg，3～9 岁以下 1mg，9 岁以上 2mg，粘贴于胸部、背部及上臂部均可。

【注意事项】 不良反应主要为震颤、头痛、全身乏力、失眠、心悸、粘贴部位瘙痒、皮疹等。可引起过敏症状，需密切观察，发现呼吸困难、全身潮红、血管性水肿、荨麻疹等症状时应中止给药，并进行处置。合用黄嘌呤衍生物、类固醇制剂及利尿剂，可增强 β_2-受体激动剂所致的血清钾下降的作用，因此重症哮喘患者要特别注意。甲状腺功能亢进、高血压、心脏疾病、糖尿病、变应性皮炎、老年患者慎用。孕妇及有妊娠可能的妇女应权衡利弊；哺乳期妇女使用本品时应停止授乳。与肾上腺素、异丙肾上腺素等合用易引起心律失常，有发生心脏骤停的危险。药物过量：持续使用时间超过用法和用量时可引起心律不齐，此时有引起心脏骤停的危险。

【规格】 贴剂：2mg/贴

六、主要作用于消化系统的药物

（一）治疗消化性溃疡和胃-食管反流病药物

铝碳酸镁（Hydrotalcite）
【异名】 达喜（Talcid）

本品可持续阻止胆酸和胃蛋白酶对胃的损伤，迅速中和胃酸，并可增强胃黏膜保护因子的作用。

【临床应用】 适用于急、慢性胃炎，反流性食管炎，消化性溃疡，胃灼热及与胃酸有关的胃部不适。口服：每次 500~1000mg，3~4 次/日，在饭后 1~2 小时、睡前或胃不适时嚼用。治疗胃和十二指肠溃疡时，在症状缓解后至少维持 4 周。

【注意事项】 严重心、肾功能不全者及高镁血症、高钙血症患者慎用。本品会影响地高辛和铁剂的吸收。

【规格】 片剂：500mg/片

碳酸氢钠（Sodium Bicarbonate）

本品为吸收性抗酸药，口服后迅速中和胃酸，维持时间短暂；静脉注射后增加碱储备，调节酸碱平衡；也有碱化尿液的作用。

【临床应用】 用于消化性溃疡的辅助治疗。口服：每次 500~1000mg，3 次/日。用于代谢性酸中毒的防治，5% 碳酸氢钠静脉滴注或静脉注射，亦可口服，剂量视具体情况而定。

【注意事项】 严重酸中毒和缺钾时最好先补钾，以免加重缺钾；补碱过快，可致血清游离钙离子减少而发生手足抽搐，可给予 10% 葡萄糖酸钙 10~20ml；可能发生穿孔的溃疡病患者禁用。

【规格】 片剂：500mg/片；注射剂：0.5g 10ml/支，5% 250ml/瓶

西咪替丁（Cimetidine）

【异名】 泰胃美（Tagamet）、泰为美

本品为 H_2 受体阻断剂，能抑制基础胃酸及各种刺激引起的胃酸分泌。

【临床应用】 适用于治疗消化性溃疡、胃-食管反流病及上消化道出血等。口服：每次 200～400mg，800～1600mg/d，一般于饭后及睡前各服 1 次，疗程一般为4～6 周。静脉注射：每次 200～600mg，用葡萄糖注射液或葡萄糖氯化钠注射液 20ml 稀释后缓慢注射。静脉滴注：每次 200mg，用葡萄糖注射液或葡萄糖氯化钠注射液稀释后滴注，4～6 小时 1 次；1 日剂量不宜超过 2g。也可直接肌内注射。

【注意事项】 突然停药能引起慢性消化性溃疡穿孔；本品能引起急性间质性肾炎，导致肾功能衰竭，但停药后一般可恢复正常；可通过血脑屏障，具有一定的神经毒性；对骨髓有一定的抑制作用。孕妇及哺乳期妇女禁用。与苯妥英钠、茶碱、地西泮、地高辛、奎尼丁合用可增加合用药物的血药浓度。与华法林类抗凝剂合用可导致出血倾向。

【规格】 片剂：400mg/片；注射剂：200mg/2ml

枸橼酸铋雷尼替丁（Ranitidine Bismuth Citrate）

【异名】 瑞倍

本品既有雷尼替丁的 H_2 受体阻断作用，又有胶体铋的抗幽门螺杆菌和保护胃黏膜作用。

【临床应用】 主要适用于消化性溃疡的治疗，也可用于根除幽门螺杆菌（与抗生素联用）。口服：每次 350mg，2 次/日。

【注意事项】 粪便变黑、舌苔发黑属于正常现象，停药后即会消失；本品不宜长期使用。严重肾功能不全者及孕妇、哺乳期妇女禁用。

【规格】 胶囊：350mg/粒

法莫替丁（Famotidine）

【异名】 高舒达（Gaster）

本品为 H_2 受体阻断剂，除抑制胃酸分泌外，还有止血效果。

【临床应用】 本品适用于消化性溃疡、反流性食管炎及卓-艾综合征。口服：每次 20mg，2 次/日，早、晚餐后或睡前，4~6 周为一疗程。静脉注射或静脉滴注：溶于生理盐水或葡萄糖注射液中，每次 20mg，2 次/日（间隔 12 小时），一旦病情许可，应将静脉给药改为口服给药。

【注意事项】 肝肾功能不全者应调整剂量。孕妇、哺乳期妇女及儿童禁用。

【规格】 片剂：20mg/片；粉针剂：20mg/支

奥美拉唑（Omeprazole）

【异名】 洛赛克（Losec）、奥克

本品为质子泵抑制剂，能特异性地抑制胃壁细胞 H^+-K^+-ATP 酶，从而抑制胃酸的分泌。

【临床应用】 适用于消化性溃疡、反流性食管炎及卓-艾综合征。静脉注射或静脉滴注：40 毫克/次，1 次/日。卓-艾综合征患者，每次 60mg，1 次/日。口服：20~60mg/d，最大量不超过 120mg/d（每日剂量超过 80mg 应分两次服用）。

【注意事项】 本品须整片吞服，不可咀嚼或压碎服用。常见的不良反应包括胃肠道反应、神经系统（感觉异常、嗜睡、失眠和眩晕）、肝酶升高、皮疹和荨麻疹等；罕见：神经系统（激动、攻击性行为、抑郁和幻觉）、男子女性型乳房、胃肠道念珠菌感染、白细胞和血小板减少、粒细胞缺乏症；肝性脑病、肝炎和肝衰竭；支气管痉挛、视物模糊、间质性肾炎和过敏性休克等。孕妇及哺乳期妇女慎用。本品抑制胃酸分泌的作用强、时间长，故不宜同时应用其他抑酸剂。避免酮康唑和伊曲康唑合用。严重肝损害者每日剂量不超过20mg。

【规格】 胶囊：20mg/粒；注射剂：40mg/支

奥美拉唑镁 （Omeprazole Magnesium）

【异名】 洛赛克 MUPS （Losec MUPS）

本品作用同奥美拉唑。

【临床应用】 适用于消化性溃疡、反流性食管炎。口服：每次 10~40mg，1 次/日。用于卓-艾综合征，起始 60mg/d，超过 80mg/d 时分两次服用。用于根除幽门螺杆菌，40mg/d，要与抗生素联用。

【注意事项】 本品必须整片吞服，不可咀嚼或压碎服用。余同奥美拉唑。

【规格】 片剂：20mg/片

兰索拉唑 （Lansoprazole）

【异名】 达克普隆 （Takepron）

本品为质子泵抑制剂，作用同奥美拉唑。

【临床应用】 适应证同奥美拉唑。口服：30mg/次，1 次/日，6~8 周为一疗程。

【注意事项】 本品有延缓地西泮及苯妥英钠代谢和排泄的作用，合用时应慎重。余同奥美拉唑。

【规格】 胶囊：30mg/粒

雷贝拉唑 （Rabeprazole）

【异名】 波利特 （Pariet）

本品为新型的质子泵抑制剂。

【临床应用】 适应证同奥美拉唑。口服：每次10mg，1次/日，根据病情可增至20mg/d，疗程6～8周。

【注意事项】 孕妇及哺乳期妇女禁用。肝功能异常者及老年人慎用；本品为肠溶片，应整片吞服，不要咀嚼。余同奥美拉唑。

【规格】 片剂：10mg/片

埃索美拉唑镁 （Esomeprazole Magnesium）

【异名】 耐信

本品是奥美拉唑的S-异构体，通过特异性的靶向作用机制减少胃酸分泌，为壁细胞中质子泵的特异性抑制剂。

【临床应用】 胃-食管反流性疾病的治疗。①糜烂性反流性食管炎的治疗：每次40mg，1次/日，连服4周；对于食管炎未治愈或持续有症状的患者建议再服药治疗4周；②已经治愈的食管炎患者防止复发的长期维持治疗：每次20mg，1次/日；③胃-食管反流性疾病的症状控制：没有食管炎的患者每次20mg，1次/日。用药4周症状未控制，应对患者做进一步的检查。

【注意事项】 应整片吞服，而不应咀嚼或压碎服用。对于严重肝功能损害的患者，每日剂量不应超过20mg。余同奥美拉唑。

【规格】 片剂：20mg/片，40mg/片；注射剂：40mg/支

枸橼酸铋钾 （Bismuth Potassium Citrate）

【异名】 丽珠得乐

本品在溃疡表面形成氧化铋胶体沉淀，形成保护性薄膜；还能刺激内源性前列腺素释放，改善胃黏膜血流与清除幽门螺杆菌。

【临床应用】 适用于胃及十二指肠溃疡的治疗。口服：每次 0.3g，3~4 次/日，于三餐前半小时及睡前用温水送服，各服 1 片。

【注意事项】 服药前、后半小时不要喝牛奶或服用抗酸剂和其他碱性药物；肝、肾功能不良者应减量或慎用；应用本品一般不超过 2 个月。孕妇禁用。

【规格】 胶囊：0.3g/粒

米索前列醇 （Misoprostol）

本品为前列腺素 E 的类似物。可抑制胃酸分泌，促进碳酸氢盐和黏液分泌，还可促进胃黏膜增生。

【临床应用】 适用于消化性溃疡，包括服用非甾体抗炎药引起者。口服：每次 0.4mg，2 次/日；或每次 0.2mg，4 次/日；4~8 周为一疗程。预防性用药，每次 0.2mg，2~4 次/日。

【注意事项】 妊娠和计划妊娠的妇女、哺乳期妇女禁用；腹泻为常见不良反应。

【规格】 片剂：0.2mg/片

硫糖铝 （Sucralfate）

【异名】 华迪

本品能与胃蛋白酶络合；并能与胃黏膜的蛋白质络合形成保护膜，从而利于黏膜再生及溃疡愈合。

【临床应用】 适用于胃及十二指肠溃疡。口服：每次 10~20ml，2~4 次/日，餐前 1 小时及睡前服用，服时摇匀，疗程 4~6 周。

【注意事项】 不宜与多酶片及西咪替丁合用，否则可降低疗效；可干扰维生素 A、维生素 D、维生素 E 及维生素 K 的吸收。

【规格】 口服液：1g 10ml/袋

磷酸铝 （Aluminium Phosphate）

【异名】 洁维乐 （Phosgel）

本品能覆盖在胃黏膜表面起到保护作用，同时还有中和胃蛋白酶、胃酸，吸附毒素的作用。

【临床应用】 适用于消化性溃疡和各种原因引起的胃炎。口服：1~2 袋/次，2~3 次/日。用前摇匀。

【注意事项】 慢性肾功能衰竭、高磷血症患者禁用。每袋含蔗糖 2.7g，糖尿病患者使用本品时不超过 1 袋。本品能减少呋塞米、地高辛、异烟肼、抗胆碱能药的吸收。

【规格】 凝胶剂：20g/袋

复方铝酸铋 （Compound Bismuth Aluminate）

【异名】 得必泰

【临床应用】 本品为抗酸收敛药。适用于胃溃疡、十二指肠溃疡、慢性浅表性胃炎、胃酸过多和十二指肠球炎等。口服：1~2 袋/次，3 次/日，饭后服用，疗程 1~2 个月。

【注意事项】 服药期间粪便呈黑色属正常现象。

【规格】 颗粒剂：1.3g/袋（每包含铝酸铋 200mg、重质碳酸镁 400mg、碳酸氢钠 200mg、甘草浸膏粉 300mg、弗朗鼠李皮 25mg、茴香粉 10mg）

麦滋林-S（Marzulene-S）

本品为含 L-谷氨酰胺的复方制剂，具有抗炎、促进组织修复的作用。

【临床应用】 适用于消化性溃疡、胃炎及急性胃黏膜损害。口服：1～2 袋/次，3 次/日。

【注意事项】 不良反应常见荨麻疹、瘙痒、肝功能异常、胃肠道反应和颜面潮红等。

【规格】 颗粒剂：0.67g/袋（L-谷氨酰胺 663.3mg、呱仑酸钠 2.0mg）

吉法酯（Gefarnate）

【异名】 惠加强（Wycakon-G）

本品具有加速新陈代谢、调节胃肠功能和胃酸分泌、加强黏膜保护等作用。

【临床应用】 适用于胃和十二指肠溃疡，急、慢性胃炎，结肠炎，胃痉挛等。口服：每次 50～100mg，3 次/日，疗程 4～12 周。儿童剂量酌减。

【注意事项】 治疗应按时服药，不可提前中断疗程。妊娠妇女禁用。

【规格】 片剂：50mg/片

（二）胃肠解痉药

匹维溴铵（Pinaverium Bromide）

【异名】 得舒特（Dicetel）

本品为对胃肠道具有高度选择性解痉作用的钙离子

通道阻滞剂；可缓解肠道痉挛，恢复正常的肠道运动功能。

【临床应用】 适用于与肠功能紊乱有关的疼痛、肠蠕动异常、肠易激综合征和结肠痉挛；也用于与胆道功能紊乱有关的疼痛、胆囊运动障碍及为钡剂灌肠做准备。口服：每次50mg，3次/日，进餐时服。用于胃肠道检查前，每次100mg，2次/日，连用3日，检查当天口服100mg。

【注意事项】 儿童、孕妇禁用；应整片吞服，不可咀嚼或含化药片。哺乳期妇女慎用。偶见皮疹、瘙痒、恶心和口干等不良反应。

【规格】 片剂：50mg/片

奥替溴铵（Otilonium Bromide）

【异名】 斯巴敏

本品对于消化道平滑肌能够发挥强烈的解痉作用。

【临床应用】 适用于消化道远端的肠易激或痉挛性疼痛。口服：每次40mg，2～3次/日。

【注意事项】 青光眼、前列腺肥大、幽门狭窄者及孕妇、哺乳期妇女禁用。

【规格】 片剂：40mg/片

（三）助消化药

胰酶（Pancreatin）

【异名】 得每通（Ceron）

本品为多种酶的混合物，主要为胰蛋白酶、胰淀粉酶和胰脂肪酶。

【临床应用】 主要用于消化不良、食欲不振及肝、胰腺疾病引起的消化功能障碍。口服：每次 300 ~ 600mg，3 次/日，饭前服。

【注意事项】 不宜与酸性药物同服；与等量碳酸氢钠同服可增加疗效。

【规格】 片剂：150mg/片

复方消化酶（Compound Digestive Enzyme）

【异名】 达吉

【临床应用】 主要适用于胃肠道、胰脏消化功能不全；急、慢性肝脏疾患所致的胆汁分泌不足；胆管疾患、胆囊切除患者的消化不良；病后恢复期过食及高脂食物引起的消化不良。口服：1 ~ 2 粒/次，3次/日。

【注意事项】 急性重症肝炎有肝内胆管闭塞者、胆道完全性阻塞者禁用。

【规格】 胶囊：每粒胶囊含胃蛋白酶 25mg、木瓜蛋白酶 50mg、淀粉酶 15mg、熊去氧胆酸 25mg、纤维素酶 15mg、胰酶 50mg、胰脂酶 13mg

---

复方阿嗪米特（Compound Azimtamide）

【异名】 泌特

本品由胰酶和纤维素酶、阿嗪米特及二甲基硅油组成的制剂。

【临床应用】 用于因胆汁分泌不足或消化酶缺乏而引起的症状。成人：1 ~ 2 片/次，3 次/日，餐后服用。

【注意事项】 肝功能障碍患者、因胆石症引起胆绞

痛的患者、胆管阻塞患者、急性肝炎患者等禁用
本品。

【规格】 片剂

食母生 (Dried Yeast)

本品为麦酒酵母菌的干燥菌体，含有 B 族维生素及
多种酶。

【临床应用】 适用于食欲不振、消化不良及防治 B
族维生素缺乏症的辅助治疗。口服：每次 0.5～4g，
儿童每次 0.5～1.0g，3 次/日，嚼碎后服。

【注意事项】 大剂量时可致腹泻；不宜与磺胺药和
单胺氧化酶抑制剂合用。

【规格】 片剂：0.2g/片

（四） 胃肠动力药及镇吐药

甲氧氯普胺 (Metoclopramide)

本品具有强大的中枢性镇吐作用，还可加强胃及肠
段上部的运动。

【临床应用】 主要适用于各种原因引起的恶心、呕
吐。口服：每次 5～10mg。肌内注射：每次 10～
20mg，每日剂量不宜超过 0.5mg/kg。

【注意事项】 静脉给药可能引起直立性低血压；大
剂量或长期用药可导致锥体外系反应，主要表现为
帕金森综合征。

【规格】 片剂：5mg/片；注射剂：10mg/1ml

多潘立酮（Domperidone）

【异名】 吗丁啉（Motilium）

本品为作用较强的多巴胺能受体阻断剂，具有外周阻滞作用，不透过血脑屏障。

【临床应用】 适用于胃动力障碍引起的消化不良症，也可用于各种原因引起的恶心、呕吐。口服：每次10mg，3~4次/日，必要时可加倍，饭前服用。儿童剂量酌减。

【注意事项】 抗胆碱能药可对抗本药的抗消化不良作用，不宜合用；本药无锥体外系反应。可使血清泌乳素水平升高，停药后可恢复。与锂剂和苯二氮䓬类药物合用可引起锥体外系症状。

【规格】 片剂：10mg/片

莫沙必利（Mosapride）

【异名】 快力、加斯清（Gasmotin）

本品为选择性 $5-HT_4$ 受体激动剂，选择性作用于上消化道，对结肠运动无影响；无延长 QT 间期作用。

【临床应用】 适用于胃肠动力障碍性疾病，如胃轻瘫、功能性消化不良等，也用于胃-食管反流病、假性肠梗阻、顽固性便秘和慢性便秘的治疗。口服：每次 5mg，3 次/日，餐前服用，病情严重者剂量可增加。

【注意事项】 本品作用可被抗胆碱药物阻断。可见口干、心悸、嗜酸性粒细胞增多、三酰甘油和 ALT 升高等。妊娠、哺乳期妇女、儿童和肝肾功能不全者慎用。

【规格】 片剂：5mg/片

伊托必利 （Itopride）

【异名】 为力苏

【临床应用】 胃肠促动力药，适用于功能性消化不良引起的各种症状，如上腹不适、餐后饱胀、食欲不振、恶心、呕吐等。成人，每次 50mg，3 次/日，饭前服用。根据年龄症状适量酌减。

【注意事项】 可见腹泻，唾液分泌增加、睡眠障碍、白细胞减少和皮疹；偶出现血尿素氮、肌酐值升高；疲乏、手指发麻和手抖等不良反应。本品可增强乙酰胆碱作用，尤其老年患者易出现，应注意。药物过量可引起视物模糊、呕吐、腹泻、低血钾、呼吸短促、胸闷、唾液和支气管分泌增多等可用适量阿托品解救。

【规格】 片剂：50mg/片

昂丹司琼 （Ondansetron）

【异名】 欧贝

本品为强效、高度选择性的 $5-HT_3$ 受体阻断剂，口服后 1.5 小时达作用高峰。

【临床应用】 适用于放疗、化疗引起的恶心、呕吐。口服或静脉注射：每次 8mg，2 次/日；放、化疗前及放、化疗后 12 小时各 1 次。也用于预防手术后的恶心、呕吐，术前 1 小时口服 8mg，或诱导麻醉时肌内注射或静脉注射 4mg。

【注意事项】 本药增加大肠通过时间，对有肠梗阻症状的患者应慎用。不良反应包括腹泻、皮疹和 ALT 升高；罕见支气管哮喘、心动过速、低血钾和癫痫大发作。妊娠妇女安全性未确定。

【规格】 片剂：4mg/片；注射剂：4mg/2ml

格拉司琼 (Granisetron)

【异名】 枢星

本品为高选择性 5-HT$_3$ 受体阻断剂。

【临床应用】 适用于防治肿瘤放疗、化疗引起的恶心、呕吐。静脉注射：每次 3～6mg，于放疗或化疗前使用。

【注意事项】 胃肠道梗阻者禁用。余同昂丹司琼。

【规格】 注射剂：3mg/3ml

（五）泻药和止泻药

硫酸镁 (Magnesium Sulfas)

本品可直接扩张血管平滑肌和松弛胆总管括约肌，发挥降压和利胆作用；此外，还有导泻、抑制中枢神经系统及阻断神经肌肉接头传递的作用。

【临床应用】 导泻，口服：每次 5～20g。利胆，口服：每次 2～5g，3 次/日。

【注意事项】 心脏传导阻滞、严重肾功能不全和急腹症患者禁用；胃肠道溃疡、破损的患者使用，易造成大量吸收引起镁中毒，需慎用。

【规格】 口服液：50% 40ml/瓶

酚酞 (Phenolphthalein)

本品口服后在肠道内遇胆汁及碱性液体形成可溶性钠盐，刺激结肠黏膜，促进其蠕动，起到缓泻作用；其作用可持续 3～4 日。

【临床应用】 适用于习惯性顽固便秘的治疗。口服：每次 50～200mg，睡前；经 8～10 小时排便。

【注意事项】 与碳酸氢钠及氧化镁等碱性药物并用，能引起变色，可使尿液显红色。

【规格】 片剂：100mg/片

开塞露（Glycerin Co.）
本品为山梨醇、硫酸镁或甘油的混合制剂；将药物挤入直肠内，在肠内形成一定的渗透压刺激肠蠕动而排便。

【临床应用】 适用于便秘的症状治疗。每次 20ml 或 110ml，将药物挤入直肠内，小儿酌减。

【规格】 溶液：50%，20ml/支，42.75% 110ml/支

聚乙二醇–4000（Macrogol 4000）
【异名】 福松（Forlax）
本品为渗透性缓泻剂；它在肠道内不被降解，不改变肠道的 pH 值。

【临床应用】 适用于成人便秘的症状治疗。口服：1～2 袋/日，将本品溶解在一杯水中服用。

【注意事项】 炎症性肠病、肠梗阻患者禁用；本品不宜长期使用。

【规格】 粉剂：10g/袋

复方聚乙二醇电解质（Polyethlene Glycol Electro-lyte）
【异名】 和爽
【临床应用】 术前肠道清洁准备；肠镜、钡灌肠及其他检查前的肠道清洁准备。将本品一袋加水配成

1000ml 的溶液。术前肠道清洁准备，用量为 3000～4000ml，首次服用 600～1000ml，以后每隔 10～15 分钟服用 1 次，每次 250ml，直至服完或直至排出水样清便。肠镜、钡灌肠及其他检查前的肠道清洁准备，用量为 2000～3000ml，服法相同。总给药量不超过 4L。

【注意事项】 肠梗阻、肠穿孔、胃潴留、消化道出血、中毒性肠炎、中毒性巨结肠或肠扭转患者禁用。严重溃疡性结肠炎患者慎用。宜于术前或检查前 4 小时开始服用，其中服药时间约为 3 小时，排空时间约为 1 小时。可在手术、检查的前一天下午开始服药。

【规格】 散剂：68.56g/袋，每袋含氯化钾 0.74g、碳酸氢钠 1.68g、氯化钠 1.46g、硫酸钠 5.68g、聚乙二醇 4000 59g

----

洛哌丁胺（Loperamide）

【异名】 易蒙停（Imodium）

本品可直接作用于肠壁，抑制肠的蠕动；还可增加肛门括约肌的张力，抑制便失禁和便急。

【临床应用】 适用于急性腹泻以及各种病因引起的慢性腹泻，对胃、肠部分切除术后和甲状腺功能亢进引起的腹泻也有较好疗效。口服：初始剂量 2～4mg，每次腹泻后 2mg，1 日总量不超过 16mg（慢性腹泻不超过 12mg）。儿童剂量酌减。

【注意事项】 伴有高热和脓血便的急性菌痢患者禁用；急性腹泻患者服用本品 48 小时后临床症状无改善，应换药；溃疡性结肠炎的急性发作期及广谱抗生素引起的假膜性肠炎患者不宜用本品止泻。

【规格】 胶囊：2mg/粒

蒙脱石（Smectite）

【异名】 思密达（Smecta）

本品覆盖消化道黏膜，增强黏液屏障；促进损伤的消化道黏膜上皮再生；吸附消化道内各种病原菌；平衡正常菌群，促进肠黏膜细胞的吸收功能，减少其分泌。

【临床应用】 适用于急、慢性腹泻；胃–食管反流病、食管炎、胃炎及结肠炎；肠易激综合征的症状治疗；肠道菌群失调。口服：1 袋/次，3 次/日；儿童剂量酌减。

【注意事项】 如需服用其他药物，最好与本品间隔一段时间。

【规格】 粉剂：3g/袋

（六）微生态药物

乳酶生（Lactasin）

本品为活肠链球菌，能分解糖类生成乳酸，抑制肠内病原体的繁殖。

【临床应用】 适用于消化不良、肠发酵、小儿饮食不当引起的腹泻等。口服：每次 0.3 ~ 1.0g，3 次/日，饭前服用。

【注意事项】 不宜与抗菌药物或吸着剂合用，或分开服（间隔 2 ~ 3 小时）。

【规格】 片剂：0.15g/片

乳酸菌素（Lactobacillus）

本品可促进胃液分泌，有助消化，增进食欲；并可补充人体必需氨基酸、微量元素及维生素；同时对引起肠道疾病的致病菌有抑制作用。

【临床应用】 适用于消化不良、肠内异常发酵、急慢性肠炎及腹泻等。口服：每次2.4g，3次/日，嚼服；剂量可加大。

【规格】 片剂：1.2g/片

双歧杆菌/嗜酸乳杆菌/肠球菌三联活菌

【异名】 培菲康（Bifico）

本品为双歧杆菌、乳酸杆菌及肠球菌的混合制剂；可直接补充肠道正常生理性细菌，抑制致病菌；减少肠源性毒素的产生和吸收。

【临床应用】 适用于肠道菌群失调症，急、慢性腹泻，腹胀，便秘。口服：2~3粒/次，2~3次/日；或1袋/次，3次/日。儿童用量酌减。

【规格】 胶囊：210mg/粒；散剂：1g/袋

枯草杆菌/肠球菌二联活菌多维颗粒

【异名】 妈咪爱

【临床应用】 适用于消化不良、食欲不振、营养不良，肠道菌群紊乱引起的腹泻、便秘、腹胀、肠道内异常发酵、肠炎，使用抗生素引起的肠黏膜损伤等症。用低于40℃的水或牛奶冲服，也可直接服用。2周岁以下：1袋/次，1~2次/日；2周岁以上：1~2袋/次，1~2次/日。

【注意事项】 冲服时的水温不得超过40℃。本品为儿童用药。

【规格】 颗粒剂：1g/袋

枯草杆菌/肠球菌二联活菌

【异名】 美常安

【临床应用】 治疗肠道菌群失调（抗生素、化疗药物等）引起的腹泻、便秘、肠炎、腹胀、消化不良、食欲不振等。12 岁以上儿童及成人：口服，每次 1～2 粒，2～3 次/日。

【注意事项】 治疗 1 个月症状仍无改善时，应停止用药。

【规格】 胶囊：250mg/粒

地衣芽胞杆菌（Bacillus Licheniformis）

【异名】 整肠生

本品以活菌进入肠道后对致病菌有拮抗作用，而对肠道正常菌群有促进生长作用。

【临床应用】 适用于细菌或真菌引起的急、慢性肠炎及腹泻；也可用于其他原因引起的肠道菌群失调。口服：每次 0.5g，3 次/日；儿童剂量减半。

【注意事项】 大剂量服用可致便秘；不宜与抗生素同时应用。

【规格】 胶囊：0.25g/粒

口服乳杆菌 LB 散

【异名】 乐托尔（Lacteol）

本品为嗜酸乳杆菌（死菌）及其代谢产物，可直接抑制肠道致病菌生长，促进有益细菌的生长，增强肠道黏膜的免疫力。

【临床应用】 适用于腹泻的对症治疗，对细菌性腹泻也有效。口服：1 袋/次，2 次/日，首剂加倍。儿童首剂无需加倍。

【注意事项】 本品可与抗生素同时使用。

【规格】 散剂：800mg/袋

（七） 肝胆疾病辅助用药

乳果糖（Lactulose）

【异名】 杜秘克（Duphalac）

本品在直肠分解为乳糖及少量乙酸，抑制肠道细菌产氨，使肠腔已有的氨转变为铵离子；此外可刺激大肠的蠕动，软化大便。

【临床应用】 适用于血氨增高的肝性脑病。口服：起始剂量每次 30～45ml，3 次／日，维持剂量个体化。用于便秘的治疗，15～30ml／d，可适当增减。儿童剂量酌减。

【注意事项】 不耐受乳糖者禁用；偶可致腹泻；少数患者有肠胀气。

【规格】 口服液：10g 15ml／袋

谷氨酸钠（Sodium Glutamate）

本品可与血液中的氨结合，成为无害的谷氨酰胺；还参与脑蛋白质代谢与糖代谢，改善中枢神经系统的功能。

【临床应用】 适用于肝昏迷和一些神经精神系统疾病（如精神分裂症和癫痫）的辅助治疗。静脉滴注：每次 11.5g，不超过 23g／d，用 5% 葡萄糖注射液稀释后缓慢滴注。

【注意事项】 肾功能不全患者慎用；儿童用后可出现震颤。

【规格】 注射剂：5.75g 20ml／支

谷氨酸钾（Potassium Glutamate）

【临床应用】 适应证同谷氨酸钠。静脉滴注：每次 6.3g，用5%葡萄糖注射液稀释后缓慢滴注，特别适用于伴有低血钾患者。

【规格】 注射剂：6.3g 20ml/支

精氨酸（Arginine）

本品参与体内的鸟氨酸循环，使尿素合成增加，从而降低血氨。

【临床应用】 适用于血氨增高的肝昏迷，特别是伴有碱中毒的患者。静脉滴注：每次 15～20g，加入10%的葡萄糖中慢滴（大于4小时），1～2次/日。小儿酌减。

【注意事项】 肾功能不全及无尿者禁用；长期大剂量应用可引起高氯性酸中毒。

【规格】 注射剂：5g 20ml/支

联苯双酯（Bifendate）

本品能增强肝脏的解毒功能，促进肝细胞再生并保护肝细胞，从而改善肝功能。

【临床应用】 适用于慢性肝炎和长期单项丙氨酸氨基转移酶异常者。口服：5～10粒/次，3次/日，3～6个月为一疗程。

【注意事项】 肝硬化患者禁用。

【规格】 滴丸：1.5mg/粒

葡醛内酯（Glucurolactone）

本品在体内转变为葡萄糖醛酸起作用；使肝糖原含

量增加；可与肝内及肠内的毒物结合，变为无毒的葡萄糖醛酸结合物而排出，具有保肝及解毒作用。

【临床应用】　适用于急、慢性肝炎和肝硬化，也可用于解毒。口服：每次 $0.1 \sim 0.2g$，$2 \sim 3$ 次/日。

【规格】　片剂：50mg/片

甘草酸二铵 （Diammonium Glycyrrhizinate）

【异名】　天晴甘平

本品系甘草提取物，对多种肝毒剂致肝脏损伤有防治作用；还具有刺激单核-吞噬细胞系统功能、抗病毒、诱生 γ-干扰素、增强 NK 细胞活性的作用。

【临床应用】　适用于急、慢性肝炎的治疗。口服：每次 150mg，3 次/日。

【注意事项】　治疗中应监测电解质和血压。孕妇、对卵磷脂过敏者禁用；严重低钾血症、高钠血症、高血压病、心衰和肾衰竭患者禁用。用药过程中应定期测血压和血清钾、钠浓度，如出现高血压、血钠潴留、低钾血症等情况应停药。

【规格】　片剂：50mg/片

复方甘草酸苷 （Compound Glycyrrhizin）

【异名】　美能

本品系甘草提取物经加工而成，具有解毒、抗炎、抗变态反应、改善脂肪代谢及激素样作用。

【临床应用】　治疗慢性肝病，改善肝功能异常。可用于治疗湿疹、皮肤炎、荨麻疹。口服：成人，$2 \sim 3$ 片/次；儿童，1 片/次，3 次/日饭后服用。静脉滴注：成人，每次 $5 \sim 20ml$，1 次/日。慢性肝病，每次 $40 \sim 60ml$，1 次/日。

【注意事项】 每日最大用量不超过 100ml。可出现低钾血症、血压上升、钠及液体潴留、水肿、尿量减少、体重增加等假性醛固酮增多症状。还可出现肌力低下、肌痛、四肢痉挛、麻痹等横纹肌溶解症的症状（CPK 升高）。醛固酮症、肌病和低钾血症患者禁用。

【规格】 片剂；注射剂：20ml/支

多烯磷脂酰胆碱（Polyene Phosphatidylcholine）

【异名】 易善复（Essentiale）

本品成分为磷脂及 B 族维生素；具有保护肝细胞、促使修复及再生的作用。

【临床应用】 适用于肝炎、肝硬化、脂肪肝、胆汁淤积及预防胆结石的形成等。口服：1～2 粒/次，2～3 次/日。静脉滴注：5～10ml 加入葡萄糖液中滴注，可用至 20ml/d。

【规格】 胶囊：228mg/粒；注射剂：232.5mg/5ml

硫普罗宁（Tiopronin）

本品为 N-（2-巯基丙酰基）–甘氨酸。

【临床应用】 适用于脂肪肝、早期肝硬化、各种原因引起的肝炎及重金属中毒。口服：每次 100～200mg，3 次/日。

【注意事项】 不良反应包括消化系统症状（食欲不振、恶心、呕吐、腹痛、腹泻等）、过敏反应（瘙痒、皮疹、皮肤发红）；长期、大量服用罕见蛋白尿或肾病综合征，疲劳感和肢体麻木应停服。

【规格】 片剂：100mg/片

腺苷蛋氨酸 （Ademetionine）

【异名】 思美泰（Transmetil）

本品作为甲基供体和生理性硫基化合物的前体参与体内许多重要的生化反应。

【临床应用】 适用于肝硬化前和肝硬化所致肝内胆汁淤积，妊娠期肝内胆汁淤积。初始治疗：500～1000mg/d；也可肌内注射或静脉注射，共2周。口服维持治疗：每次500～1000mg，2次/日。

【注意事项】 血氨增高的患者需监测血氨的水平。本品为肠溶片剂，在十二指肠内崩解，须整片吞服，不得嚼碎。建议在两餐之间服用。

【规格】 片剂：500mg/片；注射剂：500mg/支

双环醇 （Bicyclol）

【异名】 百赛诺

本品对多种化学性、免疫性的肝损伤有明显的保护作用，可降低血清转氨酶和减轻肝脏病理损害。

【临床应用】 用于慢性肝病所致转氨酶升高。口服：每次25mg，3次/日，必要时剂量可加倍，最少服用6个月。

【注意事项】 有肝功能失代偿者，如胆红素明显升高、低白蛋白血症、肝硬化腹腔积液、食管静脉曲张出血、肝性脑病及肝肾综合征患者慎用。孕妇、哺乳期妇女及12岁以下儿童慎用。

【规格】 片剂：25mg/片

异甘草酸镁 （Magnesium Isoglycyrrhizinate）

【异名】 天晴甘美

本品是一种肝细胞保护剂，具有抗炎、保护肝细胞膜及改善肝功能的作用。

【临床应用】 本品适用于慢性病毒性肝炎，改善肝功能。每次 100mg，1 次/日，用 10% 葡萄糖注射液 250ml 稀释后静脉滴注，4 周为一疗程。如病情需要，200mg/d。

【注意事项】 不良反应有低钾血症、血压升高，钠与体液潴留、水肿、体重增加等假性醛固酮症的危险，要注意血钾的测定，出现异常情况应停止用药。严重低钾血症、高钠血症、高血压、心力衰竭、肾功能衰竭的患者禁用。与依他尼酸、呋塞米等噻嗪类利尿剂并用时可导致血钾下降。

【规格】 注射剂：50mg/10ml

促肝细胞生长素 （Hepatocyte Growth-Promotting Factors）

本品是从新鲜乳猪肝脏中提取纯化制备而成的小分子多肽类活性物质。

【临床应用】 用于重型病毒性肝炎（急性、亚急性、慢性重症肝炎的早期或中期）的辅助治疗。静脉滴注：80～100mg 加入 10% 葡萄糖溶液缓慢静脉滴注，每日 1 次，疗程一般为 4～6 周，重症肝炎疗程为 8～12 周。肌内注射：每次 40mg，2 次/日，用 0.9% 氯化钠稀释后注射。

【注意事项】 个别病例可出现低热和皮疹，停药后即可消失。对本品过敏者禁用。过敏体质者慎用。

【规格】 粉针剂：20mg/支

熊去氧胆酸 （Ursodeoxycholic Acid）

【异名】 优思弗 （Ursofalk）

208

本品可促进内源性胆汁酸的分泌，减少重吸收；拮抗胆汁酸的细胞毒作用，保护肝细胞膜；溶解胆固醇性结石，并具有免疫调节作用。

【临床应用】 用于胆囊胆固醇结石和胆汁淤积性肝病。口服：10mg/（kg·d）。溶石治疗一般需6～24个月，服用12个月后结石未见变小者停止用药。用于胆汁反流性胃炎，每次250mg，1次/日，一般服用10～14日，根据病情决定是否继续用药。

【注意事项】 急性胆系感染、胆道梗阻、孕妇及哺乳期妇女禁用。

【规格】 胶囊：250mg/粒

茴三硫（Anethol Trithione）

【异名】 正瑞

【临床应用】 用于胆囊炎、胆结石、伴有胆汁分泌障碍的慢性肝炎辅助治疗。口服：每次25mg，每日3次。

【注意事项】 长期服用可致甲状腺功能亢进。胆道阻塞患者忌用。如出现荨麻疹样红斑应立即停药，停药后红斑可消失。

【规格】 片剂：25mg/片

（八）其他消化系统用药

盖胃平（Gaviscon）

本品能中和胃酸，并能保护胃黏膜，作用时间长。

【临床应用】 用于缓解胃酸过多引起的胃灼热及慢性胃炎。口服：成人，2～4片/次，3次/日，饭后、睡前或发病时嚼碎服用。

【注意事项】 严重肾功能不全、阑尾炎、急腹症或肠梗阻、溃疡性结肠炎、慢性腹泻者禁用。低磷血症患者不宜服用本品。

【规格】 片剂：每片含三硅酸镁8.3mg、氢氧化铝33.3mg、海藻酸0.16g

美沙拉秦（Mesalazine）

【异名】 艾迪莎、莎尔福

本品对肠壁的炎症有显著的抗炎作用。

【临床应用】 适用于溃疡性结肠炎。口服：急性期每次1g，4次/日，稳定后可每次500mg，3次/日。用于克罗恩病，每次1g，4次/日；2岁以上儿童20～30mg/（kg·d），分次服用。灌肠：每晚睡前灌肠4g（60ml），保持过夜。

【注意事项】 肝肾功能不全者慎用；对水杨酸类药物过敏者禁用。

【规格】 缓释颗粒剂：500mg/袋；灌肠剂：4g60ml/支

西甲硅油（Simethicone）

【异名】 柏西

本品为一种稳定的表面活性剂，作用为纯粹的物理性作用，不从肠道吸收。

【临床应用】 用于治疗胃肠道中聚集了过多气体而引起的不适症状，如腹胀等，术后也可使用。成人：3～5次/日，每次2ml（相当于50滴西甲硅油）。可作为腹部影像学检查的辅助用药（例如X线检查、超声胃镜），检查前一日每次2ml，3次/日，检查当日早晨服用2ml。也可作为双重对比显示的造影剂悬液的添加剂，1L造影剂加入4～8ml西甲硅油，用于双重对比显示。

【注意事项】 可在就餐时或餐后服用，如果需要，亦可睡前服用。西甲硅油可长期服用。西甲硅油不含糖，因此亦适用于糖尿病患者和营养障碍者。

【规格】 溶液：1.2g 30ml/瓶

左卡尼汀 （Levocarnitine）

【异名】 可益能、东维力

本品是一种广泛存在于机体组织内的特殊氨基酸，为脂肪酸代谢所需。

【临床应用】 用于原发和继发左卡尼汀缺乏。休克、急慢性心功能不全、缺血性心肌病、心肌炎、心律失常、心绞痛、心肌梗死；急慢性肝炎、肝硬化、慢性肝功能不全的辅助治疗；缺血性脑血管疾病；肌肉萎缩；糖尿病；慢性尿毒症，尤其是长期透析的患者；全肠外营养和创伤。静脉滴注或静脉注射：成人，1～3g/d，分1～2次使用。对于急性心肌梗死、急性心力衰竭患者，3～6g/d，分2～3次肌内注射、静脉注射或静脉滴注。血液透析患者可在每次透析结束前静脉注射2g。儿童50～100mg/（kg·d）。口服：用餐时服用，成人1～3g/d，分1～3次服用；儿童起始剂量50mg/（kg·d），根据需要和耐受性缓慢加大剂量，50～100mg/（kg·d）（最大剂量一天不超过3g）。

【注意事项】 建议先测定血浆卡尼汀水平（血浆游离卡尼汀水平为35～60mmol/L）。

【规格】 注射液：1g 5ml/支；口服液：1g 10ml/支

奥曲肽（Octreotide）

【异名】 善宁、善龙

本品是人工合成天然生长抑素的八肽衍生物，其药理作用与生长抑素相似，但作用持续时间更长。抑制生长激素、促甲状腺激素、胃肠道和胰腺内分泌激素的病理性分泌。

【临床应用】

善宁：①预防胰腺手术后并发症：皮下注射，每次0.1mg，3次/日，连续7日；②食管静脉出血：0.1mg缓慢静注（不少于5分钟），随后0.5mg每2小时1次静脉滴注；③应激性溃疡和消化性溃疡出血：皮下注射每次0.1mg，8小时1次，重者静脉给药；④胰腺疾病：皮下注射，每次0.1mg，4次/日，疗程3~7日；⑤瘘管：每次0.1mg，8小时1次，至瘘管闭合；⑥肢端肥大症：皮下注射，每次0.1mg，3次/日；⑦胃肠胰内分泌肿瘤：最初皮下注射，每次0.05mg，1~2次/日，渐增至每次0.2mg，3次/日。

善龙：对于使用标准剂量皮下注射善宁已经控制症状的患者，初始剂量为20mg，每隔4周给药1次，共3个月。治疗可以在最后一次皮下注射善宁后1天开始。随后可根据临床症状和体征以及生化参数调整用药剂量。

【注意事项】 长期应用可致胆石症和胃炎；偶见高血糖、糖耐量异常和肝功能异常。禁用于对本品过敏者以及妊娠和哺乳期妇女。少数患者长期治疗有可能形成胆结石，因此于治疗期间及治疗后6~12个月做B超检查。胰岛素瘤有可能加重低血糖的程度，应注意观察。本品可减少环孢菌素的吸收，延缓西咪替丁的吸收，应避免同时使用。

【规格】 注射剂：0.1mg/支（善宁），20mg/支（善龙）

乌司他丁（Ulinastatin）

【异名】 天普洛安

本品系从人尿提取精制的糖蛋白，属蛋白酶抑制剂。具有抑制胰蛋白酶等各种胰酶活性的作用，常用于胰腺炎的治疗。

【临床应用】 用于急性胰腺炎、慢性复发性胰腺炎、急性循环衰竭的抢救辅助用药。①急性胰腺炎、慢性复发性胰腺炎：初期每次10万单位溶于500ml的5%葡萄糖注射液或0.9%氯化钠注射液中静脉滴注，每次静脉滴注1~2小时，1~3次/日，以后随症状消退而减量；②急性循环衰竭：每次10万单位溶于500ml的5%葡萄糖注射液或0.9%氯化钠注射液中静脉滴注，每次静滴1~2小时，1~3次/日，或每次10万单位溶于5~10ml氯化钠注射液中，每日缓慢静脉推注1~3次。并可根据年龄、症状适当增减。

【注意事项】 不良反应：白细胞减少、嗜酸粒细胞增多；偶有AST、ALT升高；偶见过敏，出现过敏症状应立即停药，并适当处理。对本品过敏者禁用。孕妇和可能妊娠妇女应慎用。哺乳期妇女应避免哺乳。儿童用药的安全性尚未确定。高龄患者应适当减量。

【规格】 注射剂：10万单位/支

七、影响血液及造血系统的药物

（一）促凝血药

维生素 K₁（Vitamin K₁）

本品参与肝脏内凝血因子 Ⅱ、Ⅶ、Ⅸ、Ⅹ 的合成；还有镇痛解痉作用，对内脏平滑肌绞痛有明显效果。

【临床应用】 适用于维生素 K 缺乏引起的出血性疾病，肝脏疾病引起的维生素 K 缺乏和低凝血酶原血症，双香豆素、水杨酸等药物过量引起的出血，还可用于胆石症和胆道蛔虫症引起的绞痛。肌内注射或静脉注射：每次 10mg，1~2 次/日，或根据具体病情而定。预防新生儿出血：可于分娩前 12~24 小时给产妇肌内注射或缓慢静脉注射 2~5mg，也可在新生儿出生后肌内或皮下注射 0.5~1mg，8 小时后可重复。

【注意事项】 本品可通过胎盘，临产孕妇应尽量避免使用；对肝素引起的出血倾向无效；新生儿应用本品可能出现高胆红素血症。静脉注射时给药速度不应超过 1mg/min。

【规格】 注射剂：10mg/1ml

氨甲环酸（Tranexamic Acid）

【异名】 妥塞敏（Transamin）

本品为抗纤维蛋白溶酶药，能竞争性阻滞纤溶酶原在纤维蛋白上的吸附，从而防止其激活，保护纤维蛋白不被纤溶酶降解和溶解，达到止血效果。

【临床应用】 适用于纤维蛋白溶解功能亢进所致的出血。口服：1~2g/d，分2~4次口服。静脉注射或静脉滴注：每次0.25~0.5g，3~4次/日。肾功能减退者需根据血清肌酐水平调整剂量。

【注意事项】 药物过量可致颅内血栓形成和出血，对于有血栓形成倾向者（如急性心肌梗死）宜慎用。本品不单独用于弥散性血管内凝血所致的继发性纤溶性出血，以防进一步血栓形成。

【规格】 片剂：0.5g/片；注射剂：1g/10ml

鱼精蛋白 （Protamine）

本品是一种强碱，能与强酸性肝素钠或肝素钙形成稳定的盐而使肝素失去抗凝作用；本品作用迅速，静脉给药5分钟起效。

【临床应用】 适用于因肝素严重过量而致的出血。静脉注射：每次用量不超过50mg，需要时可重复给予。用于自发性出血：静脉滴注，每日5~8mg/kg，分2次，间隔6小时，每次以300~500ml生理盐水稀释后使用，3日后改为半量。

【注意事项】 本品仅供静脉注射，给药后即需监测PT+A；1mg鱼精蛋白可拮抗100单位肝素。

【规格】 注射剂：50mg/5ml

卡巴克洛 （Carbazochrome）

【异名】 卡络磺钠

本品为肾上腺素氧化产物肾上腺色素的缩氨脲水杨酸钠盐；可增强毛细血管对损伤的抵抗力，降低毛细血管的通透性，使断裂的毛细血管回缩而止血；

不影响凝血过程。

【临床应用】 适用于毛细血管通透性增加所致的出血，如特发性紫癜、视网膜出血、胃肠道出血、咯血、血尿、脑出血等。肌内注射：每次 5 ～ 10mg，2 ～ 3 次/日；静脉滴注：每次 60 ～ 80mg。

【注意事项】 对水杨酸盐过敏者禁用；有癫痫及精神病史者慎用。本品可降低抗癫痫药物和氟哌啶醇等抗精神病药物的疗效。

【规格】 粉针：20mg/支

人纤维蛋白原（Human Fibrinogen）

【异名】 法布莱士（Fibroraas）

本品在血浆凝血酶的作用下，促使纤维蛋白原转变为纤维蛋白，使血液凝固。

【临床应用】 适用于肝脏疾病或其他原因引起纤维蛋白原缺乏而造成的凝血障碍。静脉滴注：首次用量 1 ～ 2g，1 次/日，必要时可加量。大出血时应立即给予 4 ～ 8g。

【注意事项】 少数患者出现过敏反应和发热；本品用注射用水溶解后应立即使用。

【规格】 注射剂：500mg/瓶

人凝血酶原复合物（Human Prothrombin Complex）

【异名】 康舒宁

本品从健康人血浆中提取，每当量单位相当于 1ml 新鲜人血浆中的 Ⅱ、Ⅶ、Ⅸ、Ⅹ 凝血因子含量。

【临床应用】 适用于防治凝血因子 Ⅱ、Ⅶ、Ⅸ、Ⅹ 缺乏导致的出血，如乙型血友病、严重肝病导致的凝血因子缺乏及弥散性血管内凝血等。静脉滴注：

每次 10 ~ 20 血浆当量单位/kg，Ⅶ因子缺乏者每 6 ~ 8 小时 1 次，Ⅸ因子缺乏者每 24 小时 1 次，Ⅱ、Ⅹ因子缺乏者每 24 ~ 48 小时 1 次；剂量可适当增减。

【注意事项】 本品仅供静脉使用；除肝出血外，明确患者缺乏的凝血因子后方可使用；密切监测患者是否有血管内凝血或血栓形成的情况。

【规格】 冻干粉针：200U/瓶，300U/瓶

人凝血因子Ⅷ（Human Coagulation Factor Ⅷ）

【异名】 海莫莱士（Hemoraas）、康斯平

【临床应用】 本品对缺乏人凝血因子Ⅷ所致的凝血功能障碍具有纠正作用，主要用于防治甲型血友病和获得性凝血因子Ⅷ缺乏而致的出血症状及手术出血治疗。用药剂量按下列公式计算：所需人凝血因子Ⅷ单位（U）/次 = 0.5×患者体重（kg)×需提升的Ⅷ因子活性水平（正常的%）。

【注意事项】 在反复大量输入本品时，应注意出现过敏反应、溶血反应及肺水肿的可能性，对有心脏病的患者尤应注意。本品不得用于静脉外的注射途径。本品对于缺乏因子Ⅸ所致的乙型血友病，或因缺乏因子Ⅺ所致的丙型血友病均无疗效，故在用前应确诊患者系属因子Ⅷ缺乏，方可使用本品。孕妇慎用。本品应单独输注，不可与其他药物合用。

【规格】 注射剂：200U/瓶，300U/瓶

重组人凝血因子Ⅷ（Recombinant Coagulation Factor Ⅷ）

【异名】 拜科奇

【临床应用】 本品用于血浆凝血因子Ⅷ（FⅧ）缺乏

的甲型血友病治疗。在纠正或预防出血、急诊或择期手术中，本品起到暂时代替缺失的凝血因子的作用。不同患者达到止血所需要的本品剂量各不相同，应视患者的需要、FⅧ缺乏的严重程度、出血的严重程度、抗体存在的情况和期望达到的FⅧ水平而定。

【注意事项】　个别患者会产生低血压、风疹、胸部压迫感伴过敏反应。对本品不耐受或有过敏反应者、对小鼠或仓鼠蛋白过敏者禁用。应警惕过敏反应的早期症状（如荨麻疹、局部或全身风疹、哮喘和低血压）。如果出现这些症状应停止用药，并应及时处理。只有必需时才能在妊娠和哺乳期妇女应用。

【规格】　注射剂：250U/瓶

重组人凝血因子Ⅶa（Recombinant Human Coagulation Factor Ⅶa）

【异名】　诺其

【临床应用】　①伴有抑制物的血友病A或B或获得性血友病：起始剂量为90μg/kg。疗程和注射的间隔将随出血的严重性和外科手术而不同。用药间隔，最初间隔2~3小时，一旦达到有效的止血效果，可增至每隔4、6、8或12小时给药；②轻度至中度出血：早期剂量90μg/kg；可有效地治疗轻度至中度关节、肌肉和黏膜与皮肤出血，间隔3小时给药1~3次以达到止血效果。再注射1次以维持止血作用；③严重出血：起始剂量为90μg/kg，最初的用药频率每2小时给药1次，直到临床情况改善。如果需要继续治疗，可增至每隔3小时给药，持续1~2天。之后只要治疗需要，可连续增至每隔4、6、8或12小时给药。对于大出血，可治疗2~3周；④有创操作和外科手术：在治疗之前，应立即给予 90μg/kg 的起始剂量，2 小时后重复此剂量，根据患者的临床状态，在前 24 ~ 48 小时内间隔 2 ~ 3 小时给药。在大的外科手术中，应间隔 2 ~ 4 小时按该剂量给药，连续 6 ~ 7 天。在接下来的 2 周治疗中，用药间隔可增至 6 ~ 8 小时。大的外科手术的患者可给药至 2 ~ 3 周，直至痊愈；⑤凝血因子Ⅶ缺乏症：治疗出血和预防外科手术或有创操作中出血的推荐剂量 15 ~ 30μg/kg，每隔 4 ~ 6 小时给药，直至达到止血效果。注射剂量和频率应视个体而定；⑥血小板无力症：治疗出血和预防外科手术或有创操作中的出血的推荐剂量为 90μg/kg（80 ~ 120μg/kg），用药间隔为 2 小时。为确保有效地止血，应至少给药 3 次。连续滴注可能疗效不佳，建议采用推注给药途径。

【注意事项】 不良反应有转氨酶、碱性磷酸酶、乳酸脱氢酶和凝血酶原水平升高。严重不良反应包括心肌梗死或心肌缺血、脑血管疾病和静脉血栓。妊娠、哺乳期妇女在必需时下慎用。对本品中含有的活性成分、赋形剂，或小鼠、仓鼠或牛蛋白过敏者禁用。

【规格】 粉剂：1.2mg/支

凝血酶 （Thrombin）

本品直接使纤维蛋白原转变为纤维蛋白，加速血液凝固。

【临床应用】 适用于外伤、手术患者，口腔、妇产科患者及胃肠道等部位的止血。局部止血：用生理盐水溶解为 50 ~ 1000U/ml，覆于创面。消化道止血：口服或局部灌注，每 500U 加冷生理盐水 10ml，每次

10~40ml，每 6 小时 1 次。

【注意事项】 本品严禁血管内、肌内注射或皮下注射；出现过敏症状后应停药。

【规格】 粉剂：500U/支

血凝酶 （Haemocoagulase）

【异名】 立芷雪

本品具有类凝血酶和类凝血激酶两种活性，具有凝血和止血作用。

【临床应用】 适用于各种原因引起的出血。静脉注射、肌内注射或局部用药：成人每次 1~2kU，儿童每次0.3~0.5kU。紧急情况下，立即静脉注射 1kU，同时肌内注射 1kU。各类外科手术，手术前 1 小时肌内注射 1kU 或手术前 15 分钟静脉注射 1kU；手术后每日肌内注射 1kU，连用 3 天。

【注意事项】 有血栓或栓塞史者禁用。偶有过敏反应。用药期间注意监测出凝血时间。孕妇慎用。

【规格】 注射剂：1kU/支

重组人血小板生成素 （Recombinant Human Thrombopoietin）

【异名】 特比澳

本品是刺激巨核细胞生长及分化的内源性细胞因子，对巨核细胞生成的各阶段均有刺激作用。

【临床应用】 适用于治疗实体瘤化疗后所致的血小板减少症，适用对象为血小板低于 50×10^9/L、且医师认为有必要升高血小板治疗的患者。皮下注射：恶性实体肿瘤化疗时，预计可能引起血小板减少及诱发出血时，可于给药结束后 6~24 小时皮下注射，剂量为 300U/kg，1 次／日，连续应用 14 日；用药过程中待血小板计数恢复至 $100×10^9$/L 以上，或血小板计数绝对值升高 $≥50×10^9$/L 时即应停用。

【注意事项】 使用本品过程中应定期检查血常规，一般应隔日一次，密切注意外周血小板计数的变化，血小板计数达到所需指标时应及时停药。妊娠和哺乳期妇女安全性尚未确立。严重心、脑血管疾病者，血液高凝状态者，近期发生血栓病者禁用。严重感染者宜控制感染后再使用本品。

【规格】 注射剂：15000U/1ml

（二） 抗凝血药

肝素钠（Heparin Sodium）

本品在体内外均能延缓或阻止血液凝固，包括抑制凝血酶原转变为凝血酶，抑制凝血酶活性，妨碍纤维蛋白原转变为纤维蛋白，防止血小板聚集和破坏。

【临床应用】 主要用于血栓栓塞性疾病的防治，尤其适合于需快速抗凝者；也可用于各种原因引起的弥散性血管内凝血和其他体内外抗凝血，如心导管检查、心脏手术体外循环、血液透析等。静脉注射或肌内注射：每次 0.5 万～1 万 U，4～12 小时 1 次。静脉滴注：每 24 小时 1 万～2 万 U 加入 5% 葡萄糖水中或生理盐水中滴注，每分钟 20 滴。

【注意事项】 有出血倾向及凝血机制障碍者慎用。肝素诱发血小板数减少（HIT），如出现应立即停药。药物过量可用鱼精蛋白对抗。

【规格】 注射剂：12500U/2ml

低分子肝素钙（Low Molecular Weight Heparin Calcium）

【异名】 速碧林（Fraxiparine）

本品通过与抗凝血酶Ⅲ及其复合物结合，加强对Ⅹa因子和凝血酶的抑制作用。能促进组织型纤溶酶激活物的释放发挥纤溶作用。

【临床应用】 适用于预防手术引起的血栓栓塞，防治急性深部静脉血栓形成及血液透析时的体外循环抗凝；也用于急性冠状动脉综合征的治疗。皮下注射：中度血栓栓塞形成危险的手术，0.3ml/d，于术前2小时进行第一次注射；重度血栓栓塞形成危险的手术，每日38U/kg，术前12小时和术后12小时1次，每日使用至手术后第3日。从术后第4日起剂量调整为每日57U/kg；依据体重<51kg者，从术前到术后第3日，0.3ml/d，从术后第4日起，0.3ml/d；体重为51~70kg者，从术后第3日，0.2ml/d，从术后第4日起，0.4ml/d；体重>70kg者，从术前到术后第3日，0.4ml/d，从术后第4日起，0.6ml/d。对已形成的深静脉栓塞的治疗，每次85U/kg，每12小时1次。治疗不稳定型心绞痛和非Q波性心肌梗死，每次86U/kg，每12小时1次；可通过一次性静脉推注或皮下注射给药，一般6日达到临床稳定，然后依据患者体重调整剂量。

【注意事项】 发生出血或有严重出血倾向者禁用；要定期进行血小板计数；用药过量后可用鱼精蛋白拮抗。不主张与非甾体抗炎药或其他抗血小板药物联合应用。使用口服抗凝剂、糖皮质激素和右旋糖酐的患者应慎用本品。本品不宜肌内注射。

【规格】 注射剂：4100U 0.4ml/支

达肝素钠（Dalteparin Sodium）

【异名】 法安明（Fragmin）

本品药理作用同低分子肝素钙。

【临床应用】 ①用于急性深静脉血栓的治疗。皮下注射：每次 200U/kg，1 次/日，最大量不超过18000U/d；或每次 100U/kg，2 次/日；②用于血液透析或血滤期间预防凝血。时间不超过 4 小时，静脉注射5000U 即可；时间超过 4 小时者，静脉注射30～40U/kg，继以 10～15U/kg 静脉滴注；③用于不稳定型冠状动脉疾病。皮下注射：每次 120U/kg，12 小时1 次，最大量不超过10000U/12h；④预防与手术有关的血栓形成。皮下注射：术前 1～2 小时 2500～5000U，术后每晚 2500～5000U，直至患者可下床活动（5～7 日）。

【注意事项】 同低分子肝素钙。

【规格】 注射剂：5000U/支。

依诺肝素钠（Enoxaparin Sodium）

【异名】 克赛（Clexane）

【临床应用】 用于有血栓形成风险的患者。①深静脉血栓：150U/kg，1 次/日，或每次 100U/kg，2 次/日，皮下注射，疗程一般为 10 日，并应在适当时候开始口服抗凝剂治疗；②预防静脉血栓栓塞性疾病：有中度的血栓形成危险的手术，2000 或 4000U，1 次/日，皮下注射，首次注射于术前 2 小时给予；高度血栓栓塞形成危险的手术，术前 12 小时开始给药，

4000U，1 次/日，皮下注射；③内科患者预防应用：4000U，1 次/日，皮下注射，疗程 6～14 日，或至血栓形成风险消失，剂量大小视风险的高低而定；④治疗不稳定型心绞痛或非 ST 段抬高心肌梗死：皮下注射，每日 100U/kg，每 12 小时给药 1 次，应同时应用阿司匹林，疗程 2～8 日；⑤用于体外循环抗凝。100U/kg，于透析开始时由动脉血管通路给予。

【注意事项】　同低分子肝素钙。

【规格】　注射剂：4000U/0.4ml，6000U/0.6ml

华法林钠（Warfarin Sodium）

本品为香豆素类口服抗凝药，通过竞争性拮抗维生素 K 发挥作用。

【临床应用】　适用于防治血栓栓塞性疾病；用于心脏外科手术，如人工瓣膜置换术后防止血栓形成；用于对有血栓病史者以及有血栓并发症危险者，如风湿性心脏病患者等作为预防性用药。口服，第一日 5～20mg，次日维持剂量 2.5～7.5mg，根据 PT+A 调整到合适的剂量。

【注意事项】　过量易致各种出血，用药期间要监测 PT+A。手术后 3 日内、妊娠期、有出血倾向患者、严重肝肾功能不全、活动性消化道溃疡者禁用。注意同时服用的其他药物是否对本品有影响，以便及时调整药物剂量。肾上腺素、阿米卡星、维生素 B_{12}、间羟胺、缩宫素、氯丙嗪、万古霉素不宜与本品合用。

【规格】　片剂：2.5mg/片，3mg/片

尿激酶（Urokinase）

本品可促使体内纤维蛋白溶酶原转变为纤维蛋白溶

酶，使血栓溶解。

【临床应用】 用于急性脑血栓、脑栓塞及外周动静脉血栓。静脉注射或静脉滴注，2 万 ~ 4 万 U/d，1 次或分 2 次给药，疗程一般 7 ~ 10 日，剂量根据病情增减。用于急性心肌梗死，静脉滴注，50 万 ~ 150 万 U 溶于 5% 葡萄糖溶液或生理盐水 50 ~ 100ml 中，于 30 ~ 60 分钟内滴完；冠状动脉内给药，20 万 ~ 100 万 U 溶于 5% 葡萄糖溶液或生理盐水 20 ~ 60ml 中，以 1 万 ~ 2 万 U/min 的速度输入。眼科，150 ~ 500U，1 次/日，局部注射。

【注意事项】 活动性出血、活动性肺结核、肝功能障碍、低纤维蛋白原血症及出血性体质者禁用。

【规格】 注射剂：25 万 U/支

阿替普酶（Alteplase）

【异名】 爱通立

本品为糖蛋白，可通过赖氨酸残基与纤维蛋白结合，并激活与纤维蛋白结合的纤溶酶原转变为纤溶酶。

【临床应用】 用于急性心肌梗死：发病 6 小时内，采用 90 分钟加速给药法，本品 100mg 用注射用水将本品溶解成 1mg/1ml 的溶液，静脉注射：15mg（1mg/1ml），其后 30 分钟静脉滴注 50mg，剩余 35mg 在 60 分钟内滴完，最大剂量达 100mg；发病 6 ~ 12 小时的患者，采用 3 小时给药法，静脉注射 10mg，其后 1 小时内静脉滴注 50mg，剩余 40mg 在 2 小时内滴完，最大剂量达 100mg。用于急性大面积肺栓塞：10mg 在 1 ~ 2 分钟内静脉推注，90mg 在 2 小时内滴注。用于缺血性脑卒中：推荐剂量：0.9mg/kg（最大用量不超过 90mg）静脉注射，剩余的在 1 小时内静脉滴注。

【注意事项】　出血倾向、近 10 日内有大手术或创伤及其他活动性出血的疾病应慎用或禁用。常见不良反应包括出血、心律失常等。

【规格】　注射剂：50mg/50ml

阿加曲班（Argatroban）

【异名】　诺保思泰

本品为选择性的直接凝血酶抑制剂。

【临床应用】　用于对慢性动脉闭塞症（血栓闭塞性脉管炎、闭塞性动脉硬化症）患者的四肢溃疡、静息痛及冷感等的改善。静脉滴注：成人，每次 10mg，2 次/日，每次稀释后经 2~3 小时静脉滴注。可依年龄、症状酌情增减药量。

【注意事项】　主要不良反应为出凝血障碍；出血的患者、血小板减少性紫癜、由于血管功能异常导致的出血倾向，血友病及其他凝血障碍者禁用。脑栓塞或有可能患脑栓塞症、伴有严重意识障碍的严重梗塞患者禁用。与肝素、华法林、阿司匹林、噻氯吡啶、尿激酶和去纤酶合用可引起出血倾向增加，应注意减量。

【规格】　注射剂：10mg/20ml

利伐沙班（Rivaroxaban）

【异名】　拜瑞妥（Xarelto）

本品直接抑制因子 X a 的口服药物。通过抑制因子 X a可以中断凝血瀑布的内源性和外源性途径，抑制凝血酶的产生和血栓形成。

【临床应用】　用于择期髋关节或膝关节置换手术成

年患者，以预防静脉血栓形成。每次 10mg，1 次/日。如伤口已止血，首次用药时间应于手术后 6～10 小时之间进行。治疗疗程长短依据每个患者发生静脉血栓栓塞事件的风险而定，即由患者所接受的骨科手术类型而定。对于接受髋关节手术的患者，推荐一个治疗疗程为服药 5 周。对于接受膝关节手术的患者，推荐一个治疗疗程为服药 2 周。如果发生漏服 1 次用药，患者应立即服用，并于次日继续每日服药 1 次。患者可以在进餐时服用，也可以单独服用。

【注意事项】 肝、肾功能不全患者可使本品的血药浓度显著升高，进而导致出血风险升高。活动性出血的患者；具有凝血异常和临床相关出血风险的肝病患者；孕妇及哺乳期妇女禁用。酮康唑、伊曲康唑、伏立康唑和非甾体抗炎药（NSAID）、乙酰水杨酸等会升高本品血药浓度，使出血风险升高。恶心、出血、GGT 升高和 ALT 升高为常见的不良反应。

【规格】 片剂：10mg/片

磺达肝癸 （Fondaparinux Sodium）

【异名】 安卓

本品是一种人工合成、活化因子 Xa 选择性抑制剂。

【临床应用】 本品用于进行下肢重大骨科手术如髋关节骨折、膝关节手术或髋关节置换术等患者，预防静脉血栓栓塞事件的发生。每次 2.5mg，1 次/日，术后皮下注射给药。初始剂量应在手术结束后 6 小时给予，并且需确认已止血的情况下。治疗应持续到静脉血栓栓塞风险消失以后，通常到患者可以下床活动，至少在手术后 5～9 天。

【注意事项】 主要不良反应是出血，常见手术后出血、贫血、血小板减少症、血小板增多症、凝血异常等。罕见过敏反应、低血压、呼吸困难和肝功能异常等。老年患者、体重<50kg的患者慎用。

【规格】 注射剂：2.5mg/0.5ml

舒洛地特（Sulodexide）

【异名】 伟素

本品为葡糖胺聚糖。抑制活化的第X因子，通过抗血小板聚集、激活循环的血管壁的纤溶系统而发挥作用。还可降低纤维蛋白原的水平。

【临床应用】 用于有血栓形成危险的血管疾病。1粒/次，2次/日，距用餐时间要长，如在早上10时和晚上10时服用。按病情需要调节用药剂量。

【注意事项】 不良反应有恶心、呕吐和上腹痛等胃肠道症状。对肝素或肝素类药物过敏者，有出血倾向或患出血性疾病者禁用。孕妇不提倡使用。同时使用抗凝剂治疗时，应定期监测凝血指标。本品可增加肝素或其他抗凝剂的抗凝作用。如果出现出血症状，需注射1%的鱼精蛋白对抗。

【规格】 胶囊：250LSU/粒

（三） 血浆及代用品

琥珀酰明胶（Succinylated Gelatin）

【临床应用】 低血容量时胶体性容量代用品，维持手术前后及手术时的血循环稳定，血液稀释体外循环；预防可能出现的低血压。静脉输注的剂量和时间应根据患者的心率、血压、外周灌注及尿量而定。如果血液或血浆丢失不严重，术前及术中预防性治疗，一般 1～3 小时输注 500～1000ml。

【注意事项】 已有循环超负荷及对本品过敏者、严重心功能不全和凝血功能障碍者禁用。循环血量过多、肾衰、有出血倾向、肺水肿、钠或钾缺乏者慎用。

【规格】 注射剂：500ml/瓶

羟乙基淀粉 130/0.4 氯化钠（Hydroxyethyl Starch 130/0.4 and Sodium Chloride）

【异名】 万汶（Voluven）

本品为血液容量扩充剂。

【临床应用】 治疗和预防血容量不足，急性等容血液稀释（ANH）。静脉输注：初始的 10～20ml，应缓慢输入，并密切观察患者（防止发生过敏样反应）。每日剂量及输注速度应根据患者失血量、血流动力学参数的维持或恢复确定。每日最大剂量按 50ml/kg。治疗持续时间取决于低血容量持续的时间、程度及血流动力学参数和稀释效果。

【注意事项】 可能发生过敏样反应（类似流感的症状、心动过缓、心动过速、支气管痉挛、非心源性肺水肿等）。在输液过程中如发生反应，应立即停药给予治疗。心功能不全和严重肾功能不全的患者应调整剂量。严重肝脏疾病或凝血功能紊乱的患者慎用。给予羟乙基淀粉时，患者血淀粉酶浓度将升高，可能干扰胰腺炎的诊断。肺水肿、肾功能衰竭、颅内出血、严重高钠或高氯血症、对羟乙基淀粉过敏者禁用。

【规格】 注射剂：500ml/瓶（羟乙基淀粉30g、氯化钠4.5g）

（四） 抗贫血药

蔗糖铁（Iron Sucrese）

【异名】 维乐福

【临床应用】 本品用于口服铁剂效果不好而需要静脉铁剂治疗的缺铁性贫血患者（口服铁剂不能耐受和口服铁剂吸收不好）。静脉滴注或缓慢静脉注射：成人，每次100~200mg，2~3次/周。每次的最大用量是10ml。静脉注射后应嘱患者伸展胳膊。

【注意事项】 ①本品只能与0.9%氯化钠注射液混合使用。1ml最多能稀释到20ml生理盐水中，配好后应立即使用。滴注速度：100mg铁至少滴注15分钟；300mg铁至少滴注1.5小时；400mg铁至少滴注2.5小时；500mg铁至少滴注3.5小时；②有支气管哮喘、铁结合率低和叶酸缺乏症的患者，应注意过敏反应的发生。有严重肝功能不全、感染、过敏史的患者慎用。如注射速度太快会引发低血压。谨防静脉外渗漏。妊娠前3个月不建议使用，妊娠中、晚期慎用；③偶尔出现金属味、头痛、恶心、呕吐、低血压和过敏性反应等不良反应。

【规格】 注射液：100mg/5ml

多糖铁复合物（Polysaccharide Iron Complex）

【异名】 力蜚能

本品是铁和多糖合成的复合物，以完整的分子形式存在，在消化道中能以分子形式被吸收。

【临床应用】 各种原因引起的缺铁性贫血。口服：1～2粒/次，1次/日。

【注意事项】 血色素沉着症及含铁血黄素沉着症患者禁用此药，制酸剂及四环素类药物抑制其吸收。

【规格】 胶囊：150mg/粒

维铁 (Ferrous Sulfate and Vitamin Complex)

本品为硫酸亚铁、维生素 C 及 B 族维生素等的复方制剂。

【临床应用】 适用于各种原因所致的缺铁性贫血及维生素 C 和 B 族缺乏症。口服：1 片/次，1 次/日，连服 4～6 周。

【注意事项】 用药期间不要喝浓茶或食用富含鞣酸的食物。胃与十二指肠溃疡、溃疡性结肠炎、血色素沉着症和含铁血黄素沉着症患者禁用。对铁制剂过敏者及非缺铁性贫血患者禁用。

【规格】 控释片：每片含硫酸亚铁 525mg、维生素 C 500mg、烟酰胺 30mg、泛酸钙 10mg、维生素 B_1 6mg、维生素 B_2 6mg、维生素 B_6 5mg、维生素 B_{12} 50μg

---

琥珀酸亚铁 (Ferrous Succinate)

【异名】 速力菲

本品为口服补铁剂，口服吸收率高。

【临床应用】 用于缺铁性贫血的预防和治疗。口服：成人预防量，100mg/d，孕妇，200mg/d；成人治疗量，200～400mg/d。小儿预防量，30～60mg/d，治疗量 100～300mg/d。

【注意事项】 饭后服用可减少胃肠道症状；禁与茶同服。

【规格】 片剂：100mg/片

叶酸（Folic Acid）

【异名】 斯利安

本品为细胞生长和分裂所必需的物质，参与体内核酸和氨基酸的合成；并与维生素 B_{12} 共同促进红细胞的生长和成熟。

【临床应用】 适用于各种巨幼红细胞贫血，与维生素 B_{12} 合用作为恶性贫血的辅助治疗。口服：每次5～10mg，3次/日。儿童，每次5mg，3次/日。用于预防出生缺陷和妊娠期、哺乳期妇女贫血和预防给药时，建议从结婚开始服用到哺乳期结束（孩子出生后6个月），0.4mg/d（斯利安），曾有过神经管畸形儿生育史和怀疑有叶酸缺乏的妇女，0.8mg/d。

【注意事项】 本品不能阻止由维生素 B_{12} 缺乏所致的贫血，如持续大剂量使用本品，可进一步降低血清维生素 B_{12} 的含量；维生素 C 可抑制叶酸在胃肠中的吸收。

【规格】 片剂：5mg/片；斯利安片：0.4mg/片

维生素 B_{12}（Vitamin B_{12}）

本品参与体内甲基转换及叶酸代谢；还促使甲基丙二酸转变为琥珀酸，参与三羧酸循环。

【临床应用】 主要用于治疗恶性贫血和其他巨幼红细胞贫血，也用于神经疾患（如神经炎、神经痛等）、肝脏疾病、再生障碍性贫血等疾病的辅助治疗。肌注：0.1mg/d，有神经系统疾患时可加大剂量到隔日 1mg。

【规格】 注射剂：0.1mg/1ml，0.5mg/1ml

甲钴胺（Mecobalamin）

【异名】 弥可保（Methycobal）、怡神保

本品为一种内源性辅酶 B_{12}，与其他 B_{12} 相比，对神经组织有良好的传递性。

【临床应用】 适用于周围神经障碍，如糖尿病神经障碍、多发性神经炎等；也用于因维生素 B_{12} 缺乏引起的巨幼红细胞性贫血。口服：每次 $500\mu g$，3 次/日。肌内注射或静脉注射：每次 $500\mu g$，3 次/周。对巨幼红细胞性贫血患者，治疗 2 个月后改用维持量，即每 1~3 个月注射 $500\mu g$。

【注意事项】 从事汞及其化合物的工作人员不宜长期大量服用该制剂。

【规格】 片剂：0.5mg/片；注射剂：0.5mg/1ml

腺苷钴胺（Cobamamide）

本品为细胞合成核苷酸的重要辅酶，参与体内甲基转换及叶酸代谢，促进与甲基叶酸还原为四氢叶酸；也参与三羧酸循环，可使巯基酶处于干活性状态，从而参与蛋白质及脂肪代谢。本品能促进红细胞的发育与成熟，为完整形成神经鞘脊髓纤维和保持消化系统上皮细胞功能所必须的因素。

【临床应用】 用于巨幼细胞贫血、营养不良性贫血、妊娠期贫血、多发性神经炎、神经根炎、三叉神经痛、坐骨神经痛、神经麻痹。也可用于营养型神经疾患以及放射线和药物引起的白细胞减少症。肌内注射，每次0.5~1.5mg，1 次/日。

【注意事项】 本品遇光易分解,溶解后要尽快使用。治疗后期可能出现缺铁性贫血,应补充铁剂。不宜与氯丙嗪、维生素 C、维生素 K 等混合于同一容器中。与葡萄糖液有配伍禁忌。与对氨基水杨酸钠不能并用。

【规格】 粉针剂:0.5mg/支

重组人促红素 (Recombinant Human Erythropoie-tin)

【异名】 益比奥(Epiao)、济脉欣

【临床应用】 用于血液透析、腹膜透析及透析前患者肾性贫血的治疗。皮下注射或静脉注射:①透析前患者,每周 100 ~ 150U/kg,分 3 次,血细胞比容达 30% ~ 35%,血红蛋白达 100 ~ 120g/L,剂量减少 1/3 ~ 1/2;②血液透析患者,每周 150U/kg,分 3 次,维持量减少 1/3 ~ 1/2;③腹膜透析患者,每周 100 ~ 150U/kg,分 3 次,以皮下注射为宜。

【注意事项】 使用本品可能引起血压升高,应密切监测。有心肌梗死、脑梗死和肺梗死史的患者慎用。

【规格】 注射剂:益比奥 10000U/支,济脉欣 3000U/1 ml

亚叶酸钙 (Calcium Folinate)

【异名】 同奥

本品为四氢叶酸的甲酰衍生物。

【临床应用】 ①作为甲氨蝶呤的"解救"疗法:口服5 ~ 15mg,每 6 ~ 8 小时 1 次,连续 2 日;肌内注射或静脉注射:6 ~ 15mg/m^2,每 6 小时 1 次,持续 2 日,根据血药浓度测定结果控制甲氨蝶呤血药浓度在 5×10^{-8} mol/L 以下;②作为乙胺嘧啶或甲氧苄啶等的解毒：每日口服剂量 5 ~ 15mg，或肌内注射每次 9 ~ 15mg，视中毒情况而定；③叶酸缺乏引起的巨幼细胞贫血：每日口服 15mg，或肌内注射 1mg/d；④与氟尿嘧啶联合应用治疗结肠癌晚期、直肠癌：口服，20 ~ 30mg/m^2，在氟尿嘧啶用药半小时后口服；静脉注射（两种方案）：a. 缓慢静脉注射 200mg/m^2（不少于 3 分钟）后，随后用 370mg/m^2 氟尿嘧啶静脉注射；b. 静脉注射 20mg/m^2，随后用 425mg/m^2 氟尿嘧啶静脉注射，每日 1 次，连续 5 日为一疗程，间隔 4 周，用两疗程；根据毒性反应的恢复情况，每隔 4 ~ 5 周可重复 1 次，并根据患者的耐受情况调整氟尿嘧啶的剂量。

【注意事项】 本品不宜与叶酸拮抗剂（如甲氨蝶呤）同时使用，以免影响后者的治疗作用。应于大剂量使用甲氨蝶呤 24 ~ 48 小时后应用本品。恶性贫血或维生素 B$_{12}$ 缺乏所致的巨幼细胞贫血、妊娠和哺乳期妇女禁用。因可能产生沉淀不能与氟尿嘧啶混合使用。

【规格】 粉针剂：3mg/支；注射液：100mg/10ml；片剂：15mg/片

（五）促进白细胞增生药

维生素 B$_4$（Vitamin B$_4$）
本品为核酸前体物，也是体内的一种辅酶，参与 RNA、DNA 的合成，有刺激白细胞增生的作用。
【临床应用】 适用于防治各种原因引起的白细胞减少症。口服：每次 10 ~ 20mg，3 次/日。

【规格】 片剂：10mg/片

重组人粒细胞刺激因子 （Recombinant Human Granulocyte Colony Stimulating Factor）

【异名】 非格司亭（Filgrastim）、惠尔血（Gran）、吉赛欣

本品为人粒细胞集落刺激因子，能刺激中性粒细胞祖细胞，使其分化、增殖及促进成熟中性粒细胞自骨髓释放，并增强成熟中性粒细胞的功能。

【临床应用】 适用于促进骨髓移植后中性粒细胞计数增加：$300\mu g/m^2$ 自骨髓移植后第2天至第5天内开始，静脉滴注，1次/日。用于肿瘤化疗引起的中性粒细胞减少：$50\mu g/m^2$，皮下注射，1次/日。用于急性白血病：$200\mu g/m^2$ 静脉滴注，1次/日。用于骨髓增生异常综合征（MDS）伴发的中性粒细胞减少：$100\mu g/m^2$ 静脉滴注，1次/日。用于再生障碍性贫血伴发的中性粒细胞减少：$400\mu g/m^2$ 静脉滴注，1次/日。用于先天性、特发性中性粒细胞减少：$50\mu g/m^2$ 皮下注射，1次/日。用于人免疫缺陷病毒（HIV）感染引起的中性粒细胞减少：$200\mu g/m^2$ 静脉滴注，1次/日。

【注意事项】 一般在中性粒细胞减少至 $1\times10^9/L$（WBC $2\times10^9/L$）以下开始用药，当中性粒细胞升至$5\times10^9/L$（WBC $10\times10^9/L$）时应停药观察。

【规格】 注射剂：$150\mu g/0.6ml$，$300\mu g/1.2ml$

来格司亭 （Lenograstin）

【异名】 格拉诺赛特（Granocyte）

本品药理作用同重组人粒细胞刺激因子。

【临床应用】 适用于促进骨髓移植后中性粒细胞计数

增加：5μg/kg 自骨髓移植后第 2 天至第 5 天内开始，每日 1 次静脉滴注。用于肿瘤化疗、免疫抑制治疗引起的中性粒细胞减少：2μg/kg 皮下注射或 5μg/kg 静脉注射，每日 1 次。用于 MDS、再生障碍性贫血伴发的中性粒细胞减少：5μg/kg 静脉注射，每日 1 次。用于先天性、特发性中性粒细胞减少：2μg/kg 皮下注射或静脉注射，每日 1 次。

【注意事项】 同重组人粒细胞刺激因子。

【规格】 注射剂：100μg/支，250μg/支

利可君（Leikogen）

本品由半胱氨酸和苯乙酸组成，有促进细胞氧化还原的作用。

【临床应用】 用于防治放疗或化疗引起的白细胞减少、血小板减少及再生障碍性贫血。口服：每次 20mg，3 次/日。

【规格】 片剂：20mg/片

（六）抗血小板药物

西洛他唑（Cilostazol）

【异名】 培达（Pletaal）

本品具有抗血小板聚集及血管扩张作用，可增加肢体血流量，改善末梢血流动态，抑制血栓形成。

【临床应用】 适用于改善因慢性动脉闭塞引起的溃疡、肢痛及间歇性跛行等缺血性症状；辅助治疗动脉粥样硬化、血栓闭塞性脉管炎、糖尿病所致肢体缺血及大动脉炎等。口服：每次 50~100mg，2 次/

日，根据患者症状、年龄可适当增减。

【注意事项】 血友病、出血性疾病的患者禁用。妊娠妇女禁用。

【规格】 片剂：50mg/片

氯吡格雷（Clopidogrel）

【异名】 波立维（Plavix）、泰嘉

本品可抑制二磷酸腺苷（ADP）和非 ADP 引起的血小板聚集。

【临床应用】 适用于防治因血小板高聚集状态引起的心、脑及其他动脉的循环障碍疾病，如近期发作的缺血性脑卒中、心肌梗死等；用于预防和纠正慢性血液透析导致的血小板功能异常；降低血管手术后闭塞的发生率。口服：每次 75mg，1 次/日。

【注意事项】 近期有活动性出血者禁用；肾功能不全和老年患者无需调整剂量。

【规格】 片剂：75mg/片，25mg/片

替罗非班（Tirofiban）

【异名】 欣维宁

本品为血小板膜表面糖化血红蛋白 Ⅱ b/Ⅲ a 受体阻断剂。

【临床应用】 不稳定型心绞痛或非 Q 波心肌梗死：与肝素联用，起始静脉滴注速率为 $0.4\mu g/(kg \cdot min)$，30 分钟后继续以 $0.1\mu g/(kg \cdot min)$ 的速率维持滴注。可根据患者体重调整剂量。与肝素联用一般至少持续 48 小时。血管成形术/动脉内斑块切除术：起始剂量为 $10\mu g/kg$，在 3 分钟内静脉推注完毕，而后以 $0.15\mu g/(kg \cdot min)$ 的速率维持滴注 36

小时。

【注意事项】 严重肾功能不全患者（肌酐清除率小于30ml/min）本品的剂量应减少50%。禁用于有活动性内出血、颅内出血史、颅内肿瘤、动静脉畸形、动脉瘤，以及以前使用本品出现血小板减少的患者。

【规格】 注射剂：5mg/100ml

沙格雷酯 （Sarpogrelate）

【异名】 安步乐克 （Anplag）

本品为5-HT$_2$受体阻断剂；可抑制血小板聚集、抑制血管收缩，具有抗血栓和改善微循环的作用。

【临床应用】 适用于慢性动脉闭塞症引起的溃疡、疼痛以及冷感等症状的改善。口服：每次100mg，3次/日，饭后服用。

【注意事项】 有出血倾向或出血的患者以及使用抗凝剂、抗血小板聚集药物的患者慎用。

【规格】 片剂：100mg/片

八、主要作用于泌尿和 生殖系统的药物

（一）主要作用于泌尿系统的药物

呋塞米 （Furosemide）

【临床应用】 成人：①水肿性疾病：口服，起始剂

量为每次 20～40mg，1～2 次/日，必要时 6～8 小时后追加 20～40mg，最大剂量虽可达一日 600mg，一般应控制在 100mg/d 以内，分 2～3 次服用。急性左心衰竭，起始 40mg 静脉注射，必要时每小时追加 80mg，直至出现满意疗效。急性肾功能衰竭，可用 200～400mg 加于氯化钠注射液 100ml 内静脉滴注，滴注速度每分钟不超过 4mg。一日总剂量不超过 1g。利尿效果差时不宜再增加剂量，以免出现肾毒性。治疗慢性肾功能不全时，一般一日剂量 40～120mg；②治疗高血压危象：起始 40～80mg 静脉注射，伴急性左心衰竭或急性肾功能衰竭可酌情增加用量。儿童：治疗水肿性疾病，口服起始按体重 2mg/kg，必要时每 4～6 小时追加 1～2mg/kg。亦可 1mg/kg 静脉注射，必要时每隔 2 小时追加 1mg/kg。最大剂量可达一日 6mg/kg。新生儿应延长用药间隔。

【注意事项】 不良反应常见者与水、电解质紊乱有关（体位性低血压、休克、低钾血症、低钠血症、低钙血症以及心律失常等）。对本品或其他磺酰胺类药物过敏者禁用。对磺胺药和噻嗪类利尿药过敏者，对本药可能亦过敏。孕妇、哺乳期妇女禁用。下列情况慎用：无尿或严重肾功能损害者、糖尿病、高尿酸血症或有痛风病史者、严重肝功能损害者。药物剂量应个体化，从最小有效剂量开始，以减少水、电解质紊乱的发生。有低钾血症或低钾血症倾向时应注意补钾。

【规格】 注射剂：20mg/2ml；片剂：20mg/片

布美他尼（Bumetanide）

【临床应用】 同呋塞米，对某些呋塞米无效的患者仍可能有效。成人：治疗水肿性疾病或高血压，口服起始剂量 0.5~2mg/d，必要时每 4~5 小时重复，最大剂量可达 10~20mg/d，也可间隔用药，即隔 1~2 日用药 1 日。儿童：口服 1 次按体重 0.01~0.02mg/kg，必要时 4~6 小时 1 次。

【注意事项】 同呋塞米。

【规格】 片剂：1mg/片

氢氯噻嗪（Hydrochlorothiazide）

【临床应用】 成人口服：水肿性疾病，每次 25~50mg，1~2 次/日，或隔日治疗，或 1 周连服 3~5 日；高血压，25~100mg/d，分 1~2 次服用，并按降压效果调整剂量。儿童口服：1~2mg/(kg·d)，或按体表面积 30~60mg/m^2，分 1~2 次服用，并按疗效调整剂量。

【注意事项】 对本品或其他磺酰胺类药物过敏者禁用。注意监测电解质；有低钾血症倾向的患者，应酌情补钾或与保钾利尿药合用。

【规格】 片剂：25mg/片

螺内酯（Spironolactone）

【临床应用】 成人：水肿性疾病，40~120mg/d，分 2~4 次服用，至少连服 5 日，以后酌情调整剂量；高血压，40~80mg/d，分次服用，至少 2 周，以后酌情调整剂量；原发性醛固酮增多症，手术前用量 100~400mg/d，分 2~4 次服用。不宜手术的患者选用较小剂量维持；诊断原发性醛固酮增多症，长期试验，400mg/d，分 2~4 次，连续 3~4 周；短期试验，400mg/d，分 2~4 次服用，连续 4 日。儿童：水肿性疾病，1～3mg/（kg·d）或按体表面积 30～90mg/m^2，单次或分 2～4 次服用，连服 5 日后酌情调整剂量，最大剂量为 3～9mg/（kg·d）或 90～270mg/m^2。

【注意事项】 常见的不良反应有高钾血症，且常以心律失常为首发表现，故用药期间必须定期监测血钾和心电图。对本品过敏或其他磺酰胺类药物过敏、高钾血症者禁用。孕妇应慎用。下列情况慎用：无尿，肾、肝功能不全，低钠血症，酸中毒和高钾血症。与下列药物合用时发生高钾血症的机会增加，如含钾药物、血管紧张素转换酶抑制剂、血管紧张素Ⅱ受体拮抗药、非甾体抗炎药和环孢素 A 等。

【规格】 片剂：20mg/片

甘露醇（Mannitol）

【临床应用】 成人：①利尿：1～2g/kg，一般用 20% 溶液 250ml 静脉滴注，并调整剂量使尿量维持在每小时 30～50ml；②脑水肿、颅内高压和青光眼：0.25～2g/kg 配制为 15%～25% 浓度于 30～60 分钟内静脉滴注。当病人衰弱时，剂量应减小至 0.5g/kg；③预防急性肾小管坏死：应先给予 12.5～25g，10 分钟内静脉滴注，若无特殊情况，再给 50g，1 小时内静脉滴注，若尿量能维持在每小时 50ml 以上，则可继续应用 5% 溶液静滴；若无效则立即停药；④鉴别肾前性少尿和肾性少尿：按体重 0.2g/kg，以 20% 浓度于 3～5 分钟内静脉滴注，如用药后 2～3 小时以后每小时尿量仍低于 30～50ml，最多再试用 1 次，如仍无反应则应停药；⑤治疗药物、毒物中毒：50g 以 20% 溶液静滴，调整剂量使尿量维持在每小时 100～

242

500ml。

【注意事项】　不良反应以水和电解质紊乱最为常见；快速大量静脉滴注可导致心力衰竭、稀释性低钠血症，偶可致高钾血症；寒战、发热；血栓性静脉炎。过敏可引起皮疹、荨麻疹、呼吸困难、过敏性休克等。下列情况慎用：明显心肺功能损害、充血性心力衰竭、高钾血症或低钠血症、严重肾功能衰竭。应用本品注意血压、肾功能、血电解质浓度（Na^+和K^+）、尿量。

【规格】　注射剂：20%　250ml/瓶

甘油果糖（Glycerol and Fructose）
本品为甘油与果糖的复方制剂。由于血脑屏障的作用，甘油进入血液后不能迅速转入脑组织及脑脊液中，致使血浆渗透压增高而脱水，达到降低颅内压及眼内压的目的。

【临床应用】　用于脑血管病、脑外伤、脑肿瘤、颅内炎症及其他原因引起的急慢性颅内压增高及脑水肿等症。静脉滴注，成人每次 250～500ml，1～2次/日，500ml 需滴注 2～3 小时，250ml 滴注时间为 1～1.5 小时。根据年龄、症状可适当增减。

【注意事项】　不良反应偶见溶血、血红蛋白尿、血尿、头痛、恶心、倦怠等，尤其是滴注过快时，故应严格控制滴速。遗传性果糖耐受不良者禁用。严重循环系统功能障碍、尿崩症、糖尿病患者慎用。孕妇及哺乳期妇女用药的安全性尚不明确。怀疑急性硬膜外或硬膜下血肿时，对出血源处理后，确认不再出血时方可用。

【规格】　注射剂：250ml/瓶（每 250ml 中含甘油

25g、果糖 1205g、氯化钠 2.7g）

去氨加压素（Desmopressin）

【异名】 弥凝、弥柠

【临床应用】 ①中枢性尿崩症：静脉注射 0.4，成人每次 1~4μg，1 岁以上儿童每次 0.4~1μg，1 岁以下儿童每次 0.2~0.4μg，1~2 次/日。口服，成人，每次 100~200μg，3 次/日；②用于肾尿液浓缩功能的测试：肌内或皮下注射，成人 4μg，1 岁以上儿童每次 1~2μg，1 岁以下儿童 0.4μg。治疗出血或手术前预防出血：0.3μg/kg，用生理盐水稀释至 50~100ml，在 15~30 分钟内静脉滴注；③夜间遗尿症：口服，成人和 5 岁以上儿童，首量为 200μg，睡前服用，若疗效不显著可增至 400μg。连续服用 3 个月后停用至少 1 周，评估是否需要继续治疗。

【注意事项】 不良反应常见头痛、恶心、胃痛、鼻出血、过敏反应、水潴留及低钠血症。习惯性或精神性燥渴、心脏功能不全和服用利尿剂者、中重度肾功能不全、抗利尿激素分泌异常综合征患者禁用。有致畸报道，孕妇禁用。治疗遗尿症时，服药前 1 小时到服药后 8 小时内需限制饮水量。

【规格】 注射剂：4μg/1ml；片剂：0.1mg/片

（二） 主要作用于生殖系统和泌乳功能的药物

垂体后叶素（Pituitrin）

【临床应用】 用于产后出血、产后子宫复原不全、肺出血、食管-胃底静脉曲张破裂出血和尿崩症等。肌注，一般每次 5 ~ 10U。肺出血：静脉滴注，本品 5 ~ 10U，加入氯化钠注射液或 5% 葡萄糖液 500ml 内缓慢滴入；静脉注射，将本品 5 ~ 10U 加入 5% 葡萄糖液 20ml 中，缓慢推注。产后出血：必须在胎儿和胎盘全部娩出之后方可肌内注射 10U。尿崩症：肌内注射，5U/次，2 次/日。消化道出血：本品对食管-胃底静脉曲张出血及结肠憩室出血有效，静脉滴注本品 5 ~ 10U，加入氯化钠注射液或 5% 葡萄糖液 500ml 内缓慢滴入，0.1 ~ 0.5U/min。

【注意事项】 不良反应：用药后可引起血压升高、尿量减少、尿急；若出现心悸、胸闷、出汗、面色苍白、腹痛、荨麻疹、支气管哮喘和过敏性休克等，应立即停药。静脉滴注时应注意滴速，一般为每分钟 20 滴。滴速过快或静脉推注均易引起腹痛或腹泻。给药时应注意患者的血压。高血压、冠心病、心力衰竭者禁用。

【规格】 注射剂：6U/1ml

缩宫素（Oxytocin）

【临床应用】 用于引产、催产、产后及流产后因宫缩无力或子宫缩复不良而引起的子宫出血。①引产或催产静脉滴注：每次 2.5 ~ 5U，用氯化钠注射液稀释至每 1ml 中含 0.01U。静滴开始时每分钟不超过 0.002U，每 15 ~ 30 分钟增加 0.001 ~ 0.002U，至达到宫缩与正常分娩期相似，最快每分钟不超过 0.02U，通常为每分钟 0.002 ~ 0.005U；②控制产后出血：静脉滴注 0.02 ~ 0.04U/min，胎盘排出后可肌内注射 5 ~ 10U。

【注意事项】 偶有恶心、呕吐、心率增快或心律失常。用于分娩时明显的头盆不称、脐带先露或脱垂、完全性前置胎盘、前置血管、胎儿窘迫、宫缩过强、需要立即手术的产科急症或子宫收缩乏力长期用药无效。下列情况应慎用：用高渗盐水中止妊娠的流产、胎盘早剥、严重的妊娠期高血压疾病、心脏病、临界性头盆不称、多胎经产、子宫过大、曾有宫腔内感染史、受过损伤的难产史、子宫或宫颈曾经手术治疗（包括剖宫产史）、宫颈癌、部分性前置胎盘、早产、胎头未衔接、胎位或胎儿的先露部位不正常，孕妇年龄已超过 35 岁。用于引产或催产加强宫缩，必须稀释后作静脉滴注，不可肌注。用药前及用药时需检查及监护：宫收缩的频率、持续时间及强度、孕妇脉搏及血压、胎儿心率、静止期间子宫肌张力、胎儿成熟度、骨盆大小及胎先露下降情况、出入液量的平衡。

【规格】 注射剂：10U/1ml

卡贝缩宫素（Carbetocin）

【异名】 巧特欣

【临床应用】 用于选择性硬膜外麻醉或腰麻下剖宫产术后，以预防子宫收缩乏力和产后出血。单剂量静脉注射 100μg，只有在硬膜外或腰麻醉下剖宫产术完成婴儿娩出后，缓慢地在 1 分钟内一次性给予。可以在胎盘娩出前或娩出后给予。

【注意事项】 不良反应包括恶心、腹痛、瘙痒、面红、呕吐、热感、低血压、头痛和震颤、呼吸困难、寒战、心动过速和焦虑。单剂量注射本品后，在一些患者可能没有产生足够的子宫收缩。对于这些患者，不能重复给药，可用其他子宫收缩药如缩宫素或麦角新碱等进一步的治疗。对持续出血的病例，需要排除胎盘碎片的滞留、凝血疾病或产道损伤。有血管疾病的患者，特别是冠状动脉疾病，若使用则必须非常的谨慎。当缩宫素与环丙烷麻醉剂同时使用时，可引起低血压和窦性心动过缓。

【规格】 注射剂：$100\mu g/1ml$

米非司酮（Mifepristone）

【临床应用】 本品与前列腺素药物序贯合并使用，用于终止停经 49 天内的妊娠。停经 ≤49 天健康早孕妇女，空腹或进食后 1 小时服用米非司酮，服用方案有两种：①顿服 200mg；②每次 25～50mg，2 次/日，连续 2～3 天，总量 150mg，服药后禁食 1 小时。第三或第四日清晨于阴道后穹隆放置卡前列甲酯栓 1mg（1 枚），或使用其他同类前列腺素药物，卧床休息 1 小时后再起床。如使用米索前列醇口服片，则服用 400～600μg（2～3 片），在门诊观察 6 小时，注意用药后出血情况，有无胎囊排出。

【注意事项】 部分孕妇有恶心、呕吐、眩晕、乏力和下腹痛，个别可出现一过性肝功能异常和皮疹。有心、肝、肾疾病及肾上腺皮质功能不全者禁用。对米非司酮、前列腺素类药物过敏者、青光眼和哮喘者禁用。确诊为早孕者，停经不超过 49 天。

【规格】 片剂：25mg/片

地诺前列酮（Dinoprostone）

【异名】 欣普贝生

【临床应用】 适用于妊娠足月（孕 38 周后）时促宫颈成熟，其宫颈 Bishop 评分小于或等于 6 分，单胎头先露有引产指征且无母婴禁忌证。使用 1 枚栓剂通常可达到宫颈成熟。

【注意事项】 勿将终止带放入阴道，以免造成取出困难。由于本品将在 12 小时内持续释放，应按常规定时监测宫缩和胎儿情况。当宫颈完全成熟或出现下列情况应终止给药：①出现每 3 分钟 1 次的宫缩；②自然破膜或人工破膜；③出现有任何子宫过度刺激或子宫强直性收缩的迹象；④胎儿宫内窘迫；⑤产妇发生如恶心、呕吐、低血压和心率过速；⑥在静脉给缩宫素之前 30 分钟。下列情况为禁忌：①已临产；②正在给缩宫素；③产妇不宜出现宫缩过强而又延长的情况（如：有子宫大手术史；有宫颈手术史；严重头盆不称；胎先露异常；可疑或证实胎儿宫内窘迫；有宫颈破裂史；三次以上足月产史）；④患盆腔炎或有盆腔炎史；⑤对本品过敏；⑥本次妊娠期内有前置胎盘或无法解释的阴道出血。青光眼及哮喘的病人慎用。应用本品之前应停用其他非甾体抗炎药（如阿司匹林等）。如果子宫收缩时间过长或子宫收缩过强，应立即取出本品。

【规格】 栓剂：10mg/粒

卡前列甲酯（Carboprost Methylate）

【异名】 卡孕

【临床应用】 置于阴道后穹隆处。①中期引产：每次 1mg，2~3 小时重复 1mg，直至流产（平均用量约为 6mg）；②抗早孕：与米非司酮联合用药，第 1 天服米非司酮 200mg，第 3 天放置本品 1mg；或第 1 天服米非司酮 25~50mg，2 次/日，连续服用 2~3 天，总量 150mg，第 3~4 天放置本品 1mg；③产后出血：于胎儿娩出后将本品0.5~1mg放入阴道，贴附于阴道前壁下1/3处，约2分钟。

【注意事项】 少数孕妇宫缩强，宫口扩张不良，可导致宫颈阴道部裂伤。本品不得用于足月引产。单独用本品抗早孕，完全流产率较低，用药量较大，胃肠道不良反应较重。余见地诺前列酮。

【规格】 栓剂：0.5mg/粒

卡前列素氨丁三醇 （Carboprost Tromethamine）

【异名】 欣母沛

【临床应用】 用于妊娠期为13~20周的流产，亦适用于下述与中期流产有关的情况：其他方法不能将胎儿娩出；采用宫内方法时，由于胎膜早破导致药物流失，子宫收缩乏力；需要进行子宫内重复滴注的流产；尚无生存活力的胎儿出现意外的或自发性胎膜早破，但无力将胎儿娩出；适用于常规处理方法无效的子宫收缩弛缓引起的产后出血现象。①引产及中期流产：起始剂量为250μg，深部肌内注射，此后依反应情况间隔1.5~3.5小时再注射250μg。开始时亦可使用选择性的测试剂量100μg（0.4ml），数次注射250μg剂量后子宫收缩力仍不足时，剂量可增至500μg。卡前列素总剂量不得超过12mg，不建议连续使用超过2天以上；②难治性产后子宫出血：起始250μg，深部肌内注射。必要时可间隔15~90分钟多次注射，也可得到良好的疗效。总剂量不得超过2mg。

【注意事项】 有呕吐、腹泻、恶心、体温升高、潮红等不良反应，一般为暂时性的，治疗结束后可恢复。急性盆腔炎患者以及患有心脏病、肝肾疾病患者禁用。有哮喘、低血压、高血压、贫血、黄疸、糖尿病或癫痫病患者及瘢痕子宫者慎用。本品不推荐与其他缩宫药合用。

【规格】 注射剂：250μg/1ml

米索前列醇（Misoprostol）

【临床应用】 本品与抗孕激素药物米非司酮序贯应用，用于终止 49 天内的早期妊娠。服用米非司酮 40~48 小时后，顿服本品 0.6mg。

【注意事项】 部分早孕妇女服药后有轻度恶心、呕吐、眩晕、乏力和下腹痛，极个别妇女可出现潮红、发热及手掌瘙痒。

【规格】 片剂：0.2mg/片

依沙吖啶（Ethacridine Lactate）

【临床应用】 中期妊娠引产药，用于终止 12~26 周妊娠。

【注意事项】 本品中毒时表现为少尿、无尿及黄疸，肝肾功能严重损害。不良反应包括：发热、出血（本品引产容易发生胎盘滞留或部分胎盘、胎膜残留而引起大量出血）；宫颈撕裂或宫颈管前壁或后壁穿孔；个别孕妇有过敏反应。有肝肾功能不全者、对本品过敏者禁用。本品的安全剂量为 50~100mg，极量 120mg，中毒剂量为 500mg，一般用量为 100mg 以内。用本品引产同时，慎用其他引产药（如缩宫素），以免导致软产道损伤。本品临用前以注射用水 10ml 溶解，不可用氯化钠注射液。

【规格】 注射剂：50mg/2ml

利托君 （Ritodrine）

【异名】 安宝

【临床应用】 本品用于预防妊娠 20 周以后的早产。最初用静脉滴注，随后口服维持治疗，密切监测子宫收缩和副作用，以确定最佳用量。①静脉滴注：根据孕妇情况，滴注时要监测子宫收缩频率、孕妇心率、血压和胎儿心率。将本品 100mg 稀释在 500ml 的 5% 葡萄糖或生理盐水中，配成 0.2mg/ml 的溶液，静脉滴注时应保持左侧姿势，以减少低血压危险。开始时应控制滴速使剂量为 0.05mg/min （5 滴/min，20 滴/ml），每 10 分钟增加 0.05mg/min （5 滴/min），至达到预期效果，保持在 0.15 ~ 0.35mg/min （15 ~ 35 滴/min）。用药持续到宫缩停止后 12 ~ 18 小时，可重复用药。②口服：静脉滴注结束前 30 分钟开始口服治疗，最初 24 小时口服剂量为每 2 小时 10mg，此后每 4 ~ 6 小时 10 ~ 20mg，每日维持剂量在 80 ~ 120mg，分次给药。

【注意事项】 ①不良反应包括与剂量有关的孕妇和胎儿心率增快，孕妇血压升高。静脉滴注每分钟限于 0.35mg，孕妇和胎儿心率增快分别平均为 130 次/分和 164 次/分；孕妇收缩压平均增高 12mmHg，舒张压下降 23mmHg；心悸、震颤、恶心、呕吐、头痛或出现红斑；紧张不安、情绪沮丧、烦躁、焦虑或全身不适；心律不齐、过敏性休克、皮疹、肝功能损害和白细胞减少和/或粒性白细胞减少，停止治疗后能恢复正常；极个别人因肺水肿死亡；②下列情况禁用：小于 20 周妊娠、产前出血需立即结束妊娠；子痫或严重先兆子痫；死胎、孕妇有心脏病和肺高压、甲状腺功能亢进、未控制的糖尿病、未控制高血压、嗜铬细胞瘤和支气管哮喘。注意：严格观察液体出入量，避免摄入液体过多；如孕妇心率持久超过140次/分，应停止用药。一旦发生肺水肿，应积极常规处理；如胎膜早破，在推迟分娩和可能发生绒毛膜羊膜炎之间要权衡利弊后再用药。同时使用皮质激素易发生肺水肿。药物稀释应避免用含氯化钠的液体，减少发生肺水肿危险。用药过程中应严密监测宫缩情况及孕妇心率、血压和胎儿心率。本品不能与其他药物在同一容器混合使用，不能影响利托君的滴注速度。

【规格】 片剂：10mg/片；注射剂：50mg/5ml

溴隐亭（Bromocriptine）

【临床应用】 ①产后回乳：预防性用药，分娩后4小时开始服用2.5mg，以后每次2.5mg，2次/日，连用14天；如已有乳汁分泌，2.5mg/d，2~3天后每次2.5mg，2次/日，连用14日；②高泌乳素血症引起的闭经溢乳和不孕不育：起始量为1.25~2.5mg，1次/日，口服；维持量每次1.25~2.5mg，2~3次/日，口服。月经恢复常在血泌乳素水平恢复正常后2~8周，溢乳明显减少往往需6~7周；③垂体泌乳素瘤：起始量1.25mg/d，逐渐递增至血泌乳素水平降至正常，最大剂量15mg/d。不论高泌乳素血症还是泌乳素微腺瘤、大腺瘤，在血泌乳素水平降至正常一段时间后，本品剂量绝大多数可以渐减量，长期治疗的维持量以血泌乳素保持正常及垂体大腺瘤缩小情况决定；④帕金森病：起始量每次0.625mg，1~2次/日，逐渐增加至每日1.25~2.5mg，2次/日，一般用量7.5~15mg/d；⑤肢端肥大症：起始量1.25~

252

2.5mg，1次/日，逐渐增加至有效量，可每间隔3～7日递增 2.5mg；维持量 5～20mg/d，分次口服。

【注意事项】　不良反应：低血压较为常见，大剂量用药时可出现精神错乱、幻觉、不自主的躯体运动；用于治疗帕金森病或肢端肥大症时，可出现便秘、腹泻、口干、食欲减退、胃痛及呕吐等症状，以及抑郁、夜间腿部疼挛、鼻塞和雷诺现象；偶发消化道出血、消化性溃疡和腹膜后纤维化。对本品过敏或对其他麦角碱衍生物过敏者、妊娠期及哺乳期妇女、严重精神病、心脏病、周围血管性疾病患者禁用。妊娠后应密切注意头痛、视力、视野及血泌乳素水平变化。有高血压或高血压史，以及妊娠期高血压疾病或有妊娠高血压既往史者应慎用。肝功能损害与精神失常者慎用。氟哌啶醇、甲基多巴、单胺氧化酶抑制剂、甲氧氯普胺、吩噻嗪类、利血平和硫杂蒽类各种镇静安眠药、H_2受体阻断剂等药物能升高血清泌乳素浓度，干扰本品的效能，必须合用时，应适当调整本品剂量。

【规格】　片剂：2.5mg/片

九、激素及其有关药物

（一）垂体激素及其有关药物

重组人生长激素（Recombinant Somatropin）

【异名】　珍怡、赛增、思真

本品具有与人生长激素同等的作用，即能促进骨骼、内脏和全身生长，促进蛋白质合成，影响脂肪和矿物质代谢，在人体生长发育中起着关键性作用。

【临床应用】　内源性生长激素分泌不足所致的生长障碍：一般用量为每周 4mg（12U）/m²，或每周 0.2mg（0.6U）/kg，分 3 次肌内注射，皮下注射分 6 次或 7 次给药，最好晚上给药。性腺发育不全所致的生长障碍：每周 6mg（18U）/m²，或每周 0.2 ~ 0.23mg（0.6 ~ 0.7U）/kg，治疗的第二年剂量可增至 8mg（24U）/m²，或每周 0.27 ~ 0.33mg（0.8 ~ 1.0U）/kg，分 7 次单剂量于晚上皮下注射给药。

【注意事项】　任何有进展迹象的潜在性脑肿瘤患者、妊娠妇女和哺乳期妇女均禁用。不得用于骨骺已闭合的儿童患者。糖尿病为相对禁忌证，给糖尿病患者应用时应进行严格的医学及实验室监控。脑肿瘤引起的垂体性侏儒病患者、心脏或肾脏病患者慎用。

【规格】　注射剂：1.6mg/支，30U/支，10U/支

生长抑素（Somatostatin）

【异名】　思他宁

【临床应用】　用于严重急性上消化道出血，如食管静脉曲张出血、胃出血、十二指肠出血、胃或十二指肠溃疡出血，预防胰腺术后并发症、急性胰腺炎、胰腺、胆囊和肠道瘘管的辅助治疗。①治疗上消化道出血：3mg 本品溶于 0.9% 氯化钠或 5% 葡萄糖注射液 500ml 中，连续 12 小时静脉滴注。某些病例可在连续静脉滴注前给予 250μg 缓慢（不少于 3 分钟）静脉注射。为避免再出血，在止血后用同一剂量维持治疗 48 ~ 72 小时，总疗程不应超过 120 小时；

②预防胰腺术后并发症：在手术开始时以 250μg/h 速度连续静脉滴注，手术后持续静脉滴注 5 日；③胰瘘、胆瘘和肠瘘的辅助治疗：以 250μg/h 速度连续静脉滴注，直至瘘管闭合之后 2 日；④急性胰腺炎：以 250μg/h 速度连续静脉滴注 5~7 天；⑤预防经内镜逆行胰胆管造影并发症：术前 1 小时以 250μg/h 速度连续静脉滴注，持续 12 小时。

【注意事项】 当滴注速度高于 50μg/min 时会发生恶心和呕吐。对生长抑素过敏者、孕妇和哺乳期妇女禁用。由于本品抑制胰岛素及胰高血糖素的分泌，在治疗初期会引起短暂的血糖水平下降，胰岛素依赖型糖尿病患者使用本品后，每隔 3~4 小时应测试一次血糖。

【规格】 注射剂：3mg/支

兰瑞肽（Lanreotide）

【异名】 索马杜林

【临床应用】 ①肢端肥大症：第一次深部肌内注射 40mg，14 天后血清生长激素水平下降>25% 者，持续治疗每 14 天注射 1 次；若生长激素水平下降<25%，每 10 天注射 1 次。两侧臀部交替注射；②类癌及消化道神经内分泌肿瘤，每 14 天肌内注射 40mg，如临床症状腹泻、颜面潮红、皮疹、电解质紊乱等评估治疗反应不显著，增至每 10 天注射 1 次。对上述两种病的治疗反应不敏感时，应及时转换其他治疗方法。

【注意事项】 孕妇、哺乳期妇女、儿童及对本品过敏者禁用。消化道类癌及内分泌肿瘤在排除阻塞性肠道肿瘤前不应当用本品。肢端肥大的患者使用是需对垂体瘤体积进行监视。肝、肾功能不全的患者，应定期监测肝、肾功能，以调整剂量。糖尿病患者必须严格监测血糖水平。用胰岛素治疗的患者，最初的胰岛素剂量应降低25%，然后调整至与血糖水平相适应。非糖尿病患者，治疗期间某些患者可能出现暂时的血糖升高，这种情况不必使用胰岛素。

【规格】　注射剂：40mg/支

（二）肾上腺皮质激素和
促肾上腺皮质激素

氢化可的松（Hydrocortisone）

本品原为天然糖皮质激素，现已人工合成。抗炎作用为可的松的1.25倍，还具有免疫抑制作用、抗毒作用、抗休克等。此外，也有一定程度的盐皮质激素活性，具有留水、留钠及排钾作用。

【临床应用】　用于中毒性感染、过敏性休克、严重肾上腺皮质功能减退症、结缔组织病、严重的支气管哮喘、血管炎等过敏性疾病，以及适用于其他肾上腺皮质激素类药物的病症等。口服：每次20mg，1~2次/日。静脉滴注：每次100~200mg，与0.9%氯化钠注射液或5%葡萄糖注射液500ml混合均匀后作静脉滴注（不可直接静注）。

【注意事项】　①长期使用可引起以下不良反应：医源性库欣综合征面容和体态、易出血倾向、痤疮、月经紊乱、肱骨或股骨头缺血性坏死、骨质疏松及骨折、低血钾综合征、胰腺炎、消化性溃疡或穿孔；儿童生长受到抑制、青光眼、白内障、良性颅内压升高综合征、糖耐量减退和糖尿病加重；②也有患者出现精神症状：欣快感、激动、定向力障碍，也可表现为抑制。精神症状尤易发生于患慢性消耗性疾病及既往有过精神不正常者；③停药时应逐渐减量，不宜骤停，以免复发或出现肾上腺皮质功能不足症状；④严重的精神病和癫痫、消化性溃疡病、新近胃肠吻合手术、骨折、创伤修复期、肾上腺皮质功能亢进症、高血压、糖尿病、孕妇、抗菌药物不能控制的真菌感染、水痘、麻疹，较重的骨质疏松症等禁用。

【规格】 片剂：20mg/片；注射剂：25mg/5ml

氢化可的松琥珀酸钠（Hydrocortisone Sodium Succinate）

【临床应用】 50mg 或 100mg（按氢化可的松计算）。临用时用生理盐水或 5% 葡萄糖注射液稀释后静脉滴注或肌内注射。

【注意事项】 同氢化可的松。

【规格】 粉针剂：50mg/支

泼尼松（Prednisone）

本品具有抗炎、抗过敏、抗风湿和免疫抑制作用，能抑制结缔组织的增生，降低毛细血管壁和细胞膜的通透性，减少炎性渗出，并能抑制组胺及其他毒性物质的形成与释放。还能促进蛋白质分解转变为糖，减少葡萄糖的利用。

【临床应用】 ①补充替代疗法口服：每次 5～10mg，10～60mg/d，早晨起床后服用 2/3，下午服用 1/3；②抗炎口服：5～60mg/d。剂量及疗程因病种及病情而异。根据皮质激素昼夜分泌的节律，采用隔日 1 次给药法，以减少不良反应；③自身免疫性疾病口服：40～60mg/d，病情稳定后可逐渐减量；④过敏性疾病：口服20～40mg/d，症状减轻后减量，每隔1～2日减少5mg；⑤防止器官移植排异反应：一般在术前1～2天开始口服100mg/d，术后1周改为60mg/d，以后逐渐减量；⑥治疗急性白血病、恶性肿瘤等，口服60～80mg/d，症状缓解后减量。

【注意事项】 已长期应用本品的患者，在手术时及术后3～4日内常须酌增用量，以防皮质功能不足。一般外科患者应尽量不用，以免影响伤口的愈合。本品及可的松均需经肝脏代谢活化为泼尼松龙或氢化可的松才有效，故肝功能不全者不宜应用。

【规格】 片剂：5mg/片

泼尼松龙（Prednisolone）

本品疗效与泼尼松相当，抗炎作用较强、水盐代谢作用很弱，故不适用于原发性肾上腺皮质功能不全症，因其不需经肝代谢而起作用故可用于肝功能不全者。

【临床应用】 用于过敏性与自身免疫性疾病。口服：成人开始15～40mg/d（根据病情），需要时可用到60mg或0.5～1mg/(kg·d)，发热患者分3次服用，体温正常者每日晨起一次顿服。病情稳定后逐渐减量，维持量5～10mg，视病情而定。小儿开始用量1mg/kg。滴眼：1～2滴/次，2～4次/日，治疗开始的24～48小时剂量可酌情加大至每小时2滴，注意不宜过早停药。

【注意事项】 眼部长期使用可能引起眼压升高、视觉功能下降。原发性肾上腺皮质功能不全者不宜使用。

【规格】 片剂：5mg/片；滴眼液：50mg/5ml

甲泼尼龙（Methylprednisolone）

【异名】 甲强龙、美卓乐

本品抗炎作用较强，对钠潴留作用微弱，作用同泼尼松。

【临床应用】 用于抗炎治疗风湿性疾病、肌原疾病、皮肤疾病、过敏状态、眼部疾病、胃肠道疾病、呼吸道疾病、水肿状态；免疫抑制治疗、休克、内分泌失调等。口服：开始16～24mg/d，分2次，维持量4～8mg/d。关节腔内及肌内注射：每次10～40mg。用于危重病情作为辅助疗法时，推荐剂量是30mg/kg，将已溶解的药物与5%葡萄糖注射液、生理盐水注射液或二者混合后至少静脉输注30分钟。此剂量可于48小时内，每4～6小时重复一次。冲击疗法：1g/d，静脉注射，使用1～4天；或每个月1g，静脉注射，使用6个月。系统性红斑狼疮：1g/d，静脉注射，使用3天。多发性硬化症：1g/d，静脉注射，使用3天或5天。肾小球肾炎、狼疮性肾炎：1g/d，静脉注射，使用3、5或7天。

【注意事项】 全身性真菌感染者禁用。注射液在紫外线和荧光下易分解破坏，故应避光，其他注意事项同泼尼松。

【规格】 片剂：4mg/片；注射剂：40mg/支，500mg/支

曲安西龙（Triamcinolone）

【异名】 阿赛松

本品抗炎作用较氢化可的松、泼尼松强。水钠潴留

作用则较轻微。口服易吸收。

【临床应用】 用于类风湿关节炎、其他结缔组织疾病、支气管哮喘、过敏性皮炎、神经性皮炎、湿疹等，尤适用于对皮质激素禁忌的伴有高血压或水肿的关节炎。①口服：开始时每次 4mg，2～4次/日。维持量，每次 1～4mg，1～2次/日，通常维持量每日不超过8mg；②肌内注射：每 1～4 周 1 次，40～80mg；③皮下注射：1 次5～20mg；④关节腔内注射：每 1～7 周 1 次，5～40mg。

【注意事项】 可引起厌食、眩晕、头痛、嗜睡等，但一般不引起水肿、高血压、满月脸等反应。长期使用或用量较大时可致胃溃疡、血糖升高、骨质疏松、肌肉萎缩、肾上腺功能减退以及诱发感染等。不宜用作肾上腺皮质功能减退者的替代治疗。结核病、消化性溃疡、糖尿病等患者及妊娠期妇女慎用。

【规格】 片剂：4mg/片

曲安奈德（Triamcinolone Acetonide）

本品作用与曲安西龙相似，其抗炎和抗过敏作用较强且较持久。

【临床应用】 ①支气管哮喘：肌内注射，成人每次 1ml（40mg），每 3 周 1 次，5 次为一疗程，患者症状较重者可用80mg；6～12 岁儿童减半，在必要时 3～6 岁幼儿可用成人剂量的 1/3。穴位或局部注射，成人每次 1ml（40mg），在扁桃体穴或颈前甲状软骨旁注射，每周 1 次，5 次为一疗程，注射前先用少量普鲁卡因局部麻醉；②过敏性鼻炎：肌内注射，每次 1ml（40mg），每 3 周 1 次，5 次为一疗程；下鼻甲注射，鼻腔先喷 1% 利多卡因液表面麻醉后，在双下鼻甲前端各注入本品 0.5ml，每周 1 次，4~5 次为一疗程；③各种关节病：每次 10~20mg，加 0.25% 利多卡因液 10~20ml，用 5 号针头一次进针直至病灶，每周 2~3 次或隔日 1 次，症状好转后每周 1~2 次，4~5 次为一疗程；④皮肤病：直接注入皮损部位，通常每一部位用 0.2~0.3mg，视患部大小而定，每处每次不超过 0.5mg，必要时每隔 1~2 周重复使用。

【注意事项】　月经紊乱、视力障碍、少数患者出现双颊潮红。有全身荨麻疹、支气管痉挛的报道。长期用于眼部可引起眼压升高。鼻喷雾剂可有咳嗽、鼻出血、咽炎、头痛和药物性鼻炎。病毒性、结核性或急性化脓性眼病，局部有严重感染者禁用。用前应摇匀，不得供静脉注射。

【规格】　注射剂：40mg/1ml

地塞米松（Dexamethasone）

本品的抗炎作用及控制皮肤过敏的作用比泼尼松更显著，而对水钠潴留和促进排钾作用较轻微，对垂体-肾上腺皮质轴的抑制作用较强。

【临床应用】　用于过敏性与自身免疫性炎症性疾病。多用于结缔组织病、活动性风湿病、类风湿关节炎、红斑狼疮、严重支气管哮喘、严重皮炎、溃疡性结肠炎、急性白血病等治疗。片剂还用于某些肾上腺皮质疾病的诊断。口服：每次 0.75~3mg，2~4 次/日；维持剂量，0.75mg/d。一般剂量静脉注射每次 2~20mg；静脉滴注时应以 5% 葡萄糖注射液稀释，可 2~6 小时重复给药至病情稳定，但大剂量连续给药一般不超过 72 小时。

【注意事项】　较大量服用易引起糖尿病及类库欣综

合征。溃疡病、血栓性静脉炎、活动性肺结核、肠吻合手术后患者禁用。因本品潴钠作用微弱，不宜用作肾上腺皮质功能不全者的替代治疗。长期服用较易引起精神症状及精神病，有癫病史及精神病史者最好不用。

【规格】 注射液：2mg/1ml，5mg/1ml；片剂：0.75mg/片

促皮质素（Corticotrophin）

【异名】 ACTH

本品能刺激肾上腺皮质合成和分泌氢化可的松、皮质酮等，故临床用途与皮质激素基本相同。

【临床应用】 ①兴奋肾上腺皮质功能：长期应用皮质激素在停药前或肾上腺皮质功能亢进实施肾上腺手术后，可短期（3~7日）应用促皮质素，以促进肾上腺皮质的功能；②促皮质素试验：原发性肾上腺皮质功能减退者对本品无反应；继发性肾上腺皮质功能减退者，在静脉滴注促皮质素3~5日后，类固醇的排出量逐渐增加，呈延迟反应；此试验还有助于区分肾上腺皮质功能亢进者的病理性质。如为双侧皮质增生，反应常高于正常；如为皮质腺瘤，反应正常或稍高；如为皮质腺癌则无明显反应。肌内注射：每次12.5~25U，2次/日。静脉滴注：以12.5~25U溶于5%~10%葡萄糖注射液500ml于6~8小时内滴完，一日1次。促皮质素试验，将25U溶于5%葡萄糖注射液中静脉滴注，维持8小时，留24小时尿检查17-酮类固醇及17-羟皮质类固醇。

【注意事项】 ACTH促进肾上腺皮质分泌皮质醇和盐皮质激素，因此可产生糖皮质激素和盐皮质激素的不

良反应，出现医源性库欣综合征及明显的水钠潴留、失钾。可引起过敏反应，甚至过敏性休克，尤其静脉注射时更易发生。大量应用可出现不良反应，如高血压、月经障碍、头痛、糖尿病、精神异常等。静脉滴注时不宜与中性及偏碱性的注射液如氯化钠、谷氨酸钠、氨茶碱等配伍，以免产生混浊。结核病、高血压、糖尿病、血管硬化症、胃溃疡等患者及妊娠妇女，一般不宜应用。

【规格】　注射剂：25U/支

复方倍他米松（Betamethasone Co.）

【异名】　得宝松

【临床应用】　本品全身或局部用于对皮质类固醇激素敏感的急、慢性疾病时有效。用于类风湿关节炎、骨关节炎、强直性脊柱炎、关节滑膜囊炎、坐骨神经痛、腰痛、筋膜炎、腱鞘囊肿等。可用于慢性支气管哮喘、花粉症、血管神经性水肿、过敏性气管炎、过敏性鼻炎、药物反应、血清病等。肌内注射：全身给药时，开始为 1～2ml，必要时可重复给药，剂量及注射次数视病情和患者的反应而定。对严重疾病如系统性红斑狼疮或哮喘持续状态，在抢救措施中开始剂量可用 2ml。关节内注射：局部注射剂量为 0.25～2.0ml（视关节大小或注射部位而定）；大关节（膝、腰、肩）用 1～2ml；中关节（肘、腕、踝）用 0.5～1ml；小关节（脚、手）用 0.25～0.5ml。

【注意事项】　有可能出现皮质类固醇激素引起的各种不良反应，如肌肉骨骼、胃肠道、皮肤、神经系统、内分泌系统的异常和水电解质紊乱等。禁用于全身真菌感染的患者，以及对本品过敏或对皮质类

263

固醇类激素过敏的患者。禁用于特发性血小板减少性紫癜患者。局部或全身感染者、结核病、癌症患者慎用。

【规格】 注射剂：1ml/支（二丙酸倍他米松5mg、倍他米松磷酸二钠2mg）

（三） 性激素和促性腺激素

丙酸睾酮（Testosterone Propionate）

本品作用与天然睾酮相同，能促进男性性器官及副性征的发育、成熟；对抗雌激素，抑制子宫内膜生长及卵巢、垂体功能；促进蛋白质合成及骨质形成；刺激骨髓造血功能，使红细胞和血红蛋白增加。

【临床应用】 原发性或继发性男性性腺功能低减，男性青春期发育迟缓；绝经期后女性乳腺癌晚期的姑息治疗等。成人，深部肌内注射，每次25~50mg，2~3次/周。儿童，每次12.5~25mg，2~3次/周，疗程不超过4~6个月。功能性子宫出血，配合黄体酮使用肌内注射，每次25~50mg，1次/日，共3~4次。绝经妇女乳腺癌晚期姑息性治疗，每次50~100mg，3次/周，共用2~3个月。

【注意事项】 大剂量可引起女性男性化、水肿、肝损害、黄疸、头晕等。肝、肾功能不全，前列腺癌患者及妊娠妇女禁用。本品局部注射可引起刺激性疼痛，长期注射可致局部皮肤吸收不良易形成硬块，故应注意更换注射部位并避开神经走行部位。

【规格】 注射剂：25mg/1ml

264

十一酸睾酮 (Testosterone Undecanoate)

【异名】 思特珑、安特尔

本品作用与天然睾酮相同，且口服有效，能促进男性性器官及副性征的发育、成熟；对抗雌激素，抑制子宫内膜生长及卵巢、垂体功能；促进蛋白质合成及骨质形成；刺激骨髓造血功能，使红细胞和血红蛋白增加。

【临床应用】 男子原发性和继发性性腺功能低下的替代治疗等。口服：起始剂量每日 120～160mg，连服 2～3 周，餐后吞服，早晚各一次，等份剂量，如不能等分，则早晨服较多的一份；维持剂量每日 40～120mg。肌内注射：每次 250mg，每月 1 次，疗程 4～6 个月。

【注意事项】 可有粉刺、男子乳房发育、水肿、精子发生减少等。前列腺癌，肝、肾功能不全患者，妊娠期及哺乳期妇女禁用。

【规格】 软胶丸：40mg/粒；注射剂：0.25g/2ml

达那唑 (Danazol)

本品为弱雄激素，兼有蛋白同化作用和抗孕激素作用。

【临床应用】 ①子宫内膜异位症：口服，从月经周期第 1～3 天开始服用，每次 200～400mg，2 次/日，总量一天不超过 800mg，连续 3～6 个月为一疗程，必要时可继续到第 9 个月；②纤维性乳腺炎：口服，每次 50～200mg，2 次/日，连用 3～6 个月；③男性乳房发育：口服，200～600mg/d；④性早熟：口服，200～400mg/d；⑤血小板减少性紫癜：口服，每次 200mg，2～4 次/日；⑥血友病：口服，600mg/d，连用 14 天；⑦遗传性血管性水肿：口服，开始每次200mg，2~3次/日，直到疗效出现，维持量一般是开始量的一半或更少，在 1~3 个月或更长一些的间隔时间递减，根据治疗前发病的频率而定。急性发作时剂量可提高到 200mg；⑧系统性红斑狼疮：口服，400~600mg/d。

【注意事项】 不良反应主要有体重增加、水肿、多毛、肝功能障碍、焦虑等。多数妇女发生闭经，少数有不规则阴道出血。严重心、肾、肝功能不全，妊娠及哺乳期妇女、卟啉病、阴道出血者禁用。癫痫、偏头痛患者慎用。对青春期性早熟，能使患者月经停止、乳房发育退化；用药期间应定期检查肝功能。与环孢素 A、他克莫司合用可增加其中毒的风险；与华法林合用有增加出血的可能；与辛伐他汀合用有增加横纹肌溶解的危险。

【规格】 胶囊：0.2g/粒

雌二醇/地屈孕酮（Estradiol and Dydrogesterone）

【异名】 芬吗通

【临床应用】 绝经所致的症状的短期治疗。每日 1 片，每 28 天为一个疗程。前 14 天服白色片，后 14 天服灰色片，于第 29 天起继续开始下一个疗程。

【注意事项】 ①有乳腺癌史、雌激素依赖性恶性肿瘤、原因不明的阴道出血、血栓栓塞性疾病、急性肝病或有肝病史、卟啉病患者，已知或可疑妊娠者禁用；②以下情况慎用：平滑肌瘤或子宫内膜异位症、高血压、糖尿病、胆石症、重度头痛、系统性红斑狼疮、子宫内膜、癫痫、哮喘、心或肾功能不全；③不良反应：主要有阴道出血、盆腔疼痛、静脉血栓栓塞、胆囊疾病、宫颈糜烂程度或宫颈黏液改变、痛经、周围性水肿等。

【规格】 片剂（雌二醇1mg、雌二醇 1mg/地屈孕酮10mg）

戊酸雌二醇 （Estradiol Valerate）

【异名】 补佳乐

本品长效雌二醇衍生物，是长效避孕药的组成成分。

【临床应用】 口服缓解绝经后更年期症状、卵巢切除后及非癌性疾病放疗性去势的雌激素缺乏引起的症状。口服：每日 1～2mg，连续 21 天，停服 1 周后开始下一疗程。

【注意事项】 可有头痛、乳房胀痛等。肝、肾疾病，乳腺癌及卵巢癌患者禁用。

【规格】 片剂：1mg/片

半水合雌二醇 （Estradiol）

【临床应用】 本品用于减轻绝经期或更年期症状，如出汗、潮热、阴道干燥、情绪改变、睡眠困难和排尿问题。每个贴片可以使用7天，7天后再换用另一个新的贴片。正常情况下，应该每次只使用1个贴片，必要时也会同时使用2片。

【注意事项】 贴片皮肤处出现潮红和发痒，在贴片揭除后几天可自行消失。余同戊酸雌二醇。

【规格】 贴剂：1.5mg/贴

苯甲酸雌二醇 （Estradiol Benzoate）

【临床应用】 用于卵巢功能不全、闭经、绝经期综合征、退奶及前列腺癌等。①绝经期综合征：肌内注射，每次 1～2mg，每 3 日 1 次；②子宫发育不良：肌内注射，每次 1～2mg，每 2～3 日 1 次；③子宫出血：肌内注射，每次 1mg，1 次／日，1 周后继续应用黄体酮。

【注意事项】 可有恶心、头痛、乳房胀痛等不良反应。严重肝、肾功能不全，乳腺癌患者及妊娠妇女禁用。

【规格】 注射液：1mg/1ml

雌三醇（Estriol）

【异名】 欧维婷

本品是体内雌二醇的代谢物。特点是对阴道和子宫颈管具有选择性作用。

【临床应用】 ①绝经后妇女因雌激素缺乏而引起的泌尿生殖道萎缩和萎缩性阴道炎（即老年性阴道炎）。第 1 周内每天使用，每次 0.5g，然后根据缓解情况逐渐减低至维持量每周用 2 次。有些尿失禁妇女可能需要较高的维持量；②绝经后妇女阴道手术前 2 周每天使用，每次 0.5g，术后 2 周内每周用药 2 次；③可疑宫颈涂片辅助诊断：检查前 1 周内，每 2 天用药 1 次，每次 0.5g。

【注意事项】 禁用于乳腺癌或生殖道恶性肿瘤；雌激素依赖肿瘤，如子宫内膜癌；不明原因的阴道出血；血栓性静脉炎；血栓栓塞性疾病；已知或可疑妊娠及哺乳期妇女。患有以下疾病者须慎用：心脏病、肝病、肾病、高血压、糖尿病、癫痫、偏头痛（含既往史）、子宫内膜异位症、乳房纤维囊肿、卟啉病、高脂血症，及曾有孕期瘙痒、疱疹病史或服用雌激素时曾发生过耳硬化症者。

268

【规格】 软膏剂：15mg/15g

普罗雌烯（Promestriene）

【异名】 更宝芬

本品是雌二醇衍生物，对女性生殖道黏膜具局部雌激素活性，而对子宫、乳房、垂体均无作用；阴道使用，未见全身性激素作用。

【临床应用】 适用于雌激素缺乏性阴道萎缩和产后、手术或理疗时子宫颈阴道及外阴愈合迟缓。乳剂用于外阴、前庭、阴道口萎缩及皮脂溢。阴道胶囊：每日 1 粒，20 日为一疗程。外用：乳剂每日涂 1 ~ 2 次。

【注意事项】 有雌激素依赖性肿瘤史者禁用。

【规格】 阴道胶囊：10mg/粒；乳膏剂：1% 15g/支

黄体酮（Progesterone）

【异名】 艺玛欣

本品是由卵巢黄体分泌的天然孕激素，为维持妊娠所必需。其药理作用主要为：在月经周期后期使子宫黏膜内腺体生长，子宫充血，内膜增厚，为受精卵植入做好准备。

【临床应用】 ①习惯性流产：肌内注射，每次10 ~ 20mg，1 次/日，或每周 2 ~ 3 次，一直用到妊娠第 4 个月；②先兆流产：肌内注射，20 ~ 50mg/d，待疼痛及出血停止后，减为 10 ~ 20mg/d；③痛经：在月经之前 6 ~ 8 日，肌内注射 5 ~ 10mg/d，共4 ~ 6日，疗程可重复若干次。对子宫发育不全所致的痛经可与雌激素配合使用；④经血过多和血崩症：肌内注射，10 ~ 20mg/d，5 ~ 7 天为一疗程，可重复 3 ~ 4 个疗程，每疗程间隔15～20日；⑤闭经：先肌内注射雌激素2～3周后，立即给予本品，每日肌内注射3～5mg，6～8日为一疗程，总剂量不宜超过350mg，疗程可重复2～3次；⑥功能性出血：肌内注射，5～10mg/d，连用5～10日，如在用药期间月经来潮应立即停药。口服胶囊：本品需在医师指导下，单独或与雌激素周期使用。

【注意事项】 可有头晕、头痛、恶心、抑郁、乳房胀痛等。长期应用可引起子宫内膜萎缩、月经量减少、肝功能异常并容易发生阴道真菌感染。每日用量过高时可能有嗜睡，减量可避免。肝功能不全、不明原因阴道出血、动脉疾患高危者、乳腺癌患者禁用。慎用于心血管疾患、肾功能不全、糖尿病、哮喘、癫痫、偏头痛或其他可能加重体液潴留病症患者。

【规格】 胶囊剂：50mg/粒；注射剂：20mg/ml

甲羟孕酮（Medroxyprogesterone）

本品为作用较强的孕激素，无雌激素活性。

【临床应用】 功能性闭经：每日口服4～8mg，连用5～10天。子宫内膜癌或肾癌：口服，每次100mg，3次/日。

【注意事项】 部分妇女有不规则出血等。如发生出血，可根据出血量加服炔雌醇0.05～0.1mg，连服3日即可止血。肝、肾功能不全，心血管疾患和高血压、糖尿病、哮喘病、癫痫、偏头痛、未明确诊断的阴道出血、有血栓病史（晚期癌瘤治疗除外）、胆囊疾病者均禁用。妊娠4个月内、有精神抑郁史者慎用。长期使用需注意检查肝功能，妇女不宜吸烟。

【规格】 片剂：2mg/片

屈螺酮炔雌醇（Drospirenone and Ethinylestradiol）

【异名】 优思明

【临床应用】 短期口服避孕药，按照包装所标明的顺序，每日在同一时间服用，1片/日，连服21日。停药7日后开始服用下一盒药，其间通常会出现撤退性出血。推迟月经：可以在服完一盒药后，接着继续服用下一盒药而没有停药间隔期，可以根据意愿将月经推迟到第二盒药物服完以前的任何时间。延长服药期间可能发生突破性出血或点滴出血。在通常的7日停药期后可以恢复继续规律服用本品。改变目前的月经期，移到本周的另一天：可建议缩短停药间隔期到希望的时间。停药间隔期越短，则不发生撤退性出血和在下一盒药服药期间发生突破性出血及点滴出血（如推迟月经所述）的风险越大。

【注意事项】 漏服药的处理：如果患者忘记服药的时间在12小时以内，避孕保护作用不会降低。一旦想起，就必须立即补服，下一片药应在常规时间服用。如果忘记服药的时间超过12小时，避孕保护作用可能降低。漏服药的处理可遵循以下两项基本原则：①在任何情况下停止服药不能超过7天；②需要不间断地连服7天，以保持对下丘脑–垂体–卵巢轴的充分抑制。不良反应包括子宫不规则出血、恶心和情绪波动等。

【规格】 片剂：每片含屈螺酮3mg和炔雌醇0.03mg

地屈孕酮（Dydrogesterone）

【异名】 达芙通

【临床应用】 可用于内源性孕激素不足的各种疾病。

271

痛经：从月经周期的第 5 ~ 25 日，每次 10mg，2 次/日。子宫内膜异位症：从月经周期的第 5 ~ 25 日，每次 10mg，2 ~ 3 次/日。功能性子宫出血：止血的剂量，每次 10mg，2 次/日，连用 5 ~ 7 日；预防出血的剂量，从月经周期的第 11 ~ 25 天，每次 10mg，2 次/日。闭经：从月经周期的第 1 ~ 25 日，每日 1 次服用雌二醇，从月经周期的第 11 ~ 25 日，联合用本品，每次 10mg，2 次/日。经前期综合征：从月经周期的第 11 ~ 25 日，每次 10mg，2 次/日。月经不规则：从月经周期的第 11 ~ 25 日，每次 10mg，2 次/日。先兆流产：每次 40mg，随后每 8 小时服 10mg 至症状消失。习惯性流产：每次 10mg，2 次/日，至妊娠 20 周。内源性孕酮不足导致的不孕症：月经周期的第 14 ~ 25 日，每日口服 10mg，治疗应至少持续 6 个连续的周期，建议在妊娠的前几个月连续采用该方法治疗，剂量应参照习惯性流产量或遵医嘱。

【注意事项】 极少数患者可出现突破性出血，一般增加剂量即可防止。也可能发生其他发生在孕激素治疗中的不良反应。

【规格】 片剂：10mg/片

- -

替勃龙（Tibolone）

【异名】 利维爱

本品为合成激素，兼具弱雌激素、雄激素和孕激素活性。

【临床应用】 用于自然绝经和手术绝经引起的各种症状。口服：每次 1.25 ~ 2.5mg，1 次/日，应整片吞服，不可咀嚼，最好每日固定在同一时间服用。一般症状在几周内即可改善，但至少连续服用 3 个月方能

272

获得最佳效果。本品可连续长期服用。

【注意事项】 偶见体重变化、眩晕、皮脂分泌过多、阴道出血、头痛、肠胃不适、肝功能指标变化、面部毛须生长增加。妊娠妇女、已确诊或怀疑的激素依赖性肿瘤、血栓性静脉炎、血栓栓塞形成等心血管疾病或脑血管疾病、原因不明的阴道流血、严重肝病患者均禁用。对肾病、癫痫、三叉神经痛患者或有上述病史者，高胆固醇血症、糖代谢损伤者应密切观察。酶诱导剂能加强本品代谢，从而降低活性。

【规格】 片剂：2.5mg/片

雷洛昔芬（Raloxifene）

【异名】 易维特

本品为选择性雌激素受体调节剂。

【临床应用】 用于预防和治疗绝经后妇女骨质疏松症。口服：每次60mg，1次/日。

【注意事项】 可能出现流感综合征。少数出现潮热、出汗和外阴及阴道干燥。可能出现血AST和/或ALT轻度升高。可能妊娠妇女、既往有或现有静脉血栓栓塞性疾病、肝功能减退、严重肾功能减退、原因不明子宫出血、患有子宫内膜癌者均禁用。本品需长期服用，建议同时补钙和维生素D。已往用过雌激素使三酰甘油升高者不宜用。同时服用华法林能轻度减少凝血酶原时间。

【规格】 片剂：60mg/片

绒促性素（Chorionic Gonadotrophin）

【异名】 HCG

本品是胎盘滋养层细胞分泌的一种促性腺激素。与促黄体生成素（LH）相似，而促卵泡成熟素（FSH）样作用甚微。

【临床应用】 ①促排卵：用于女性无排卵性不孕或体外授精。于绝经后促性腺激素末次给药后1天或氯米芬末次给药后5～7天肌内注射1次5000～10000U，连续治疗3～6周期，如无效应停药。②黄体功能不足：于经期第15～17天排卵之日起隔日注射1次1500U，连用5次，剂量可根据患者的反应作调整。妊娠后，须维持原剂量直至7～10孕周。③功能性子宫出血：肌内注射1次1000～3000U。④青春期前隐睾症：肌内注射1次1000～5000U，每周2～3次，出现良好效应后即停用。总注射次数不多于10次。发育性迟缓者隐睾功能测定：肌内注射2000U，每日1次，连续3日。⑤男性性功能减退症：肌内注射1次1000～4000U，每周2～3次，持续数周至数月。为促精子生成，治疗需持续6个月左右或更长，若精子数少于每毫升500万，应合并应用尿促性素12个月左右。⑥先兆流产或习惯性流产：肌内注射1次1000～5000U。

【注意事项】 不良反应：用于促排卵时，较多见者为诱发卵巢囊肿或轻到中度的卵巢肿大，少见严重的卵巢过度刺激综合征（卵巢增大、卵巢囊肿破裂、多胎妊娠及流产等）；往往发生在排卵后7～10天或治疗结束后，反应严重可危及生命。用本品促排卵可增加多胎率或新生儿发育不成熟、早产等。怀疑有垂体增生或肿瘤、前列腺癌或其他与雄激素有关的肿瘤患者禁用。性早熟者、诊断未明的阴道流血、子宫肌瘤、卵巢囊肿或肿大、血栓性静脉炎、对性腺刺激激素有过敏史患者均禁用。前列腺肥大、哮喘、癫痫、心脏病、肾功能损害者和运动员等应慎用。

【规格】 注射剂：1000U/支

尿促性素（Menotrophin）

【异名】 HMG

本品主要具有促卵泡成熟素（FSH）的作用，而促黄体生成素（LH）作用甚微。对女性能促进卵泡的发育和成熟，促使卵泡分泌雌激素，使子宫内膜增生。对男性则能促使睾丸曲细精管发育，促进造精细胞分裂和精子成熟。

【临床应用】 肌内注射：用于诱导排卵，开始75～150U/d，连用7～12天，至雌激素水平增高后再肌内注射绒促性素（每日1次1000U，连用5天，或1次3000U），经12小时即排卵。用于男性性腺功能低下，开始1周给予HCG，每次2000U，共2～3次，以产生适当的男性特征。然后，肌内注射本品，每次75～150U，每周3次；同时给予HCG，每次2000U，每周2次。至少治疗4个月。

【注意事项】 过量可致卵巢刺激过度综合征。有腹腔积液、胸膜渗出、动脉血栓栓塞、发热等。妊娠、卵巢功能不全（尿中促性腺激素水平高）、多囊泡性卵巢、颅内病变（包括垂体肿瘤）、甲状腺或肾上腺皮质功能减退、对激素敏感的恶性肿瘤等患者禁用。若每日尿排泄雌激素>100μg或雌三醇>50μg时，应停用绒促性素。

【规格】 注射剂：75U/支

氯米芬（Clomifene）

【异名】 法地兰

本品具有较强的抗雌激素作用和较弱的雌激素活性。

低剂量能促进腺垂体分泌促性腺激素，从而诱发排卵；高剂量则明显抑制垂体促性腺激素的释放。对男性则有促进精子生成的作用，用于治疗少精症有效。

【临床应用】 口服：用于诱导排卵，有月经者自经期第 5 日开始，每次 50mg，1 次/日，连服 5 日；无月经者任意一天开始，每次 50mg，1 次/日，连服 5 日。一般在服药后 7 天左右排卵，3 周后自然行经。连服 3 个周期为一疗程。闭经患者可先用黄体酮（肌内注射每日 1 次 20mg）或人工周期催经（己烯雌酚每日 1 次 1mg，连服 20 天，以后每天加黄体酮 10mg 肌内注射，每日 1 次），在撤退性出血第 5 日开始服用本品。每日剂量不宜超过 100mg。用于男性不育症，每次 25mg，1 次/日，连服 25 日为一疗程。停药 5 日后，重复服用，直至精子数达到正常标准，一般 3~12 个月疗效较好。

【注意事项】 不良反应可见面色潮红、乳胀、皮疹、肝功能障碍等，停药可消失。肝、肾功能不全患者，卵巢囊肿及其他妇科肿瘤患者禁用。治疗男性不育症时服药前需检查，以确定不育原因主要在于精子数量减少；用药期内要定期检查精液常规、FSH 和睾酮水平；服药后一般经 2~3 个月始能生效。用药原则是低剂量、长疗程，要注意高剂量会抑制精子的发生。

【规格】 片剂：50mg/片

戈舍瑞林（Goserelin）

【异名】 诺雷德

本品是促性腺素释放素的一种类似物，较长时间使

276

用抑制脑垂体促黄体生成素的合成，引起男性血清睾酮、女性血清雌二醇下降。

【临床应用】 临床适用于激素治疗的前列腺癌、绝经前期及围绝经期的乳腺癌、子宫内膜异位症。腹部皮下注射，每 28 天 1 次，每次 3.6mg，如果必要可使用局部麻醉。子宫内膜异位症者治疗不应超过 6 个月。

【注意事项】 可能出现皮疹、偶见注射部位轻度淤血。男性患者可有面色潮红、性欲下降、乳房肿胀及触痛、骨骼疼痛暂时性加重、尿道梗阻等反应。女性患者有面色潮红、多汗、性欲下降、阴道干燥、出血。子宫内膜异位症者用药后可出现不可逆的闭经。妊娠妇女、哺乳期妇女禁用。有尿道阻塞或脊髓压迫危险的男性患者慎用。

【规格】 缓释植入剂：3.6mg/支

亮丙瑞林（Leuprorelin）

【异名】 抑那通

【临床应用】 前列腺癌、绝经前乳腺癌：皮下注射每次 3.75mg，每 4 周 1 次。子宫内膜异位症：通常成人皮下注射每次 3.75mg，每 4 周 1 次，对体重低于 50kg 时使用 1.88mg。初次给药于经期开始后的第 1~5 日。子宫肌瘤：通常成人皮下注射每次 1.88mg，每 4 周 1 次，对体重过重或子宫明显增大的患者应注射 3.75mg。初次给药于经期开始后的第 1~5 日。中枢性性早熟症：通常皮下注射 30μg/kg，每 4 周 1 次，根据患者症状可增量至 90μg/kg。

【注意事项】 不良反应包括阳痿、男子乳房女性化、睾丸萎缩、过敏反应、尿频、排尿障碍、心电图异常、体重增加、耳鸣、听力衰退、血尿酸值、三酰甘油值上升、良性颅内压升高等。对肝脏有损害。肾功能障碍者、老年患者慎用。只供皮下注射，静脉注射诱发血栓。给药前应用附加的 2ml 溶媒将瓶内药物充分混悬，注意勿起泡沫。

【规格】 注射剂：3.75mg/瓶

曲普瑞林（Triptorelin）

【异名】 达必佳

【临床应用】 适用于不育治疗下所需的垂体调节（例如：体外授精术、配子输卵管内移植和无辅助治疗方法的促卵泡成熟等）。长期方案：在开始外源性促性腺激素刺激之前，0.1mg/次，1 次/日，皮下注射，使垂体完全抑制。短期治疗方案：0.1mg/次，1 次/日，皮下注射，同时或稍后辅助外源性促性腺激素刺激。在给予 HCG 的前一日停止使用本品。短期方案不适用于临床无辅助生育治疗。

【注意事项】 可能发生潮热、阴道干燥、头痛和乳房疼痛。偶见血栓性静脉炎报道、注射局部反应。孕妇和哺乳妇女禁用。

【规格】 注射剂：0.1mg/支

（四）避孕药

去氧孕烯/炔雌醇（Desogestrel/Ethinylestradiol）

【异名】 妈富隆（Marvalon）

【临床应用】 短效口服避孕药。从月经第 1 日开始，

1 片/日，连服 21 日，然后停药 7 日，第 29 日开始服下一周期。

【注意事项】 严重肝功能障碍、血栓形成或栓塞、乳腺癌、子宫癌患者及哺乳期妇女禁用。有增加静脉血栓栓塞的危险。

【规格】 片剂（每片含地去氧孕烯 0.15mg、炔雌醇 0.03mg）

孕三烯酮 （Gestrinone）

本品为中等强度孕激素，具有较强的抗孕激素和抗雌激素活性，亦有很弱的雌激素和雄激素作用。

【临床应用】 用于子宫内膜异位症。口服：每次 2.5mg，2 次/周，第一次于月经第 1 天服用，3 天后服用第 2 次，以后每周相同时间服用；如果发生一次漏服，应立即补充 2.5mg，再继续按时用药；对于多次漏服者，应暂停用药，待下次月经周期第一天重新开始用药。本品疗程为 6 个月。

【注意事项】 少数人有头晕、胃部不适、痤疮、多毛及脂溢性皮炎等；也有月经周期变化、不规则出血。妊娠、哺乳期妇女，严重心、肝或肾功能不全患者，以及既往在使用雌激素或孕激素治疗时有发生代谢或血管疾病患者禁用。治疗前必须排除妊娠的可能性。如氨基转移酶明显升高且服保肝药也无效时则应停止治疗。对伴高血脂、糖尿病的患者应注意监测。同时服用利福平或抗癫痫药，能加速本品的代谢。

【规格】 胶囊剂：2.5mg/粒

炔雌醇环丙孕酮 （Ethinylestradiol and Cyproterone）

【异名】 达英–35

主要成分：醋酸环丙孕酮、炔雌醇。

【临床应用】 本品可用于口服避孕，也可用于治疗妇女雄激素依赖性疾病，例如痤疮，特别是明显的类型，和伴有皮脂溢、炎症或形成结节的痤疮（丘疹脓疱性痤疮、结节囊肿性痤疮）、妇女雄激素性脱发、轻型多毛症以及多囊卵巢综合征患者的高雄性激素表现。必须按照包装所指方向每天约在同一时间用少量液体送服。每日 1 片，连服 21 天。停药 7 日后开始下一盒药，其间通常发生撤退性出血。通常在该周期最后一片药服完后 2 ~ 3 天开始出血，而在开始下一盒药时出血可能尚未结束。

【注意事项】 有血栓形成及血栓病史、累及血管的糖尿病、严重的肝脏疾病、肝脏肿瘤、妊娠、哺乳期妇女男性、儿童禁用。

【规格】 片剂（环丙孕酮 2mg 和炔雌醇 0.035mg）

（五）胰岛激素及其他影响血糖的药物

胰岛素 （Insulin）

【异名】 诺和灵 R、优泌林 R

【临床应用】 每日三餐前注射，起效快，作用时间短，是糖尿病患者控制血糖特别是餐后高血糖最常用的剂型。短效胰岛素用法一般为餐前 30 分钟皮下注射，用药后 30 分钟内须进食含糖类的食物（以免给药后发生血糖过低症）。1 日 3 ~ 4 次。早餐前的一次用量最多，午餐前次之，晚餐前又次之，夜宵前用量最少。本品是可以静脉注射的胰岛素制剂，只有在急症时（如糖尿病性昏迷）才用。因患者的胰岛素需要量受饮食热量和成分、病情轻重和稳定性、体型胖瘦、体力活动强度、胰岛素抗体和受体的数目与亲和力等因素影响，使用剂量应个体化。此外，小量（5～10U）尚可用于营养不良、消瘦、顽固性妊娠呕吐、肝硬化初期（同时注射葡萄糖）。本品还常与中效或长效胰岛素合并使用。

【注意事项】　①胰岛素过量可使血糖过低，其症状视血糖降低的程度和速度而定。可出现饥饿感、精神不安、脉搏加快、瞳孔散大、焦虑、头晕、共济失调、震颤、昏迷甚至惊厥。必须及时给予食用糖类。出现低血糖休克时，静脉注射50%葡萄糖注射液50ml，必要时再静脉滴注5%葡萄糖注射液。注意必须将低血糖性昏迷与严重酮症酸中毒相鉴别。有时在低血糖后可出现反跳性高血糖，即Somogyi反应。若睡前尿糖阴性，而次晨尿糖强阳性，参考使用胰岛素剂量，应想到夜间可能有低血糖症，此时应试行减少胰岛素剂量，切勿再加大胰岛素剂量。②注射部位可有皮肤发红、皮下结节和皮下脂肪萎缩等局部反应，故须经常更换注射部位。③极少数患者可产生胰岛素耐受性：即在没有酮症酸中毒的情况下，每日胰岛素需用量高于200U。④低血糖、肝硬化、溶血性黄疸、胰腺炎、肾炎等患者禁用。⑤少数发生荨麻疹等；偶见过敏性休克（可用肾上腺素抢救）。全身性的过敏反应偶有发生而且有些很严重，有可能危及生命。⑥相互作用：a. 口服抗凝血药、水杨酸盐、磺胺类药物、甲氨蝶呤可与胰岛素竞争血浆蛋白，使血中游离胰岛素升高；增强胰岛素的作用；b. 蛋白同化激素能减低葡萄糖耐量，增强胰岛素的作用；c. 肾上腺皮质激素、甲状腺素、生长激素能升高血糖，合用时能对抗胰岛素的降血糖作用。⑦β-受体阻断剂可阻断肾上腺素的升高血糖反应，干扰机体调节血糖功能，与胰岛素合用时要注意调整剂量，否则易引起低血糖。

【规格】 注射液：400U/10ml，300U/3ml（笔芯）

门冬胰岛素 (Insulin Aspart)

【异名】 诺和锐

本品为超短效胰岛素，与普通短效胰岛素相比吸收速度快，起效迅速，作用持续时间短。皮下注射门冬胰岛素后 10~20 分钟起效，最大作用时间为注射后 1~3 小时，降糖作用持续 3~5 小时。

【临床应用】 每日三餐前用药，用于控制餐后血糖。于三餐前 15 分钟至进餐开始时皮下注射 1 次，根据血糖情况调整剂量。

【注意事项】 如果注射后不进食或者进食时间延后将导致低血糖的发生，而且发生时间比普通胰岛素早。对本品及其他成分过敏者禁用。由于超短效胰岛素比普通胰岛素起效快，持续作用时间短，所以一般须紧邻餐前注射，用药 10 分钟内须进食含糖类的食物。余同胰岛素。

【规格】 注射液：300U/3ml（笔芯）

门冬胰岛素 30 (Insulin Aspart 30)

【异名】 诺和锐 30

本品中 30% 由可溶性门冬胰岛素组成，与双时相

（预混）人胰岛素中的可溶性人胰岛素相比，其起效更快。另外70%是精蛋白门冬胰岛素，与中效人胰岛素类似，具有较长的吸收作用时间。

【临床应用】 同门冬胰岛素。

【注意事项】 混悬型胰岛素注射液禁用于静脉注射。余同门冬胰岛素。

【规格】 注射液：300U/3ml（笔芯）

赖脯胰岛素 （Insulin Lispro）

【异名】 优泌乐

本品为超短效胰岛素。15~20分钟起效，30~60分钟达峰，降糖作用持续4~5小时。

【临床应用】 它可以作为常规可溶性胰岛素的替代物，发挥速效降糖作用，起效快速，而且其后续作用也比人胰岛素缩短2~4个小时，因此发生低血糖的概率也减少；患者可以在餐时注射。余同门冬胰岛素。

【注意事项】 同门冬胰岛素。

【规格】 注射液：300U/3ml（笔芯）

赖脯胰岛素25 （Insulin Lispro 25）

【异名】 优泌乐25

本品是预混的赖脯胰岛素，其中含有25%的赖脯胰岛素和75%的赖脯胰岛素鱼精蛋白饱和制剂。赖脯胰岛素25是在赖脯胰岛素的基础上加入了长效的成分，这样在控制餐后血糖的同时，又可以控制空腹血糖，同样赖脯胰岛素25也是餐时注射。

【临床应用】 降低餐后血糖，低血糖发生率减少。余同门冬胰岛素。

【注意事项】 混悬型胰岛素注射液禁用于静脉注射。余同门冬胰岛素。

【规格】 注射液：300U/3ml（笔芯）

赖脯胰岛素 50 （Insulin Lispro 50）

【异名】 优泌乐 50

本品是预混的赖脯胰岛素，其中含有 50% 的赖脯胰岛素和 50% 的赖脯胰岛素鱼精蛋白饱和制剂。赖脯胰岛素 50 是在赖脯胰岛素的基础上加入了长效的成分，在控制餐后血糖的同时，又可以控制空腹血糖，同样赖脯胰岛素 50 也是餐时注射。

【临床应用】 控制三餐后的高血糖。同门冬胰岛素。

【注意事项】 混悬型胰岛素注射液禁用于静脉注射。余同门冬胰岛素。

【规格】 注射液：300U/3ml（笔芯）

低精蛋白锌胰岛素 （Isophane Insulin，NPH）

【异名】 诺和灵 N、优泌林 N

本品为中效胰岛素，可肌内注射，严禁静脉使用。本品是胰岛素混合到锌和鱼精蛋白磷酸缓冲液复合物中的混悬剂，胰岛素和鱼精蛋白的分子比例为 1∶1。NPH 是在胰岛素中加入精蛋白，作用时间延长，加入微量锌使其稳定。皮下注射低精蛋白锌胰岛素平均 1.5 小时起效，4~12 小时达峰，作用维持 18~24 小时。

【临床应用】 中效胰岛素一般与短效胰岛素配合使用，提供胰岛素的日基础用量。中效胰岛素可于睡前或早饭前每天 1 次给药，或者早晚每日 2 次给药，以控制空腹血糖。剂量根据病情而定，混悬型胰岛素在每次抽取前应缓慢摇动使其混匀，忌猛烈振荡。

【注意事项】 与长效胰岛素相比释放曲线的变异较小。优点是皮下注射后缓慢平稳释放，引起低血糖的危险较短效制剂小，同时血液中始终保持一定浓度的胰岛素，对胰岛素基础分泌量低的患者控制血糖波动比较有利。对本品及鱼精蛋白过敏者禁用。禁用于静脉注射。余见胰岛素。

【制剂】 注射液：400U/10ml，300U/3ml（笔芯）

精蛋白锌胰岛素（Protamine Zinc Insulin）

本品为长效胰岛素，是在低精蛋白锌的基础上加大鱼精蛋白的比例，使更接近人的体液 pH，溶解度更低，释放更加缓慢，作用持续时间更长。长效胰岛素的用法一般为每日注射 1 次，满足糖尿病患者的基础胰岛素需要量。皮下注射后 3~4 小时起效，12~20 小时达峰，作用维持 24~36 小时。

【临床应用】 一般和短效胰岛素配合使用，提供胰岛素的日基础用量。于早饭前 0.5 小时皮下注射 1 次，剂量根据病情而定，每日用量一般为 10~20U。混悬型胰岛素在每次抽取前应缓慢摇动使其混匀，忌猛烈振荡。

【注意事项】 对本品及鱼精蛋白过敏者禁用。长效胰岛素的特点是可减少注射次数，但由于长效制剂多是混悬液剂型，可能造成吸收和药效的不稳定，禁用于静脉注射。

【规格】 注射剂：400U/10ml

甘精胰岛素（Insulin Glargine）

【异名】 来得时（Lantus）

本品为超长效胰岛素，在中性 pH 液中溶解度低，在酸性（pH=4）注射液中完全溶解，注入皮下组织后酸性溶液被中和，形成细微沉淀物，持续释放少量甘精胰岛素，具有长效、平稳的特点，无峰值血药浓度。属 1 日用药 1 次的长效制剂。皮下注射起效时间为 1.5 小时，较中效胰岛素慢，有效作用时间达 22 小时左右，同时几乎没有峰值出现，作用平稳。

【临床应用】 适合用于基础胰岛素替代治疗。也和短效胰岛素或口服降糖药配合使用。每日傍晚注射 1 次，满足糖尿病患者的基础胰岛素需要量。

【注意事项】 同胰岛素。

【规格】 注射液：300U/3ml（笔芯）

预混胰岛素

【异名】 诺和灵 30R、诺和灵 50R、优泌林 70/30

预混胰岛素含有标示百分比的短效胰岛素和中效胰岛素。制剂中短效成分起效迅速，可以较好地控制餐后高血糖；中效成分持续缓慢释放，主要起替代基础胰岛素分泌作用。例如 30R，0.5 小时内起效，2~8 小时达峰，作用最长持续 24 小时。50R，0.5 小时内起效，2~12 小时达峰，作用最长持续 16~24 小时。

【临床应用】 预混胰岛素是指含有两种胰岛素的混合物，可同时具有短效和长效胰岛素的作用。于早饭前 0.5 小时皮下注射 1 次，剂量根据病情而定。有时需要于晚餐前再注射 1 次。混悬型胰岛素在每次抽取前应缓慢摇动使其混匀，忌猛烈振荡。

【注意事项】 对本品及鱼精蛋白过敏者禁用；混悬型胰岛素注射液禁用于静脉注射。余见胰岛素。

【规格】 注射剂：400U/10ml，笔芯：300U/3ml

诺和灵30R：含30%的短效胰岛素（R）和70%的中效胰岛素

诺和灵50R：含短效胰岛素和中效胰岛素各50%

优泌林70/30：含30%的短效胰岛素和70%的中效胰岛素

格列吡嗪 （Glipizide）

【异名】 瑞易宁

第二代磺脲类口服降糖药，主要选择性地作用于胰岛 B 细胞，促进胰岛素的分泌。

【临床应用】 本品主要用于单用饮食控制治疗未能达到良好控制的轻、中度非胰岛素依赖型患者；对胰岛素抵抗者可加用本品，但用量应在 40 U 以下者。每日2.5～20mg，先从小量 2.5～5mg 开始，餐前 30 分钟服用。1 日剂量超过 15mg 时，应分成 2～3 次餐前服用。控释片：每次 5～10mg，1 次/日，根据血糖指标调整剂量，部分患者需 15mg，最大日剂量 20mg。

【注意事项】 主要不良反应是低血糖、骨髓抑制、粒细胞减少、血小板减少、严重黄疸、肝功能损害等。本品禁用于外科手术、孕妇、哺乳期妇女。严重肝肾功能不全者、胰岛素依赖型糖尿病，非胰岛素依赖型糖尿病伴酮症酸中毒、昏迷、严重烧伤、感染、外伤、白细胞减少者禁用。甲状腺功能异常者、老人等慎用。

【规格】 片剂：5mg/片；控释片：5mg/片

格列齐特 （Gliclazide）

【异名】 达美康

第二代磺脲类口服降糖药。口服 t_{max} 为 2 ~ 6 小时，$t_{1/2}$ 10 ~ 12 小时，大部分在肝脏代谢，代谢产物无显著降糖活性，主要由肾排出。

【临床应用】 用于成人 2 型糖尿病。缓释片：①初始剂量每次 30mg，1 次/日，于早餐时服用。如血糖水平控制不佳，剂量可逐次增至每日 60mg、90mg 或 120mg，每次增量间隔至少 4 周（如治疗 2 周后血糖仍无下降时除外），通常日剂量范围为 30 ~ 120mg，最大日剂量为 120mg。②65 岁以上患者开始治疗时每次 30mg，1 次/日。③高危患者如严重或代偿较差的内分泌疾病（腺垂体功能不足、甲状腺功能减退、肾上腺功能不足）、长期和/或大剂量皮质激素治疗撤停、严重心血管疾病（严重冠心病、颈动脉严重受损、弥漫性血管病变）建议以每天 30mg 最小剂量开始治疗。

【注意事项】 参见格列吡嗪。

【制剂】 缓释片：30mg/片

格列喹酮（Gliquidone）

【异名】 糖适平

本品为第二代磺脲类口服降糖药。口服吸收快，t_{max} 为 2 ~ 3 小时血药浓度达峰，持续时间可达 8 小时，$t_{1/2}$ 为 1 ~ 2 小时。95% 经肝脏代谢，只有 5% 经肾排泄。

【临床应用】 2 型糖尿病合并至轻中度肾病者，但严重肾功能不全时，则应改用胰岛素治疗。口服：开始时 15mg，应在餐前 30 分钟服用。1 周后按需调整，必要时逐步加量。一般日剂量为 15 ~ 120mg，日剂量为 30mg 以内者可于早餐前 1 次服用，更大剂量应分

3 次，分别于 3 餐前服用，最大日剂量不得超过 180mg。

【注意事项】 参见格列吡嗪。

【规格】 片剂：30mg/片

格列美脲（Glimepiride）

【异名】 亚莫利

本品属磺脲类促胰岛素分泌剂，较少引起较重的低血糖。本品的胰外作用可增加葡萄糖的摄取。本品口服后较迅速而完全吸收，空腹或进食时对吸收无明显影响。在肝脏内通过细胞色素 P_{450} 酶氧化代谢，代谢物无降糖活性。

【临床应用】 用于成人 2 型糖尿病。开始用量每日 1mg，顿服。如不能满意控制血糖，每隔 1～2 周逐步增加剂量至每日 2mg、3mg、4mg，最大推荐剂量为每日 6mg。在达到满意疗效后可试行减量，以采用最低有效量，避免低血糖。建议早餐前不久或早餐中服用，若不吃早餐则于第一次正餐前不久或餐中服用。从其他口服降糖药改用本品时，一般考虑原使用药物的降糖强度和代谢半衰期，以免药物累加引起低血糖风险；从胰岛素改用本品应在医师严密监测下进行。

【注意事项】 可出现肝酶升高，极个别肝功能损害病例（如胆汁郁积和黄疸）可能进展，可出现皮肤过敏如瘙痒、皮疹和荨麻疹；个别病例可出现对光过敏；个别病例发生血钠降低。罕见中度血小板、白细胞、红细胞和粒细胞减少、粒细胞缺乏、溶血性贫血和全血细胞减少。定期检查肝功能和血液学检查（尤其是白细胞和血小板）。

【规格】 片剂：2mg/片

二甲双胍（Metformin）

【异名】 格华止

本品为双胍类口服降血糖药。

【临床应用】 首选用于单纯饮食控制及体育锻炼治疗无效的 2 型糖尿病，特别是肥胖的 2 型糖尿病。本品与胰岛素合用可减少胰岛素用量，防止低血糖发生；可与磺酰脲类降血糖药合用，具协同作用。每次 0.25g，2～3 次/日，以后可根据病情调整用量。口服，每次 0.5g，1～1.5g/d。最大剂量不超过 2g。餐中服药可减轻胃肠道反应。

【注意事项】 糖尿病酮症酸中毒、肝及肾功能不全（血清肌酐超过 1.5mg/dl）、肺功能不全、心力衰竭、急性心肌梗死、严重感染和外伤、大手术以及临床有低血压和缺氧情况、酗酒，维生素 B_{12}、叶酸缺乏者，合并严重糖尿病肾病、糖尿病眼底病变者，妊娠及哺乳期妇女禁用。使用含碘造影剂检查前应暂时停用本品。既往有乳酸性酸中毒史者及老年患者慎用，肝功能不良者慎用。本品可干扰维生素 B_{12} 吸收，建议监测血象。某些药物可引起血糖升高，同时服用应谨慎，如噻嗪类利尿剂、糖皮质激素、雌激素、口服避孕药等。可增加华法林的抗凝作用。

【规格】 片剂：0.25g/片，0.5g/片

瑞格列奈（Repaglinide）

【异名】 诺和龙（Novonorm）

本品为新型的非磺酰脲类短效口服促胰岛素分泌降糖药。刺激胰腺释放胰岛素，使血糖水平快速降低，

此作用依赖于胰岛中有功能的 B 细胞。与其他口服促胰岛素分泌降糖药的不同在于其通过与不同的受体结合，以关闭 B 细胞膜中 ATP-依赖性钾通道，使 B 细胞去极化，打开钙通道，使钙的流入增加，诱导 B 细胞分泌胰岛素。

【临床应用】 用于饮食控制、降低体重与运动不能有效控制高血糖的 2 型糖尿病。与二甲双胍合用对控制血糖有协同作用。本品促胰岛素分泌作用较磺酰脲类快，降餐后血糖亦较快。服药时间应在餐前 30 分钟内服用。剂量依个人血糖而定，推荐起始剂量为 0.5mg，最大的推荐单次剂量为 4mg。但最大日剂量不应超过 16mg。

【注意事项】 可能发生低血糖，通常较轻微。视觉、肝脏异常罕见：肝功酶指标升高，多数为轻度和暂时性。1 型糖尿病、伴或不伴昏迷的糖尿病酮症酸中毒、严重肝肾功能不全、妊娠或哺乳期妇女、12 岁以下儿童禁用。本品与二甲双胍合用会增加发生低血糖的危险性。本品经 CYP2C8 和 CYP3A4 代谢，肝酶的抑制剂（吉非贝齐、红霉素、氟康唑、伊曲康唑、酮康唑）和诱导剂（利福平）可影响本品的药物浓度，应避免合并使用或监测血糖，调整用药剂量。单胺氧化酶抑制剂（MAOI）、非选择性 β-受体阻断剂、血管紧张素转换酶（ACE）抑制剂、非甾体抗炎药可增强本药降血糖作用而发生低血糖。下列药物可减弱本品的降血糖作用：口服避孕药、噻嗪类药物、皮质激素、达那唑、甲状腺激素和拟交感神经药。

【规格】 片剂：1mg/片

那格列奈（Nateglinide）

【异名】 唐力

本品为新型的非磺酰脲类短效口服促胰岛素分泌降糖药。

【临床应用】 本品可单独应用，也可与二甲双胍合用。起始剂量：每次60mg，3次／日，餐前15分钟服药。常用剂量为餐前60～120mg，并根据糖化血红蛋白（HbAlc）检测结果调整剂量。

【注意事项】 低血糖、肝酶升高少见。1型糖尿病、糖尿病酮症酸中毒、妊娠或哺乳期妇女、儿童禁用。非甾体抗炎药、水杨酸盐、单胺氧化酶抑制剂和非选择性β-肾上腺素能阻断剂可增强本品降糖作用。噻嗪类、可的松、甲状腺制剂和拟交感神经药可减弱本品降糖作用。

【规格】 片剂：120mg／片

- -

罗格列酮（Rosiglitazone）

【异名】 文迪雅（Avandia）

本品属噻唑烷二酮类胰岛素增敏剂，其作用机制与特异性激活过氧化物酶体增殖因子激活的γ型受体（PPARγ）有关。通过增加骨骼肌、肝脏、脂肪组织对胰岛素的敏感性，提高细胞对葡萄糖的利用而发挥降低血糖的疗效，可明显降低空腹血糖及胰岛素和C肽水平，对餐后血糖和胰岛素亦有降低作用。

【临床应用】 用于经饮食控制和锻炼治疗效果仍不满意的2型糖尿病患者。也可与磺脲类或双胍类合用治疗单用时血糖控制不佳者。单独用药：初始剂量为每日4mg，单次或分2次口服，12周后如空腹血糖下降不满意，剂量可加至每日8mg，单次或分2次口服。与二甲双胍合用的初始剂量为每日 4mg, 单次或分 2 次口服, 12 周后如空腹血糖下降不满意, 剂量可加至每日 8mg, 单次或分 2 次口服。与磺酰脲类合用的剂量为每日 2mg 或 4mg, 单次或分 2 次口服。本品可空腹或进餐时服用。

【注意事项】 本品可造成血浆容积增加和由前负荷增加引起的心脏肥大, 诱发心力衰竭。合并使用其他降糖药物有发生低血糖的风险。肝功能异常、头晕、头痛、腹泻。心功能Ⅲ级或Ⅳ级；心衰或有心衰病史；严重活动性肝病, 肝酶超过正常上限 2.5 倍者；儿童和 18 岁以下青少年、孕妇、哺乳期妇女禁用。可使伴有胰岛素抵抗的绝经前期和无排卵型妇女恢复排卵, 随着胰岛素敏感性的改善女性患者有妊娠的可能。有罕见肝功能异常报道, 建议定期进行肝功能测定。本品主要经 CYP2C8 代谢, CYP2C8 的抑制剂（吉非贝齐）和诱导剂（利福平）影响本品的药物浓度, 应监测血糖, 调整用药剂量。与其他降糖药合用可引起低血糖。

【规格】 片剂：4mg/片

吡格列酮（Pioglitazone）

【异名】 瑞彤（Actos）、艾可拓

本品属噻唑烷二酮类胰岛素增敏剂, 为高选择性过氧化物酶体增殖因子激活剂的 γ 型受体（PPARγ）的激动剂。其主要作用机制为激活脂肪、骨骼肌和肝脏等胰岛素所作用组织的 PPAR 核受体, 从而调节胰岛素应答基因的转录, 控制血糖的生成、转运和利用。

【临床应用】 用于 2 型糖尿病。口服：单药治疗,

15mg 或 30mg，1 次/日；反应不佳时可加量直至 45mg，1 次/日。与磺脲类合用时，本品可为 15mg 或 30mg，1 次/日，当开始本品治疗时，磺脲类药物剂量可维持不变，当患者发生低血糖时应减少磺脲类药物用量。与二甲双胍合用时，本品可为 15mg 或 30mg，1 次/日，开始本品治疗时二甲双胍剂量可维持不变。与胰岛素合用时，本品为 15mg 或 30mg，1 次/日，开始本品治疗时胰岛素用量可维持不变，出现低血糖时可降低胰岛素量。本品最大推荐量单用不应超过 45mg/d，1 次/日，联合用药勿超过 30mg，1 次/日。

【注意事项】 不良反应可见轻中度水肿、贫血，可引起的心脏肥大，诱发心力衰竭，但仅见于 NYHA 标准心功能 Ⅲ 和 Ⅳ 级的患者；合并使用其他降糖药物时有发生低血糖的风险。余同罗格列酮。

【规格】 片剂：15mg/片

阿卡波糖 (Acarbose)

【异名】 拜唐苹（Glucobay）、卡博平

本品为一新型口服降血糖药，在肠道内竞争性抑制葡萄糖苷酶，可降低多糖及蔗糖分解生成葡萄糖，减少并延缓吸收，因此具有降低饭后高血糖和血浆胰岛素浓度的作用。

【临床应用】 可与其他口服降血糖药或胰岛素联合应用于胰岛素依赖型或非胰岛素依赖型的糖尿病。口服：每次 50～100mg，3 次/日，饭前即刻吞服或与第一口主食一起咀嚼服用。开始时从小剂量 25mg，3 次/日，6～8 周后加量至 50mg，必要时可加至 100mg，3 次/日，1 日量不宜超过 300mg。

【注意事项】 在结肠内由于细菌作用于未吸收的糖

类而导致胃肠胀气，如腹胀、腹泻和腹痛。可引起肝细胞性肝损伤，伴有黄疸和转氨酶升高，停药可缓解。禁用于炎性肠病，特别是伴有溃疡和胃肠道梗阻、腹部手术史的患者，因产气增加可使病情恶化。肌酐清除率低于25ml/min者、18岁以下、孕妇及哺乳期妇女禁用。本品可引起肝酶升高，停药后可恢复正常，应定期检查肝功能，并避免大剂量用药。如出现低血糖反应应使用葡萄糖。

【规格】 片剂：50mg/片

伏格列波糖（Voglibose）

【异名】 倍欣（Basen）

本品选择性抑制肠道内双糖类水解酶α-葡萄糖苷酶，延迟双糖水解、糖分的消化和吸收，使饭后高血糖得到改善。

【临床应用】 改善糖尿病餐后高血糖。口服，成人，每次0.2g，3次/日。饭前服。疗效不明显时根据临床观察可将一次量增至0.3g。

【注意事项】 与其他降糖药合用可出现低血糖，不良反应见转氨酶升高、贫血、高钾血症、血淀粉酶升高。罕见急性重症肝炎、严重肝功能障碍及黄疸。严重酮症酸中毒、糖尿病昏迷、严重感染、手术及严重创伤禁用。发生低血糖、应给予葡萄糖，不用蔗糖等双糖类进行治疗。余同阿卡波糖。

【规格】 片剂：0.2g/片

艾塞那肽（Exenatide）

【异名】 百泌达

【临床应用】 用于服用二甲双胍、磺脲类、噻唑烷二酮类、二甲双胍和磺脲类联用、二甲双胍和噻唑烷二酮类联用不能有效控制血糖的 2 型糖尿病患者的辅助治疗。本品仅用于皮下注射。应在大腿、腹部或上臂皮下注射给药。起始剂量为 5μg，2 次／日，于早餐和晚餐前 60 分钟内给药（或每日 2 次正餐前，大约间隔 6 小时或更长时间）。餐后不可给药。治疗 1 个月后，可根据临床反应将剂量增加至 10μg。本品与二甲双胍或噻唑烷二酮类联用时，如果联用后不会因低血糖而需调整二甲双胍或噻唑烷二酮类的剂量，则可继续沿用原二甲双胍或噻唑烷二酮类的剂量。本品与磺脲类联用时，可考虑减少磺脲类的剂量。

【注意事项】 ①本品不是胰岛素的代替物，不应用于 1 型糖尿病患者或糖尿病酮症酸中毒的治疗；②有发生急性胰腺炎个案报道。应告知患者伴有持续性呕吐、严重腹痛是急性胰腺炎的症状。如果怀疑发生急性胰腺炎，应停用本品和其他可疑药物；③给予本品治疗后患者可能会产生抗艾塞那肽抗体，应注意观察是否有发生过敏性反应的症状和体征。少部分患者由于产生的抗艾塞那肽抗体效价高可能会导致不能控制血糖，应考虑选择其他抗糖尿病疗法；④不推荐肾终末期疾病患者或严重肾功能损伤（肌酐清除率<30ml／min）患者使用本品；⑤本品与磺脲类、噻唑烷二酮类联用时可能发生低血糖的风险，可考虑减少磺脲类和噻唑烷二酮类剂量；⑥本品治疗可能会减少食欲、食量和体重，但不需要修改给药方案。

【规格】 注射液：10μg 2.4ml／支

地特胰岛素（Insulin Detemir）

【异名】 诺和平

【临床应用】 用于治疗糖尿病。与口服降糖药联合治疗时，推荐本品的初始治疗方案为每日 1 次给药，起始剂量为 10U 或 0.1 ~ 0.2U/kg。单独使用每日注射 1 ~ 2 次。对于为达到最佳的血糖控制而每日注射 2 次的患者，晚间注射可在晚餐时、睡前或者早晨注射 12 小时后进行。由其他胰岛素转用本品：由中效或者长效胰岛素转用本品的患者，需要调整注射剂量和注射时间。本品和降糖药物同时使用时，需要调整同时使用的短效胰岛素的剂量和注射时间、或者口服降糖药的剂量。对于老年患者和肾功能或肝功能不全的患者，应该密切监测血糖水平，并根据每个患者的不同病情调整剂量。

【注意事项】 低血糖是常见的不良反应。大约有 6% 的患者在使用本品治疗时会发生重度低血糖。脂肪代谢障碍：注射部位可能会发生脂肪代谢障碍；可出现过敏反应、荨麻疹、皮疹。全身性过敏反应的其他症状可能包括瘙痒、出汗、血管神经性水肿、呼吸困难、心悸与血压下降。全身性过敏反应有可能危及生命（超敏反应）。本品不能用于胰岛素泵。

【规格】 注射液：300U/3ml（笔芯）

（六）甲状腺激素类药物及抗甲状腺药物

左甲状腺素（Levothyroxine）

【异名】 优甲乐、雷替斯

本品为人工合成的四碘甲状腺原氨酸。甲状腺素主要作用：①维持正常生长发育，甲状腺功能不足可引起呆小病（克汀病），患者身体矮小、肢体短粗、发育缓慢、智力低下。成人甲状腺功能不全时则引起黏液性水肿。②促进代谢和增加产热。③提高交感肾上腺系统的感受性。

【临床应用】　适用于甲状腺激素缺乏的替代治疗。成人甲状腺功能减退症左甲状腺素是主要替代治疗药物，一般需要终身替代。治疗目标为临床甲状腺功能减退症状和体征消失，TSH、TT_4、FT_4值维持在正常范围内。剂量取决于患者病情、年龄、体重和个体差异。口服：开始剂量，25～50μg/d，每2周增加25μg，直到完全替代剂量，一般为100～150μg，成人维持量为每日75～125μg。高龄患者、心功能不全者及严重黏液性水肿患者开始剂量应减为每日12.5～25μg，以后每2～4周递增25μg，不必要求达到完全替代剂量，一般每日75～100μg即可。婴儿及儿童甲状腺功能减退症，每日完全替代剂量为：6个月以内6～8μg/kg；6～12个月6μg/kg；1～5岁5μg/kg；6～12岁4μg/kg。开始时应用完全替代量的1/3～1/2，以后每2周逐渐增量。

【注意事项】　①长期过量可引起甲状腺功能亢进症的临床表现，如心悸、手震颤、多汗、体重减轻、神经兴奋性升高和失眠。在老年和心脏病患者可发生心绞痛和心肌梗死。可用β-受体阻断药对抗，并立即停用本品。60岁者甲状腺激素替代需要量比年轻人约低25%。②下列情况慎用：a. 心血管疾病，包括心绞痛、动脉硬化、冠心病、高血压、心肌梗死等；b. 病程长、病情重的甲状腺功能减退或黏液性水肿患者使用本类药应谨慎，开始用小剂量，以后缓慢增加直至生理替代剂量；c. 伴有腺垂体功能减退或肾上腺皮质功能不全患者应先用皮质激素，等肾上腺皮质功能恢复正常后再用本类药。③本品服用后起效较慢，几周后才能达到最高疗效。停药后药物作用仍能存在几周。④药物相互作用：利福平、卡马西平、苯妥英钠、氯喹和巴比妥有酶诱导作用，可增加甲状腺激素的代谢，降低其疗效，需要增加替代治疗的剂量。甲状腺素使卡马西平、苯妥英钠、阿司匹林、双香豆素类及口服降血糖药等在血浆中的游离量增加，从而增强其作用，加重不良反应。与三环类抗抑郁药合用可增强两类药的作用和不良反应。

【规格】 片剂：$50\mu g$/片，$100\mu g$/片

甲状腺片（Thyroid Tablets）

【临床应用】 临床上主要用甲状腺功能减退症（简称甲减）的治疗，包括甲减引起的呆小病及黏液性水肿等。本品 T_3 和 T_4 的含量比例不恒定，用药应高度个体化，治疗期间应根据症状、体征及有关实验室检查的结果调整剂量。伴有心血管病的甲减患者，要注意心肌缺血或心律失常的出现，防止用药过快或过量。常用量，开始时 $10 \sim 20mg/d$，逐渐加量，维持量一般为 $40 \sim 80mg/d$。

【注意事项】 见左甲状腺素。

【规格】 片剂：$40mg$/片

丙硫氧嘧啶（Propylthiouracil）

本品能抑制过氧化酶系统，使被摄入到甲状腺细胞内的碘化物不能氧化成活性碘，从而酪氨酸不能碘

化；同时，一碘酪氨酸和二碘酪氨酸的缩合过程受阻，以致不能生成甲状腺激素。由于本品不能直接对抗甲状腺激素，待已生成的甲状腺激素耗竭后才能产生疗效，故作用较慢。本品在甲状腺外能抑制 T_4 转化为 T_3，与其疗效亦有关系。

【临床应用】　①成人甲状腺功能亢进症（简称甲亢）：口服，300～450mg/d，分3次口服，极量，每次0.2g，0.6g/d。1～3周后可见症状缓解，1～2个月后症状可以得到控制，患者甲状腺功能正常后，应逐渐减量至维持量。通常每日50～100mg。小儿，4mg/（kg·d），分次口服，维持量酌减。②甲状腺危象：0.4～0.8g/d，分3～4次服用，疗程不超过1周，作为综合治疗措施之一。③甲亢的术前准备：术前服用本品，100mg/d，1日3～4次，使甲状腺功能恢复到正常或接近正常，然后加服2周碘剂再进行手术。

【注意事项】　①严重不良反应为血液系统异常，有白细胞减少、严重的有粒细胞缺乏、再生障碍性贫血应定期检查血象。肝损害较常见，如肝酶升高等，但肝炎、肝坏死等严重反应较少见。肾功能不全者应减量。罕见的不良反应有间质性肺炎、肾炎和脉管炎等。硫脲类抗甲状腺药物之间存在交叉过敏反应。②对患甲亢的孕妇宜采用最小有效剂量，维持甲状腺功能在正常上限。本品可由乳汁分泌，可能引起婴儿甲状腺功能减退。③结节性甲状腺肿合并甲状腺功能亢进症者、甲状腺癌患者禁用。如出现粒细胞缺乏或肝炎的症状和体征，应停止用药。④治疗过程中出现甲状腺功能减退或甲状腺明显增大时可酌情加用左甲状腺素或甲状腺片。⑤用本品前避免服用碘剂，使抗凝药作用降低。
【规格】 片剂：50mg/片

甲巯咪唑 （Thiamazole）
【异名】 赛治
本品作用较丙硫氧嘧啶强，且奏效快而代谢慢，维持时间较长。
【临床应用】 成人：开始时每日30mg，可按病情轻重调节为每日 15～40mg，每日最大量60mg，分次口服，病情控制后逐渐减量；维持量：1日5～15mg，疗程一般12～18个月。小儿：开始时剂量为每日按体重0.4mg/kg，分次口服。维持量约减半或按病情轻重调节。
【注意事项】 见丙硫氧嘧啶。
【规格】 片剂：5mg/片，10mg/片

十、主要影响变态反应和免疫功能的药物

（一）抗变态反应药

苯海拉明 （Diphenhydramine）
为乙醇胺类抗组胺药，能对抗和减弱组胺对血管、胃肠和支气管平滑肌的作用，对中枢神经系统有较

强的抑制作用。

【临床应用】 适用于皮肤黏膜的过敏性疾病，还可用于乘船乘车引起的恶心呕吐。可口服、肌注及局部应用。不能皮下注射，因有刺激性。肌注：每次20mg，1~2次/日。

【注意事项】 较多见的不良反应为头晕、头痛、嗜睡、口干、恶心、倦乏，停药或减药后自行消失。驾驶员在工作时不宜使用。偶可引起皮疹、粒细胞减少，长期应用（6个月以上）可引起贫血。孕期及哺乳期妇女慎用。新生儿及早产儿禁用。本品可增强中枢神经抑制药的作用。可干扰口服抗凝药（如华法林）的活性，降低其疗效。

【规格】 注射液：20mg/1ml

茶苯海明（Dimenhydrinate）

本品为苯海拉明与8-氯茶碱的复盐，抗组胺效应比苯海拉明弱，但有较强的抗晕动作用。

【临床应用】 用于防治晕动病、梅尼埃病和其他迷路内耳眩晕疾病所致恶心和眩晕的对症治疗以及皮肤黏膜的过敏性疾病。成人：口服，每次50mg，3次/日。预防晕动病应在旅行前30分钟服药，治疗晕动病每4小时服药1次。必要时可1次服100mg，但1日总量一般不得超过300mg。儿童：口服，1~6岁，每次12.5~25mg，2~3次/日；7~12岁，每次25~50mg，2~3次/日。

【注意事项】 对其他乙醇胺类药物过敏者也可对本品过敏；孕妇及新生儿、早产儿禁用。

【规格】 片剂：50mg/片

异丙嗪 （Promethazine）

【异名】 非那根（Phenergan）

为吩噻嗪类抗组胺药。作用较苯海拉明持久，亦具明显的中枢安定作用，但比氯丙嗪弱；能增强麻醉药、催眠药、镇痛药和局部麻醉药的作用。

【临床应用】 适用于各种过敏症（如哮喘、荨麻疹等），一些麻醉和手术后的恶心呕吐，乘车、船等引起的眩晕等。肌内注射：成人，①抗过敏，每次25mg，必要时 2 小时后重复；②止吐，每次 12.5 ~ 25mg，必要时每 4 小时重复 1 次；③镇静催眠，每次25 ~ 50mg。儿童，①抗过敏，每次 0.125mg/kg，4次/日；②止吐，每次 0.25 ~ 0.5mg/kg，必要时每4 ~ 6 小时重复；③镇静催眠，必要时每次 0.5 ~ 1mg/kg。

【注意事项】 副作用为困倦、思睡、口干。驾驶员、机械操作人员和运动员禁用。用药期间避免饮用含酒精的饮料。肝功能减退者慎用。老年人用本品易发生头晕、神经错乱、低血压及锥体外系症状。2 岁以下儿童不推荐使用。孕期及哺乳期妇女应慎用。

【规格】 注射液：50mg/2ml

咪唑斯汀 （Mizolastine）

【异名】 皿治林

本品为选择性组胺 H_1 受体拮抗剂，还可抑制活化的肥大细胞释放组胺、抑制炎性细胞的趋化作用、抑制变态反应时细胞间黏附性分子-1 的释放，具有抗炎活性。

【临床应用】 用于季节性过敏性鼻炎、花粉症、常年性过敏性鼻炎及荨麻疹等皮肤过敏症状。口服：

成人和 12 岁以上儿童，10mg/d。

【注意事项】 禁用于严重的肝病、晕厥病史、严重的心脏病、心律失常、心电图异常（明显或可疑 QT 间期延长）或低血钾的患者。个别患者可能出现头痛、乏力、口干、困意、低血压、焦虑、抑郁等。本品不能与咪唑类抗真菌药（如酮康唑）或大环内酯类抗生素同时使用。

【规格】 片剂：10mg/片

赛庚啶（Cyproheptadine）

本品 H_1 受体拮抗作用较氯苯那敏、异丙嗪强，并具有轻中度的抗 5-羟色胺作用以及抗胆碱作用。

【临床应用】 可用于荨麻疹、湿疹、过敏性和接触性皮炎、皮肤瘙痒、鼻炎、偏头痛、支气管哮喘等。口服：成人，每次 4mg，3 次/日；儿童，每日 0.25mg/kg，分次服用。作为食欲增强剂增加体重时，用药时间不得超过 6 个月，但已渐少用。

【注意事项】 不良反应有嗜睡、口干、乏力、头晕、恶心或食欲增强等。2 岁以下儿童及虚弱的老人不推荐使用。青光眼患者禁用。孕期及哺乳期妇女慎用。服药期间避免饮酒。机动车驾驶员、高空作业者慎用。

【规格】 片剂：2mg/片

氯雷他定（Loratadine）

【异名】 开瑞坦（Clarityne）

本品为哌啶类化合物，具有选择性地阻断外周组胺 H_1 受体的作用。其抗组胺作用起效快、效强、持久，比阿司咪唑及特非那定均强。本品无镇静作用，无抗毒蕈碱样胆碱作用。

【临床应用】 本品主要用于过敏性鼻炎、急性或慢性荨麻疹及其他过敏性皮肤病。口服：成人，每次10mg，1 次/日。2～12 岁儿童，体重大于 30kg 者，10mg/d；体重小于 30kg 者，5mg/d。

【注意事项】 偶有口干、头痛等。偶有对本品过敏者。2 岁以下儿童不推荐使用。孕期及哺乳期妇女慎用。

【规格】 片剂：10mg/片；糖浆剂：60mg/60ml

地氯雷他定（Desloratadine）

【异名】 恩理思

本品是氯雷他定在体内具有抗过敏活性的代谢物。

【临床应用】 用于季节性和常年性过敏性鼻炎、过敏性结膜炎和荨麻疹。成人及 12 岁以上的青少年：口服，每次 5mg，1 次/日。

【注意事项】 最常见不良反应为疲倦、口干和头痛。罕有过敏性反应及心悸、转氨酶升高及胆红素增加。严重肝功能不全患者慎用。无孕妇及哺乳期妇女用药的研究资料。对 12 岁以下的儿童患者的有效性和安全性尚未确定。

【规格】 片剂：5mg/片

羟嗪（Hydroxyzine）

本品为哌嗪类抗组胺药。

【临床应用】 用于轻度的焦虑、紧张、激动等精神状态及神经官能症等，也可用于镇吐、手术前镇静、荨麻疹及过敏性疾病。口服，每次 25～50mg，3 次/日。

【**注意事项**】 不良反应可有嗜睡、头痛、瘙痒等；较大剂量可引起运动失调、不安、震颤、痉挛。孕妇及6岁以下儿童禁用；与巴比妥类、阿片类或其他中枢神经抑制药合用时，必须减少剂量；长期使用产生耐受性。

【**规格**】 片剂：25mg/片

去氯羟嗪 （Decloxizine）

本品为哌嗪类抗组胺药。有抗组胺作用，并有平喘和镇静效果。

【**临床应用**】 可用于支气管哮喘、急慢性荨麻疹、皮肤划痕症、血管神经性水肿等。口服：每次25~50mg，3次/日。

【**注意事项**】 偶有嗜睡、口干、失眠等反应，停药后可消失。

【**规格**】 片剂：25mg/片

西替利嗪 （Cetirizine）

【**异名**】 仙特明（Zyrtec）、适迪

本品是羟嗪的代谢产物，作用强而持久，具有选择性地抗 H_1 受体的特性，无明显的中枢抑制作用。

【**临床应用**】 适用于季节性和常年性过敏性鼻炎、季节性结膜炎及过敏反应所致的瘙痒和荨麻疹。成人：每次10mg，1次/日；或每次5mg，2次/日。6~12岁儿童：每次5~10mg，1次/日；或早晚各服用5mg。2~6岁儿童：每次5mg，1次/日；或早晚各服用2.5mg。1~2岁儿童：滴剂，每次0.25ml（2.5mg），2次/日。

【**注意事项**】 不良反应较少，偶见焦虑、口干、嗜

睡或头痛。本品可能引起嗜睡、头晕，在驾车及操纵有危险的机器时要小心。孕期及哺乳期妇女应尽量避免使用。1 岁以下儿童慎用。

【规格】 片剂：10mg/片；滴剂：50mg/5ml

依巴斯汀 （Ebastine）

【异名】 苏迪、开思亭

本品为组胺 H_1 受体拮抗剂。对组胺 H_1 受体具有选择性作用，对中枢神经系统的 H_1 受体作用和抗胆碱作用很弱。本品属中长效的抗组胺药。

【临床应用】 用于过敏性鼻炎、荨麻疹和其他过敏性瘙痒性皮肤病。口服：每次 10mg，1 次/日。

【注意事项】 有时困倦，偶见头痛、头晕。罕见皮疹、水肿发生。偶见 ALT、ALP 升高。有肝功能不全患者、驾驶或操纵机器期间慎用。孕妇用药的安全性尚未确定。本品可进入乳汁，故服药期间应避免哺乳。儿童用药的安全性尚未确定。

【规格】 片剂：10mg/片

氮䓬斯汀 （Azelastine）

【异名】 爱赛平

本品为第二代组胺 H_1 受体拮抗剂，有较强的抗炎和抗过敏作用。

【临床应用】 用于过敏性鼻炎。每个鼻孔 1 喷，早晚各 1 次。

【注意事项】 少数患者喷药时会产生鼻黏膜刺激，个别患者出现鼻出血。妊娠、哺乳期妇女禁用。6 岁以上儿童用药同成人。

【规格】 鼻喷剂：10mg/10ml

酮替芬（Ketotifen）

本品为肥大细胞膜稳定剂。本品的特点为兼有 H_1 受体拮抗及拮抗 5-羟色胺和白三烯的作用。本品不仅可作用于呼吸道的肥大细胞，对于皮肤肥大细胞也有作用，此外对于血液中的嗜碱性粒细胞也有作用。

【临床应用】　可用于预防支气管哮喘发作、过敏性鼻炎、荨麻疹及其他过敏性瘙痒性皮肤病的治疗。成人：每次1mg，2 次/日。1 日极量4mg。若困意明显，可在睡前服1mg，日间免服。

【注意事项】　可出现嗜睡、困倦、倦怠、恶心、头晕、头痛、口干、体重增加等不良反应。与其他中枢神经系统抑制药合用，可增强中枢抑制作用。孕妇及哺乳期妇女慎用。

【规格】　片剂：1mg/片

（二）　免疫抑制剂

环孢素（Ciclosporin）

【异名】　新山的明（Sandimmun）、山地明、田可

本品为新型的 T 淋巴细胞调节剂，能特异性地抑制辅助 T 淋巴细胞和 B 淋巴细胞的活性；对体液免疫亦有抑制作用。能抑制体内抗移植物抗体的产生，因而具有抗排斥的作用。

【临床应用】　用于难治性弥漫性结缔组织病、狼疮肾炎、活动性红斑狼疮、贝赫切特综合征（白塞综合征）眼炎、炎性肠病、难治性银屑病、难治性类

风湿关节炎、肾病综合征、器官移植时的排斥反应。成人：口服，①自身免疫病，3~3.5mg/(kg·d)，1次/日（也可分为2次）。4~8周后疗效不佳者，可增量至5mg/(kg·d)，病情稳定后减量。②器官移植单独应用时应于术前12小时开始，8~10mg/(kg·d)，维持至术后1~2周，以后根据血药浓度逐渐减量至2~6mg/(kg·d)，分2次口服。与其他免疫抑制剂合用时，用量为3~6mg/(kg·d)，分两次口服。③骨髓移植应于移植前一天开始用药，最好采用静脉滴注，若拟口服则应于移植前一天给药，12.5~15mg/(kg·d)，维持量12.5mg/(kg·d)，持续3~6个月，然后逐渐减量，直至移植后1年停药。静脉给药：只用于无法口服的患者。剂量按体重为3~5mg/(kg·d)，输注时须用0.9%氯化钠注射液或5%葡萄糖注射液以（1∶20）~（1∶100）的比例稀释后，缓慢静脉滴注2~6小时。

【注意事项】 病毒感染时禁用本品；本品可引起肾毒性、高血压、惊厥等不良反应，与剂量有关，应监测血药浓度。

【规格】 胶囊：25mg/粒；注射剂：250mg/5ml；滴眼液：30mg/3ml

他克莫司（Tacrolimus）

【异名】 普乐可复（Prograf）

本品作用机制与环孢素相似，在体内和体外抑制淋巴细胞活性的能力分别比环孢素强10~100倍。

【临床应用】 预防器官移植术后排斥反应，治疗器官移植术后应用其他免疫抑制药物无法控制的排斥反应。口服：肝移植患者：初始剂量0.1~0.2mg/

（kg·d），分 2 次口服，术后 6 小时开始用药；其他器官移植患者，初始剂量 0.15～0.3mg/(kg·d)，术后 24 小时开始用药。1 日服药 2 次（早晨和晚上），最好用水送服。静脉输注：不能口服患者，首剂需静脉给药；肝移植患者，初始剂量为 0.01～0.05mg/(kg·d) 持续静脉输注，并超过 24 小时。术后约 6 小时开始使用。肾移植患者，剂量 0.05～0.10mg/(kg·d)，术后 24 小时内持续输注，情况允许改为口服给药。

【注意事项】 肝脏移植应在术后 6 小时内，肾脏移植应在术后 24 小时内给药；溶液必须稀释为 0.004～0.1mg/ml 才能静脉应用，且应缓慢给药。孕妇及哺乳期妇女禁用。本品可致视觉及神经系统紊乱，避免与有肾毒性药物（如氨基糖苷类、两性霉素 B、万古霉素、复方新诺明和非甾体抗炎药等）合用。不能与环孢素合用。

【规格】 胶囊剂：0.5mg/片，1mg/片；注射剂：5mg/1ml

西罗莫司（Sirolimus）

【临床应用】 用于器官移植抗排异反应时，应与环孢素和糖皮质激素合用。移植后尽早开始服用，首次应服用负荷量。用于肾移植，口服：①成人负荷量为 6mg，维持量为 2mg/d。可于服用环孢素后 4 小时服用本品。②13 岁以上体重不超过 40kg 的患者：起始剂量应根据体表面积，按 1 日 1mg/m² 调整，负荷剂量应为 1 日 3mg/m²。③肝功能不全者维持量减少约为 1/3，但不需调整负荷剂量。肾功能不全患者剂量不需调整。

【注意事项】 本品常见的不良反应有高脂血症、高血压和皮疹、贫血、关节痛、腹泻、低钾血症和血小板减少；寒战、面部水肿、感染；焦虑、抑郁、失眠、房颤、充血性心衰、体位性低血压、心动过速、血栓性静脉炎、库欣综合征、糖尿病、蛋白尿、排尿困难、血尿等。本品与环孢素和 HMG-CoA 还原酶抑制剂、贝特类药合用时，应监测横纹肌溶解的发生情况。应监测肾功能，血肌酐升高者应调整治疗方案。注意预防肺孢子菌性肺炎和巨细胞病毒的感染。

【规格】 片剂：1mg/片

麦考酚钠 (Mycophenolate Sodium)

【异名】 米芙

麦考酚酸是一种选择性、非竞争性、可逆的次黄嘌呤单磷酸脱氢酶抑制剂，能够抑制鸟嘌呤核苷酸的经典合成途径而不损伤 DNA 的合成。麦考酚钠是麦考酚酸的钠盐。

【临床应用】 本品适用于与环孢素和皮质激素合用，用于对接受同种异体肾移植成年患者急性排斥反应的预防。本品应于移植后 24 小时内开始使用。推荐剂量：每次 720mg，2 次/日。

【注意事项】 不良反应见与免疫抑制相关的疾病：严重的、有时会危及生命的感染，包括脑脊髓膜炎、感染性心内膜炎、结核和非典型性分枝杆菌感染；血液和淋巴系统紊乱、白细胞减少症、血小板减少症；肝功能异常等。严重慢性肾衰患者（肌酐清除率<10ml/min）应严密监测。孕妇及哺乳期妇女禁用。

【规格】 片剂：180mg/片

吗替麦考酚酯（Mycophenolate Mofetil）

【异名】 骁悉（Cellcept）、赛可平

本品为选择性、非竞争性、可逆性的次黄嘌呤单核苷酸脱氢酶抑制剂，对淋巴细胞具有高度选择作用。

【临床应用】 适用于预防同种肾移植患者的排斥反应。也可用于自身免疫病：狼疮肾炎、原发性小血管炎导致的肾损害、难治性肾病综合征、有严重器官损害的结缔组织病。结缔组织病：成人，每次0.75～1.0g，2次/日。肾移植：成人：推荐口服剂量为1g，2次/日。老年人：1g，2次/日。儿童：600mg/m²（最大至1g），2次/日。肝脏移植：成人（老年人）：推荐口服剂量：0.5～1g，2次/日。在接受肝脏和心脏同种异体移植的儿童患者其安全性和有效性尚未确定。本品应与环孢素和肾上腺皮质激素联合应用。

【注意事项】 不良反应常见胃肠反应、白细胞和血小板减少；在治疗过程中出现肺部、尿路、皮肤感染；少数出现一过性 ALT 升高、肾小管受损、震颤、淋巴瘤等。孕妇及哺乳期妇女禁用。本品用于结缔组织病时多与糖皮质激素联合应用，较少单独应用。肝、肾、心严重功能不全者慎用。本品不宜与硫唑嘌呤合用。服药期间宜定期监测血象、肝功能等。严重肾功能损害的患者不应超过 2g/d。

【规格】 胶囊：0.25g/粒；片剂：0.25g/片，0.5g/片

来氟米特（Leflunomide）

【异名】 爱若华、妥抒

【临床应用】 治疗类风湿关节炎、银屑病关节炎和系统性红斑狼疮：口服，每次 20mg，1 次/日；维持

剂量，10～20mg/d。器官移植：前5～7日负荷剂量，200mg/d，维持剂量，40～60mg/d。治疗韦格纳肉芽肿病：20～40mg/d。

【注意事项】 少数患者服用本品可出现一过性丙氨酸氨基转移酶（ALT）升高。ALT升高在正常值的2倍以内可继续服药；ALT升高在正常值的2～3倍，减半量服药；ALT升高超过正常值的3倍应停药观察。转氨酶恢复正常后可继续用药，同时加用保肝治疗。少数患者在服药期间出现白细胞下降，如白细胞不低于 3.0×10^9/L，可继续服药观察；白细胞在 $(2.0～3.0) \times 10^9$/L，减半量观察；白细胞低于 2.0×10^9/L应停止治疗。严重肝损害和乙型肝炎或丙型肝炎血清学指标阳性的患者、免疫缺陷、未控制的感染、活动性胃肠道疾病、肾功能不全及骨髓发育不良的患者慎用。孕妇及哺乳期妇女禁用。

【规格】 片剂：10mg/片

- -

硫唑嘌呤 （Azathioprine）

【异名】 依木兰（Imuran）

本品在体内转变成6-巯基嘌呤而起作用。由于转变过程较慢，因而发挥作用缓慢。

【临床应用】 口服：成人，器官移植，开始2～5mg/（kg·d）；维持剂量须按临床需要、患者的个体反应以及血液系统的耐受性调整，通常为0.5～3mg/（kg·d）；肝和肾功能不全者剂量酌减。老年人用药为推荐剂量范围的低限值。自身免疫性疾病，起始剂量1～3mg/（kg·d），疗效明显时应将剂量减至最小有效维持量，如3个月内病情无改善应停用。

【注意事项】 本品可致骨髓抑制：白细胞减少、有贫血或血小板减少，罕见粒细胞缺乏和再生障碍性贫血。可致畸，孕妇禁用。对6-硫嘌呤过敏者也可能对本品过敏应禁用。不良反应主要表现为呕吐、腹泻、发热、寒战、皮疹、脉管炎、肌痛、关节痛、低血压及肝和肾功能异常。

【规格】 片剂：50mg/片，100mg/片

甲氨蝶呤（Methotrexate）

【适应证】 类风湿关节炎：口服，1周1次，7.5～15mg，最高剂量1周1次25mg。胃肠道症状严重者可肌内注射。与其他免疫抑制剂合用时每周量可减。银屑病关节炎：口服，1周1次，15～20mg。强直性脊柱炎的周围关节炎：口服，1周1次，7.5～10mg。

【注意事项】 治疗过程中可出现肝酶上升，若肝酶上升到正常值3倍，需停药。停药后4周内肝酶可恢复。中重度肾功能不全者慎用。可导致周围血白细胞和（或）血小板减少，轻者停药恢复，严重者骨髓抑制。初始时每月查血象及肝肾功能，逐渐过渡到每3个月检测一次。本品可引起肝脏凝血因子的缺少或（和）血小板减少症，同此与其他抗凝药慎同用；拟生育的女性或男性患者、妊娠期或哺乳期、肝肾功能重度异常者禁用。有致畸作用故应停药3个月以上方可考虑生育。

【规格】 片剂：2.5mg/片；注射剂：0.1g/支，1g/支

环磷酰胺（Cyclophosphamide）

【临床应用】 活动性系统性红斑狼疮、狼疮肾炎、精神神经性狼疮、系统性血管炎。成人：活动性系统

314

性红斑狼疮、狼疮肾炎：①静脉给药，每次 500～1000mg/m²，每 3～4 周 1 次，或静脉给药 1 次 200mg，隔日 1 次，疗程约 6 个月，以后每 3 个月 1 次。②口服给药，100mg/d，1 次服，维持期量减半。系统性血管炎活动期：静脉给药，每次 200mg，每日或隔日 1 次。疗程遵医嘱。

【注意事项】 本品可造成肝脏损害、转氨酶升高；有骨髓抑制，严重程度与使用剂量相关，白细胞多于给药后 10～14 日达最低值，停药后 21 日左右恢复正常；偶有肺纤维化。下列情况慎用：骨髓抑制、感染尚未控制、痛风病史、泌尿道结石史、放化疗病史。本品的代谢产物对泌尿系统有刺激性，必要时静脉补液，也可给予尿路保护剂美司钠；用药期间定期监测血尿常规、肝肾功能和血清尿酸水平。白细胞<3.0×10⁹/L 或血小板<50.0×10⁹/L 者停用。与多柔比星等心脏毒性药物、与细胞毒性药物及影响肝酶活性药物合用应慎重。白细胞和血小板低下者、肝肾功能中重度损害者、对本品过敏者禁用。妊娠妇女禁用：有致突变、致畸作用，可造成胎儿死亡或先天畸形。哺乳期妇女禁用：本品可由乳汁排出，开始用药时必须终止哺乳。

【规格】 复方片剂（每片含环磷酰胺 50mg、人参茎叶总皂苷 50mg）；粉针：0.2g/支

羟氯喹（Hydroxychloroquine）

【异名】 纷乐

本品可减弱抗体对抗原的吸附能力，稳定溶酶体膜，从而产生抗炎和抗过敏的作用。

【临床应用】 盘状红斑狼疮、系统性红斑狼疮伴皮

损和（或）关节病变、类风湿关节炎、干燥综合征。成人：0.2 ~ 0.4g/d，分次口服。儿童：5 ~ 7 mg/（kg·d）分次口服。

【注意事项】　长期应用可导致视网膜黄斑病变，发生率很低。可引起葡萄糖-6-磷酸盐脱氢酶（G6PD）缺乏者溶血性贫血。洋地黄化后应用本品易引起心脏传导阻滞；与肝素或青霉胺合用可增加出血机会；与单胺氧化酶抑制剂合用可增加毒性；已知对 4-氨基喹啉化合物过敏和银屑病患者禁用。孕妇及哺乳期妇女禁用。

【规格】　片剂：0.1g/片

沙利度胺（Thalidomide）

【异名】　反应停

本品是一种中枢镇静药，也是抗炎药，对免疫系统亦有抑制作用。

【临床应用】　对第 Ⅱ 型麻风效果好；也可用于多种皮肤病，如盘状红斑狼疮、亚急性皮肤型红斑狼疮、贝赫切特综合征（白塞综合征）等。睡前一次口服 50mg，每周递增至 150mg/d，分 2 ~ 3 次服用或睡前服。

【注意事项】　本品可致畸胎，孕妇禁用。不良反应常见口鼻黏膜干燥、头晕、倦怠、嗜睡、恶心、腹痛、便秘、面部水肿、面部红斑、过敏反应及多发性周围神经炎、深静脉栓塞。

【规格】　片剂：25mg/片

风痛宁（Sinomenium Acutum）

【异名】　喜络明

本品为青藤碱，具有抗免疫、抗炎、抗凝及细胞膜保护作用。

【临床应用】 适用于各类免疫性疾病，如各类慢性肾炎、内源性葡萄膜炎等免疫性眼病。口服：成人，每次 60mg，3 次/日；儿童，2.5 ~ 3mg/（kg·d）；3 个月为 1 个疗程，可连用 2 ~ 3 个疗程。

【注意事项】 过敏性哮喘患者禁用。

【规格】 片剂：20mg/片

白芍总苷 （Total Glucosides of Paeony）

【异名】 帕夫林

【临床应用】 用于类风湿关节炎。口服：每次 0.6g，2 ~ 3 次/日，饭后用水冲服，或遵医嘱。

【注意事项】 不良反应少见腹胀、腹痛、食欲减退、恶心和头晕等。

【规格】 胶囊：0.3g/片（含芍药苷不少于 104mg）

英夫利西单抗 （Infliximab）

【异名】 类克

【临床应用】 用于中重度活动性类风湿关节炎、活动性强直性脊柱炎、银屑病及银屑病关节炎、克罗恩病。①类风湿关节炎：静脉给药，首次 3mg/kg，加入生理盐水 200ml，第 2 周和第 6 周及以后每隔 8 周各给予一次相同剂量。疗效不理想者，可考虑将本药剂量调整至 10mg/kg，或将用药间隔调整为 4 周或 6 周。②强直性脊柱炎：静脉给药，首次 5mg/kg，加入生理盐水 200ml，然后第 2 周和第 6 周及以后每隔 6 周各给予一次相同剂量。③中重度活动性克罗恩病、瘘管性克罗恩病：首次 5mg/kg，然后在首次给药后的第 2 周和第 6 周及以后每隔 8 周各给予一次相同剂量。对于疗效不佳的患者，可考虑将剂量调整至 10mg/kg。

【注意事项】 本品可引起再生障碍性贫血；引起骨髓抑制、白细胞及血小板的血液系统不良反应。在用药过程中可出现发热、寒战等非特异性症状、瘙痒或荨麻疹及过敏性休克。过敏反应多数出现在输液过程中或输液后 2 小时内，包括荨麻疹、呼吸困难和（或）支气管痉挛（罕见）、喉头水肿、咽部水肿和低血压等。使用本品的患者对细菌性感染（包括败血症和肺炎）、分枝杆菌感染包括结核病（播散性或肺部以外的结核病）、真菌感染和其他条件性感染较为易感，宜密切注意。已有严重感染者不宜应用。在使用本品前，做结核皮肤试验及胸部 X 线像的筛查试验。有潜伏性结核病菌感染的患者应首先抗结核治疗 2~3 个月。对结核病既往病史且不能确定已接受足够治疗疗程的患者进行抗结核病治疗。使用本品的乙肝及丙肝病毒慢性携带者有出现肝炎再活化的情况，应进行上述病毒肝炎活动性筛查，有活动者不宜使用。充血性心力衰竭者不宜使用本品。用本品治疗类风湿关节炎时需与甲氨蝶呤联合应用。已知对鼠源蛋白过敏、有中重度心力衰竭、有严重感染、活动性结核病患者，妊娠期及哺乳期妇女禁用。

【规格】 粉针剂：100mg/支

巴利昔单抗（Basiliximab）

【异名】 舒莱

【临床应用】 预防首次肾移植术后的急性器官排异。

通常与环孢素及含皮质激素的免疫抑制剂联合使用。成人：推荐剂量，每次 20mg，2 次/日。首次 20mg 应于移植术前 2 小时内给予，第二次 20mg 应于移植术后 4 天给予。如果发生术后并发症，如移植物失去功能等，则应停止第二次给药。配制后的本品，可在 20~30 分钟内作静脉滴注，亦可一次性静脉推注。体重≥40kg 的儿童，总量为 40mg，分 2 次给予。体重<40kg 儿童，总量为 20mg，分 2 次给予。首次应于术前 2 小时内给予，第二次用药应于移植术后 4 天给予。如果发生术后并发症，如移植物失去功能等，则应停止第二次给药。

【注意事项】　常见的不良反应为便秘、尿道感染、疼痛、恶心、外周性水肿、高血压、贫血、头痛以及高血钾。孕妇及哺乳期妇女禁用。本品与其他免疫抑制剂合用时，有增加过度免疫抑制的可能。

【规格】　注射剂：20mg/支

兔抗人胸腺细胞免疫球蛋白（Rabbit Anti-Human Thymocyte Immunoglobulin）

【异名】　即复宁

【临床应用】　移植用免疫抑制剂，预防和治疗器官排异反应；治疗再生障碍性贫血；治疗激素耐受和移植物抗宿主病（GvHD）。①器官移植的免疫抑制治疗：预防器官排异，肾脏、胰腺、肝脏移植后 1~1.5mg/（kg·d），持续用药 2~9 日；心脏移植后持续用药 2~5 日；急性器官排异，1.5mg/（kg·d），持续 3~14 日。②再生障碍性贫血：2.5~3.5mg/（kg·d），连续 5 日。③激素耐受和移植物抗宿主病治疗：2~5mg/（kg·d），共 5 日。

【注意事项】 不良反应可见寒战、发热、心跳过速、呕吐和呼吸困难，输液处局部疼痛及末梢血栓性静脉炎。急性感染、对兔蛋白或本品其他成分过敏者禁用。如果发生超敏反应或休克，应立即停止滴注，采取相应的急救治疗。治疗结束后，应继续观察血细胞计数 2 周。对于原血小板计数低下患者（血小板 $<150\times10^9$/L）和心脏移植者，应监测血小板计数。器官移植：当血小板计数 $<80\times10^9$/L 或白细胞计数 $<2.5\times10^9$/L 时，应考虑减量。当血小板降低（ $<50\times10^9$/L）或白细胞减少（ $<1.5\times10^9$/L），应中止治疗。再生障碍性贫血：应用本品治疗会增加感染概率（特别是真菌感染）；应注意有淋巴细胞增生的危险。孕妇和哺乳期妇女禁用。

【规格】 注射剂：25mg/5ml

重组人Ⅱ型肿瘤坏死因子受体－抗体整合蛋白
（Recombinant Human Tumor Necrosis Factor-α Receptor Ⅱ: IgG Fc Fusion Protein）

【异名】 益赛普

【临床应用】 用于中度及重度活动性类风湿关节炎患者。成人推荐剂量：每次 25mg，皮下注射，每周 2 次。注射前用 1ml 注射用水溶解。

【注意事项】 常见不良反应是注射部位局部反应，包括轻至中度红斑、瘙痒、疼痛和肿胀等；其他不良反应为头痛、眩晕、皮疹、咳嗽、腹痛等。败血症、活动性结核病患者、对本品或制剂中其他成分过敏者禁用。患者有反复发作感染史或者有易导致感染的潜伏疾病时，考虑使用本品时应极为慎重。当发生严重感染如糖尿病继发感染、结核杆菌感染等时，患者应暂停使用本品。在使用本品的过程中、应注意过敏反应的发生，包括血管性水肿、荨麻疹以及其他严重反应，一旦出现过敏反应的发生，应立刻中止本品的治疗，并予适当处理。由于肿瘤坏死因子可调节炎症及细胞免疫反应，因此在使用本品时，应充分考虑到可能会影响患者的抗感染及恶性肿瘤的作用。在使用本品期间不可接种活疫苗。对于有充血性心衰的患者在需要使用本品时应极为慎重。儿童和青少年在接受肿瘤坏死因子抑制剂治疗30个月以后罹患癌症的概率将会增加，约半数病例为淋巴瘤。孕妇及哺乳期妇女禁用；无儿童用药资料。老年患者易发生感染，因此在治疗中应予以注意。

【规格】 注射剂：12.5mg/支

（三） 免疫增强药

重组人干扰素 α-2a （Recombinant Human Interferon α-2a)

【异名】 因特芬

【临床应用】 ①毛细胞性白血病：起始剂量为300万 U/d，16 ~ 24 周。如不耐受，剂量减少为150万 U/d，或用药次数改为每周 3 次，也可以同时减少剂量和用药次数。维持剂量每次300万 U，1 周 3 次皮下或肌内注射。如耐受性差，则将每日剂量减少到150万 U，1 周 3 次。用药 6 个月以后，再由医师决定是否继续用药。②多发性骨髓瘤：每次300万 U，1 周 3 次，根据病人的耐受性不同，可将剂量逐周增加至最大耐受量（900 万 U）。③低度恶性非霍奇金淋巴瘤：推荐剂量：每次 300 万 U，1 周 3 次，皮下注射，至少维持治疗 12 周。治疗应该在病人化放疗后 4~6 周开始，也可伴随常规的化疗方案（如结合环磷酰胺、泼尼松、长春新碱和阿霉素）一起进行。以 28 天为一周期。在第 22~26 天，皮下或肌内注射 600 万 U/m^2 体表面积。④慢性髓性白血病：推荐剂量，皮下或肌内注射 8~12 周，推荐逐渐增加剂量的方案如下：第 1~3 天每日 300 万 U，第 4~6 天每日 600 万 U，第 7~8 天每日 900 万 U。至少治疗 8 周，要取得更好的疗效至少需要治疗 12 周，然后，再由医师决定是否应继续用药，直至取得完全的血液学缓解，或者一直用药最多到 18 个月。所有达到完全血液学缓解的病人均应继续以 1 日 900 万 U（最佳剂量）或以 900 万 U，1 周 3 次（最低剂量）进行治疗，以使其在尽可能短的时间内取得细胞遗传学缓解。⑤慢性活动性乙型肝炎：500 万 U，1 周 3 次，皮下注射，共用 6 个月。如用药 1 个月后未好转则可逐渐加大剂量，将剂量调整至患者能够耐受的水平，如治疗 3~4 个月后没有改善，则应考虑停止治疗。⑥急慢性丙型肝炎：起始剂量 300 万~500 万 U，1 周 3 次，皮下或肌内注射 3 个月作为诱导治疗。维持剂量 300 万 U，1 周 3 次，注射 3 个月作为巩固治疗。⑦尖锐湿疣：100 万~300 万 U，1 周 3 次，皮下或肌内注射，共 1~2 个月。或于患处基底部隔日注射 100 万 U，连续 3 周。

【注意事项】 不良反应可见流感样症状，包括发热、疲乏及寒战等；神经系统为嗜睡和精神症状；白细胞和粒细胞减少；低血压、心律不齐或心悸等；一过性肝功能损害；皮肤干燥及皮疹偶见。患有严重心脏疾病、严重的肝肾或骨髓功能不正常者、癫痫及中枢神经系统功能损伤者、晚期失代偿性肝病或肝硬化的肝炎患者、正在接受或近期内接受免疫抑制剂治疗的慢性肝炎患者禁用。即将接受同种异体骨髓移植的 HLA 抗体识别相关的慢性髓性白血病病人禁用。孕妇和哺乳期妇女禁用。不推荐儿童使用。已有严重骨髓抑制的患者应极为谨慎，因本品有骨髓抑制作用，使白细胞特别是粒细胞、血小板减少，其次是血红蛋白的降低，从而增加感染及出血的危险。

【规格】 注射剂：300 万 U/支

重组人干扰素 α-2b（Recombinant Human Interferon α-2b）

【异名】 甘乐能

【临床应用】 用于某些病毒性疾病，如急慢性病毒性肝炎、带状疱疹、尖锐湿疣。用于某些肿瘤，如毛细胞性白血病、慢性髓细胞性白血病、多发性骨髓瘤、非霍奇金淋巴瘤、恶性黑色素瘤、肾细胞癌、喉乳头状瘤、卡波西肉瘤、卵巢癌、基底细胞癌、表面膀胱癌等。肌内注射、皮下注射或病灶注射。用法见重组人干扰素 α-2a。

【注意事项】 患有严重心脏疾病者、严重的肝肾或骨髓功能不正常者、癫痫及中枢神经系统功能损伤者禁用。本品会改变某些酶的活性，如可降低细胞色素 P_{450} 的活性，使西咪替丁、华法林、茶碱、地西泮、普萘洛尔等药物代谢受到影响。

【规格】 多剂量笔：1800 万 U/1.2ml

重组人干扰素 γ（Recombinant Human Interferon γ）

【异名】 伽玛

【临床应用】 本品用于类风湿关节炎。有临床结果表明治疗骨髓增生异常综合征、异位性皮炎和尖锐湿疣有效。皮下或肌内注射。开始时 50 万 U/d，连续 3～4 天后，无明显不良反应，将剂量增到 100 万 U/d，第二个月开始改为隔天注射150 万～200 万 U，总疗程 3 个月，如能延长疗程为 6 个月效果更好。

【注意事项】 常见的不良反应是发热，发热时患者有头痛、肌肉痛、关节痛等流感样症状；还有疲劳、恶心等；常见白细胞、血小板减少和 ALT 升高，如出现患者不能耐受的严重不良反应，应减少剂量或停药，并给予对症治疗。已知对干扰素制品、大肠杆菌来源的制品过敏者禁用。有心绞痛、心肌梗死病史以及其他严重心血管病史者、癫痫和其他中枢神经系统功能紊乱者禁用。孕妇、哺乳期妇女及儿童应在医师严密观察下谨慎使用。有明显过敏体质，特别是对抗生素有过敏史者应慎用，必须使用时应先用本品做皮肤试验。

【规格】 注射剂：100 万 U/支

胸腺肽 α_1（Thymosin α_1）

【异名】 迈普新

本品通过刺激外周血液淋巴细胞丝裂原促进 T 淋巴细胞的成熟，增加抗原或丝裂原激活后 T 细胞分泌的干扰素 α、干扰素 γ 以及白介素-2、白介素-3等淋巴因子水平，同时增加 T 细胞表面淋巴因子受体水平。

【临床应用】 用于慢性乙型肝炎。可作为免疫损害病者的疫苗免疫应答增强剂。免疫系统功能受到抑制者，包括接受慢性血液透析和老年病患者，本品可增强患者对病毒性疫苗，如流感疫苗或乙肝疫苗的免疫应答。用前本品 1.6mg 用 1ml 注射用水溶解后立即皮下注射。治疗慢性乙型肝炎的推荐剂量：每次 1.6mg，2 次/周，两次相隔 3～4 日。连续给药 6 个月，不间断。作为免疫损害患者的疫苗免疫应答增强剂：每次 1.6mg，2 次/周，两次相隔 3～4 日，连续 4 周，第一针应在给疫苗后立即皮下注射。

【注意事项】 可能出现 ALT 水平暂时波动至基础值的两倍以上。对本品的成分过敏者禁用；正在接受免疫抑制治疗的患者如器官移植者禁用。本品可与 α 干扰素联合使用，可提高免疫应答，与其他药物联合使用时应慎重。本品不得与任何药物混合注射。用来治疗慢性乙肝时，应定期检测包括血清 ALT、白蛋白和胆红素，治疗完毕后应检测乙肝 e 抗原（HBeAg）、表面抗原（HBsAg）、HBV-DNA 和 ALT 酶，亦应在治疗完毕后 2、4 和 6 个月检测。

【规格】 注射剂：1.6mg/支

十一、抗肿瘤药物

（一） 烷化剂

氮芥（Chlormethine）
本品为双氯乙胺类烷化剂，直接与 DNA 结合，导致

细胞死亡。

【临床应用】 主要用于淋巴瘤及肺癌，对未分化癌有较好疗效。静脉滴注：每次 0.1～0.2mg/kg，每周 1～2 次，一疗程总量 30～60mg。腔内注射：每次5～10mg，溶于生理盐水 10～20ml 中，在尽可能多地抽出胸、腹腔积液后注入胸、腹或心包腔内，注入后患者变换体位数次，5～7 日 1 次，3～5 次为一疗程。

【注意事项】 不良反应中胃肠道反应、骨髓抑制（9～14 日最低，16～20 日恢复）、脱发较常见。

【规格】 注射剂：5mg/1ml

环磷酰胺（Cyclophosphamide，CTX）

本品为潜化型氮芥类抗肿瘤药，通过转化为磷酰胺氮芥而发挥作用。

【临床应用】 主要用于淋巴瘤、白血病、多发性骨髓瘤，对乳腺癌、卵巢癌、肺癌、鼻咽癌、神经母细胞瘤、横纹肌瘤及骨肉瘤也有一定疗效。口服：1 片/次，3～4 次/日。静脉滴注：每次 0.2g，每日或隔日 1 次；或每次 0.6～0.8g，每周 1 次，一疗程总量 8～10g。

【注意事项】 本品可引起出血性膀胱炎，患者服药后要多饮水，必要时可用美司钠拮抗。

【规格】 复方片剂（每片含环磷酰胺 50mg）；粉针剂：0.2g/支

异环磷酰胺（Ifosfamide）

【异名】 和乐生（Holoxan）、匹服平

本品药理作用同环磷酰胺。

【临床应用】 适用于骨及软组织肉瘤、非小细胞肺

癌、乳腺癌、子宫颈癌、食道癌等。静脉滴注：每次
$2.5 \sim 5.0 g/m^2$，1 次/日，连续 5 天，每 $3 \sim 4$ 周重复
1 次。

【注意事项】　骨髓抑制、肾功能不良、双侧输尿管
阻塞者及孕妇禁用。本品应与美司钠合用。

【规格】　注射剂：1g/支

卡莫司汀（Carmustine）

本品为亚硝脲类烷化剂，作用于 DNA 聚合酶，抑制
RNA 和 DNA 合成；为细胞周期非特异性药物。

【临床应用】　主要用于脑瘤、肿瘤的脑和骨髓转移，
对恶性黑色素瘤、小细胞肺癌、淋巴肉瘤也有一定
作用。静脉滴注：$125mg/d$（或 $100mg/m^2$），3 天为
一疗程，间隔 $6 \sim 8$ 周。

【注意事项】　使用时不要与皮肤接触，以免引起发
炎及棕色色素沉着。

【规格】　注射剂：$125mg/1.5ml$

苯丁酸氮芥（Chlorambucil)

【异名】　瘤可然（Leukeran）

本品直接作用于 DNA，引起细胞死亡。

【临床应用】　主要用于慢性淋巴细胞白血病、卵巢
癌和非霍奇金淋巴瘤，对霍奇金淋巴瘤及多发性骨
髓瘤也有效。口服：每次 $0.1 \sim 0.2 mg/kg$（或 $4 \sim$
$8mg/m^2$），1 次/日，连服 $3 \sim 6$ 周，疗程总量
$300 \sim 500mg$。

【注意事项】　长期或高剂量应用可导致肺间质纤维
化及抽搐。当出现骨骼淋巴细胞浸润或骨髓增生不
良，每日剂量不应超过 $100\mu g/kg$。

【规格】 片剂：2mg/片

（二） 抗代谢药

甲氨蝶呤（Methotrexate）

本品为叶酸类抗代谢抗肿瘤药，通过竞争性抑制二氢叶酸还原酶，最终导致 DNA 合成受阻；属细胞周期特异性药物。

【临床应用】 适用于急性白血病。口服：成人，每次 5 ~ 10mg，每周 1 ~ 2 次，一疗程安全量 50 ~ 100mg；肌内注射或静脉滴注：每次 10 ~ 30mg，每周 1 ~ 2 次；儿童，15 ~ 20mg/（m² · d），每周 1 次，或视骨髓情况而定。用于绒毛膜上皮癌或恶性葡萄胎，每次 10 ~ 20mg，1 次/日，亦可溶于 5% 或 10% 的葡萄糖注射液 500ml 中静脉滴注，5 ~ 10 次为一疗程；总量 80 ~ 100mg。用于脑膜白血病或预防性给药：鞘内注射每次 5 ~ 15mg。实体癌：根据不同的肿瘤及治疗方案选用不同的剂量。骨肉瘤：3 ~ 15g/m²，溶于 5% 葡萄糖液 500 ~ 1000ml 静脉滴注 4 小时，滴完后 2 ~ 6 小时开始应用甲酰四氢叶酸钙 6 ~ 12mg 肌内注射或口服，每 6 小时 1 次，共 3 日。本品也可用于自身免疫性疾病的治疗，如强直性脊柱炎等。

【注意事项】 为保证药物能迅速从体内排出，应大量补液，尿量每日在 3000ml 以上，并保持碱性。孕妇及哺乳期妇女禁用。

【规格】 片剂：2.5mg/片；注射剂：0.1g/支，1g/支

氟尿嘧啶（Fluorouracil）

本品为抗嘧啶类抗代谢药，抑制胸腺嘧啶核苷酸合成酶而抑制 DNA 的合成。

【临床应用】 主要用于消化道肿瘤，对乳腺癌、卵巢癌、绒毛膜上皮癌、子宫颈癌、肝癌、膀胱癌等有一定疗效。静脉滴注：每日 10~20mg/kg，连用 5~10 日，每疗程 5~7g（最大 10g）。静脉滴注：每日 300~500mg/m²，连用 3~5 日，每次静脉滴注时间不得少于 6 小时。腹腔内注射：每次 500~600mg/m²，每周 1 次，2~4 次为一疗程。每日总量不应超过 1g。

【注意事项】 合用地高辛、氨基糖苷类抗生素会使药效降低。营养不良、大手术 30 日内、骨髓增生不良、肝肾功能不全者的剂量建议减少 1/3~1/2。

【规格】 注射剂：250mg/10ml

氟脲苷（Floxuridine，FUDR）

本品通过转化为 5-FU 而发挥抗肿瘤作用。

【临床应用】 适应证、用法同氟尿嘧啶。

【注意事项】 严禁与氟尿嘧啶系列药合用；可引起骨髓抑制和肝肾功能障碍。

【规格】 注射剂：0.25g/支

替加氟（Tegafur）

本品在体内转变为氟尿嘧啶而起作用。

【临床应用】 适用于消化系统肿瘤，对乳腺癌亦有效。口服：每次 0.2~0.4g，3 次/日；总量20~40g 为一疗程。

【注意事项】 本品与钙离子、镁离子、长春碱、金霉素、双嘧达莫等多种药物有配伍禁忌。

【规格】 片剂：50mg/片

阿糖胞苷（Cytarabine，Ara-C）

【异名】 赛德萨（Cytosar）

本品为抗嘧啶抗代谢药物，通过抑制 DNA 多聚酶，干扰 DNA 的合成；属于周期特异性药物。

【临床应用】 适用于急性粒细胞白血病及消化道肿瘤。静脉滴注：每次 1～2mg/kg，1 次／日，连用10～14 天为一疗程。静脉滴注：每日 5～7.5mg/kg，滴注8～12 小时，连用 4～5 天。皮下注射：多用于维持治疗，每次 1～3mg/kg，每周1～2次；也可使用大剂量 1～3g/m²，每 12 小时给药 1 次，用3～5 天。鞘内注射：每次 25～75mg，溶于生理盐水 5ml 中，3～5天 1 次。预防脑膜白血病，每 6 周注射 1 次。

【注意事项】 与地高辛、两性霉素 B 合用可使本品作用下降。妊娠、哺乳期妇女禁用。与肝素、胰岛素、甲氨蝶呤（MTX）、5-FU、青霉素及甲基泼尼松龙有配伍禁忌。用于鞘内注射时切勿使用含有苯甲醇的稀释液。

【规格】 注射剂：100mg/支，500mg/支

吉西他滨（Gemcitabine）

【异名】 健择（Gemzar）

本品可抑制 DNA 的合成，属细胞周期特异性药物。

【临床应用】 主要适用于非小细胞肺癌。静脉滴注：1000mg/m²，滴注 30 分钟，每周 1 次，连续 3 周，休息 1 周，每 4 周重复 1 次。

【注意事项】 滴注药物时间延长和增加用药频率可增大药物毒性。

【规格】 注射剂：200mg/支，1g/支

卡培他滨（Capecitabine）

【异名】 希罗达（Xeloda）

本品在体内转化为 5-氟尿嘧啶而发挥作用。

【临床应用】 适用于紫杉醇和包括用蒽环类抗生素治疗无效的晚期原发性或转移性乳腺癌的治疗。口服：每日 $2.5g/m^2$，连用 2 周，休息 1 周，每日剂量分早晚两次于饭后半小时间用水吞服。

【注意事项】 应根据具体情况调整剂量，一旦减量，以后不能再增加剂量，具体调整方法请参考药品说明书。

【规格】 片剂：0.5g/片

氟达拉滨（Fludarabine）

【异名】 福达华（Fludara）

本品通过抑制细胞 DNA 的合成发挥细胞毒性作用。

【临床应用】 适用于 B 细胞性慢性淋巴细胞白血病（CLL）患者的治疗，这些患者至少接受过一个标准的烷化剂方案治疗，但在治疗期间或治疗后，病情并没有改善或仍持续进展。推荐剂量为每日 $25mg/m^2$，连用 5 天，每 28 天为一个疗程。

【注意事项】 静脉注射使用 0.9% 氯化钠注射液将所需剂量的药物稀释成 100ml 溶液，输液时间应持续 30 分钟以上。CLL 患者应该用至达到最佳疗效（完全缓解或部分缓解，通常 6 个疗程）再停药。肌酐清除率低于 30ml/min 的肾功能不全患者禁用。

【规格】 注射剂：50mg/支

羟基脲 (Hydroxycarbamide)

本品为核苷酸还原酶抑制剂，选择性阻止 DNA 合成，杀伤 S 期细胞；口服给药吸收良好。

【临床应用】 主要用于高白细胞白血病和慢性粒细胞白血病的紧急治疗。口服：每次 0.5g，2~3 次/日；或每次 60~80mg/kg，每周 2 次；一般给药 6~7 周。

【注意事项】 主要不良反应为骨髓抑制和胃肠道反应。孕妇禁用。

【规格】 片剂：0.5g/片

培美曲塞二钠 (Pemetrexed Disodium)

【异名】 力比泰

本品是一种结构上含有核心为吡咯嘧啶基团的抗叶酸制剂，通过破坏细胞内叶酸依赖性的正常代谢过程，抑制细胞复制，从而抑制肿瘤的生长。

【临床应用】 恶性胸膜间皮瘤：本品联合顺铂治疗恶性胸膜间皮瘤的推荐剂量，500mg/m² 滴注时间超过 10 分钟，每 21 天为一周期；顺铂的推荐剂量为 75mg/m² 滴注超过 2 小时，应在本品给药结束 30 分钟后再给予顺铂滴注。接受顺铂治疗要有水化方案。非鳞状细胞型非小细胞肺癌：500mg/m² 滴注时间超过 10 分钟，每 21 天为一周期。为了减轻毒性，患者需每日口服低剂量叶酸或其他含有叶酸的复合维生素制剂。在首次给予本品治疗前 7 天至少有 5 天每日必须口服 1 次叶酸（350~1000μg，常用剂量是 400μg），一直服用整个治疗周期，在最后 1 次给药后 21 天可停服。患者还需在第一次给药前 7 天中肌内注射维生素 B₁₂ 1000μg，以后每 3 个周期肌内注射 1 次，在随后的维生素 B₁₂ 给药可与本品用药在同一天进行。

【注意事项】 不良反应为骨髓抑制（中性粒细胞减少症、血小板减少症和贫血）；还有发热、感染、口腔炎/咽炎、腹泻、肾衰、谷氨酰转肽酶升高、皮疹/脱皮。预服地塞米松每次 4mg，2 次/日，可降低皮肤反应（给药前 1 天、给药当天和给药后 1 天连服 3 天）。妊娠、哺乳期妇女禁用；儿童安全性未确定。与有肾毒性的药物（利尿剂、氨基糖苷类、铂类）合用会导致本品清除延迟，需谨慎。

【规格】 注射剂：500mg/支

（三） 抗肿瘤抗生素

放线菌素 D （Dactinomycin）

本品为细胞周期非特异性药，能抑制 RNA 的合成，作用于 mRNA，干扰细胞的转录过程。

【临床应用】 适用于肾母细胞瘤（Wilms 瘤）、横纹肌肉瘤、神经母细胞瘤及霍奇金淋巴瘤，与放疗并用可提高肿瘤对放疗的敏感性。静脉注射或静脉滴注：每次 0.3～0.4mg（6～8μg/kg），每日或隔日 1 次，一疗程总量 4～6mg；两疗程间隔 2 周。

【注意事项】 孕妇、有水痘病史者禁用。

【规格】 粉针剂：0.2mg/支

丝裂霉素 （Mitomycin）

本品可使 DNA 解聚，同时阻断 DNA 的复制；高浓度时对 RNA 和蛋白质的合成亦有抑制作用；主要作用

于晚 G_1 期和早 S 期。

【临床应用】 适用于消化道系统肿瘤，对其他多种实体肿瘤也有效。静脉滴注：间歇用药法，每次 4～6mg，每周 1～2 次，一疗程总量 40～60mg；连日用药法，每次 2mg，1 次/日；大量间歇用法，每次 10～30mg，1～3 周 1 次。动脉、腔内注射：每次 2～10mg，5～7 日 1 次，4～6 次为一疗程。膀胱灌注：每日或隔日 1 次注入膀胱 4～10mg 预防膀胱肿瘤复发；每日 1 次注入膀胱 10～40mg 治疗膀胱肿瘤。

【注意事项】 本品对肾、肺有毒性作用。孕妇及哺乳期妇女禁用。

【规格】 粉针剂：10mg/支

博来霉素 （Bleomycin，Bleocin）

本品可直接作用于 DNA，使肿瘤细胞死亡。

【临床应用】 适用于头颈部鳞癌、淋巴瘤、乳腺癌、食管癌、子宫颈癌等。肌内注射或静脉滴注：每次 15～30mg，每周 1～2 次，一疗程总量 200～300mg。

【注意事项】 用药期间应注意检查肺部，如出现肺炎样变应停药。孕妇及哺乳期妇女禁用。

【规格】 粉针剂：15mg/支

平阳霉素 （Pingyangmycin）

【异名】 平阳星

本品药理作用同博来霉素。

【临床应用】 适应证同博来霉素。肌内、静脉、肿瘤内注射或动脉插管给药：1 次 8mg，隔日 1 次，一疗程总量 240mg。

【注意事项】 同博来霉素。

【规格】 粉针剂：8mg／支

柔红霉素 （Daunorubicin）

本品可抑制 RNA 和 DNA 的合成，选择性地作用于嘌呤核苷。

【临床应用】 主要治疗急性粒细胞及急性淋巴细胞白血病。静脉滴注：$30 \sim 60mg/m^2$，1 小时内滴完，每周 1 次，也可每日 1 次，连用 3 天。

【注意事项】 有心脏病病史者、严重感染、骨髓抑制患者及孕妇禁用。

【规格】 粉针剂：20mg／支

多柔比星 （Doxorubicin）

本品可抑制 DNA 及 RNA 的合成，为细胞周期非特异性药物。

【临床应用】 适用于急性白血病、淋巴瘤、乳腺癌、肺癌及多种其他实体肿瘤。静脉滴注：$40 \sim 50mg/m^2$，每 3 周 1 次；或 $20 \sim 30mg/m^2$，每周 1 次；总量不宜超过 $450mg/m^2$。

【注意事项】 部分患者可引起心脏毒性，轻者表现为室上性心动过速、室性期外收缩及 ST-T 改变，重者可出现心肌炎而发生心力衰竭。

【规格】 注射剂：10mg／支

表柔比星 （Epirubicin）

【异名】 法玛新（Pharmorubicin）、艾达生

本品为多柔比星的同分异构体，药理作用同多柔比星。

【临床应用】 适用于乳腺癌、恶性淋巴瘤、白血病、

软组织肉瘤和胃癌，也可用于卵巢癌、肺癌、恶性黑色素瘤等的治疗。静脉注射：$50 \sim 90mg/m^2$，每 3 周 1 次；总量 $800 \sim 1000mg$。

【注意事项】 应用大剂量后主要表现为心脏毒性；已应用过大量蒽环类药物的患者慎用。

【规格】 注射剂：$10mg/$支

吡柔比星 （Pirarubicin）

【临床应用】 治疗乳腺癌、恶性淋巴瘤、急性白血病、膀胱癌、卵巢癌、头颈部癌等。本品加入 5% 葡萄糖注射液或注射用水 10ml 溶解。静脉注射：1 次 $25 \sim 40mg/m^2$；乳腺癌，联合用药每次 $40 \sim 50mg/m^2$。每疗程的第 1 日给药，根据患者血象可间隔 21 日重复使用。急性白血病，成人 1 次 $25mg/m^2$。动脉给药：头颈部癌，1 次 $7 \sim 20mg/m^2$，1 次/日，共用 $5 \sim 7$ 日，亦可每次 $14 \sim 25mg/m^2$，1 次/周。预防浅表性膀胱癌复发，膀胱内给药：1 次 $15 \sim 30mg/m^2$，浓度为 $0.5 \sim 1mg/ml$，注入膀胱腔内保留 0.5 小时，每周 1 次，连用 $4 \sim 8$ 次，然后每月 1 次，共 1 年。

【注意事项】 心脏毒性常见；可产生骨髓抑制，应密切血象、心脏功能和肝肾功能。

【规格】 粉针剂：$10mg/$支

伊达比星 （Idarubicin）

【异名】 善唯达 （Zavedos）

本品为蒽环类抗生素，有抗有丝分裂和细胞毒作用。其作用机制为作用于拓扑异构酶 Ⅱ，抑制核酸合成。蒽环结构 4 位的改变使该化合物具有亲脂性，提高了细胞对药物的摄入。

【临床应用】　急性非淋巴细胞性白血病：与阿糖胞苷联合使用，成人，$12mg/(m^2 \cdot d)$，连续使用3日；另一用法是单独或联合用药：$8mg/(m^2 \cdot d)$，连续使用5日，静脉注射给药。急性淋巴细胞性白血病：成人，$12mg/(m^2 \cdot d)$，疗程3日。儿童，$10mg/(m^2 \cdot d)$，疗程3日，静脉注射。

【注意事项】　有严重骨髓抑制、心脏毒性和严重感染。脱发、胃肠道反应、肝酶和胆红素增高、黏膜炎，尤其是口腔黏膜炎，出现于治疗后3~10日。严重肝肾功能不全、感染未得到控制、曾接受药物或放射治疗引起骨髓抑制和心脏病患者禁用；妊娠及哺乳期妇女禁用。老年人、高尿酸血症及全身感染者慎用。治疗过程中或停药几周内，有可能发生心脏毒性反应（充血性心力衰竭、急性心律失常及心肌病）。可出现严重骨髓抑制，治疗时应注意监测粒性白细胞、红细胞和血小板。在治疗前和治疗中应监测肝和肾功能。

【规格】　注射剂：5mg/支，10mg/支

米托蒽醌（Mitoxantrone）

【异名】　米西宁

本品通过和DNA分子结合，抑制核酸合成而导致细胞死亡；为细胞周期非特异性药物。

【临床应用】　主要用于恶性淋巴瘤、乳腺癌、急性白血病、前列腺癌、肝细胞癌、卵巢癌、肺癌。静脉滴注：单用本品，每次$12~14mg/m^2$，每3~4周1次。急性白血病：$2~5mg/(m^2 \cdot d)$，连用5日，间隔2~3周重复给药1次；恶性淋巴瘤、乳腺癌：$5mg/(m^2 \cdot d)$，连用3日，每隔3周给药1次；肝癌及其他

实体瘤：6 ~ 12mg/(m² · d)，连用 3 日，每隔 3 ~ 4 周重复给药 1 次。分次给药3 ~ 5mg/m²，连用 3 日，3 ~ 4 周后重复使用。联合用药，每次 5 ~ 10mg/m²。

【注意事项】 本品不可用于鞘内注射。

【规格】 注射剂：2mg/支

（四） 植物来源的抗肿瘤药

长春新碱（Vincristine，VCR)

本品可以抑制微管蛋白的聚合、干扰蛋白代谢、抑制 RNA 多聚酶的活力，还可抑制细胞膜类脂质的合成和氨基酸在细胞膜的运转。

【临床应用】 适用于白血病、恶性淋巴瘤、小细胞肺癌及乳腺癌；也可用于睾丸肿瘤、卵巢癌、消化道肿瘤及恶性黑色素瘤等。静脉注射：每次1 ~ 2 mg（或 1.4mg/m²），每周 1 次，最大量不超过 2mg，年龄大于 65 岁者，最大量每次 1mg。儿童 75μg/kg，每周 1 次。

【注意事项】 周围神经系统毒性较大。注射时不可将药液漏出，以免引起组织坏死。用药期间要严密监测血象。

【规格】 粉针剂：1mg/支

长春地辛 （Vindesine）

【异名】 西艾克

本品为细胞周期特异性药物，主要抑制增殖细胞纺锤体的形成，致使细胞死亡。

【临床应用】 适用于肺癌、恶性淋巴瘤、乳腺癌等。$3mg/m^2$，每周给药 1 次，3 ~ 4 周为一疗程。用生理盐水溶解后缓慢静脉注射，或溶于 5% 葡萄糖注射液500 ~ 1000ml 中缓慢静脉滴注。

【注意事项】 神经毒性反应介于长春碱与长春新碱之间。禁用于骨髓增生低下及严重感染的患者。

【规格】 粉针剂：1mg/支

长春瑞滨 （Vinorelbine）

【异名】 诺唯本 （Navelbine）、盖诺

本品为长春花生物碱类抗肿瘤药。

【临床应用】 适用于非小细胞肺癌、转移性乳腺癌等。静脉滴注：单药治疗，$30mg/m^2$，每周 1 次，连用 2 次为一疗程。联合用药，25 ~ $30mg/m^2$，第 1、8日给药，药物必须溶于生理盐水 50ml 静脉输注，然后输注大量生理盐水冲洗静脉。

【注意事项】 神经毒性反应相对较小，骨髓抑制明显，主要是白细胞减少，多在 7 日内恢复。严重肝功能异常、孕妇及哺乳期妇女禁用。

【规格】 注射剂：10mg/1ml

依托泊苷 （Etoposide）

【异名】 拉司太特 （Lastet）

本品为鬼臼脂的半合成衍生物，对 S 及 G_2 期有较大的杀伤作用，可通过其代谢物作用于 DNA。

【临床应用】 主要用于小细胞肺癌、淋巴瘤、难治性睾丸肿瘤、急性粒细胞白血病。口服：每日 100 ~ $200mg/m^2$，空腹口服 1 ~ 5 日；或每日 $200mg/m^2$，于第 1、3、5 日服用；或 $50mg/m^2$，第 1 ~ 21 日口服，

3～4周为一疗程。静脉注射或静脉滴注：每次60～100mg/m²，每日或隔日1次，连续5日，每3～4周重复1次。

【注意事项】 本品在5%葡萄糖液中不稳定，应用生理盐水稀释。血清蛋白低下患者发生毒性反应的可能性增大。用药期间停止哺乳。严重骨髓抑制患者禁用。

【规格】 胶囊：25mg/粒；注射剂：100mg/5ml

替尼泊苷 （Teniposide）

【异名】 卫萌 （Vumon）

本品为鬼臼毒素的半合成衍生物，是周期特异性细胞毒药物，通过阻断细胞的有丝分裂而起作用。

【临床应用】 适用于淋巴瘤、白血病及颅内肿瘤（如胶质母细胞癌、星型细胞瘤、神经母细胞瘤等）。单药治疗，每个疗程总剂量300mg/m²，3～5日内给予，每3周为一疗程。与其他药物联合治疗时剂量应适当减少。

【注意事项】 本品可导致严重的骨髓抑制。肝肾功能损害患者、孕妇及哺乳期妇女慎用。

【规格】 注射剂：50mg/5ml

高三尖杉酯碱 （Homoharringtonine）

本品为细胞周期非特异性药，能抑制真核细胞蛋白质合成，对 G_1 和 G_2 期的作用最强。

【临床应用】 主要适用于急性粒细胞白血病；也用于急性单核细胞性白血病及恶性淋巴瘤；对真性红细胞增多症、慢性粒细胞性白血病及早幼粒细胞性白血病等也有效。静脉滴注：1～4mg/d，溶于10%

葡萄糖注射液250～500ml 中，缓慢滴注，4～6 日为一疗程，间歇 1～2 周后可再用。

【注意事项】 本品有心脏毒性；心律失常、严重肝肾功能不全患者禁用。

【规格】 注射剂：1mg/1ml

托泊替康（Topotecan）

【异名】 和美新（Hycamtin）

本品为半合成喜树碱衍生物，是具有抑制拓扑异构酶 I 活性作用的抗肿瘤药。

【临床应用】 适用于一线化疗或二线化疗失败的转移性卵巢癌患者；对化疗敏感，用于一线化疗失败的小细胞肺癌患者。静脉滴注：每次 1.25mg/m^2，1 次/日，连续用药 5 日，每 21 日为一个疗程，建议至少使用 4 个疗程。

【注意事项】 肝功能不全、老年患者一般无需调整剂量；肾功能不全者要减量应用。有呼吸困难、中性粒细胞和血小板减少、肝酶升高的不良反应；严重骨髓抑制、中性粒细胞小于 1.5×10^9/L、妊娠及哺乳期妇女禁用。与顺铂合用可加重骨髓抑制。

【规格】 注射剂：1mg/支

伊立替康（Irinotecan）

【异名】 开普拓（Campto）、艾力

本品为喜树碱的半合成衍生物，能特异性抑制 DNA 拓扑异构酶 I 的抗肿瘤药。

【临床应用】 适用于大肠癌晚期，也可用于术后的辅助化疗；对肺癌、乳腺癌和胰腺癌等也有一定疗效。3 周给药方法：每次 350mg/m^2，加生理盐水或

5% 葡萄糖注射液 200ml，静脉滴注 30~90 分钟，每 3 周 1 次。每周给药方法：100~150mg/m²，加生理盐水或 5% 葡萄糖注射液 200ml，静脉滴注 30 分钟，每周 1 次连用 2 周，休息一周。每 2 周期为一疗程。

【注意事项】 慢性肠炎、肠梗阻、胆红素超过正常值上限 1.5 倍及中性粒细胞小于 1.5×10⁹/L 患者禁用；不良反应：延迟性腹泻和中性粒细胞减少、肝功能损害、乙酰胆碱综合征等。

【规格】 注射剂：40mg/2ml，100mg/5ml，40mg/支

紫杉醇（Paclitaxel）

【异名】 泰素（Taxol）、紫素

本品为抗微管类抗肿瘤药；可破坏微管系统的动态平衡，使有丝分裂停止，从而抑制细胞复制。

【临床应用】 适用于常规治疗失败的转移性卵巢癌、转移性乳腺癌和肺癌。静脉滴注：每次 135~200mg/m²，3 周为 1 周期，3 周期为一疗程。在 G-CSF 支持下，剂量可达 250mg/m²。将紫杉醇用生理盐水或 5% 葡萄糖盐水稀释，滴注时间 3 小时。联合用药剂量为 135~175mg/m²，3~4 周重复。

【注意事项】 ①为了预防发生过敏反应，在紫杉醇治疗前 12 小时和 6 小时口服地塞米松 10mg，在用药前 30~60 分钟给予苯海拉明肌内注射 20mg，静脉注射西咪替丁 300mg 或雷尼替丁 50mg。②不良反应包括：过敏反应（支气管痉挛性呼吸困难、血管神经性水肿、荨麻疹）、骨髓抑制（中性粒细胞和血小板减少）、神经毒性（指末端麻木及感觉异常）心血管毒性（心动过缓、低血压及心电图异常）及肝脏毒性（胆红素及转氨酶升高）。③对聚氧乙基代蓖麻油

过敏者、孕妇禁用。

【规格】 注射剂：30mg/支

多西他赛 （Docetaxel）

【异名】 泰索帝（Taxotere）、多帕菲

本品为新型的抗微管类抗肿瘤药。

【临床应用】 用于乳腺癌和非小细胞肺癌的治疗。推荐量为每3周75mg/m^2，静脉滴注1小时。在接受治疗前须口服糖皮质激素类，如地塞米松，在注射前一日服用，16mg/d（例如：每次8mg，2次/日），持续3日。静脉滴注：用于乳腺癌，每次75mg/m^2，每3周1次，用药6个周期；非小细胞肺癌，每次75mg/m^2，每3周1次；前列腺癌，每次75mg/m^2，每3周一疗程。

【注意事项】 不良反应表现为骨髓抑制（中性粒细胞减少）、支气管痉挛，立即停止用药并治疗；体液潴留包括水肿（极少病例发生胸腔积液、腹腔积液、心包积液、毛细血管通透性增加以及体重增加）；神经毒性；低血压、窦性心动过速、心悸、肺水肿及高血压等。对本品或吐温80有严重过敏史、白细胞数小于1.5×10^9/L、肝功能有严重损害的患者禁用，儿童、孕期及哺乳期妇女禁用。

【规格】 注射剂：20mg/支

（五） 抗肿瘤激素类

来曲唑 （Letrozole）

【异名】 弗隆（Femara）、芙瑞

本品为新一代芳香化酶抑制剂，通过抑制芳香化酶，导致雌激素在所有组织中的生物合成减少。

【临床应用】 适用于绝经后乳腺癌晚期，多用于抗雌激素治疗失败后的二线治疗。口服：2.5mg/次，1次/日。

【注意事项】 不良反应：水肿、高血压、心律失常、血栓形成、呼吸困难、阴道出血症状。绝经前妇女慎用。严重肝肾功能不全者慎用。孕妇及哺乳期妇女禁用。

【规格】 片剂：2.5mg/片

托瑞米芬 (Toremifene)

【异名】 法乐通 (Fareston)、枢瑞

本品主要通过抗雌激素效应发挥抗肿瘤作用。

【临床应用】 适用于治疗绝经后妇女雌激素受体阳性的转移性乳腺癌。口服：每次60mg，1次/日。

【注意事项】 ①不良反应：血栓栓塞（包括深静脉栓塞及肺栓塞）、转氨酶升高及肝功能异常（黄疸）、子宫内膜增厚、息肉及肿瘤的风险增加，这可能是由于类雌激素刺激有关。子宫内膜增生症或严重肝衰竭患者禁用。②有血栓性疾病史的患者不用本品。心功能不全及严重心绞痛患者应密切观察。骨转移患者可能出现高钙血症，要严密监测。

【规格】 片剂：40mg/片，60mg/片

依西美坦 (Exemestane)

【异名】 可怡、阿诺新

本品为芳香化酶的不可逆性抑制剂，可使血浆中的雌激素含量大幅度降低，从而对乳腺癌细胞产生抑

制作用。

【临床应用】 适用于以他莫昔芬治疗后病情进展的绝经后乳腺癌晚期患者。口服：每次25mg，1次/日，饭后服用。治疗应坚持直至肿瘤进展。

【注意事项】 轻度肝肾功能不全患者无需调整剂量。绝经前妇女、妊娠或哺乳期妇女禁用。

【规格】 片剂：25mg/片

阿那曲唑 （Anastrozole）

【异名】 瑞宁得

本品为强效、高选择性非甾体类芳香化酶抑制剂。

【临床应用】 用于经他莫昔芬及其他抗雌激素疗法仍不能控制的绝经后妇女的乳腺癌晚期。口服：成人，每次1mg，1次/日。

【注意事项】 绝经前、妊娠期或哺乳期妇女禁用。中重度肝损害及重度肾损害患者慎用。皮肤潮红、阴道干涩、胃肠道功能紊乱、乏力、忧郁、皮疹等是常见的不良反应。

【规格】 片剂：1mg/片

雌莫司汀 （Estramustine）

【异名】 艾去适（Estracyt）

本品为雌二醇和氮芥的结合物，通过氨基甲酸酯连接组成。该药进入体内后迅速脱磷酸，形成具有细胞毒活性的代谢物雌二醇氮芥，进而氧化成雌酮氮芥，发挥细胞毒性作用。

【临床应用】 主要用于前列腺癌晚期，特别是对常规激素治疗无效的患者。口服：2～3粒/次，2次/日，若连服3～4周后仍无效则应停药。如病情好转，应按原剂量继续服用 3~4 个月。药物剂量应根据疗程、疗效和不良反应等进行适当调整。

【注意事项】 常见的不良反应包括男子女性化乳房和阳痿、血栓栓塞、缺血性心脏病、充血性心衰和血管神经性水肿（喉部水肿）、肝功能受损、偶见贫血、白细胞减少和血小板减少、肌无力、抑郁、头痛、意识混乱和嗜睡。已知对雌二醇或氮芥类药物过敏者禁用。严重的肝脏疾病、心血管疾病患者禁用。

【规格】 胶囊：140mg/粒

比卡鲁胺（Bicalutamide）

【异名】 康士得、岩列舒

本品属于非甾体类抗雄激素药物，没有其他激素的作用，它与雄激素受体结合而使其无有效的基因表达，从而抑制雄激素的刺激，导致前列腺肿瘤的萎缩。

【临床应用】 与黄体生成素释放激素（LHRH）类似物或外科睾丸切除术联合应用于前列腺癌晚期的治疗。成人：50mg，1 次/日，应与 LHRH 类似物或外科睾丸切除术治疗同时开始。

【注意事项】 面色潮红、瘙痒、乳房触痛、阳痿、夜尿增多、男性乳房女性化和转氨酶水平升高为常见不良反应；本品在肝脏代谢，严重肝损害的患者药物清除减慢，导致蓄积，所以中、重度肝损伤的患者慎用。本品禁用于女性。体外研究表明本品可以与双香豆素类抗凝剂，如华法林竞争其血浆蛋白结合点。已经接受双香豆素类抗凝剂治疗的患者，应密切监测凝血酶原时间。

【规格】 片剂：50mg/片；胶囊：50mg/粒

氟他胺（Flutamide）

【异名】 福至尔（Fugerel）

本品为雄激素拮抗剂；与雄激素受体结合后形成受体复合物，进入细胞核内与核蛋白结合，从而抑制肿瘤细胞生长。

【临床应用】 适用于以前未经治疗，或对激素控制疗法无效或失效的前列腺癌症晚期患者，单独使用（睾丸切除或不切除）或与促黄体生成激素释放激素（LHRH）激动剂合用。单一用药或与LHRH激动剂联合用药：推荐剂量，口服：每次250mg，3次/日，间隔8小时。适用于前列腺癌。

【注意事项】 服用本品后可出现男性乳房女性化；罕见性欲减低、阳痿、肝功能异常及精子计数减少。转氨酶高于正常值2~3倍应停药。

【规格】 片剂：250mg/片

曲普瑞林（Triptorelin）

【异名】 达菲林

本品为一种合成的促性腺激素释放激素。

【临床应用】 本品每28天注射1次，深部肌内注射。①转移性前列腺癌：3.75mg，每4周1次。②子宫内膜异位症：月经周期的1~5日开始治疗，3.75mg，每4周1次，疗程4~6个月。③手术前子宫肌瘤的预处理：应在月经周期的前5日开始治疗，3.75mg，每4周1次，疗程3个月。④性早熟：每次50μg/kg，每4周1次。⑤女性不孕症：在月经周期第2天肌内注射3.75mg。当垂体脱敏后（血浆雌激素<50pg/ml），一般在注射本品后 15 天开始联合使用促性腺激素治疗。

【注意事项】 不良反应包括女性可能发生潮热、阴道干燥、头痛和视觉障碍；男性乳房女性化、血栓和睾丸萎缩。

【规格】 注射剂：达菲林缓释剂：3.75mg/支

甲羟孕酮（Medroxyprogesterone）

【异名】 法禄达

【临床应用】 用于不能手术、复发性或转移性激素依赖性肿瘤的姑息治疗或辅助治疗，如子宫内膜癌、肾癌、乳腺癌等。每日 500～1000mg，1 次或分 2 次口服，连用 10 日。以后视情况改为每日 250～500mg，可连续服用。

【注意事项】 不良反应和其他孕酮类药物相似，可能出现乳房痛、溢乳、闭经、子宫颈糜烂或子宫颈改变以及男性乳房女性化。过敏反应包括瘙痒、麻疹、血管神经性水肿致全身性皮疹；有恶心及消化不良；亦可能产生类似肾上腺皮质醇反应及高血钙反应，偶有阻塞性黄疸的报道。各种血栓栓塞性疾病、严重肝功能损害、因骨转移产生的高钙血症、月经过多、妊娠或哺乳期妇女、对甲羟孕酮过敏者禁用。患有癫痫、偏头痛、气喘、心脏功能不全或肾脏功能不全者慎用。有抑郁病史、糖尿病患者慎用。

【规格】 片剂：500mg/片

甲地孕酮（Megestrol）

【异名】 宜利治

【临床应用】 主要用于治疗晚期乳腺癌和晚期子宫

内膜癌，对肾癌、前列腺癌和卵巢癌也有一定疗效。并可改善晚期肿瘤患者的食欲和恶病质。一般剂量：口服，每次 160mg，1 次/日。高剂量：每次 160mg，2～4 次/日。

【注意事项】 对本品过敏者禁用。对伴有严重血栓性静脉炎、血栓栓塞性疾病、严重肝功能损害和因骨转移产生的高钙血症患者禁用。对接受本品治疗的患者应进行常规的密切监测，对未控制的糖尿病及高血压患者需小心使用。不主张用于乳腺癌的术后辅助治疗。禁用于妊娠诊断试验。孕妇禁用，哺乳期妇女用药期间应停止哺乳。

【规格】 片剂：160mg/片

（六） 其他抗肿瘤药及辅助治疗药

顺铂 （Cisplatin）

本品为周期非特异性药物，可破坏 DNA 的复制功能；高浓度时也抑制蛋白质的合成。

【临床应用】 适用于多种实体肿瘤，如睾丸肿瘤、乳腺癌、肺癌、头颈部癌、卵巢癌、骨肉瘤及黑色素瘤等。静脉滴注：每次 20mg，1 次/日或隔日 1 次，一疗程总量 100mg，间隔 2～5 周重复。静脉滴注：20mg/d，连用 5 天，或每次 $30mg/m^2$，1 次/日，连用 3 天，间隔 3～4 周可再重复给药。胸、腹腔注射：每次 20～60mg，7～10 日 1 次。

【注意事项】 本品有听神经毒性，与剂量的大小有关。孕妇及哺乳期妇女禁用。

【规格】 注射剂：10mg/支，50mg/50ml

卡铂 （Carboplatin）

【异名】 伯尔定（Paraplatin）、波贝

本品引起靶细胞 DNA 的链间及链内交联，破坏 DNA 而抑制肿瘤的生长。

【临床应用】 主要用于小细胞和非小细胞肺癌、卵巢癌、膀胱癌、头颈部鳞癌等。静脉滴注：每次 $200 \sim 400mg/m^2$，一般每 4 周给药 1 次。

【注意事项】 肾功能不全者应减少剂量。严重骨髓抑制患者、孕妇及哺乳期妇女禁用。

【规格】 注射剂：100mg/10ml，150mg/15ml

奥沙利铂 （Oxaliplatin）

【异名】 乐沙定（Eloxatin）、艾恒

本品属于新的铂类衍生物，本品通过产生烷化结合物作用于 DNA，抑制 DNA 的合成及复制。

【临床应用】 用于经氟尿嘧啶治疗失败的结直肠癌转移的患者，可单独或联合氟尿嘧啶使用。静脉滴注：$85mg/m^2$，加入 $250 \sim 500ml$ 5% 葡萄糖溶液中输注 $2 \sim 6$ 小时，每 2 周给药 1 次。调整剂量以神经系统的安全性为依据。

【注意事项】 常见血小板减少（出血、血尿和血栓性静脉炎）、肝酶升高和呼吸困难等不良反应；神经系统毒性以末梢神经炎为特征；与氯化钠和碱性溶液（特别是氟尿嘧啶）之间存在配伍禁忌。儿童、孕妇及哺乳期妇女禁用。

【规格】 注射剂：50mg/支

达卡巴嗪 （Dacarbazine）

本品为抗肿瘤药，主要作用于 G_2 期，抑制嘌呤、RNA 和蛋白质的合成，也影响 DNA 的合成。

【临床应用】 适用于恶性黑色素瘤和淋巴瘤。静脉滴注：$0.15 \sim 0.25 g/m^2$，连用 $4 \sim 5$ 天，间歇 21 天重复。联合用药时剂量适当减少。

【注意事项】 本品有生殖系统毒性，可导致闭经、精子缺乏；神经毒性和假性感冒综合征亦常见。

【规格】 注射剂：$0.1g/$支

利妥昔单抗 （Rituximab）

【异名】 美罗华（Mabthera）

本品是一种人鼠嵌合性单克隆抗体，能特异性的与跨膜抗原 CD20 结合。CD20 抗原位于前 B 和成熟 B 淋巴细胞的表面，而造血干细胞、前 B 细胞、正常血浆细胞或其他正常组织不表达 CD20。95% 以上的 B 细胞性非霍奇金淋巴细胞瘤瘤细胞表达 CD20。抗原抗体结合后，CD20 不会发生内在变化，或从细胞膜上脱落进入周围环境。CD20 不以游离抗原形式在血浆中循环，因此不可能与抗体竞争性结合。本品与 B 淋巴细胞上的 CD20 结合后，启动介导 B 细胞溶解的免疫反应。细胞溶解的可能机制包括补体依赖的细胞毒作用（CDC）和抗体依赖性细胞的细胞毒作用（ADCC）。

【临床应用】 滤泡性非霍奇金淋巴瘤：初始治疗，成年患者单药治疗，推荐剂量为 $375mg/m^2$，每周静脉滴注 1 次，在 22 日疗程内共给药 4 次；结合 CVP 方案化疗时，推荐剂量为 $375mg/m^2$，连续 8 个周期（21 日/周期）。每次先口服皮质激素，然后在化疗周期的第一天给药。弥漫大 B 细胞性非霍奇金淋巴瘤：本品与 CHOP 化疗联合使用，推荐剂量为 375mg/m²，每个化疗周期的第一天使用。化疗的其他组分应在本品应用后使用。初次滴注，推荐起始滴注速度为 50mg/h；最初 60 分钟过后，可每 30 分钟增加 50 mg/h，直至最大速度 400mg/h。以后的滴注，滴注的开始速度可为 100mg/h，每 30 分钟增加 100mg/h，直至最大速度 400mg/h。

【注意事项】 本品可使白细胞和中性粒细胞减少，引发感染（肺炎、呼吸道感染和带状疱疹等）；部分患者对本品过敏，所以在给药 30 ~ 60 分钟前可给予镇痛剂（对乙酰氨基酚）和抗过敏药（苯海拉明）；开始时滴注速度应缓慢，并密切观察。若发生过敏反应，应减慢速度或停药。

【规格】 注射剂：100mg/10ml，500mg/50ml

西妥昔单抗（Cetuximab）

【异名】 爱必妥（Erbitux）

本品属于嵌合型 IgG₁ 单克隆抗体，分子靶点为表皮生长因子受体（EGFR）。EGFR 信号途径参与控制细胞的存活、增殖、血管生成、细胞迁移、细胞侵袭及转移等。本品与 EGFR 结合的亲和力为其内源性配体的 5 ~ 10 倍。本品阻断 EGFR 与其内源性配体的结合，从而抑制受体功能，进一步诱导 EGFR 的细胞内化，从而导致受体数量的下调，还可以靶向诱导细胞毒免疫效应细胞作用于表达 EGFR 的肿瘤细胞。

【临床应用】 首次注滴本品之前，患者必须接受抗组胺药物和皮质激素药物的治疗，建议在随后每次用药之前都进行这种治疗。静脉滴注：初始剂量为

400mg/m^2，每周 1 次，其后每周 250mg/m^2。初次给药时，建议滴注时间为 120 分钟，随后每周给药的滴注时间为 60 分钟，最大滴注速率不得超过 10mg/min。

【注意事项】 不良反应常见低镁血症、肝酶水平升高（AST、ALT、AP）及皮肤反应（痤疮样皮疹、皮肤干燥、裂伤和感染等），少数患者可能发生严重过敏反应、输液反应、感染（蜂窝织炎、丹毒、败血症）、肺间质疾病、肺栓塞和脱水等，应立即停药。孕妇、哺乳期妇女禁用。肝、肾功能不全者需调整剂量，谨慎观察。

【规格】 注射剂：100mg/20ml

曲妥珠单抗（Trastuzumab）

【异名】 赫赛汀（Herceptin）

本品是一种重组 DNA 衍生的人源化单克隆抗体，选择性地作用于人表皮生长因子受体-2（HER_2）的细胞外部。

【临床应用】 适用于 HER_2 过度表达的转移性乳腺癌。作为单一药物治疗已接受过一个或多个化疗方案的转移性乳腺癌；与紫杉醇或多西他赛合用，用于未接受过化疗的转移性乳腺癌。转移性乳腺癌：初次负荷剂量，4mg/kg，90 分钟内静脉输入。维持剂量：2mg/kg，每周 1 次。维持治疗直至病情进展。乳腺癌辅助治疗：初始负荷剂量：8mg/kg，随后维持量每 3 周 6mg/kg，静脉滴注约 90 分钟。共使用 17 剂（疗程 52 周）。

【注意事项】 可见腹痛、乏力、胸痛、关节痛和白细胞减少等不良反应。可引起严重心衰、脑栓塞。在与蒽环类药（多柔比星或表柔比星）和环磷酰胺合用治疗乳腺癌转移的患者中，观察到中至重度的心功能减退；在治疗前就有心功能不全的患者需特别小心。出现严重不良反应如左心功能不全、严重输液反应和肺毒性、呼吸困难、低血压和血管神经性水肿应停药。妊娠、哺乳期妇女和儿童禁用。

【规格】 冻干粉针：440mg/20ml

亚砷酸（Arsenious Acid）

【异名】 伊泰达

本品主要成分为三氧化二砷。

【临床应用】 用于急性早幼粒细胞性白血病。静脉滴注：成人，每次 5 ~ 10mg，稀释于 500ml 葡萄糖或盐水中，每日 1 次，3 ~ 4 小时滴完，4 ~ 6 周为一疗程。

【注意事项】 有色素沉着、转氨酶升高和心电异常改变等不良反应。使用本品过量时可用二巯基丙醇抢救。妊娠及哺乳期妇女禁用。

【规格】 注射液：10mg/10ml

吉非替尼（Gefitinib）

【异名】 易瑞沙（Iressa）

本品是一种选择性表皮生长因子受体（EGFR）酪氨酸激酶抑制剂，EGFR 表达于上皮来源的实体瘤，抑制 EGFR 酪氨酸激酶的活性，可以抑制肿瘤生长、转移和血管生成，加速肿瘤细胞的凋亡。

【临床应用】 用于非小细胞肺癌晚期。口服：推荐剂量为每次 250mg，1 次/日。

【注意事项】 最常见的不良反应为腹泻、皮疹、瘙痒、皮肤干燥和痤疮、转氨酶升高；偶可发生间质性肺病。相互作用：本品主要通过肝细胞色素 P_{450} 系的 CYP3A4 代谢，所以会与诱导、抑制为同一肝酶代谢的药物发生相互作用。与 CYP3A4 抑制剂伊曲康唑合用，使本品血药浓度升高；与 CYP3A4 诱导剂苯妥英钠、卡马西平、苯巴比妥和圣约翰草等合用，使本品血药浓度降低，应引起注意。同时服用华法林的患者应定期监测 INR 的改变。

【规格】 片剂：250mg/片

厄洛替尼 （Erlotinib）

【异名】 特罗凯 （Tarceva）

本品能抑制与表皮生长因子受体 （EGFR） 相关的细胞内酪氨酸激酶的磷酸化。

【临床应用】 用于局部非小细胞肺癌晚期或转移的治疗。推荐剂量为 150mg/d，在饭前 1 小时或饭后 2 小时服用。

【注意事项】 不良反应皮疹和腹泻常见；有肺炎、间质性肺炎、肺纤维化；转氨酶升高；有心肌梗死/心肌缺血、脑血管意外的病例报道。同时使用 CYP3A4 抑制剂如阿扎那韦、克拉霉素、茚地那韦、伊曲康唑、酮康唑、泰利霉素和伏立康唑等药物或葡萄糖柚使本品血药浓度升高，应减少本品的使用剂量，避免引起严重不良反应。与 CYP3A4 诱导剂合用降低本品血药浓度 （如利福平、苯妥英钠、卡马西平、苯巴比妥和圣约翰草） 等。

【规格】 片剂：150mg/片

伊马替尼 （Imatinib）

【异名】 格列卫 （Glivevc）

本品在体内外均可在细胞水平上抑制 Bcr-Abl 酪氨酸激酶，能选择性抑制 Bcr-Abl 阳性细胞系细胞、Ph 染色体阳性的慢性粒细胞白血病和急性淋巴细胞白血病患者的新鲜细胞的增殖和诱导其凋亡。还可抑制血小板衍化生长因子（PDGF）受体、干细胞因子（SCF），c-Kit 受体的酪氨酸激酶，从而抑制由 PDGF 和干细胞因子介导的细胞行为。

【临床应用】 用于慢性髓性白血病（CML）急变期、加速期或 α-干扰素治疗失败后的慢性期患者；不能切除和发生转移的恶性胃肠道间质肿瘤（GIST）的成人患者。

慢性髓性白血病：成人，对慢性期 400mg/d，急变期和加速期患者为 600mg/d。如果疾病进展、治疗至少 3 个月后未能获得满意的血液学反应和已取得的血液学反应重新消失，若患者可以耐受剂量可考虑从 400mg/d 增加到 600mg/d，或从 600mg/d 增加到 800mg/d（400mg，分 2 次服用）。

3 岁以上儿童及青少年推荐日剂量为：慢性期 260mg/m^2（最大剂量：400mg）、加速期和急变期 340mg/m^2（最大剂量：600mg）。无 3 岁以下儿童治疗的经验。

恶性胃肠道间质肿瘤：400mg/d；在治疗后未能获得满意的效果，剂量可从 400mg/d 增加到 600mg/d。治疗时间：对于 GIST 患者应持续治疗，至病情进展。

【注意事项】 ①不良反应有恶心、呕吐、腹泻、肌痛及肌痉挛、水肿和水潴留（表现为眶周和下肢水肿），也有报道为胸腔积液、腹腔积液、肺水肿和体重迅速增加的，此时应暂停用药。治疗过程中出现严重水潴留、严重肝脏不良反应、严重的中性粒细胞和血小板减少时应停药。妊娠、哺乳期妇女禁用；3岁以下儿童安全性未确定。②相互作用：CYP3A4抑制剂（如酮康唑、伊曲康唑、红霉素和克拉仙）可增加本品血药浓度；CYP3A4诱导剂（苯妥英钠）降低本品的血药浓度，使疗效减低，其他诱导剂如地塞米松、利福平和苯巴比妥等也有类似问题。与华法林合用凝血酶原时间延长。

【规格】 片剂：100mg/片

索拉非尼（Sorafenib）

【异名】 多吉美（Nexavar）

本品是一种新型多靶向性治疗肿瘤的口服药物。用于治疗对标准疗法没有响应，或不能耐受的胃肠道基质肿瘤和转移性肾细胞癌，能选择性地靶向某些蛋白的受体。

【临床应用】 治疗不能手术的肾细胞癌晚期；治疗无法手术或远处转移的原发肝细胞癌。推荐服用剂量，每次0.4g，2次/日。对疑似不良反应的处理包括暂停或减少用量，每次0.4g，每日1次或隔日1次。

【注意事项】 不良反应包括皮疹、腹泻、血压升高，以及手掌或足底部发红、疼痛、肿胀或出现水疱。本品可增加患者出血的风险，合用华法林治疗的患者应定期进行相关检查；有出血（如胃肠道出血）倾向的患者应慎用。可引起骨髓抑制（中性粒细胞减少和血小板减少），故既往进行过放疗和化疗的患者应谨慎。有活动性感染者（包括真菌或病毒感染）在用药前先进行相关治疗；曾经感染过带状疱疹、单纯疱疹等疱疹病毒或有其他病毒感染既往史者，在用药后可能使感染复发。妊娠、哺乳期妇女及儿童禁用。相互作用：CYP3A4 诱导剂（圣约翰草、苯妥英钠、地塞米松、利福平和苯巴比妥）降低本品的血药浓度。

【规格】 片剂：200mg/片

舒尼替尼 （Sunitinib）

【异名】 索坦（Sutent）

本品是一类能够选择性地、靶向针对多种受体酪氨酸激酶的新型药物。

【临床应用】 用于伊马替尼治疗失败或不能耐受的恶性胃肠道间质瘤、不能手术的肾细胞癌晚期。治疗恶性胃肠间质瘤和肾细胞癌晚期的推荐剂量：50mg，1 次/日，口服；服药 4 周，停药 2 周。

【注意事项】 若出现充血性心力衰竭的症状应停药。射血分数<50% 以及射血分数低于基线 20% 的患者也应停药或减量。本品可延长 QT 间期，且呈剂量依赖性。应慎用于有 QT 间期延长病史的患者、服用抗心律失常药物、有心脏疾病和电解质紊乱的患者。若出现严重高血压应暂停使用，直至血压恢复正常。不良反应包括疲乏、皮肤毒性（皮疹、瘙痒、脱屑和手足综合征）以及消化道反应（恶心、呕吐、腹泻和食欲不振）。育龄期妇女接受治疗时应避孕。哺乳期妇女应停止哺乳。CYP3A4 抑制剂（如酮康唑）可增加本品血药浓度；CYP3A4 诱导剂（如利福平、苯妥英钠、卡马西平、苯巴比妥、圣约翰草）降低本品的血药浓度。

【规格】 胶囊：12.5mg/粒

培门冬酶 （Pegaspargase）

本品可使进入肿瘤的 L-天门冬酰胺水解，肿瘤细胞得不到 L-天门冬酰胺，而影响其蛋白质的合成，最终使肿瘤细胞的增长繁殖受到抑制。

【临床应用】 本品适用于急性淋巴细胞白血病（ALL），一般与其他化疗药物并用，如长春新碱、甲氨蝶呤、阿糖胞苷和柔红霉素。只有在确认多种化疗药物不适用时才可单用本品。肌内注射或静脉滴注，每 14 日 1 次，$2500U/m^2$，以 100ml 生理盐水或 5% 葡萄糖液稀释后连续滴注 1～2 小时。肌内注射单次给药容量限于 2ml，如果 >2ml，应使用多处部位注射。

【注意事项】 有 1% 的患者发生胰腺炎、血栓形成（4%）、血糖升高、ALT、AST 和胆红素升高。另有恶心和呕吐、发热和不适。有胰腺炎病史、既往有明显出血史的患者禁用。肝功能不全者慎用。

【规格】 注射剂：3750U/5ml

硼替佐米 （Bortezomib）

【异名】 万珂 （Velcade）

本品是细胞中 26S 蛋白酶体糜蛋白酶样活性的可逆抑制剂。

【临床应用】 未经治疗的多发性骨髓瘤：联合美法仑（口服 $9mg/m^2$） 和泼尼松 （口服 $60mg/m^2$） 进行治疗时，于 3～5 秒内静脉推注 $1.3mg/m^2$，每个疗程 6 周，共 9 个疗程。在第 1～4 个疗程内，每周给予本品 2 次（第 1、4、8、11、22、25、29、32 日）。在第 5～9 个疗程内，每周给予本品 1 次 （第 1、8、22、29 日）。2 次给药至少间隔 72 小时。在治疗过程中注意中性粒细胞和血小板的减少情况，并根据血小板的计数调整用药剂量。复发的多发性骨髓瘤：1.3mg/m²，每周 2 次，连续 2 周（即在第 1、4、8 和 11 日注射）后停药 10 日（即从第 12~21 日）；3 周为一个疗程，2 次给药至少间隔 72 小时。对于超过 8 个疗程的维持治疗，可以按每周 1 次、连续给药 4 周的维持方案（第 1、8、15 和 22 日），随后是 13 天的休息期（第 23~35 日）。当发生较严重不良反应应暂停本品治疗；症状缓解可以重新开始治疗，剂量减少 25%（例如：1.3mg/m² 降低到 1.0mg/m²；1.0mg/m² 降低到 0.7mg/m²）。

【注意事项】 硼或甘露醇过敏的患者禁用，孕妇及哺乳期妇女禁用。本品可引起血小板减少，通常在每个疗程的第 11 天血小板降到最低值，导致周围神经病变如灼烧感、感觉过敏、感觉减退、感觉异常或神经痛；如果症状加重，应调整剂量。本品可引起低血压、急性充血性心力衰竭、肝酶升高、高胆红素血症和肝炎、可逆性后脑白质病综合征等。酮康唑和利托那韦增加本品血药浓度。同时服用降糖药会出现低血糖症和高血糖症，应注意。

【规格】 注射剂：3.5mg/支

重组人血管内皮抑制素（Recombinant Human Endostatin）

【异名】 恩度

本品为血管生成抑制类新生物制品，其作用机制是通过抑制形成血管的内皮细胞迁移，达到抑制肿瘤新生血管的生成，阻断了肿瘤细胞的营养供给，从而达到抑制肿瘤增殖或转移目的。

【临床应用】 联合 NP 化疗方案用于治疗初治或复治的Ⅲ/Ⅳ期非小细胞肺癌患者。临用时将本品加入

250～500ml 生理盐水中，匀速静脉滴注，输注时间 3～4 小时。在治疗周期的第 1～14 日，每次 7.5mg/m², 1 次／日，连续给药 14 天，休息 1 周，再继续下一周期治疗。通常可进行 2～4 个周期的治疗。

【注意事项】 过敏体质或对蛋白类生物制品有过敏史者慎用；心、肾功能不全和顽固性高血压者慎用。在临床用药过程中出现心脏不良反应者应进行心电监护。儿童、妊娠及哺乳期妇女没有安全性研究资料。

【规格】 注射剂：15mg/3ml

重组人白介素-11 （Recombinant Human Interleukin-11）

【异名】 巨和粒

本品是一种促血小板生长因子，可直接刺激造血干细胞和巨核母细胞的增殖，诱导巨核细胞的成熟分化，增加体内血小板的生成，从而提高血小板计数，而血小板功能无明显改变。

【临床应用】 用于实体瘤和白血病放、化疗后血小板减少症的治疗和预防，以及其他原因所致血小板减少症的治疗。皮下注射：推荐剂量为 25～50μg/kg，以 1ml 注射用水稀释，于化疗结束后 24～48 小时开始或发生血小板减少症后，每日 1 次，疗程一般 7～14 日。

【注意事项】 定期检查血象，血小板计数恢复后应及时停药。

【规格】 注射剂：3mg/支

重组人白细胞介素-2 （Recombinant Human Interleukin-2)

【异名】 欣吉尔

本品可刺激 T 细胞增殖分化，诱导产生细胞毒 T 淋巴细胞，增强自然杀伤细胞活性；刺激 B 淋巴细胞增殖分化，分泌抗体；诱导干扰素的生成。

【临床应用】 适用于肾细胞癌、恶性黑色素瘤、恶性淋巴瘤、肝癌和肺癌等的辅助治疗；也可用于恶性胸、腹腔积液的治疗。全身给药：①皮下注射：60 万~100 万 U/m^2，每周 3 次，6 周为一疗程。②静脉滴注：40 万~80 万 U/m^2，溶于生理盐水 500ml 缓慢滴注（不少于 4 小时），每周 3 次，6 周为一疗程。③介入动脉灌注：每次 50 万~100 万 U，2~4 周 1 次，2~4 次为一疗程。

局部给药：①胸腔注入：用于癌性胸腔积液，每次 100 万~200 万 U，每周 1~2 次，2~4 周为一疗程。②肿瘤病灶局部给药：根据癌灶大小决定用药剂量，每次用量不少于 10 万 U，隔日 1 次，4~6 次为一疗程。

【注意事项】 不同患者对该药的耐受性差异大，应从小剂量开始，逐渐增加剂量；全身大剂量应用时可出现发热、寒战、水潴留等反应，停药后可缓解。

【规格】 注射剂：100 万 U/支

乌苯美司 （Ubenimex）

【异名】 百士欣

本品增强 T 细胞的功能，使 NK 细胞的杀伤活力增强，能干扰肿瘤细胞的代谢，抑制肿瘤细胞增生，使肿瘤细胞凋亡，并激活人体细胞免疫功能，刺激细胞因子的生成和分泌，促进抗肿瘤效应细胞的产生和增殖。

【临床应用】 本品用于抗癌化疗、放疗的辅助治疗，老年性免疫功能缺陷等。可配合化疗、放疗及联合应用于白血病、多发性骨髓瘤、骨髓增生异常综合征及造血干细胞移植后，以及其他实体瘤患者。口服：成人，1日30mg，1次（早晨空腹）或分3次口服；儿童酌减。症状减轻或长期服用者，也可每周服用2~3次，10个月为一疗程。

【注意事项】 剂量超过200mg/d可使T细胞减少。个别可出现一过性AST升高。

【规格】 胶囊：10mg/粒

香菇多糖 (Lentinan)

【异名】 天地欣

本品诱导巨噬细胞产生IL-1，使T淋巴细胞分化为辅助性和毒性T细胞，且增强其功能；此外可以促进肝脏合成多种血清蛋白，参与机体防御功能。

【临床应用】 用于恶性肿瘤的辅助治疗。静脉滴注：每次1mg，每周2次。

【注意事项】 剂量过大时可出现皮疹、表皮下出血等。

【规格】 注射剂：1mg/支

甘氨双唑钠 (Glycididazole Sodium)

【异名】 希美钠

本品为肿瘤放疗的增敏剂，属于硝基咪唑类化合物。

【临床应用】 放疗增敏药，适用于对头颈部肿瘤、食管癌、肺癌等实体肿瘤进行放射治疗的患者。静脉滴注：每次$0.8g/m^2$，于放射治疗前加入100ml生理盐水中充分摇匀，30分钟内滴完。给药60分钟内进行放射治疗。建议于放射治疗期间按隔日1次、每周3次用药。

【注意事项】 本品必须伴随放射治疗使用，单独使用本品无抗癌作用。应注意监测患者肝功能和心电图变化。

【规格】 注射剂：0.25g/支

美司钠 (Mesna)

本品由于具有疏基可与丙烯醛结合形成无毒的化合物。

【临床应用】 本品可防止用高剂量异环磷酰胺或环磷酰胺进行肿瘤化疗时，引起的出血性膀胱炎等泌尿系统上皮毒性。与抗肿瘤化疗药异环磷酰胺或环磷酰胺合用，作为泌尿系统保护剂。静脉滴注：每次400mg，一般在滴注异环磷酰胺后0、4、8小时静脉注射。本品用量为异环磷酰胺的20%。

【注意事项】 对含疏基化合物过敏者禁用。本品与氮芥和顺铂不相容。

【规格】 注射剂：0.4g/4ml

榄香烯 (Elemene Emulsion)

本品可降低肿瘤细胞有丝分裂能力，诱发肿瘤细胞凋亡，抑制肿瘤细胞的生长。腹腔注射本品对肿瘤细胞的 DNA、RNA 及蛋白质合成有明显的抑制作用。

【临床应用】 适用于癌性胸、腹腔积液及某些恶性实体瘤；与放化疗同步治疗，可增强疗效；可用于介入、腔内化疗及癌性胸、腹腔积液的辅助治疗。静脉滴注：每次 0.4~0.6g，1 次/日，2~3 周为一疗程。

【注意事项】 高热、胸及腹腔积液合并感染的患者慎用。

【规格】 注射剂：0.1g/20ml

替莫唑胺（Temozolomide）

【异名】 蒂清

【临床应用】 用于恶性胶质细胞瘤，例如多形性恶性胶质瘤、多形性成胶质细胞瘤和恶性黑色素瘤。口服：以 $150mg/m^2$ 为初始剂量，28 天为一治疗周期，头 5 日连续服用本品，1 次/日。第 29 天（下一周期的第一天）测得的绝对中性粒细胞数（ANC）$\geqslant 1.5 \times 10^9/L$、血小板数为 $\geqslant 100 \times 10^9/L$ 时，下一周期剂量为 $200mg/m^2$，1 次/日。在治疗第 22 天（首次给药后的 21 天）或其后 48 小时内检测完整的血液计数，之后每周测定 1 次，直到测得的绝对中性粒细胞数 $\geqslant 1.5 \times 10^9/L$、血小板数为 $\geqslant 100 \times 10^9/L$ 时，再进行下一周期的治疗。

【注意事项】 在任意治疗周期内，如果测得的绝对中性粒细胞数 $< 1.0 \times 10^9/L$ 或血小板数 $< 50 \times 10^9/L$ 时，下一周期的剂量为 $100mg/m^2$。最常见的不良反应为恶心、呕吐。可能会出现骨髓抑制，但可恢复。

【规格】 胶囊：50mg/粒，100mg/粒

氨磷汀（Amifostine）

【异名】 阿米福汀

本品为细胞保护剂。

【临床应用】 本品为正常细胞保护剂，主要用于各种癌症的辅助治疗。在对肺癌、卵巢癌、乳腺癌、鼻咽癌、骨肿瘤、消化道肿瘤、血液系统肿瘤等多种癌症患者进行化疗前应用本品，可明显减轻化疗药物所产生的肾脏、骨髓、心脏、耳及神经系统的毒性，而不降低化疗药物的药效。放疗前应用本品可显著减少口腔干燥和黏膜炎的发生。①对于化疗患者，

本品起始剂量为按体表面积 1 次 500 ~ 600mg/m², 溶于 0.9% 氯化钠注射液 50ml 中, 在化疗开始前 30 分钟静脉滴注, 15 分钟滴完。②对于放疗病人, 本品起始剂量为按体表面积 1 次 200 ~ 300mg/m², 溶于 0.9% 氯化钠注射液 50ml 中, 在放疗开始前 30 分钟静脉滴注, 15 分钟滴完。③推荐用止吐疗法, 即在给予本品前及同时静脉注射地塞米松 5 ~ 10mg 及 5-羟色胺受体拮抗剂。④如果收缩压比表中所列基准值降低明显, 应停止本品输注。如血压在 5 分钟内恢复正常且患者无症状, 可重新开始注射。

基线收缩压 (mmHg)	<100	100 ~ 119	120 ~ 139	140 ~ 179	≥ 180
输注本品收缩压 降低 (mmHg)	20	25	30	40	50

【注意事项】 用药期间, 一过性的血压轻度下降, 一般 5 ~ 15 分钟内缓解, 小于 3% 的患者因血压降低明显而需停药。推荐剂量下, 小于 1% 的患者出现血钙浓度轻度降低。个别患者可出现轻度嗜睡、喷嚏、面部温热感等。低血压及低血钙患者慎用。对本品有过敏史及对甘露醇过敏患者禁用。鉴于用药时可能引起短暂的低血压反应, 故注意采用平卧位。本品只有在放化疗前即刻使用才显示出有效的保护作用, 而在放化疗前或后数小时应用则无保护作用。

【规格】 注射剂: 0.4g/支

尼妥珠单抗 (Nimotuzumab)
【异名】 泰欣生

【临床应用】 本品与放疗联合适用于治疗表皮生长因子受体（EGFR）阳性表达的Ⅲ/Ⅳ期鼻咽癌。使用本品前，患者应先确认其肿瘤细胞EGFR表达水平，EGFR中、高表达的患者推荐使用本品。本品100mg溶解于250ml生理盐水中，静脉输液给药，给药时间在60分钟以上。首次给药时间为放射治疗的第一天，于放疗前完成，以后每周1次，共8周。患者同时接受标准的鼻咽癌放射治疗。

【注意事项】 不良反应主要表现为发热、寒战、恶心、呕吐、发冷、贫血、血压降低。罕见的不良反应有肌痛、定向障碍、口干、潮红、嗜睡、肌酐升高、白细胞减少、血尿、胸痛。对本品或其任一组分过敏者禁用。本品冻融后抗体大部分活性将丧失，故在贮藏和运输过程中严禁冷冻。孕妇及哺乳期妇女禁用。18岁以下儿童使用本药的安全性和疗效尚未确立。

【规格】 注射液：50mg/10ml

十二、维生素类、酶制剂以及调节水、电解质和酸碱平衡的药物、营养类药物

（一）维生素类

维生素A（Vitamin A）

【临床应用】 用于预防和治疗维生素A缺乏症，如

角膜软化、干眼病、夜盲症和皮肤角化粗糙等。治疗量：小儿（1~8岁），0.5万~1.5万 U/d，给药10日；婴儿，0.5万~1万 U/d，给药10日；成人，1万~2.5万 U/d，分2~3次口服，服用1~2周；干眼病，每日2.5万~5万 U，服用1~2周。

【注意事项】 长期大量应用可引起维生素 A 过多症，表现为食欲减退、毛发干枯、脱发、骨痛、骨折和颅内压增高等。孕妇、婴幼儿及慢性肾功能衰竭者慎用。

【规格】 软胶囊：2.5万 U/粒

维生素 AD（Vitamin AD）

【异名】 伊可新

【临床应用】 用于预防和治疗维生素 A 及维生素 D 缺乏症。1岁以下婴儿每日1粒（维生素 A 1500U，维生素 D_3 500U），1岁以上儿童每日1粒（维生素 A 2000U，维生素 D_3 700U）。

【注意事项】 见维生素 A。

【规格】 胶丸剂：伊可新-500（每粒含维生素 A 1500U 和维生素 D_3 500U）（1岁以下），伊可新-700（每粒含维生素 A 2000U 和维生素 D_3 700U）（1岁以上）

胆维丁（Cholecalciterol Cholesterol）

【异名】 英康利

本品具有调节钙、磷的代谢和形成骨骼的作用。

【临床应用】 用于婴幼儿缺维生素 D 佝偻病。用法：每次15mg（1支），视病情轻重间隔1个月再服1次，1年总量不超过60mg（4支）。

【注意事项】 偶见腹泻。

【规格】 英康利乳：15mg/8ml（含维生素 D_3 30 万 U）

维生素 B_1（Vitamin B_1）

【临床应用】 适用于维生素 B_1 缺乏的预防和治疗，亦用于周围神经炎、消化不良、全胃肠外营养或摄入不足导致营养不良的辅助治疗。成人：口服，每次 10～20mg，3 次/日；肌内注射，每次 50～100mg，1 次/日，症状改善后改口服。儿童：口服，每次 5～10mg，3 次/日；肌内注射，10～20mg/d，症状改善后改口服。

【注意事项】 肌内注射前用其 10 倍稀释液 0.1ml 做皮试，防止过敏反应。大剂量肌内注射需注意过敏反应。与碱性药物如苯巴比妥钠、碳酸氢钠、枸橼酸钠等配伍使用易引起变质。

【规格】 片剂：10mg/片；注射剂：100mg/2ml

维生素 B_6（Vitamin B_6）

【临床应用】 用于预防和治疗因维生素 B_6 缺乏引起的神经系统病变、脂溢性皮炎及唇干裂。也用于防治异烟肼中毒；也可用于妊娠及抗癌药所致的呕吐等。成人：口服，每次 10～20mg，3 次/日；肌内注射，每次 50～100mg，1 次/日。用于治疗白细胞减少症，30～60mg/d，分次口服；也可用维生素 B_6 50～100mg 加入 5% 葡萄糖溶液 20ml 静脉注射。

【注意事项】 长期大量使用可引起严重周围神经炎。孕妇接受大量维生素 B_6 可致新生儿维生素 B_6 依赖综合征。

【规格】 片剂：10mg/片；注射剂：50mg/1ml

维生素 C（Vitamin C）

【临床应用】 本品用于防治坏血病，治疗特发性高铁血红蛋白血症，也可用于各种急慢性传染性疾病及紫癜等辅助治疗。维生素 C 缺乏症：成人，口服，每次 100～200mg，3 次/日。肌内注射或静脉注射，每次 100～250mg，1～3 次/日；儿童，每日 100～300mg，分次口服；50～300mg/d，分次注射。克山病：可用大剂量，首剂 5～10g，加入 25% 葡萄糖注射液中缓慢静脉注射。

【注意事项】 本品不宜与碱性药物配伍使用，如碳酸氢钠、氨茶碱等。下列情况慎用：半胱氨酸尿症、痛风、高草酸盐尿症、草酸盐沉积症、尿酸盐性肾结石、糖尿病、葡萄糖-6-磷酸脱氢酶缺乏症、血色病、铁粒幼细胞性贫血或地中海贫血、镰形红细胞贫血。长期应用大量维生素 C，偶可引起尿酸盐、半胱氨酸盐或草酸盐结石。

【规格】 片剂：100mg/片；注射剂：1g/2.5ml

维生素 E（Vitamin E）

【临床应用】 本品属于抗氧剂，保护神经和肌肉免受氧自由基损伤，维持神经、肌肉的正常发育与功能。维生素 E 缺乏：口服，成人，每次 10～100mg，2～3 次/日。儿童，每日 1mg/kg，早产儿每日 15～20mg。

【注意事项】 对维生素 K 缺乏引起的低凝血酶原血症及缺铁性贫血患者，应谨慎用药，以免病情加重。勿长期大量服用。

【规格】 胶丸剂：5mg/丸

复合维生素 B（Vitamin B Co.）

【临床应用】 预防和治疗 B 族维生素缺乏所致的营养不良、畏食、脚气病、糙皮病等。口服：1~3 片/次，3 次/日。

【注意事项】 大剂量服用可出现烦躁、疲倦和食欲减退等。偶见皮肤潮红、瘙痒，尿液可能呈黄色。

【规格】 片剂（每片含主要成分：维生素 B_1 3mg、维生素 B_2 1.5mg、维生素 B_6 0.2mg、烟酰胺 10mg、泛酸钙 1mg）

复合维生素（Vitamin Co.）

【异名】 爱乐维

【临床应用】 用于满足妇女妊娠及产后对维生素、矿物质和微量元素的额外需求。预防孕期由于缺铁和缺乏叶酸引起的贫血。口服：1 片/次，1 次/日。

【注意事项】 可致胃肠道功能紊乱，但一般不需停药。患高维生素 A 和维生素 D 血症，或有肾功能不全、铁蓄积、铁利用障碍、高钙血症、尿钙过高等疾病时禁用。

【规格】 片剂〔含 12 种维生素、7 种矿物质和微量元素：维生素 A（4000U）1.2mg、维生素 B_1 1.6mg、维生素 B_2 1.8mg、维生素 B_6 2.6mg、维生素 B_{12} 4.0μg、维生素 C 0.1g、维生素 D_3（500U）12.5μg、维生素 E 15mg、生物素 0.2mg、叶酸 0.8mg、烟酰胺 19mg、泛酸钙 10mg、钙 0.125g、镁 0.1g、磷 0.125g、铜 1mg、铁 60mg、锰 1mg、锌 7.5mg〕

烟酰胺 (Nicotinamide)

【临床应用】 用于预防和治疗因烟酸缺乏引起的糙皮病等。也用于防治心脏传导阻滞。防治糙皮病：成人口服，每次 50～200mg，3 次/日。

【注意事项】 烟酰胺与异烟肼有拮抗作用，长期服用异烟肼应适当补充烟酰胺。烟酰胺无扩张血管作用，高血压患者需要时可使用烟酰胺。

【规格】 片剂：50mg/片

水溶性维生素 (Water-Soluble Vitamin)

【异名】 水乐维他

【临床应用】 本品含有多种水溶性维生素，用以满足进行肠道外营养的成人和儿童每天对水溶性维生素的基本需要和中度增加的需要。用量：成人及体重在 10kg 以上的儿童：每日需求量为 1 支。体重不足 10kg 的儿童：每日每公斤体重需要量为本品的 1/10。

【注意事项】 本品溶解后应在无菌条件下立即加入输液中，并在 24 小时内用完；加入葡萄糖溶液内进行输注时需避光。

【规格】 注射剂（每支含硝酸硫胺 3.1mg、核黄素磷酸钠 4.9mg、烟酰胺 40mg、盐酸吡哆辛 4.9mg、泛酸钠 16.5mg、维生素 C 钠 113mg、生物素 60μg、叶酸 0.4mg、维生素 B_{12} 5.0μg）

脂溶性维生素 (Ⅱ) (Fat-Soluble Vitamin)

【异名】 维他利匹特

【临床应用】 本品含有多种脂溶性维生素，包括维生素 A、D、E、K，是静脉营养的重要组分之一，用以满足进行肠道外营养的成人和儿童每天对脂溶性维生素的生理需要。用量：成人及 11 岁以上的儿童每日需求量为 10ml（1 安瓿）。

【注意事项】 经 6~8 周输注后可出现血清转氨酶、碱性磷脂和胆红素上升，减量或暂停药即可恢复正常。本品内含维生素 K，可与香豆素类抗凝剂发生相互作用，不宜合用。本品使用前必须稀释，稀释后静脉滴注。

【规格】 注射剂：10ml/支（每支含维生素 A 0.99mg、维生素 D_2 5μg、维生素 E 9.1mg、维生素 K_1 0.15mg）

芦丁 （Rutin）

本品为维生素 P 属的一种，是一种脱氢黄素酮的糖苷。

【临床应用】 主要用于脆性增加的毛细血管出血症，也用于高血压脑病、脑出血、视网膜出血、出血性紫癜、急性出血性肾炎、再发性鼻出血、创伤性肺出血、产后出血等的辅助治疗。成人口服：每次 20~40mg，3 次/日。

【规格】 片剂：20mg/片

（二） 酶类和其他生化制剂

糜蛋白酶 （Chymotrypsin）

【临床应用】 本品用于眼科手术以松弛睫状韧带，减轻创伤性虹膜体炎，也可用于创口或局部炎症，以减少局部分泌和水肿。本品用生理盐水溶解。肌内注射：每次4000U。眼科注入后房：每次8000U，3分钟后用0.9%氯化钠注射液冲洗前后房中遗留的药物。

【注意事项】　本品只能肌内注射。肌内注射可致过敏反应，用药前应做皮试。不满20岁的眼科患者、严重肝肾疾患、出血性溃疡及血凝功能异常者禁用。本品溶解后不稳定，需新鲜配制。

【规格】　注射剂：4000U/支

三磷酸腺苷二钠（Adenosine Disodium Triphosphate）

【临床应用】　辅酶类药。用于进行性肌萎缩、脑出血后遗症、心功能不全、心肌疾患及肝炎等的辅助治疗。肌内注射或静脉注射：每次10～20mg，10～40mg/d。

【注意事项】　本药对窦房结有明显抑制作用。因此对房窦综合征、窦房结功能不全者及老年人慎用或不用。静脉滴注宜缓慢，以免引起头晕、头胀、胸闷及低血压等。心肌梗死和脑出血患者在发病期慎用。

【规格】　注射剂：20mg/2ml

（三）调节水、电解质和酸碱平衡用药

葡萄糖（Glucose）

【临床应用】　葡萄糖是人体主要的热量来源之一，故被用来补充热量，治疗低糖血症以及用于全静脉内营养、饥饿性酮症、补充因各种原因引起的进食不足或大量体液丢失；当葡萄糖和胰岛素一起静脉滴注，糖原的合成需利用钾离子，从而使钾离子进入细胞内，血钾浓度降低，故被用来治疗高钾血症；高渗葡萄糖注射液（浓度大于25%）快速静脉推注可提高血液渗透压，引起组织脱水和短暂利尿，故可用作组织脱水剂；葡萄糖是维持和调节腹膜透析液渗透压的主要物质；葡萄糖注射液还大量用作静脉药物的稀释剂和载体。

【注意事项】　下列情况禁用：糖尿病酮症酸中毒未控制者、高血糖非酮症性高渗状态、葡萄糖－半乳糖吸收不良症（避免口服）。下列情况慎用：周期性麻痹、低血钾患者、水肿及严重心、肾功能不全、肝硬化腹腔积液者，易致水潴留，应控制输液量；心功能不全者尤应控制滴速。

【规格】　葡萄糖注射液：10% 500ml，5% 100ml/250ml/500ml，50% 20ml/250ml；葡萄糖粉：55g/袋，83g/袋，110g/袋；葡萄糖氯化钠注射液：500ml

----

乳酸钠林格（Sodium Lactate Ringer）

【临床应用】　调节体液、电解质及酸碱平衡药。用于代谢性酸中毒或有代谢性酸中毒的脱水患者。

【用法用量】　静脉滴注：成人，每次 500ml ~ 1000ml，按年龄体重及症状不同可适当增减。

【注意事项】　不良反应可见低钙血症、肺水肿、心力衰竭、血压升高和水肿等；过量时出现碱中毒和低钾血症。服用双胍类降糖药物的糖尿病患者、有钠潴留、高血压、心功能不全、肝功能不全、酗酒和糖尿病酮症酸中毒的患者慎用。出现下列情况应禁用：心力衰竭及急性肺水肿；脑水肿；乳酸性酸中毒、重症肝功能不全和严重肾功能衰竭有少尿或无尿的患者。

【规格】 注射液：500ml/瓶（每 500ml 中含乳酸钠 1.55g、氯化钠 3.0g、氯化钾 0.15g、氯化钙 0.1g）

氯化钠（Sodium Chloride）

【临床应用】 钠是机体重要的电解质，主要存在于细胞外液，是细胞外液最重要的阳离子，对维持人体正常的血液和细胞外液的容量和渗透压起着非常重要的作用。临床常用氯化钠，根据病情需要可将氯化钠配制成等渗、高渗和低渗溶液，用于治疗各种原因引起的失水，包括低渗性、等渗性和高渗性失水和由于利尿及胃肠炎引起的失钠。另外，氯化钠还可以与葡萄糖、氯化钾、氯化钙、碳酸氢钠及乳酸钠配制成各种复方溶液，适合临床不同需要。治疗失水时应根据其失水程度、类型等，决定补液量、种类、途径和速度。

【注意事项】 下列情况慎用：水肿性疾病、急性肾功能衰竭少尿期、子痫前期；老年人和小儿补液量和速度应严格控制；低血钾、高血压。治疗期间应随时检查血清钠、钾、氯浓度，血液酸碱平衡指标，肾功能、血压及心肺功能。

【规格】 氯化钠注射液：0.9% 10ml/100ml/250ml/500ml/1L；浓氯化钠注射液：10% 10ml；复方氯化钠注射液：500ml（含氯化钠 0.85%、氯化钾 0.03%、氯化钙 0.033%）

氯化钾（Potassium Chloride）

【临床应用】 本品用于治疗各种原因引起的低钾血

376

症，如进食不足、呕吐、严重或慢性腹泻、低钾性家族性周期性麻痹、应用排钾利尿药、长期应用糖皮质激素、补充高渗葡萄糖等。如果发生低血钾对患者危害较大时，如洋地黄化的患者，则需要预防性补充钾盐，如进食很少、严重或慢性腹泻、长期服用肾上腺皮质激素、失钾性肾病、Bartter综合征等。用法用量视具体病情而定。

【注意事项】 下列情况慎用：老年人或肾功能不全患者、代谢性酸中毒伴有少尿、肾上腺皮质功能减弱者、急性脱水、慢性或严重腹泻可致低血钾症、传导阻滞性心律失常、大面积烧伤、肌肉创伤、严重感染、大手术后24小时内和严重溶血、肾上腺性征异常综合征伴盐皮质激素分泌不足。高钾血症时禁用。用药期间应检查血钾、心电图、血镁、血钠、血钙、酸碱平衡指标、肾功能和尿量。

【规格】 注射剂：15% 10ml/支

氯化钾缓释片 （Slow Release Potassium）

【临床应用】 本品用于治疗各种原因引起的低钾血症，如进食不足、呕吐、严重或慢性腹泻、低钾性家族性周期性麻痹、应用排钾利尿药、长期应用糖皮质激素、补充高渗葡萄糖等，预防和治疗洋地黄中毒，失钾性肾病。口服：成人，每次0.5~1g，3次/日。

【注意事项】 本品应吞服，不能咬碎。严重肾功能不全、少尿者慎用。无尿或血钾过高者禁用，禁止与保钾性利尿药如氨苯蝶啶、螺内酯（安体舒通）等合用。

【规格】 片剂：0.5g/片

枸橼酸钾口服溶液

【临床应用】 本品为碱性渗透性利尿剂，用于补充体内钾离子和碱化尿液。口服：每次 10ml，3 次/日。

【规格】 溶液剂：10% 200ml/瓶

磷酸二氢钾（Potassium Phosphate Monobasic）

【临床应用】 用于预防和治疗低磷血症，本品还可酸化尿液，用于尿路感染的辅助治疗和防止尿路结石复发。低磷血症：成人口服，相对于 250mg（8mmol）磷的磷酸钾口服液，2~4 次/日。

【注意事项】 高磷血症、肾结石、严重的肾功能损害禁用。慎用：可能出现高磷血症或低钙血症的患者，如甲状旁腺功能减退、慢性肾脏疾病、骨软化症、急性胰腺炎及佝偻病患者；心脏疾病（尤其是应用洋地黄者）；可能出现高钾血症者，如严重肾上腺皮质功能减退症、急性脱水、重度肾功能不全、严重创伤（如烧伤或挤压伤）、先天性肌强直患者。用药期间应检查肾功能；血磷、钙、钠浓度。

【规格】 粉剂：500g/瓶

磷酸氢二钠（Sodium Phosphate Dibasic）

【临床应用】 用于预防和治疗低磷血症。低磷血症：成人口服，相对于 250mg（8mmol）磷的磷酸钾口服液，2~4 次/日；静脉滴注，按磷计每日应用 310~465mg（10~15mmol）。

【注意事项】 同磷酸二氢钾。

【规格】 粉剂：500g/瓶

氯化钙（Calcium Chloride）

每 1g 氯化钙含元素钙量为 272mg。钙是体内含量最大的无机物，钙离子在体内是保持神经、肌肉和骨骼功能正常所必需的；对维持正常的心、肾、肺和凝血功能，以及细胞膜和毛细血管通透性也起重要作用。

【临床应用】　主要用于治疗和预防急慢性钙缺乏所致的疾病，也用于钾和镁中毒的解救、过敏性疾病等。成人：低钙血症，500～1000mg 缓慢静脉注射，每分钟速度不超过 50mg，根据反应和血钙浓度，必要时 1～3 天后重复。心脏复苏，静脉或心室腔内注射，每次 200～400mg；应避免注入心肌内。高钾血症，在心电图监视下用药，并根据病情决定剂量，一般可先应用 500～1000mg 缓慢静脉注射，以后酌情用药。高镁血症，先静脉注射 500mg，每分钟速度不超过 100mg，以后酌情用药。

【注意事项】　下列情况禁用：高钙血症及高钙尿症、类肉瘤病、肾结石病史、洋地黄中毒时禁止静脉应用钙剂。下列情况慎用：脱水或低钾血症等电解质紊乱时应先纠正低钾，再纠正低钙，以免增加心肌应激性；慢性腹泻或胃肠道吸收功能障碍；慢性肾功能不全；心室颤动。用药期间应监测血清钙浓度，尿钙排泄量，血清钾、镁、磷浓度，血压和心电图。氯化钙有强烈的刺激性，不宜皮下或肌内注射；静脉注射时如漏出血管外可引起局部组织坏死。小儿因血管较细应慎用。氯化钙呈酸性，不宜用于肾功能不全低钙及呼吸性酸中毒的呼吸衰竭。

【规格】　注射剂：1g 20ml/支

葡萄糖酸钙（Calcium Gluconate）

每 1g 葡萄糖酸钙含元素钙量为 90mg。

【临床应用】 防治钙缺乏、急性低钙血症和过敏性疾病、高钾血症和高镁血症、慢性肾功能衰竭低钙血症、新生儿输血。

【注意事项】 下列情况禁用：高钙血症及高钙尿症、类肉瘤病、肾结石病史、洋地黄中毒时禁止静脉应用钙剂。下列情况慎用：脱水或低钾血症等电解质紊乱时应先纠正低钾，再纠正低钙，以免增加心肌应激性；慢性腹泻或胃肠道吸收功能障碍；慢性肾功能不全；心室颤动。用药期间应监测血清钙浓度，尿钙，血清钾、镁、磷浓度及血压和心电图。

【规格】 注射剂：10% 10ml/支

碳酸钙（Calcium Bicarbonate）

【异名】 协达利、钙尔奇 D、凯思立-D、盖笛欣

每 1g 碳酸钙含元素钙量为 400mg。

【临床应用】 用于预防和治疗钙缺乏症：骨质疏松、手足抽搐症、骨发育不全、佝偻病，以及妊娠和哺乳期妇女、绝经期妇女钙的补充。也可中和或缓冲胃酸，提高胃酸 pH 而消除胃酸对壁细胞分泌的反馈性抑制。对肾功能不全继发甲状旁腺功能亢进、骨病患者的高磷血症，在慢性肾功能衰竭时，既可纠正低钙高磷血症，同时又可纠正轻度代谢性酸中毒。口服：$200 \sim 1200mg/d$（以 Ca^{2+} 计），分次服用。也可根据人体需要及膳食钙的供给情况酌情进行补充。

【注意事项】 见氯化钙。

【规格】 协达利：500mg/片；盖笛欣：每袋含碳酸钙 375mg（相当于钙 150mg）、维生素 D_3 1.25U；钙

尔奇 D：每片含碳酸钙 1500mg（相当于钙 600mg）、维生素 D₃ 125U；凯思立-D：每片含碳酸钙 1250mg（相当于钙 500mg）、维生素 D₃ 200U

口服补液盐 Ⅱ（Oral Rehydration Salt Ⅱ）

【临床应用】　治疗和预防急、慢性腹泻造成的轻度脱水。用时将本品 1 袋溶于 500ml 温水中。成人：轻度失水，开始时 50ml/kg，4~6 小时内饮完，以后酌情调整剂量；中度失水，开始时 50ml/kg，6 小时内饮完，其余应予静脉补液；轻度腹泻，每日 50ml/kg；严重腹泻，应以静脉滴注为主，直至腹泻停止。儿童：治疗轻度失水，开始时 50ml/kg，4 小时内服用，直至腹泻停止；中度脱水应以静脉补液为主。

【注意事项】　少尿或无尿、严重腹泻或呕吐、葡萄糖吸收障碍、肠梗阻、肠麻痹及肠穿孔禁用。脑、肾、心功能不全及高钾血症患者慎用。严重失水、有休克征象时应静脉补液。

【规格】　粉剂：13.95g/袋（每袋含氯化钠 1.75g、氯化钾 0.75g、枸橼酸钠 1.45g、葡萄糖 10g）

甘油磷酸钠（Sodium Glycerophosphate）

【异名】　格利福斯（Glycophos）

本品为 α-甘油磷酸钠与 β-甘油磷酸钠的混合物。

【临床应用】　本品为成人静脉营养治疗过程中的磷补充剂，用以满足人体每日对磷的代谢需求。还用于磷缺乏患者。每日 10ml。

【注意事项】　①长期用药可引起血磷、血钙浓度变化。②严重肾功能不全、休克和失水患者、对本品过敏者禁用。水肿性疾病，如充血性心力衰竭、急性肺水肿、严重的肝脏病、高血压、高钠血症、肾功能损坏和妊娠高血压综合征患者慎用。

【规格】 注射剂：2.16g/10ml

多种微量元素注射液（Ⅱ）（Multi-Trace Elements Injection Ⅱ）

【异名】 安达美

【临床应用】 本品是成人静脉营养的重要组分之一，用以满足成人每日对微量元素的生理需要，本品10ml所含铬、铜、铁、锰、钼、硒、锌、氟和碘的量能满足成人每日对微量元素的基本或中等需要。成人推荐剂量：10ml/d。

【注意事项】 微量元素代谢障碍和胆道功能明显减退及肾功能障碍者慎用。本品具有高渗透压和低 pH，必须稀释后输注。本品经外周静脉输注时，每 500ml 复方氨基酸注射液或葡萄糖注射液最多可以加入本品 10ml。不可添加其他药物，以避免可能发生沉淀。必须在静脉注射前 1 小时内加入稀释液中，输注时间不超过 24 小时。

【规格】 注射剂：10ml/支

（四）营 养 药

复方氨基酸注射液（9AA）（Compound Amino Acid Injection 9AA）

【临床应用】 用于急性和慢性肾功能不全患者的肠道外支持；手术、外伤或脓毒血症引起的严重肾功能衰竭以及急性和慢性肾功能衰竭。静脉滴注：成人，250～500ml/d，缓慢滴注。小儿用量遵医嘱。进行透析的急、慢性肾功能衰竭患者每日1000ml，最大剂量不超过1500ml。滴速不超过每分钟15滴。

【注意事项】 氨基酸代谢紊乱、严重肝功能损害、心功能不全、水肿、低血钾、低血钠患者禁用。应严格控制给药速度，每分钟不超过15滴，速度过快能引起恶心、呕吐、心悸、寒战等反应。用药过程中，应监测血糖、血清蛋白、肾功能、肝功能、电解质、二氧化碳结合力、血钙、血磷等，必要时检查血镁和血氨。如出现异常，应注意纠正。注意水平衡，防止血容量不足或过多。

【规格】 注射液：13.98g 250ml/瓶

复方氨基酸注射液（15AA）（Compound Amino Acid Injection 15AA）

【临床应用】 用于大面积烧伤、创伤及严重感染等应激状态下肌肉分解代谢亢进、消化系统功能障碍、营养恶化及免疫功能下降患者的营养支持；以及用于手术后患者营养的改善。可用等量5%葡萄糖注射液稀释后缓慢滴注，以20滴/分为宜。成人，250～500ml/d。

【注意事项】 输注过快或过浓时可产生呕吐、发热等不良反应。肝功能明显异常时慎用；严重肝、肾功能损害的患者禁用。

【规格】 注射液：20g 250ml/瓶

复方氨基酸注射液（18AA-Ⅱ）（Compound Amino Acid Injection 18AA-Ⅱ）

【异名】 乐凡命

【临床应用】 用于不能口服或经肠道补给营养，以及营养不能满足需要的患者，可静脉输注本品以满足机体合成蛋白质的需要。本品可经中心静脉或周围静脉输注。成人：每24小时输注500～2000ml。本品1000ml输注时间至少为8小时。每日最大剂量每日29ml/kg。

【注意事项】 肝昏迷和无条件透析的尿毒症患者禁用。肝肾功能不全者慎用。

【规格】 注射液：8.5% 250ml/瓶

复方氨基酸注射液（20AA）（Compound Amino Acid Injection 20AA）

【临床应用】 预防和治疗肝性脑病；肝病或肝性脑病急性期的静脉营养。经中央静脉输注。成人：剂量，7～10ml/（kg·d），滴速1ml/（kg·h），特别情况时可达15ml/（kg·d）。对肝昏迷患者治疗的最初数小时滴速可加快。

【注意事项】 非肝源性氨基酸代谢紊乱、肾功能不全、尿毒症和休克患者禁用。偶有恶心、呕吐、胸闷、心悸、发冷、发热或头痛等不良反应。严重酸中毒、充血型心力衰竭患者慎用。

【规格】 注射液：50g 500ml/瓶

小儿复方氨基酸注射液（19AA-Ⅰ）（Compound Amino Acid Injection 19AA-Ⅰ）

【临床应用】 适用于①早产儿、低体重儿及各种病因所致不能经口摄入蛋白质或摄入量不足的新生儿；②各种创伤：如烧伤、外伤及手术后等高代谢状态的小儿；③各种不能经口摄食或摄食不足的急、慢性营养不良的小儿：如坏死性小肠结肠炎、急性坏死性胰腺炎、化疗药物反应等。采用中心静脉插管或周围静脉给药但均需缓慢滴注。20～35ml/（kg·d）或遵医嘱。滴注时每克氮应同时供给150～200kcal非蛋白质热量（葡萄糖、脂肪乳），另加维生素、微量元素等。

【注意事项】 ①肝、肾功能严重障碍者慎用；②应用本品需按时监测代谢、电解质及酸碱平衡等，防止并发症；③如发现过敏性皮疹，应立即停药；④静脉滴速不宜过快，20kg儿童一般不宜超过20滴/分。

【规格】 注射剂：1.2g 20ml/支

丙氨酰-谷氨酰胺（Alanyl-Glutamine）

【异名】 力太（Dipeptiven）

【临床应用】 适用于需要补充谷氨酰胺患者的肠外营养，包括处于分解代谢和高代谢状况的患者。本品为高浓度溶液，不可直接静脉输注；使用时应把它加入到可配伍的氨基酸溶液或含氨基酸的溶液中一起输注。1体积的本品应与至少5体积的载体溶液混合。每日剂量：1.5～2.0ml/kg相当于0.3～0.4g/kg；最大剂量2.0ml/kg。输注速度依载体溶液而定，但氨基酸不应超过0.1g/（kg·h）。连续用药时间不应超过3周。

【注意事项】 当本品输注速度过快可出现寒战、恶心和呕吐，应立即停药。不能用于严重肾功能不全（肌酐清除率<25ml/min）或严重肝功能不全的患者。使用时应监测碱性磷酸酶、谷氨酸氨基转移酶、天门冬氨酸氨基转移酶和酸碱平衡。对于代偿性肝功能不全的患者应定期监测肝功能。孕妇、哺乳期妇

女和儿童不推荐使用。

【规格】 注射液：20g 100ml/瓶

脂肪乳（C14-24）（Fat Emulsion Injection C14-24）

【异名】 英脱利匹特

【临床应用】 能量补充药。用于胃肠外营养补充能量及必需脂肪酸，预防和治疗人体必需脂肪酸缺乏症，也为经口服途径不能维持和恢复正常必需脂肪酸水平的患者提供必需脂肪酸。成人：静脉滴注，按脂肪量计，每日最大剂量为3g（三酰甘油）/kg。本品提供的能量可占总能量的70%。20%本品250ml的输注时间不少于2.5小时；30%本品250ml的输注时间不少于4小时。新生儿和婴儿：每日剂量为0.5～4g（三酰甘油）/kg，输注速度不超过0.17g/（kg·h）。每日最大用量不应超过4g/kg；只有在密切监测血清三酰甘油、肝功能、氧饱和度等指标的情况下输注剂量才可逐渐增加至4g/（kg·d）。早产儿及低体重新生儿，最好是24小时连续输注，开始时剂量为0.5～1g/（kg·d），以后逐渐增加到2g/（kg·d）。

【注意事项】 不良反应包括过敏反应、皮疹和荨麻疹，呼吸影响（如呼吸急促）以及循环影响（如高血压/低血压）。溶血、网状红细胞增多、腹痛、头痛、疲倦、阴茎异常勃起等；长期输注本品，婴儿可能发生血小板减少；短暂的肝功能指标的异常；偶可发生静脉炎、血管痛及出血倾向。可导致脂肪超载综合征，表现为高脂血症、发热、脂肪浸润、脏器功能紊乱等，但一般只要停止输注上述症状即可消退。休克和严重脂质代谢紊乱（如高脂血症）血栓患者禁用。脂肪代谢功能减退的患者，如肝、肾功能不全，糖尿病酮中毒、胰腺炎、甲状腺功能低下（伴有高脂血症）以及败血症患者慎用。

【规格】 注射液：20% 250ml/瓶（50g 大豆油：3g 卵磷脂），30% 250ml/瓶（75g 大豆油：3g 卵磷脂）

中/长链脂肪乳（C8-24Ve） （Medium and Long Chain Fat Emulsion Injection C8-24Ve）

【异名】 力保肪宁

【临床应用】 为需要静脉营养的患者提供能源。成人和学龄儿童：1～2g 脂肪/（kg·d），相当于5～10ml/（kg·d），静脉滴注。新生儿：2～3g（最多4g）脂肪/（kg·d），相当于 10～15ml（最多20ml）/（kg·d），静脉滴注。最大输注速度 0.15ml/（kg·h）。婴儿和学龄前儿童：5～15ml/（kg·d）。前 15 分钟的输注速度应在0.25～0.5ml/（kg·h），最大滴注速度 0.75ml/（kg·h）。

【注意事项】 急性反应：呼吸困难、发绀、变态反应、高脂血症、血液高凝固性、潮红、发热、出汗、寒战、嗜睡及胸骨痛等，应立即停药。迟发型反应：肝脏肿大、中央小叶胆汁淤积性黄疸、脾肿大、短暂性肝功能改变及脂肪过量综合征。脂肪代谢紊乱、酮症酸中毒、缺氧、血栓栓塞、急性休克状态患者禁用。代谢性酸中毒、严重肝功能损伤、肺部疾病、脓毒血症、网状内皮系统疾病、贫血或凝血功能障碍、有脂肪栓塞倾向的患者慎用。

【规格】 注射液：20% 100ml/瓶，20% 200ml/瓶

ω-3 鱼油脂肪乳注射液 （ω-3 Fish Oil Fat Emulsion Injection）

【异名】 尤文

【临床应用】 当口服或肠内营养不可能、功能不全或有禁忌时，补充长链 ω-3 脂肪酸、特别是二十碳五烯酸与二十二碳六烯酸。每日剂量：1 ~ 2ml/（kg·d），相当于鱼油 0.1 ~ 0.2g/kg。最大滴注速度：滴注速度不可超过 0.5ml/（kg·h），相当于不超过鱼油 0.05g/kg。应严格控制最大滴注速度。本品应与其他脂肪乳同时使用，脂肪输注总剂量为 1 ~ 2g/（kg·d）。通过中心静脉或外周静脉输注；可与其他输液（如氨基酸溶液、碳水化合物溶液）同时输注。本品连续使用时间不应超过 4 周。

【注意事项】 本品有可能造成患者出血时间延长及血小板聚集抑制。不良反应包括体温轻度升高、寒战、发绀、食欲不振、恶心、呕吐、呼吸困难、头痛、腰背痛、骨痛、血压升高或降低、过敏反应（红斑）等。应注意代谢超负荷现象。脂质代谢受损、严重出血性疾病、未控制的糖尿病、某些急症及危及生命的状况（虚脱与休克、近期心梗、脑卒中、栓塞、不明原因昏迷）禁用。本品不可用于早产儿、新生儿、婴儿及儿童。对鱼或鸡蛋蛋白过敏的患者、孕妇及哺乳期妇女禁用。肝素与本品有协同作用，可以考虑减少抗凝剂的使用量。

【规格】 注射液：100ml/瓶（10g 精制鱼油：1.2g 卵磷脂）

结构脂肪乳注射液（$C_{6\sim24}$）（Structural Fat Emulsion Injection $C_{6\sim24}$）

【异名】 力文

【临床应用】 作为肠外营养的组成部分，提供能量和必需脂肪酸。静脉滴注用于成年患者。剂量：$5\sim7.5ml/(kg\cdot d)$，相当于 $1\sim1.5g$ 三酰甘油/kg；一般于 $10\sim24$ 小时内滴注完毕。滴注速度，不超过 $0.75ml/(kg\cdot h)$，相当于 $0.15g$ 三酰甘油/kg。本品应作为含葡萄糖注射液的肠外营养混合液的组成部分，通过中心静脉或周围静脉滴注。

【注意事项】 出现过敏反应症状或体征，如发热、寒战、皮疹、呼吸困难等，应立即停止输注。患者清除三酰甘油能力受损后，过量滴注时可能发生"脂肪超载综合征"。脂质代谢受损的患者，如肾功能不全、糖尿病未控制、胰腺炎、肝功能损害、甲状腺功能低下（若伴有高脂血症）以及败血症等患者慎用。本品应与碳水化合物同时输注。不推荐孕妇及哺乳期妇女使用本品；儿童的安全性和有效性未确定。已知对鸡蛋或大豆蛋白高度过敏、严重高脂血症、严重肝功能不全、噬红细胞综合征、严重凝血障碍、急性休克、急性肺水肿和失代偿性心功能不全等患者禁用。

【规格】 注射液：250ml/袋（结构三酰甘油50g）

脂肪乳氨基酸（17）**葡萄糖**（11%）[Fat Emulsion, Amino Acids（17）and Glucose（11%）Injection]

【异名】 卡文

【临床应用】 本品用于不能或功能不全或被禁忌经口、肠道摄取营养的成人患者。本品可经周围静脉或中心静脉进行输注。一般营养状况或轻度应激的患者：其氮的需要量为 0.1～0.15g/(kg·d)，有中度或重度代谢应激的患者，其氮需要量为 0.15～0.3g/(kg·d)［相当于氨基酸量 1.0～2.0g/(kg·d)］。而葡萄糖与脂肪一般推荐需要量分别为 2.0～6.0g/(kg·d)、1.0～2.0g/(kg·d)。患者总的能量需要量由其实际临床状况决定，通常为 20～30kcal/(kg·d)。肥胖患者则根据其理想体重决定。本品输注速率 3.7ml/(kg·h)（相当于 0.25g 葡萄糖、0.09g 氨基酸、0.13g 脂肪/kg)。推荐输注时间为 12～24 小时。

【注意事项】 本品采用周围静脉输注，可能发生静脉炎、超敏反应（皮疹、荨麻疹）、呼吸症状（如呼吸急促）、溶血、网织红细胞增多、腹痛、头痛、疲倦、阴茎异常勃起等不良反应。对鸡蛋或大豆蛋白过敏者、重度高脂血症、严重肝功能不全、先天性氨基酸代谢异常、严重肾功能不全、急性休克、高糖血症、血电解质升高、急性肺水肿、水潴留、失代偿性心功能不全、低渗性脱水、严重创伤后期、失代偿性糖尿病、急性心梗、代谢性酸中毒、败血症和高渗性昏迷等禁用。须经常检测脂肪廓清能力。对脂质代谢受损，如肾功能不全、失代偿性糖尿病、胰腺炎、肝功能损害、甲状腺功能低下（伴有高脂血症）以及败血症患者慎用。本品不推荐婴儿和儿童使用。

【规格】 注射液：1.44L/袋，1.92L/袋

复方 α-酮酸（Compound α-Ketoacid）

【异名】 开同（Ketosteril）

【临床应用】 配合低蛋白饮食用于治疗慢性肾功能

390

衰竭。慢性肾衰：4~8 片/次，3 次/日，本品配合不超过每日 40g（成人）的低蛋白饮食。

【注意事项】 高钙血症和氨基酸代谢紊乱的患者禁用。本品含有苯丙氨酸，遗传性苯丙酮尿患者须注意。本品宜在用餐期间服用，使其充分吸收并转化为相应的氨基酸。应定期监测血钙水平。环丙沙星及诺氟沙星、铁剂、氟化物和含雌莫司汀的药物能与钙结合形成难溶性化合物，与本品服用的间隔时间至少为 2 小时。

【规格】 片剂

肠内营养剂（TP）（Enteral Nutritional Powder，TP）

【异名】 安素（Ensure）

【临床应用】 本品可作为全营养支持或部分营养补充，适用于成人及 4 岁或 4 岁以上儿童，可口服或管饲。作补充营养，增加摄入热量及营养成分，维持正常的营养状态。此外，本品可完全或部分代替饮食，适合有热量和营养摄入受限或减少的情况。口服：杯中加入 200ml 温水，缓慢的搅拌下加入 55.8g，搅拌直到溶解配置 250ml；每次 250ml，3 次/日。

【注意事项】 肠梗阻、严重的短肠症或高排泄量的瘘禁用。本品不适用于 4 岁以下的儿童。

【规格】 粉剂：400g/桶

肠内营养乳剂（TP）（Enteral Nutritional Emulsion，TP）

【异名】 瑞素

【临床应用】 主要用于有营养摄入障碍，但无严重消化或吸收功能障碍的患者。因不含膳食纤维，还适用于需减少肠道内容物的情况。可管饲喂养或口服，以本品为唯一营养来源的患者：剂量为30ml（30 kcal）/（kg·d），平均剂量2000ml（2000kcal）/d；以本品补充营养的患者：500～1000ml/d。管饲给药时应逐渐增加剂量，第一天的速度约为20ml/h，以后逐日增加20ml/h，最大滴速125ml/h。

【注意事项】 胃肠道张力下降、急性胰腺炎及严重消化和吸收功能障碍、肝肾功能不全、特殊代谢紊乱如不耐受果糖、腹膜炎、肠梗阻等患者禁用。给药速度太快或过量时，可能发生恶心、呕吐或腹泻等胃肠道不良反应。

【规格】 乳剂：500ml/袋

肠内营养乳剂（TP-HE）（Enteral Nutritional Emulsion, TP-HE）

【异名】 瑞高

【临床应用】 本品适用于需要高蛋白、高能量、易于消化的脂肪以及液体入量受限的患者，包括烧伤患者、心功能不全、持续性腹膜透析和黏稠物阻塞症（胰纤维性囊肿病）的患者。以本品为唯一营养来源的患者：剂量为20～30ml（30～45kcal）/（kg·d）；以本品补充营养的患者：500ml（750kcal）/d。管饲给药时应逐渐增加剂量，第一天的速度约为20ml/h，以后逐日增加20ml/h，最大滴速125ml/h或根据患者的耐受程度增减剂量。

【注意事项】 禁用于肠内营养的疾病，如肠梗阻、小肠无力、急性胰腺炎、严重肝肾功能不全、蛋白质耐量下降等。本品含维生素K，对使用香豆素类抗凝剂的患者应注意。以本品适用于禁用膳食纤维的患者，否则应选用含膳食纤维的营养制剂。

【规格】 乳剂：500ml/袋

肠内营养混悬液（TPF）（Enteral Nutritional Suspension, TPF）

【异名】 能全力

【临床应用】 主要用于有胃肠道功能或部分胃肠道功能、而不能或不愿进食足够数量的常规食物，以满足机体营养需求的应进行肠内营养治疗的患者。用量：一般患者，每日给予 2000kcal 即可满足机体对营养成分的需求。高代谢患者（烧伤、多发性创伤），每日可用到 4000kcal 以适应机体对能量需求的增加，或使用能量密度为 1.5kcal/ml 的产品。初次用本品，剂量最好从每日 1000kcal 开始，在 2~3 天内逐渐增加至需要量。若患者不能摄入过多的液体，如心、肾功能不足患者，可使用 1.5kcal/ml 的本品。口服或管饲：管饲时，先置入一根喂养管到胃、十二指肠或空肠上端部分；滴速为 100~125ml/h （开始时滴速宜慢），剂量根据患者需要而定。

【注意事项】 可能会出现腹泻、腹痛等胃肠道不适反应。胃肠道功能衰竭、完全性肠梗阻、严重的腹腔内感染者禁用。本药不适用于 1 岁以内的婴儿，也不能作为 1~5 岁儿童的单一营养来源，不适宜要求低渣膳食的患者，不能静脉内使用。本品能用于糖尿病患者。

【规格】 混悬液：500ml/瓶 （1.5kcal/ml）

肠内营养乳剂（TPF-D）（Enteral Nutritional Emulsion）

【异名】 瑞代

393

【临床应用】 本品适用于糖尿病患者，可为有下列症状的糖尿病患者提供全部肠内营养：咀嚼和吞咽困难、食管梗阻、脑卒中后意识丧失、恶病质、畏食或疾病康复期、糖尿病合并营养不良。本品通过管饲或口服使用，应按照患者体重及消耗状况计算每日用量。滴速第一天为 20ml/h，逐日增加，最大滴速 125ml/h。以本品作为唯一营养来源的患者：推荐剂量 30ml/（kg·d），平均剂量为 2000ml/d（1800kcal）。以本品补充营养的患者，根据患者需要使用，推荐剂量为 500ml/d（450kcal）。管饲给药时，第一天的速度约为 20ml/h，以后逐日增加 20ml/h，最大滴速 125ml/h。

【注意事项】 本品不含牛奶蛋白，适用于对牛奶蛋白过敏的患者。胃肠道张力下降、急性胰腺炎及严重消化和吸收功能障碍、肝肾功能不全、不耐受果糖、腹膜炎、肠梗阻等患者禁用。本品含维生素 K，对使用香豆素类抗凝剂的患者应注意。

【规格】 混悬液：500ml/瓶

肠内营养乳剂（TPF-T）（Enteral Nutritional Emulsion, TPF-T）

【异名】 瑞能

【临床应用】 本品适用于营养不良的肿瘤患者，包括恶病质、畏食症、咀嚼及吞咽障碍等病况。也适用于脂肪或 ω-3 脂肪酸需要量增高的其他疾病患者，为患者提供全部营养或营养补充。剂量：以本品为唯一营养来源的患者，患者非恶病质时，推荐剂量为 20～25ml（约30kcal）/（kg·d）；对于恶病质患者，推荐剂量为 30～40ml（40～50kcal）/（kg·d）。以本品补充营养的患者：推荐剂量为 400 ～ 1200ml（520～1560kcal）/d。管饲给药时，第一天的速度约为 20ml/h；以后逐日增加 20ml/h，最大滴速为 100ml/h。

【注意事项】 输入过快或严重超量时，可能出现恶心、呕吐或腹泻等胃肠道反应。以下患者禁用：胃肠张力下降、急性胰腺炎；胃肠道功能衰竭、严重消化不良或吸收不良；肠梗阻、消化道出血和严重肝肾功能不全禁用。本品含维生素 K，对使用香豆素类抗凝剂的患者应注意药物相互作用。

【规格】 混悬液：200ml/瓶

肠内营养混悬液（SP）（Enteral Nutritional Suspension, SP）

【异名】 百普力

【临床应用】 用于代谢性胃肠道功能障碍，如胰腺炎、炎性肠道疾病、放射性肠炎、化疗、肠瘘、短肠综合征、艾滋病。也适用于大面积烧伤、创伤、脓毒病、大手术后的恢复期及营养不良患者的手术前喂养和肠道准备。用于肠内营养管饲，能量密度是 1kcal/ml，正常滴速 100 ～ 125ml/h。初次胃肠道喂养，初始剂量从 1000kcal（500ml 为 2 瓶）开始，在 2～3 天内逐渐增加至需要量，一般患者 2000kcal（500ml 为 4 瓶）即可满足机体对营养的需求；高代谢（烧伤、多发性创伤）的患者，每日可用到 4000kcal（500ml 为 8 瓶）。

【注意事项】 胃肠道功能衰竭、完全性肠梗阻、严重的腹腔内感染禁用。本品不适用于 1 岁以内的婴儿，也不能作为 1～5 岁儿童的单一营养来源。不能经静脉输注；严重糖代谢异常、严重肝肾功能不全的患者慎用。

【规格】 混悬液：500ml/瓶

肠内营养粉（AA）（Enteral Nutritional Powder）

【异名】 维沃（Vovonex）

【临床应用】 适用于重症代谢障碍及胃肠道功能障碍患者的肠内营养支持。如下列患者：短肠综合征、胰腺炎、白蛋白低下、慢性肾病、放射性肠炎的癌症患者、手术后患者。口服：将 250ml 温水倒入容器内；加入 1 袋本品配制 300ml 全浓度维沃（1kcal/ml）。可管饲或口服，能量密度为 1kcal/ml。滴速及剂量应根据患者的需要而定。

【注意事项】 胃肠道功能衰竭、完全性肠梗阻、消化道出血、严重肝肾功能不全者、急性胰腺炎和严重的腹腔内感染禁用。本药不适用于 10 岁以下的儿童，不能静脉内使用。

【规格】 粉剂：80.4g/袋

肠内营养混悬液（TP-MCT）（Enteral Nutritional Suspension，TP-MCT）

【临床应用】 本品用于有部分胃肠道功能同时伴有脂质代谢障碍、不能或不愿进食足够数量的食物以满足机体营养需求患者（包括胆盐缺乏、胰酶缺乏、淋巴转运异常患者）。补充人体日常生理功能所需的能量及营养成分。推荐摄入量是每日 1500 ~ 2000kcal（1500 ~ 2000ml）；对初次胃肠道喂养的患者，初始剂量建议从每天 500kcal 开始，在 2 ~ 3 天内逐渐增加至需要量。

【注意事项】　本品不应稀释或将其他药物与本品相混合使用，以免因物理化学性质的改变而使稳定性发生变化。摄入过快或严重超量时可能会出现恶心、呕吐、腹泻和腹痛等胃肠道不适。本品不适用于作为1~6岁儿童的单一营养来源，不适用于半乳糖血症患者；对本品中任一成分（如牛奶蛋白）过敏的患者禁用；完全性胃肠道衰竭、完全性肠梗阻患者禁用；严重腹腔内感染（严重腹腔内脓毒病）、顽固性腹泻患者禁用。由于对中链三酰甘油不耐受引起的酮病、肠道衰竭、严重糖代谢异常、严重肝肾功能不全的患者慎用。

【规格】　混悬液：1kcal/ml　500ml/瓶

肠内营养混悬液（TPF-DM）（Enteral Nutritional Suspension，TPF-DM）

【临床应用】　用于有部分胃肠道功能，而不能或不愿进食足够数量常规食物以满足机体营养需求，并且需要控制血糖水平的患者，主要适用人群为糖尿病患者。本品可以口服或管饲喂养。管饲喂养时，滴速建议从每小时20ml开始，由慢到快；最高不宜超过每小时125ml。作为单一营养来源时：推荐剂量为平均每日25kcal/kg，平均每日2000ml（1500kcal）；作为营养补充时：根据患者需要使用，推荐剂量为平均每日1000ml（750kcal）。

【注意事项】　不良反应包括恶心、呕吐、腹胀、腹痛、腹泻等胃肠道不适反应。完全性胃肠道功能衰竭、完全性胃肠道梗阻、果糖不耐受、对本品中任一成分过敏、严重腹腔内感染（严重腹腔内脓毒病）、顽固性腹泻等需要进行肠道休息处理的患者禁用。

本品不适用于不可摄入膳食纤维的患者。肠道功能衰竭的患者、严重肝肾功能不全的患者慎用。不适用于1岁以下的婴儿；慎用于1~6岁的儿童；使用时应根据患者情况决定。不应稀释本品，或将其他药物与本品相混合使用。

【规格】 混悬液：0.75kcal/ml 500ml/瓶

十三、各科用药

（一）老年病用药

阿仑膦酸钠（Alendronate Sodium）

【临床应用】 用于绝经后妇女的骨质疏松症。口服：每周1次，每次70mg，只能在每周固定的一天晨起时使用，为降低对食管的刺激，应在清晨用一满杯白水送服，并且在服药后至少30分钟之内和当天第一次进食前，患者应避免躺卧。

【注意事项】 对本药过敏者、低钙血症、孕妇、哺乳期妇女、婴幼儿、青少年、中重度肾功能不全患者禁用。胃肠道功能紊乱、胃炎、十二指肠炎、溃疡病患者慎用。

【规格】 片剂：70mg/片

鲑鱼降钙素（Calcitonin）

【异名】 密盖息（Miacalcic）

本品为参与钙及骨质代谢的一种多肽类激素。主要是通过对骨骼、肾脏和胃肠道的调节使血钙降低。

【临床应用】 用于绝经后骨质疏松、老年骨质疏松：每日或隔日皮下或肌内注射 50 ~ 100U；鼻内给药，1 次 100U，1 ~ 2 次/日，或每次 50U，2 ~ 4 次/日，12 周为一疗程。高钙血症危象的急症治疗：静脉滴注，每日 5 ~ 10U/kg，加入 500ml 生理盐水中，缓慢滴注至少 6 小时。肿瘤骨转移所致的大量骨溶解和高钙血症：每日 5 ~ 10U/kg，分 1 ~ 2 次皮下或肌内注射。Paget 病：每日皮下或肌内注射，100U/d；鼻内给药，每次 100U，2 次/日。

【注意事项】 本品可引起过敏反应，治疗过程中如出现耳鸣、眩晕、哮喘等应停用。妊娠和哺乳期妇女忌用。大多数患者用小剂量的降钙素是有效的，且较安全。大剂量作短期治疗时，在少数患者易引起继发性甲状腺功能低下。对怀疑过敏者，可先用 1：100 降钙素稀释做皮试，有过敏、喘息、眩晕、便意、耳鸣等时应即停药。14 岁以下儿童禁用。

【规格】 注射液：50U 1ml/支；喷鼻剂：200U/喷，14 喷/支

依降钙素 （Elcatonin）

【异名】 益钙宁

【临床应用】 肌内注射：骨质疏松引起的疼痛：每次 20U，每周 2 次。高钙血症：每次 40U，2 次/日。变形性骨炎：每次 40U，1 次/日。

【注意事项】 过敏体质及哮喘者慎用。老年人应调整用量，孕妇、乳母、新生儿尚未确立其用药安全性。本品不宜长期大量用药。

【规格】 注射液：20U/1ml

骨化三醇 （Calcitriol）

【异名】 罗盖全、盖三淳

本品为维生素 D_3 代谢活性产物，能促进肠道对钙的吸收，调节骨质的钙化。

【临床应用】 骨质疏松症：每次 $0.25\mu g$，2 次/日；最大剂量，每次 $0.5\mu g$，2 次/日。肾性营养不良（透析患者）：每次 $0.25\mu g$，1 次/日，连用2~4周。

【注意事项】 对维生素 D 及其类似物过敏、具有高钙血症、有维生素 D 中毒征象者禁用。青年患者只限于青年特发性骨质疏松症及糖皮质激素过多引起的骨质疏松症。孕妇禁用（动物试验摄入过量维生素 D 致畸）。长期大剂量使用或与钙剂合用可能会引起高钙血症和高钙尿症。

【规格】 胶囊剂：$0.25\mu g$/粒

阿法骨化醇 （Alfacalcidol）

【异名】 阿法迪三

【临床应用】 适用于佝偻病、软骨病、骨质疏松症、甲状旁腺功能减退症，大剂量静脉给药用于肾功能衰竭所致继发性甲状旁腺功能亢进症。口服：成人初始剂量，$0.5\mu g$/d，维持剂量，$0.25~0.5\mu g$/d。

【注意事项】 同骨化三醇

【规格】 胶囊剂：$0.25\mu g$/粒

雷奈酸锶 （Strontium Ranelate）

【异名】 欧思美

【临床应用】 用于治疗绝经期妇女骨质疏松症，可以降低脊椎和髋部骨折的危险。每次 2g，1 次/日，空腹服用。食物、牛奶和牛奶制品能够降低本品的吸收，应当在两餐之间服用或在睡前服用，最好在进食 2 小时之后。颗粒必须在水杯中制成混悬液后服用。

【注意事项】 老年人、肝功能损害的患者不需要调整剂量。重度肾功能损害（肌酐清除率低于 30ml/min）的患者不建议使用本品。常见的不良反应包括恶心和腹泻、头痛、稀便、皮炎、湿疹、意识障碍、记忆力丧失和癫痫发作；有报道肌酸激酶升高、超敏反应综合征，特别是伴有嗜酸粒细胞增多和全身症状的药物疹（皮疹、发热、嗜酸粒细胞增多和全身症状如腺体疾病、肝炎、间质性肾炎、间质性肺病）。本品仅用于绝经后妇女，孕妇及哺乳期妇女、儿童禁用。

【规格】 颗粒剂：2g/袋　7 袋/盒

特拉唑嗪（Terazosin）

【异名】 高特灵

本品为选择性 α_1 受体阻滞剂，能降低外周血管阻力，对收缩压和舒张压都有降低作用；具有松弛膀胱和前列腺平滑肌的作用，可缓解良性前列腺肥大而引起的排尿困难症状。

【临床应用】 用于改善良性前列腺增生症患者的排尿症状，如尿频、尿急、尿线变细、排尿困难、夜尿增多、排尿不尽感等。口服：每次 5mg，早晚各 1 次，疗程 4~6 个月。

【注意事项】 主要不良反应有头痛、头晕、心悸、体位性低血压等，继续治疗可自行消失，必要时可减量。孕妇及哺乳期妇女禁用。患者在开始治疗及增加剂量时应避免突然性体位的变化。

【规格】 片剂：2mg/片

坦洛新 （Tamsulosin）

【异名】 齐索、哈乐、坦索罗辛

本品选择性地阻断前列腺中的 α_1 肾上腺素受体，松弛前列腺平滑肌，从而改善良性前列腺增生所致的排尿困难等症状。

【临床应用】 用于治疗前列腺增生所致的异常排尿症状，如尿频、夜尿增多、排尿困难等。本品适用于轻、中度患者及未导致严重排尿障碍者，如已发生严重尿潴留不应单独服用本品。成人：每次 0.2mg，1 次/日，饭后口服。根据年龄、症状的不同可适当增减。

【注意事项】 不良反应偶可出现头晕及蹒跚感，多可自愈。可出现皮疹，需停药。体位性低血压患者慎用。同用降压药时须注意血压变化，以免发生低血压。

【规格】 胶囊剂：0.2mg/粒

非那雄胺 （Finasteride）

【异名】 保列治

本品是一种合成的甾体类化合物，它是雄激素睾酮代谢成为双氢睾酮过程中的细胞内酶 II 型 5α-还原酶的特异性抑制剂。

【临床应用】 本品适用于治疗良性前列腺增生症。口服：每次 5mg，1 次/日，6 个月为一疗程。

【注意事项】 使用本品前应排除与良性前列腺增生

（BPH）类似的其他疾病，如感染、前列腺癌、尿道狭窄、膀胱低张力、神经源性紊乱等。本品主要在肝脏代谢，肝功能不全者慎用。主要不良反应是性功能受影响（阳痿、性欲减退、射精障碍）、乳房不适（乳腺增大、乳腺疼痛）和皮疹。孕妇或可能怀孕的妇女禁用。

【规格】 片剂：5mg/片

普适泰 （Prostat）

【异名】 舍尼通

【临床应用】 用于良性前列腺增生，慢性、非细菌性前列腺炎。口服：1 片/次，2 次/日，疗程3～6个月。

【注意事项】 前列腺感染、尿道狭窄、前列腺结石、膀胱颈硬化、前列腺癌症和其他前列腺疾病都会引起类似的良性前列腺增生症状，在使用本品治疗之前应对上述疾病作出正确地判断。

【规格】 片剂（每片含水溶性花粉提取物 P_5 70mg、脂溶性花粉提取物 EA_{10} 4mg）

托特罗定 （Tolterodine）

本品为竞争性 M 胆碱受体阻断剂。

【临床应用】 适用于因膀胱过度兴奋引起的尿频、尿急或紧迫性尿失禁症状的治疗。口服：每次 4mg，1 次/日。

【注意事项】 尿潴留、胃滞纳、未控制的闭角型青光眼、重症肌无力、严重的溃疡性结肠炎及中毒性巨结肠患者禁用。哺乳期妇女禁用，孕妇慎用。

【规格】 缓释片：4mg/片

（二）外科用药和消毒防腐收敛药

紫色消肿膏

【临床应用】 活血散瘀，消肿止痛。用于无名肿毒、丹毒等。外用，涂敷患处。

【规格】 软膏：20g／盒

溃疡油

主要成分：大黄、川芎、白芷

【临床应用】 用于软组织炎症，外用于疖肿、痈、溃疡、烫伤、窦道等，并可用作油纱引流。

【规格】 溶液：30ml／瓶

前列地尔（Alprostadil）

【异名】 凯时

【临床应用】 用于治疗慢性动脉闭塞症引起的四肢溃疡及微小血管循环障碍引起的四肢静息疼痛。成人：1 次／日，1～2ml 加 10ml 生理盐水（或 5％ 的葡萄糖）静脉注射，或直接入小壶。

【注意事项】 严重心衰、妊娠及可能妊娠妇女禁用；青光眼或眼压亢进、胃溃疡合并症、间质性肺炎患者慎用；本品与输液混合后在 2 小时内使用，残液不能使用；避免与血浆增容剂（右旋糖酐和明胶制剂等）混合；不良反应偶见休克，有时出现血管疼痛、发红、发硬、瘙痒感，腹泻，呕吐，便秘；偶见嗜酸细胞增多、白细胞减少等。

【规格】 注射剂：10μg 2ml／支

复方角菜酸酯（Carraghenates Co.）

【异名】 太宁

主要成分：角菜酸酯、二氧化钛、氧化锌、滑石粉、固态半合成甘油酯

【临床应用】 用于对痔疮及其他肛门疾患引起的疼痛、瘙痒和充血的对症治疗，亦可缓解肛门局部手术后的症状。直肠给药，1～2 枚/日。

【注意事项】 使用本品前先明确诊断，若使用本品 7 天后症状未见缓解，必须到医院检查。

【规格】 栓剂：3.4g/枚

美辛唑酮红古豆醇酯

【临床应用】 本品用于内痔、外痔、肛门肿胀、瘘管、肛裂等肛肠疾病及痔瘘手术后镇痛。1 粒/次，1～2 次/日，临睡前或大便后塞入肛门。

【注意事项】 青光眼患者禁用，用药后有不同程度的全身乏力、恶心、食欲下降等反应，可自行消失；孕妇及哺乳期妇女用药尚不明确。

【规格】 栓剂（每粒含吲哚美辛 75mg、呋喃唑酮 0.1g、红古豆醇酯 5mg、颠茄流浸膏 30mg）

重组牛碱性成纤维细胞生长因子

【异名】 贝复济

【临床应用】 可促进创面愈合，用于烧伤创面（浅 II 度、深 II 度、肉芽创面等）、慢性创面（体表慢性溃疡等）和新鲜创面（外伤、供皮区创面、手术伤等）。外用：1 次/日，推荐剂量 1 次 150U/cm^2。

【注意事项】 在整个操作过程中应尽量保持无污染。

【规格】 喷雾剂：36000U 15ml/支

高锰酸钾 （Potassium Permanganate）

【临床应用】 本品为强氧化剂，遇有机物即放出新生态氧，有杀灭细菌作用。其杀菌力极强，临床上常用浓度为 1：2000 ~ 1：5000 的溶液冲洗皮肤创伤、溃疡、鹅口疮、脓肿等。外用：创面及腔道冲洗应用 0.1% 水溶液；洗胃用 0.1% ~ 0.2% 水溶液；漱口应用 0.5% 溶液；冲洗阴道或坐浴用 0.125% 溶液，0.1% 溶液用于清洗溃疡及脓肿，0.1% 溶液用于水果等消毒浸泡 5 分钟。

【注意事项】 溶液的浓度要掌握准确，过高的浓度会造成局部腐蚀溃烂。在配置溶液时要考虑时间，放出氧的速度慢，浸泡时间一定要达到 5 分钟才能杀死细菌。配制溶液要用凉开水，用热水会失效。

【规格】 外用片剂：0.1g/片

甲紫溶液 （Methylrosanilinium Chloride）

【临床应用】 外用，治疗感染，用 1% 水溶液外涂，2 ~ 3 次/日。

【注意事项】 面部有溃疡性损害时应慎用，可造成皮肤着色。治疗鹅口疮时，只在患处涂药，如将溶液咽下可造成食管炎、喉头炎。大面积破损皮肤不宜使用。本品不宜长期使用。哺乳期妇女乳房部位用药需防止婴儿经口吸入。

【规格】 溶液：1% 20ml/瓶

聚桂醇 （Lauromacrogol）

【临床应用】 用于内镜下食管曲张静脉出血的急诊

止血及曲张静脉的硬化治疗；也可用于下肢静脉曲张、血管瘤、内痔及囊肿性疾病的硬化治疗。

【注意事项】 可出现局部组织坏死和食管溃疡（有时伴出血，个别有穿孔）、食管狭窄、胸腔积液等；偶见暂时性虚脱、呼吸困难、胸闷、视力障碍、局部感觉损害和金属味觉。患者处于休克状态或对本品过敏者禁用。急性严重心脏病，如心内膜炎、心肌炎、心力衰竭和高血压、发热、急性肺部疾病包括呼吸困难时（如支气管哮喘）慎用。勿注入动脉血管。妊娠妇女禁用。

【规格】 注射剂：100mg/10ml

辣椒碱软膏（Capsaicin Ointment）

【异名】 劲朗

【临床应用】 适用于短期缓解肌肉和关节的轻度疼痛，以及背部疼痛和扭伤、拉伤引起的疼痛。成人，均匀涂抹于疼痛部位，3～4次/日。

【注意事项】 不良反应：用药部位可产生烧灼感和刺痛感，不用于皮肤破损部位。使用本品后请用肥皂将手洗净，勿与眼睛及黏膜接触。孕妇及哺乳期妇女不推荐使用。

【规格】 乳膏：5mg 20g/支

迈之灵（Aescuvenforte）

【临床应用】 适用于①各种原因所致的静脉曲张、深静脉血栓形成及血栓性静脉炎后综合征，如下肢肿胀、痉挛、麻木、疼痛、疲劳沉重感、溃疡及精索静脉曲张引起的肿痛等。②各种原因所致的软组织肿胀、静脉性水肿，如外伤、创伤、烧烫伤、手术后所致的肢体水肿和组织肿胀。③痔静脉曲张引起的内、外痔急性发作症状。1～2片/次，2次/日。20日为一疗程。

【注意事项】 出现轻微胃肠道不适，此时并不需要停止治疗，建议与饭同服。

【规格】 片剂（每片含有欧洲马栗树籽提取物150mg，相当于30mg三萜糖苷）

野菊花栓

【临床应用】 本品用于治疗慢性前列腺炎及慢性盆腔炎。1粒/次，1～2次/日，15～30日为一个疗程。

【注意事项】 本品应在20℃以下保存。

【规格】 栓剂：2.4g/粒

玻璃酸钠（Sodium Hyaluronate）

【异名】 阿尔治

【临床应用】 适用于变形性膝关节病、肩关节周围炎。成人，1次1支（以玻璃酸钠计25mg），1周1次，连续5次注入膝关节腔内或肩关节（肩关节、肩峰下滑液囊或肱二头肌长头腱腱鞘）内，按症状轻重适当增减给药次数。

【注意事项】 变形性膝关节病关节有炎症时，注入本品有时会加重炎症反应，应消除炎症后再用本品为宜。注入本品会引起局部疼痛，给药后应使局部处于静止状态。药液漏于关节腔外会引起疼痛；本品为膝关节或肩关节内注射剂，须进行严格的无菌操作。

【规格】 注射剂：25mg/2.5ml

积雪苷

【临床应用】 用于治疗外伤、手术创伤、烧伤、瘢痕疙瘩及硬皮病。2 片/次，3 次/日，口服。用于治疗瘢痕及硬皮病时，2~4 片/次，3 次/日。

【注意事项】 对本品过敏者禁用。孕妇及过敏体质者慎用。

【规格】 片剂：6mg/片

三乙醇胺（Trolamine）

【异名】 比亚芬

【临床应用】 放疗引起的皮肤损伤：2~3 次/日，每次敷用间隔相等，轻轻按摩以使皮肤吸收。Ⅱ度烧伤和其他皮肤创伤：在清洁创伤后，于创伤表面敷上一厚层药物，重复敷用以使创伤处有足量的药物。若需要，请使用湿润的敷布包扎好，请勿使用干性吸水敷布包扎。Ⅰ度烧伤：敷上一厚层直至皮肤不再吸收药物为止，并轻轻按摩，2~4 次/日。

【注意事项】 敷用后可能会发生疼痛（发痒）。在极少数情况下，可能发生接触性过敏反应。对本品过敏、出血性伤口、被感染的伤口禁用。若发生由烧伤引起的水疱，大面积烧伤或较深或面积较大的伤口应慎用。孕妇及哺乳期妇女慎用。

【规格】 乳膏：0.67% 46.5g/支

他卡西醇（Tacalcitol）

【异名】 萌尔夫

【临床应用】 外用于寻常性银屑病。外用，将软膏涂于患处皮肤，2 次/日。有效后可减为 1 次/日。

【注意事项】 不良反应主要是皮肤刺激症状，包括红斑、烧灼感和瘙痒。对本品或其基质过敏者、患有钙代谢性疾病者禁用。因本品为活性型维生素 D_3 制剂，大量使用可能引起血清钙值上升。如果血钙高于正常水平，则应暂停用药直至恢复正常。注意不要涂在眼角膜、结膜上，不宜全身大面积、长期使用。孕妇或可能怀孕的妇女、哺乳期妇女应慎用；儿童的安全性尚未确立。

【规格】 软膏：20μg 10g/支

（三） 妇产科用药

保妇康栓

【临床应用】 本品用于真菌性阴道炎、老年性阴道炎、宫颈糜烂。置于阴道深部，每晚1枚。真菌性阴道炎：症状消失后再巩固2~3个疗程（7~8日为1个疗程）。老年性阴道炎：1~2个疗程。宫颈糜烂：轻度患者2~3个疗程；中度患者3~4个疗程；重度5~6个疗程。

【注意事项】 若栓剂变软，切勿挤压，可在用药前将药放入冰箱内或冷水中5~10分钟，即可使用。

【规格】 栓剂：1.74g/粒（主要成分莪术油、冰片等）

聚甲酚磺醛（Policresulen）

【异名】 爱宝疗

【临床应用】 用于宫颈、阴道炎症及感染的局部治疗。例如由细菌、滴虫、念珠菌引起的阴道及宫颈分

410

泌增多、阴道炎和宫颈炎等。宫颈糜烂：隔日使用阴道栓1枚；阴道炎：隔日1枚。

【注意事项】 妊娠期间禁用。有局部刺激感。

【规格】 阴道栓：90mg/枚

氯喹那多/普罗雌烯 (Chlorquinaldol/Promestriene)

【别名】 可宝净

【临床应用】 适用于除淋球菌感染外其他原因引起的白带增多。阴道深部给药，每晚1片，连续应用18天。

【注意事项】 有雌激素依赖性癌症病史者不应用本品。偶有刺激、瘙痒、过敏反应等。妊娠、哺乳期间不建议应用本品。

【规格】 片剂（每片含氯喹那多200mg和普罗雌烯10mg）

乳杆菌活菌 (Living Preparation)

【异名】 定君生

本品所含乳杆菌活菌为健康妇女阴道内正常菌群。其代谢产物乳酸和过氧化氢等物质能保持阴道正常酸性环境，抑制并消除有害菌的生长。

【临床应用】 用于由菌群紊乱引起的细菌性阴道病。将本品放入阴道深部，1粒/次，每晚1次，连用10天为一个疗程。

【注意事项】 治疗期间应避免性生活。勿与抗生素类药物同时使用。

【规格】 阴道胶囊：0.25g/粒

克霉唑 (Clotrimazole)

【异名】 凯妮汀

【临床应用】 用于念珠菌性阴道炎及酵母菌引起的感染性白带。在晚间将 1 片放入阴道深处。轻度真菌性阴道炎单次用药即可。必要时可在 3 日后进行第二次治疗。

【注意事项】 孕妇及 18 岁以下患者慎用。罕见局部反应如灼痛、刺激或变红。本品可降低其他抗真菌药的效果。

【规格】 阴道片：0.5g/片

重组人干扰素 α-2a（Interferon α-2a）

【异名】 淑润

【临床应用】 用于治疗慢性宫颈炎、宫颈糜烂。置于阴道后穹隆，1 枚/次，隔日 1 次，睡前使用，9 次为一个疗程。

【注意事项】 用药期间禁止坐浴和性生活，月经时停止使用。

【规格】 阴道栓剂：0.5 万 U/枚

氯己定（Chlorhexidine）

【异名】 醋酸氯己定溶液

【临床应用】 用于创面消毒和伤口冲洗，用于会阴感染、妇女产前产后手术前的阴道清洁消毒，对外阴炎、阴道炎、宫颈炎及性病的防治有效。1～2支/次，1～2 次/日。

【注意事项】 本品不可与肥皂等碱性物质和阴离子表面活性剂混合使用，不可与碘酊、高锰酸钾、升汞同用。

【规格】 溶液：0.05% 50ml/支

（四）皮肤科用药

维 A 酸（Vitamin A）
【临床应用】 用于治疗寻常痤疮、银屑病、鱼鳞病、扁平苔藓、毛发红糠疹、毛囊角化病、鳞状细胞癌及黑色素瘤等疾病。口服：每次 10mg，2~3 次/日。外用，0.025%~0.1% 软膏，局部涂擦，1~2 次/日。
【注意事项】 ①孕妇禁用。②引起胚胎发育畸形。③育龄妇女及其配偶在口服本品期间及服药前 3 个月，服药期间及服药后 1 年内应严格避孕。
【规格】 片剂：10mg/片；软膏剂：0.025% 15g/支，0.1% 15g/支

异维 A 酸（Isotretinoin）
【异名】 泰尔丝
【临床应用】 用于重型痤疮，尤其适用结节囊肿型痤疮及毛发红糠疹疾病。口服：每次 10mg，2~3 次/日，1 个月后改为每次 10mg，1~2 次/日，饭后服用。
【注意事项】 本品有致畸性，孕妇、哺乳期妇女禁用。肝肾功能不全、维生素 A 过量及高脂血症者禁用；本品有致畸作用，育龄妇女及其配偶在服药前后 3 个月内应严格避孕。
【规格】 胶囊：10mg/粒

阿维 A（Acitretin）
【异名】 新体卡松、方希
【临床应用】 用于治疗银屑病、严重角质异常性疾

病。口服：成人，25 ~ 30mg/d，服用 2 ~ 4 周；维持剂量25 ~ 50mg/d。

【注意事项】 孕妇、哺乳期妇女及有生育愿望的妇女禁用；育龄妇女必须于疗程及疗程停止后最少两年内不宜妊娠；肝肾功能不全、维生素 A 过量、血脂过高者禁用。本品常见的不良反应为维生素 A 过多综合征反应。

【规格】 胶囊：10mg/粒

哈西奈德 （Halcinonide）

【临床应用】 用于牛皮癣、异位性皮炎、湿疹、神经性皮炎、接触性皮炎。涂于患处，每日 2 ~ 3 次。

【注意事项】 孕妇慎用。勿长期大面积使用。偶见瘙痒、毛囊炎、痤疮样疹、皮肤萎缩。

【规格】 软膏：0.1% 10g/支

丁酸氢化可的松 （Hydrocortisone Butyrate）

【异名】 尤卓尔

【临床应用】 用于过敏性皮炎、脂溢性皮炎、过敏性湿疹及苔藓样瘙痒症等。均匀地涂于患处，每日 2 次。

【注意事项】 麻疹、水痘、化脓性皮肤病及皮肤损伤禁用。孕妇及哺乳期妇女慎用。儿童尽可能减少用量。长期使用可引起皮肤痤疮样改变，色素脱失或沉着。

【规格】 软膏：1% 10g/支

莫米松 （Mometasone）

【异名】 艾洛松 （Eloson）

【临床应用】 用于对皮质激素有效的皮肤病。每日 1次，涂于患处。

【注意事项】 妊娠及哺乳期妇女慎用。不得用于皮肤破溃处。少见局部感觉异常、瘙痒和皮肤萎缩。

【规格】 乳膏：1% 5g/支

卤米松 （Halometasone）

【异名】 澳能

【临床应用】 用于对皮质激素治疗有效的非感染性炎症性皮肤病，如脂溢性皮炎、接触性皮炎和寻常型银屑病等。每日 1~2 次。

【注意事项】 细菌、病毒、真菌和梅毒性皮肤病变，皮肤结核病，玫瑰痤疮，口周皮炎，寻常痤疮患者禁用。偶尔发生用药部位刺激性症状、皮肤干燥、红斑、皮肤萎缩、毛囊炎、痤疮或脓疱等。如有严重的刺激性、过敏症状应停药。孕妇、哺乳期妇女慎用。儿童不宜长期使用。

【规格】 乳膏：7.5mg 15g/支

卤米松/三氯生 （Halometasone and Triclosan）

【异名】 新适确得

【临床应用】 用于治疗对三氯生敏感细菌继发感染、而皮质激素又有疗效的皮肤病。外用，2~3 次/日。

【注意事项】 同卤米松。

【规格】 乳膏：0.05% 10g/支

复方曲安奈德乳膏 （Triamcinolone Co.）

【临床应用】 伴有念珠菌或细菌感染的异位湿疹样皮炎、接触性皮炎、脂溢性皮炎、神经性皮炎、单纯性苔藓等。外用，1~2次/日。

【注意事项】 用于病毒性皮肤感染，如牛痘和水痘、念珠菌以外的其他真菌性皮肤病禁用。

【规格】 乳膏剂：15g/支（主要成分：制霉菌素10万U、新霉素2.5mg、短杆菌肽250μg、曲安奈德1mg）

多磺酸粘多糖 （Heparinoid）

【异名】 喜疗妥

【临床应用】 用于静脉曲张、腿部溃疡、浅表血栓性静脉炎、浅表炎症、软化平复创伤、烧伤及手术引起的瘢痕。外用，1~2次/日。

【注意事项】 仅用于皮肤表面，不能用于开放伤口、眼睛及黏膜。

【规格】 霜剂：4.2g 14g/支

环丙沙星 （Ciprofloxacin）

【异名】 达维邦

【临床应用】 用于治疗脓疱疮、疖疮、毛囊炎及外伤创面、术后切口、湿疹及足癣合并的皮肤软组织感染性疾患。外用，2~3次/日。

【注意事项】 偶有轻微刺痛感，若出现过敏症状应立即停药。对喹诺酮类药物过敏者禁用。

【规格】 软膏：0.3% 10g/支

夫西地酸 （Fusidic Acid）

【异名】 立思丁

本品通过抑制细菌的蛋白质合成而产生杀菌作用，对革兰阳性细菌有抗菌作用。葡萄球菌，包括对青霉素、甲氧西林和其他抗生素耐药的菌株对本品敏感。

【临床应用】 本品用于由葡萄球菌、链球菌、痤疮丙酸杆菌、极小棒状杆菌及其他对夫西地酸敏感的细菌引起的皮肤感染，包括脓疱疮、疖、痈、甲沟炎、创伤感染、须疮、汗腺炎、红癣、毛囊炎、寻常型痤疮。2~3次/日，涂于患处，一般疗程为7天。

【注意事项】 因本品可经皮肤吸收，不能长时间、大面积使用。不良反应包括接触性皮炎、皮疹、瘙痒、皮肤过敏反应等。罕见不良反应有黄疸、紫癜、表皮坏死、血管水肿等。

【规格】 乳膏：2% 15g/支

曲安奈德益康唑（Triamcinolone and Econazole）

【异名】 派瑞松（Pevisone）

【临床应用】 用于湿疹、真菌和革兰阳性细菌性皮肤感染，如表皮癣菌、酵母菌和真菌所致的炎性皮肤病。每日早晚各1次，疗程2~4周，不超过4周。

【注意事项】 长期使用可出现类似肾上腺皮质功能亢进症。皮肤局部可发生萎缩、毛细血管扩张、色素沉着以及继发感染。皮肤结核、梅毒或病毒感染者禁用。孕妇禁用。

【规格】 乳膏：15g/支

曲安奈德新霉素（Triamcinolone and Neomycin）

【临床应用】 用于局限性神经性皮炎、慢性湿疹。也可用于小面积的银屑病。

【注意事项】 皮肤破溃处、急性和亚急性炎症及渗出糜烂性皮肤病禁用。伴有细菌或病毒感染时应给予适当地抗感染治疗。孕妇及哺乳期妇女、儿童慎用。余同曲安奈德益康唑。

【规格】 橡胶膏（每贴含曲安奈德 16μg、新霉素 90U）

特比萘芬（Terbinafine）

【异名】 兰美抒、丁克

【临床应用】 用于足癣、手癣、体癣、股癣及花斑癣。外用：2 次／日，疗程 1~2 周。

【注意事项】 不良反应偶见过敏反应、局部刺激。

【规格】 乳膏：1% 5g／支，1% 10g／支

喷昔洛韦（Penciclovir）

【异名】 丽珠君乐

【临床应用】 用于口唇、面部单纯疱疹、生殖器疱疹。外用，4~5 次／日。

【注意事项】 不良反应偶见局部灼热感、疼痛、瘙痒。

【规格】 乳膏：0.1g 10g／支

新霉素软膏（Neomycin）

【临床应用】 杀菌、消炎。外用，1~2 次／日。

【规格】 软膏：0.5% 20g／盒

过氧苯甲酰（Benzoyl Peroxide）

【异名】 斑赛

【临床应用】 寻常型痤疮。1~2 次／日。

【注意事项】 如出现严重刺激反应立即停药。症状消失后可恢复治疗。注意开始时用药次数适当减少。

本品不得用于眼睛周围或黏膜处。儿童、妊娠及哺乳期妇女慎用。

【规格】 凝胶剂：2.5% 15g/支

联苯苄唑（Bifonazole）

【异名】 必伏

【临床应用】 用于急、慢性皮肤真菌感染。外用，1次/日。

【注意事项】 偶见皮肤轻微发红、烧灼感、瘙痒及红斑等反应。

【规格】 霜剂：1% 10g/支

莫匹罗星（Mupirocin）

【异名】 百多邦（Bactroban）

【临床应用】 本品用于细菌性皮肤感染。3次/日，涂于局部患处，5天一个疗程，必要时可重复1个疗程。

【注意事项】 中、重度肾功能损伤者及孕妇慎用。不适于眼内或鼻内使用。偶见局部烧灼感、蜇刺感及瘙痒等不良反应。

【规格】 软膏：2% 5g/支

环吡酮胺（Ciclopirox Olamine）

【异名】 环利

【临床应用】 用于手癣、足癣、体癣、股癣、花斑癣、甲癣、皮肤和外阴阴道念珠菌感染。外用，皮肤感染，2次/日，2周为一个疗程；甲癣，1个月为一疗程，需3个月左右。

【注意事项】 若有灼烧感、瘙痒、红肿应立即停药。

【规格】 软膏：1% 15g/支

咪康唑 (Miconazole)

【临床应用】 用于真菌、酵母菌及其他真菌引起的皮肤、指（趾）甲感染。外用，2 次/日，通常用药 2~5 周。

【注意事项】 极少数患者可有灼烧和刺激感，偶见皮肤过敏，若有上述不良反应应停药。

【规格】 乳膏：2% 15g/支

复方利多卡因 (Lidocaine Co.)

【临床应用】 外用皮层局部麻醉。

【注意事项】 对酰胺类局部麻醉药、先天性或特发性高铁血红蛋白血症、开放性伤口、儿童生殖器黏膜、受损的耳鼓膜、3 个月以下的婴儿禁用。不良反应可见用药局部苍白、红斑和水肿。

【规格】 乳膏：5% 5g/支（含利多卡因 0.125g、丙胺卡因 0.125g）

薄荷淀粉

【临床应用】 供爽身或放射治疗后局部冷却麻醉用，外用。

【规格】 粉剂：1% 50g/袋

甘油洗剂

【临床应用】 本品有润滑、保护皮肤作用。用于皮肤皲裂、干燥、瘙痒症等。

【规格】 洗剂：200ml/瓶（主要成分甘油、乙醇）

盐酸溶液（Hydrochloric Acid）

【临床应用】 与20%硫代硫酸钠合用治疗汗斑。外用，2次/日。

【规格】 溶液：2% 100ml，2% 200ml/瓶

硫代硫酸钠（Sodium Thiosulfate）

【临床应用】 用于疥疮、花斑癣、汗斑等皮肤病。外用，先涂于患处，稍干后涂2%盐酸溶液。1日3～4次，连用3～4周。

【规格】 溶液：20% 200ml/瓶

三氯化铝溶液（Aluminium Chloride）

【临床应用】 有收敛、脱水作用。用于多汗症。外用，涂患处，2次/日。

【规格】 溶液：15% 200ml/瓶

浓复方苯甲酸软膏

【临床应用】 消毒防腐药，具有软化角质及杀真菌作用，主要用于头癣及手足癣。涂患处。

【规格】 软膏：40g/盒（主要成分：苯甲酸、水杨酸）

甲氧沙林（Methoxsalen）

【临床应用】 本品用于白癜风、银屑病。口服，两小时后配合日晒或黑光照射，每周至少2～3次（至少相隔48小时）。白癜风：按体重0.5mg/kg计算，成人每次25～30mg，2～3次/周；银屑病：按体重0.6mg/kg计算，成人每次30～35mg，每周2～3次。照光时间：①日光照射（日晒），首次照射

时间为 15 ~ 25 分钟，浅肤色一般为 15 分钟，中等肤色为 20 分钟，深肤色为 25 分钟，以后治疗可适当增加 5 分钟的照射时间；②黑光照射，照射治疗时间为照射出现红斑反应时间的一半。

【注意事项】 由于对光的耐受性差异，个别患者可能会出现皮肤瘙痒、红斑等光过敏症状，通常症状会慢慢减轻或消失，也可再服用抗过敏药物。过度照射可引起发红、水疱等类似晒伤症状，此时需停药至症状消除后再使用。治疗时调整好照射的强度和照射时间可避免该症状发生。少数患者口服后可能出现轻微的恶心、头痛等不适反应，与食物或牛奶同服，或减少服用量，可减轻不适反应。严重肝病患者、白内障或其他晶体疾病患者禁用。有光敏性疾病患者如：红斑狼疮、皮肌炎、卟啉病、多形性日光疹、着色性干皮病等患者禁用。照光治疗前后要注意对皮肤的保护，避免曝晒。有皮肤癌病史、有日光敏感家族史、新近接受放射线或细胞毒治疗及有胃肠道疾病者应慎用。治疗期间不得服用含有呋喃香豆素的食物，如酸橙、无花果、香菜、胡萝卜、芹菜等。孕妇及哺乳期妇女、12 岁以下儿童禁用。

【规格】 片剂：5mg/ 片

硼酸洗液（Boric Acid）

【临床应用】 消毒防腐、抑菌。用于皮肤、黏膜及伤口的消毒。外用洗涤创面及黏膜，亦可湿敷等。

【规格】 溶液：3% 200ml/瓶

炉甘石洗剂

【临床应用】 保护皮肤、收敛、消炎。用于皮肤炎症，如丘疹、亚急性皮炎、湿疹、荨麻疹等。外用，局部涂抹。

【注意事项】 用前摇匀。

【规格】 洗剂：100ml/瓶（主要成分：炉甘石、氧化锌）

二硫化硒洗剂（Selenium Sulfide）

【异名】 希尔生

【临床应用】 用于去头屑，防止皮脂溢出、头皮脂溢性皮炎、花斑癣（汗斑）。外用：1周2次，一个疗程2~4周，必要时可重复一或两个疗程。

【注意事项】 皮肤有急性炎症、糜烂渗出禁用；偶可引起接触性皮炎、头发或头皮干燥、头发脱色；如有灼烧感、瘙痒、红肿等应停止用药，并将局部药物洗净。

【规格】 洗剂：2.5g 100g/瓶

鬼臼毒素（Podophyllotoxin）

【异名】 尤脱欣

【临床应用】 局部外用治疗男性或女性生殖器或肛门部位的尖锐湿疣。外用：2次/日，连续3天，4天为一个疗程，最多不超过三个疗程。

【注意事项】 常有灼热、疼痛。孕妇、哺乳期妇女及儿童禁用。疣体直径大于2cm或范围广泛者禁用。

【规格】 溶液：15mg 3ml/瓶

卡泊三醇（Calcipotriol）

【异名】 达力士

【临床应用】 用于寻常性银屑病。外用，2次/日，1

周用药不可超过 100g。

【注意事项】 偶见少数患者可能有暂时性局部刺激，极少数患者可能发生面部皮炎。

【规格】 软膏：0.75mg 15g/支；擦剂：1.5mg 30ml/瓶

钙泊三醇倍他米松（Calcipotriol and Betamethasone）

【临床应用】 主要用于适合局部治疗的稳定性斑块状银屑病。1 次/日，4 周为一疗程，一个疗程结束后，在监测下可重复进行此疗程。每天最大剂量不超过 15g，每周最大剂量不超过 100g，治疗面积不应超过体表面积的 30%。

【注意事项】 不良反应包括皮肤干燥、红斑、皮疹、银屑病加重、光敏反应等；高敏反应少见，表现为血管性水肿及面部水肿。罕见高钙血症及高钙尿。对伴有钙代谢紊乱的患者禁用。皮肤病毒、真菌或细菌性感染、有结核性或梅毒状的皮肤表现者禁用。

【规格】 软膏（每 1g 含钙泊三醇 50μg、倍他米松 0.5mg）

阿达帕林（Adapalene）

【异名】 达芙文

【临床应用】 寻常型痤疮。每晚 1 次，8～12 周为一个疗程。

【注意事项】 本品的不良反应有皮肤刺激症状，如红斑、烧灼感。本品不推荐与维 A 酸类药物同时使用。

【规格】 0.1% 凝胶剂 15g

他扎罗汀（Tazarotene）

【异名】 乐为

【临床应用】 用于治疗寻常性斑块型银屑病。外用，每晚 1 次。

【注意事项】 孕妇、哺乳期妇女、近期有生育愿望妇女及对其他维 A 酸类药物过敏者禁用；服用具有光敏性药物时，应小心使用；本品不宜用于急性湿疹类皮肤病；12 岁以下儿童使用本品安全性尚未建立。

【规格】 凝胶：15mg 30g/支

阿莫罗芬（Amorolfine）

【异名】 罗每乐

【临床应用】 用于真菌引起的指（趾）甲感染。外用，1 周 2 次锉光和清洁受感染的指（趾）甲，均匀涂抹。对指甲用药需持续 6 个月；对趾甲需持续 9 ~ 12 个月。

【注意事项】 不良反应可见极少数患者局部出现轻微的灼烧感。对孕妇及可能、准备妊娠者禁用。哺乳期妇女慎用。

【规格】 搽剂：5% 2.5ml/支

湿疹软膏

【临床应用】 收敛、吸湿、止痒、防腐作用。用于亚急性或慢性湿疹。外用，涂患处，2 次/日。

【规格】 软膏：40g/盒（主要成分：水杨酸、硼酸、氧化锌）

氨薄荷醑

【临床应用】 中和昆虫分泌的蚁酸等物，有局麻、止痒作用。用于昆虫咬伤、螫伤等。

【规格】 溶液：60ml/瓶（主要成分：氢氧化铵、薄荷脑）

硼锌糊

【临床应用】 本品有收敛保护皮肤作用。用于急性渗出性皮炎或湿疹。涂患处。

【规格】 软膏：40g/盒（主要成分：硼酸、氧化锌、淀粉）

复方薄荷脑洗剂

【临床应用】 有止痒、抑菌作用。用于皮肤瘙痒、神经性皮炎。外用，每日两次涂患处。

【规格】 洗剂：200ml/瓶（主要成分：薄荷脑、液体酚）

硅霜（Dimeticone Cream）

【临床应用】 本品有保护皮肤及防治皲裂作用。局部涂擦。

【规格】 霜剂：40g/支

水杨酸甲醛搽剂

【临床应用】 本品有溶解角质、抗真菌等作用。用于足癣等症的治疗。涂患处，每日 1~2 次。

【规格】 溶液：60ml/瓶

止痒乳膏

【临床应用】 止痒。涂患处，2 次/日。

【规格】 软膏：40g/盒（主要成分：硅油、樟脑、薄荷脑、冬青油）

薄酚甘油洗剂

【临床应用】 本品用于皮肤瘙痒症。涂擦患处，1 日 2 次。

【规格】 溶液：200ml/瓶（主要成分：薄荷脑、液体酚、甘油）

炉甘石薄荷脑洗剂

【临床应用】 止痒、轻度收敛、保护皮肤。用于湿疹、皮炎、皮肤瘙痒症等。用前摇匀。外用，局部涂抹。

【规格】 洗剂：1% 100ml/瓶

苯海拉明乳膏

【临床应用】 用于局部止痒，治疗瘙痒性皮肤病。外用，每日 2~3 次，涂患处。

【规格】 乳膏：2% 40g/盒

重组人干扰素 α-2b（Recombinant Human Interferon α-2b）

【异名】 尤靖安

【临床应用】 治疗尖锐湿疣，也可用于治疗口唇疱疹及生殖器疱疹。外用，涂患处，4 次/日；尖锐湿疣连续用药 6 周；口唇疱疹及生殖器疱疹连续用药 1 周。

【注意事项】 偶见轻度瘙痒、灼痛，可自行缓解。

【规格】 软膏：0.5万U 5g/支

复松片

主要成分：鬼箭羽、当归、红花、川芎等

【临床应用】 用于经络阻滞、气滞血瘀所致的硬皮病综合征。口服，4~6片/次，3次/日。

【规格】 片剂：0.3g/片

复甦片

主要成分：苏木、降香、赤芍、川牛膝、黄芪

【临床应用】 用于气滞血瘀、气血双虚的硬皮病。口服，4~6片/次，3次/日。

【规格】 片剂：0.3g/片

复康片

主要成分：太子参、麦冬、白术、黄芪、浙贝母、茯苓等

【临床应用】 用于气阴两虚、阴虚肺燥引起的干咳咽痒、目涩口干等症。口服，2~6片/次，3次/日。

【规格】 片剂：0.3g/片

色甘酸钠软膏

【临床应用】 治疗特应性皮炎（湿疹）、接触性皮炎或其他过敏性皮炎。外用，2次/日。

【规格】 霜剂：10% 20g/盒

复方维生素 A 霜

主要成分：维生素A、二甲基亚砜、苯海拉明

【临床应用】 用于外阴萎缩和外阴硬萎。

【规格】 霜剂：20g/盒

米诺地尔（Minoxidil）

【异名】 达霏欣

本品为周围血管舒张剂，局部长期使用可刺激男性型脱发和斑秃患者的毛发生长。

【临床应用】 适用于治疗男性型秃发及斑秃。局部外用，每次1ml（含本品20mg），涂于头部患处，从患处的中心开始涂抹，并用手按摩3~5分钟。不管患处的大小如何均使用该剂量。每天总用量不超过2ml。

【注意事项】 常见的不良反应是头皮的轻度皮炎。

【规格】 溶液：2g/100ml

非那雄胺（Finasteride）

【异名】 保法止

【临床应用】 用于治疗男性秃发（雄激素性秃发），能促进头发生长并防止继续脱发。不适用于妇女和儿童。每次1mg，1次/日。

【注意事项】 不良反应包括性欲减退及阳痿；射精异常、乳房触痛和肿大、过敏反应（皮疹、荨麻疹和口唇肿胀）和睾丸疼痛。本品不适用于妇女和儿童。

【规格】 片剂：1mg/片

他克莫司（Tacrolimus）

【异名】 普特彼

【临床应用】 适用于中到重度特应性皮炎患者。作为短期或间歇性长期治疗，0.03%浓度的本品可用于2岁及以上的儿童。成人：0.03%和0.1%本品，2次/日，持续使用至特应性皮炎症状和体征消失后1周。儿童：用0.03%本品，2次/日。

【注意事项】 外用本品可能会引起局部症状，如皮肤烧灼感（灼热感、刺痛、疼痛）或瘙痒。局部症状见于使用本品的最初几天。在使用本品期间，患者应减少或避免自然阳光或人工太阳光。

【规格】 软膏：0.3% 3mg/10g，1% 10mg/10g

吡美莫司（Pimecrilimus）

【异名】 爱宁达

【临床应用】 外用于2岁及2岁以上轻度至中度湿疹患者。2次/日。

【注意事项】 不良反应常见用药局部反应（刺激、瘙痒、红斑），皮肤感染（毛囊炎）；不常见的反应有脓疱病、病情加重、单纯疱疹、传染性软疣、用药局部不适，如皮疹、疼痛、麻木、脱屑、干燥、水肿等。不能用于急性皮肤病毒感染部位（单纯疱疹、水痘）。儿童不应大面积、长时间连续使用。孕妇及哺乳期妇女禁用。

【规格】 乳膏：1% 15g/支

丁香罗勒油

【临床应用】 治疗疥疮。每次用药前修剪指甲，温水洗澡后，将所有皮疹处均先擦一遍，再自颈部以下遍擦药膏于全身及四肢。早晚各擦药1次，连用2天，停药2天，自第五天起，再重复上述治疗2天，并消毒衣服及被褥。未愈者可再重复上述治疗或遵医嘱。

【注意事项】　不良反应偶有患者用药后起皮疹，瘙痒加重。皮肤糜烂渗出处禁用本品。勿与眼部接触。

【规格】　乳膏：0.25g 10g/支

咪喹莫特（Imiquimod）

【异名】　明欣利迪

【临床应用】　用于治疗成人外生殖器和肛周尖锐湿疣。每周3次，临睡前用药。睡前取适量药膏，均匀涂抹于疣体部位，轻轻按摩直到药物完全吸收，并保留6～10小时，用药部位不要封包。6～10小时后，用清水和中性肥皂将药物从疣体部位洗掉；患者应持续使用药膏，直到疣体完全清除，疣体最快2～4周清除，一般在8～12周清除，用药最多不超过16周。

【注意事项】　用药后局部有轻度红斑者，可继续使用；如患者感到全身不适或出现较为明显的局部皮肤反应（较明显的水肿、糜烂、疼痛等）应停药，待反应减轻后再继续用药。不良反应多为轻、中度局部皮肤炎症反应，如灼热、瘙痒、红斑、水肿、脱屑；少见溃疡、糜烂及疼痛的发生；偶有短暂低热。若反应严重应及时停药并就医。避免接触眼睛、口、鼻等部位。孕妇及哺乳期妇女禁用。

【规格】　乳膏：250mg/袋，4袋/盒

氟芬那酸丁酯（Butyl Flufenamate）

【异名】　布特

【临床应用】　本品为非甾体抗炎药物，对非感染性亚急性湿疹、慢性湿疹、慢性单纯性苔藓等皮肤疾

病具有治疗作用。外用，成人每次适量涂于患处，2次/日，或遵医嘱。

【注意事项】 个别患者有轻度皮肤刺激反应，停用2天后即恢复正常。本品为外用药物，严禁口服。

【规格】 乳膏：0.5g 10g/支

氟替卡松（Fluticasone）

【异名】 克廷肤

【临床应用】 用于各种皮质激素可缓解的炎症性和瘙痒性皮肤病，如湿疹包括特异性湿疹和盘状湿疹、结节性痒疹、银屑病（泛发斑块型除外）、神经性皮肤病包括单纯性苔藓、扁平苔藓、脂溢性皮炎、接触性过敏等。湿疹和皮炎：成人及1岁以上（含1岁）儿童，1次/日，涂于患处。其他适应证：2次/日涂于患处。儿童应用本品时，若治疗7～14天未改善症状，则应停药并进行重新评估。若症状得到控制（通常于7～14天内），则需减少用药频率至最小有效剂量及最短用药时间。建议连续使用不长于4周，局部使用。

【注意事项】 最常见的不良反应有皮肤感染、感染性湿疹、病毒疣、单纯疱疹、脓疱疮、特异性皮炎、湿疹恶化、红斑、烧灼感、刺痛、皮肤刺激、毛囊炎、水疱、手指麻痹和皮肤干燥。长期和大量使用皮质激素可引起局部皮肤萎缩，表现为皮肤变薄、出现萎缩纹、毛细血管扩张、多毛及色素减退。长期大量或大面积应用皮质激素，可通过全身吸收而出现肾上腺皮质功能亢进。禁用于玫瑰痤疮、寻常痤疮、酒渣鼻、口周皮炎、原发性皮肤病毒感染（如单纯疱疹、水痘）；禁用于肛周及外阴瘙痒、真菌或细菌引发的原发皮肤感染；禁用于 1 岁以下婴儿的皮肤病，包括皮炎和尿布疹。孕妇禁用，哺乳期妇女慎用。

【规格】 乳膏：0.05% 15g/支

复方多粘菌素 B（Polymyxin B Co.）

【临床应用】 用于割伤、擦伤、烧烫伤、手术伤口等小面积皮肤创口感染；各种细菌性皮肤感染的治疗，如脓疱疮、疖肿、毛囊炎、须疮、甲沟炎等原发性皮肤细菌感染以及湿疹、单纯性疱疹、脂溢性皮炎、溃疡合并感染、创伤合并感染等继发性感染。外用，局部涂于患处。2～4 次/日，5 天为一疗程。

【注意事项】 对本品任一组分过敏者禁用。应避免在大面积烧伤面、肉芽组织或表皮脱落的巨大创面使用本品。当患者有肾功能减退或全身应用其他肾毒性或耳毒性药物时，应注意有产生毒性的可能。患者如有血尿、排尿次数减少、尿量减少或增多等肾毒性症状或耳鸣、听力减退等耳毒性症状时应慎用本品。孕妇及哺乳期妇女禁用。

【规格】 软膏剂：10g/支（多黏菌素 B 50000U、新霉素 35000U、杆菌肽 5000U、利多卡因 400mg）

复方肝素钠尿囊素（Compound Heparin Sodium and Allantoin）

【异名】 康瑞保

【临床应用】 适用于肥厚性瘢痕和瘢痕疙瘩；继发于手术、截肢、烧伤、痤疮及其他意外后产生的限制活动并影响美观的瘢痕；外伤导致的肌腱挛缩和瘢痕性狭窄。将本品涂在瘢痕部位，3～4 次/日，并轻揉直到药物完全吸收。对于陈旧性瘢痕和质地硬的瘢痕，可以在涂药后用敷料封包过夜，使药物充分发挥作用。根据瘢痕或挛缩的大小不同，疗程常需数周至数月不等。

【注意事项】 少数患者可以出现轻微痒感，一般不影响继续治疗。

【规格】 凝胶剂：10g/支（洋葱提取物 10g、肝素钠 5000U、尿囊素 1g）

硫软膏（Sulfur Ointment）

【临床应用】 杀虫药。用于疥疮、头癣、痤疮、脂溢性皮炎、酒渣鼻、单纯糠疹和慢性湿疹。外用，涂于洗净的患处，1～2 次/日。对于疥疮，将药膏涂于颈部以下的全身皮肤，尤其是皮肤皱褶处，每晚 1 次，3 天为一疗程。需要时停用 3 天，再重复第二个疗程。

【注意事项】 对本品过敏者禁用。不得与其他外用药物并用。避免与口、眼接触。涂抹部位如有灼烧感、瘙痒、红肿等应停止用药，并洗净；必要时向医生咨询。

【规格】 软膏：10% 25g/盒

（五）眼科用药

氧氟沙星（Ofloxacin）

【异名】 泰利必妥（Tarivid）、迪可罗

【临床应用】 用于眼睑炎、睑腺炎、泪囊炎、结膜

炎、睑板腺炎、角膜炎、角膜溃疡等。滴眼，3~5次/日。

【注意事项】 不可长期使用，过敏者禁用。

【规格】 眼膏：10.5mg 3.5g/支

左氧氟沙星（Levofloxacin）

【异名】 海伦、可乐必妥

【临床应用】 本品适用于细菌性结膜炎、角膜炎、角膜溃疡、泪囊炎、术后感染等外眼感染。滴眼，1滴/次，3次/日。

【注意事项】 偶有刺激症状或轻度眼局部瘙痒感；对氧氟沙星或喹诺酮类过敏者禁用。

【规格】 滴眼液：15mg 5ml/支，24.4mg 5ml/支

阿昔洛韦（Aciclovir）

【异名】 无环鸟苷

【临床应用】 用于急性单纯疱疹病毒性角膜炎。滴眼，每日5次。

【注意事项】 可发生角膜上皮损害。

【规格】 滴眼剂：8mg 8ml/支

妥布霉素（Tobramycin）

【异名】 托百士（Tobrex）

【临床应用】 用于敏感菌引起眼部感染。滴眼剂：轻中度患者每4小时1次，1~2滴/次，重度患者每小时1次，2滴/次。眼膏剂：轻中度患者2~3次/日，每次1.5cm长的眼膏涂入患眼结膜囊内；重度患者每3~4小时1次，每次1.5cm长的眼膏涂入患眼内。

【注意事项】 对氨基糖苷类抗生素过敏者禁用。勿长期使用,以免出现二重感染。

【规格】 滴眼剂:0.3% 5ml/支;眼膏剂:0.3% 3.5gm/支

妥布霉素/地塞米松 (Tobramycin and Dexamethasone)

【异名】 典必殊 (Tobradex)

【临床应用】 本品有抗感染、减轻水肿和炎症反应的作用,用于眼部炎性病变及眼部表面的细菌感染。滴眼,每4~6小时1次,1~2滴/次;眼膏剂,每日3~4次,每次将1~1.5cm长的眼膏涂入结膜囊内。

【注意事项】 对氨基糖苷类抗生素过敏者禁用,急性浅表性单纯疱疹病毒性角膜炎、眼组织的真菌感染、牛痘及水痘感染、病毒性角膜和结膜感染和眼结核禁用。长期眼部使用含类固醇眼药可能导致角膜真菌感染,还可能导致眼内压升高,在角膜和巩膜变薄的情况下可能引起穿孔。

【规格】 滴眼剂:5ml/支;眼膏剂:3.5gm/支

氯霉素 (Chloramphenicol)

【临床应用】 可用于沙眼、结膜炎、角膜炎等。滴眼,1~2滴/次,3~5次/日。

【规格】 滴眼剂:0.25% 8ml/支

倍他洛尔 (Betaxolol)

【异名】 贝特舒 (Betoptic)

【临床应用】 用于慢性开角型青光眼、高眼压症。

1~2 滴/次，2 次/日。

【注意事项】 窦性心动过缓、Ⅰ度以上房室传导阻滞、明显心力衰竭患者禁用，支气管哮喘、肺气肿、非过敏性支气管炎、冠状动脉疾病、心衰、糖尿病、甲状腺功能亢进、重症肌无力者慎用。注意与其他药物合用时的相互作用，如口服降糖药、胰岛素、抗高血压药、利尿药、麻醉剂、洋地黄、利血平等。

【规格】 滴眼液：10mg 5ml/支

卡替洛尔 （Carteolol）

【异名】 美开朗（Mikelan）

【临床应用】 适用于治疗慢性开角型青光眼、高眼压症。1 滴/次，2 次/日。

【注意事项】 同倍他洛尔滴眼液。

【规格】 滴眼剂：100mg 5ml/支

阿托品 （Atropine）

【异名】 迪善

【临床应用】 散瞳，用于检查眼底及验光配镜屈光度检查、虹膜睫状体炎。1 滴/次，3 次/日，滴于结膜囊内。

【注意事项】 小儿对该药易中毒，滴时应压迫泪囊，以防进入鼻腔吸收。青光眼及前列腺肥大患者禁用。

【规格】 眼膏剂：25mg 2.5g/支

毛果芸香碱 （Pilocarpine）

【临床应用】 适用于开角型青光眼、急慢性闭角型青光眼、非色素膜炎性的继发性青光眼等，亦可用于缩瞳以抵消睫状体麻痹剂或散瞳药的作用。滴眼，

1～2滴/次，2～3次/日。

【注意事项】 虹膜睫状体炎禁用，哮喘、急性结膜炎、角膜炎或其他不应缩瞳的眼病患者慎用。

【规格】 滴眼剂：0.1g 5ml/支

复方托吡卡胺（Tropicamide Co.）

【异名】 美多丽（Mydrin）

【临床应用】 本品用于散瞳检查、验光检查。散瞳作用快、恢复期短。散瞳检查：2～3滴/次，于点药后15～30分钟检查为宜。验光检查：2～3滴/次，连续滴4次，间隔5分钟，以点最后一滴药20分钟后验光为宜。

【注意事项】 患青光眼、可疑青光眼、高眼压、高血压、冠状动脉供血不足、明显动脉硬化、心力衰竭等病禁用，糖尿病、甲状腺功能亢进者慎用。出现过敏和眼压升高时应停用。

【规格】 滴眼剂：5ml/支，10ml/支

泼尼松龙（Prednisolone）

【异名】 百力特

【临床应用】 治疗对类固醇敏感的睑球结膜、角膜及其他眼前组织的炎症。滴入结膜囊内，1～2滴/次，2～4次/日。

【注意事项】 禁用于急性浅表性单纯疱疹病毒性角膜炎、眼组织的真菌感染、牛痘及水痘感染、大多数其他病毒性角膜和结膜感染、眼结核以及对该药过敏者。长期眼部使用类固醇可能导致角膜真菌感染，还可能导致眼内压升高，在角膜和巩膜变薄的情况下可能引起穿孔。

【规格】 滴眼剂：50mg 5ml/支

羧甲基纤维素钠 （Sodium Carboxymethylcellulose）

【异名】 萧莱威 （Celluvisc）

【临床应用】 用于缓解眼部干燥，或由于暴露于阳光、风沙所引起的眼部烧灼、刺痛等不适感，也可作为预防刺激的保护剂。需要时 1~2 滴点眼。

【规格】 滴眼剂：1% 0.4ml/支，0.5% 0.4ml/支

卵磷脂络合碘 （Iodized Lecithin）

【异名】 沃丽汀 （Jolethin）

【临床应用】 用于治疗中心性浆液性脉络膜视网膜病变、中心性渗出性脉络膜视网膜病变、玻璃体积血、玻璃体混浊、视网膜中央静脉阻塞等。口服：成人，1~2 片/次，2~3 次/日，每日用量 3~6 片。

【规格】 片剂：1.5mg/片

玻璃酸钠 （Sodium Hyaluronate）

【异名】 爱丽 （Hialid）

【临床应用】 适用于下列原因引起的角结膜上皮损伤：干燥综合征、斯-约综合征、眼干燥症、手术后、药物性、外伤和佩戴隐形眼镜等。滴眼，1 滴/次，5~6 次/日。

【规格】 滴眼剂：0.1% 5ml/支

吡嘧司特钾 （Pemirolast Potassium）

【异名】 研立双 （Alegysal）

【临床应用】 用于过敏性结膜炎、春季卡他性结膜炎。滴眼，1 滴/次，2 次/日。

【注意事项】 过敏反应包括眼睑炎、眼睑皮肤炎等，出现这些症状应中止用药。本品能分泌进入乳汁，哺乳期妇女慎用。孕妇及 3 岁以下儿童使用本品的有效性和安全性尚未确立，应慎用。

【规格】 滴眼剂：5mg 5ml/支

重组牛碱性成纤维细胞生长因子（溶合蛋白）

【异名】 贝复舒

【临床应用】 本品用于各种原因引起的角膜病变和轻中度干眼症，角膜擦伤，轻中度化学烧伤、角膜手术及术后愈合不良，单疱性角膜溃疡和大疱性角膜炎等。滴眼：1~2 滴/次，4~6 次/日。

【注意事项】 对感染性或急性炎症期角膜病患者，须同时局部或全身使用抗生素和抗炎药，以控制感染和炎症。用药时间不宜超过 2 周。4~8℃存放。

【规格】 滴眼剂：12000AU 5ml/支

氟米龙 （Fluorometholone）

【异名】 艾氟龙、氟美童 （Flumetholon）

【临床应用】 对皮质激素敏感的睑结膜、球结膜、角膜及其他眼前段组织的炎症。滴入结膜囊内，1~2 滴/次，2~4 次/日；治疗开始的 24~48 小时，可酌情增加至每小时 2 滴。注意勿过早停药。

【注意事项】 禁用于急性浅表性单纯疱疹病毒性角膜炎、眼组织的真菌感染、牛痘及水痘感染、病毒性角膜和结膜感染、眼结核以及对该药过敏者。长期眼部使用类固醇可能导致角膜真菌感染。

【规格】 滴眼剂：1mg 5ml/支，5mg 5ml/支

溴莫尼定 （Brimonidine）

【异名】 阿法根 （Alphagan）

【临床应用】 适用于降低开角型青光眼及高眼压症患者的眼内压。1 滴/次，2 次/日。

【注意事项】 本品可引起眼压升高，甚至青光眼，可致视神经损害。急性单纯疱疹病毒性角膜炎、眼组织的真菌感染、牛痘、水痘及大多数其他病毒性角膜、结膜感染、眼结核以及对本品过敏者禁用。个别敏感患者可导致眼压升高，甚至诱发青光眼，继发眼组织的真菌和病毒感染。

【规格】 滴眼剂：0.2% 5ml/支

递法明 （Difrarel）

【临床应用】 本品能增加静脉张力及起到保护血管的作用，用于糖尿病引起的视网膜病变。口服：每日 3~6 片，每月服用 20 日。

【注意事项】 少数患者出现胃肠道不适，患者应避免日光暴晒及过分炎热的环境，避免站立时间过长及身体过重。

【规格】 片剂（每片含欧洲越橘果提取物 100mg 和 β 胡萝卜素 5mg）

色甘酸钠 （Disodium Cromoglicate）

【临床应用】 抗过敏药，用于过敏性角膜炎、结膜炎。滴眼，1~2 滴/次，4 次/日。重症患者可增加用药次数至每日 6 次。

【规格】 滴眼剂：2% 8ml/支

硫酸锌（Zinc Sulfate）

【临床应用】 有收敛作用，可治疗慢性结膜炎及眦部睑缘炎。滴眼：3 次/日。

【规格】 滴眼剂：0.25% 10ml/支

羟苯磺酸钙（Calcium Dobesilate）

【异名】 多贝斯

【临床应用】 用于糖尿病视网膜病变。进餐时吞服，在起始阶段每次 0.5g，3 次/日；4～6 周后每次 0.5g，2 次/日。

【注意事项】 不良反应主要为胃肠道不适；其次为疲乏无力、瞌睡、晕眩、头痛；也有皮肤过敏反应；偶有发热、出汗、脸部红热、心脏不适等。对胃肠道功能不全和对本品过敏者禁用。

【规格】 胶囊剂：0.5g/粒

布林佐胺（Brinzolamide）

【异名】 派立明

【临床应用】 用于下列情况降低升高的眼压：高眼压症、开角型青光眼、可以作为对 β 受体阻断剂无效或者有使用禁忌证的患者单独治疗药物，可作为 β 受体阻断剂的协同治疗药物。1 滴/次，2 次/日。若同时应用两种以上抗青光眼药品时，每种药物的滴用时间至少间隔 5 分钟。

【注意事项】 对本品成分过敏者、已知对磺胺过敏者、严重肾功能不全、高氯性酸中毒禁用。

【规格】 滴眼液：50mg 5ml/支

贝美前列素 （Bimatoprost）

【异名】 卢美根

【临床应用】 用于治疗开角型青光眼及高眼压症患者的眼内压。每晚 1 滴，1 次/日。每日使用本品不得超过一次。如果同时使用多种药物治疗，每两种药物的使用应当至少间隔 5 分钟。

【注意事项】 常见的局部不良反应为：结膜充血、睫毛增生、眼部瘙痒。大约有 3% 的患者因结膜充血而中断治疗；眼睛干涩、视觉障碍、眼部烧灼感、异物感、浅层点状角膜炎、眼睑红斑、眼部刺激和睫毛颜色变深。眼睛分泌物、流泪、畏光、过敏性结膜炎、视疲劳和结膜水肿。本品会引起色素组织的变化，包括色素增加，睫毛增生和虹膜及眶周围组织（眼睑）的色素增加。这些变化可能是永久性的。全身不良反应为：头痛、肝功能异常、乏力和多毛症。

【规格】 滴眼液：0.9mg 3ml/支

聚乙二醇 （Polyethylene Glycol）

【异名】 思然

【临床应用】 缓解由于眼睛干涩引起的灼热和刺痛症状。根据病情需要滴眼，每次 1～2 滴。

【规格】 滴眼液：5ml/支 （聚乙二醇 20mg、丙二醇 15mg）

卡波姆 （Carbomer）

【异名】 唯地息

【临床应用】 干眼症、泪液分泌减少的替代治疗。1 滴/次，3～5 次/日，滴入眼睑内。

【注意事项】 戴隐形眼镜时不宜使用。短暂的视物

443

模糊，开车或操作机器时应当小心。

【规格】　滴眼液：0.2% 10g/支

氯替泼诺（Loteprednol Etabonate）

【异名】　露达舒

【临床应用】　用于治疗眼睑和球结膜炎、葡萄膜炎、角膜和眼前节的炎症等对皮质类固醇敏感性的炎症（例如季节性过敏性结膜炎、红斑痤疮性角膜炎、浅层点状角膜炎、带状疱疹性角膜炎、虹膜炎、睫状体炎、特异反应性角结膜炎等）。也适用于治疗各种眼部手术后的术后炎症。使用前应用力摇匀。1~2滴/次，4次/日。在最初用药的第一周剂量可以增加；如果需要可以增加到每小时1滴。

【注意事项】　本品只能用于眼部。如果症状和体征在使用两天后未有改善，应对患者进行重新检查。如果本品使用时间达到10天或者更长时间，对于儿童和依从性差的患者应监测眼内压。本品不能用于治疗急性前葡萄膜炎。禁用于大多数角膜和结膜的病毒性疾病，包括上皮单纯疱疹病毒性角膜炎（树枝状角膜炎）、牛痘、水痘以及在眼部支原体感染和眼部的真菌性疾病。

【规格】　滴眼液：5% 5ml/支

普拉洛芬（Pranoprofen）

【异名】　普南扑灵

【临床应用】　外眼及眼前节炎症的对症治疗（眼睑炎、结膜炎、角膜炎、巩膜炎、浅层巩膜炎、虹膜睫状体炎、术后炎症）。滴眼：1~2滴/次，4次/日。根据症状可以适当增减次数。

【注意事项】　主要不良反应为刺激感、结膜充血、瘙痒感、眼睑发红、肿胀、眼睑炎、流泪、弥漫性表层角膜炎、异物感、结膜水肿。对本品成分有过敏史的患者禁用。

【规格】　滴眼液：5mg/5ml

曲伏前列素 （Travoprost）

【异名】　苏为坦

【临床应用】　用于降低开角型青光眼或高眼压症患者的眼压。1滴/次，每晚1次，滴眼。剂量不能超过每天1次，因为频繁使用会降低药物的降眼压效应。本品的降眼压作用大约在用药2小时后开始出现，在12小时达到最大。本品可以和其他眼局部用药一起用于降眼压；每种药物的滴用时间至少间隔5分钟。

【注意事项】　本品可引起色素组织的变化，这些变化可增加虹膜和眼眶周围组织（眼睑）的色素沉着，并增加睫毛的颜色和生长；本品能逐步改变眼睛颜色，如果色素沉着发生应停止治疗。具有眼部感染史（虹膜炎/葡萄膜炎）患者应慎用。孕妇、哺乳妇女和儿童禁用。

【规格】　滴眼液：0.1mg/2.5ml

依美斯汀 （Emedastine）

【异名】　埃美丁

本品是一种相对选择性的组胺 H_1 受体拮抗剂。对组胺引起的结膜血管渗透性的改变存在着浓度相关的抑制关系。对肾上腺素能受体、多巴胺受体和5-羟色胺受体没有作用。

【临床应用】 用于暂时缓解过敏性结膜炎的体征和症状。滴患眼，1 滴/次，2 次/日，如需要可增加到 5 次/日。

【注意事项】 最常见的不良反应是头痛；视物模糊、眼部灼热或刺痛、角膜浸润、眼干、异物感、充血、角膜炎、瘙痒、鼻炎、鼻窦炎和流泪。有些表现与疾病本身的症状相似。

【规格】 滴眼液：2.5mg/5ml

复方樟柳碱（Anisodine Co.）

本品可以恢复眼缺血区血管活性物质的正常水平，缓解血管痉挛，增加血流量，改善血流供应，促进缺血组织恢复。

【临床应用】 用于缺血性视神经、视网膜、脉络膜病变。患侧颞浅动脉旁皮下注射，每次 2ml，1 次/日（急重症者可加球旁注射，1 次/日），14 次为一疗程。据病情需要可注射 2～4 疗程。

【注意事项】 少数患者注射后轻度口干，15～20 分钟消失。脑出血及眼出血急性期禁用。有普鲁卡因过敏史者禁用。用过扩血管药和激素治疗无效者可适当增加疗程。青光眼和心房纤颤患者慎用。高剂量时有一定降血压作用，持续 90 分钟恢复。

【规格】 注射剂：2ml/支（氢溴酸樟柳碱 0.2mg、普鲁卡因 20mg）

拉坦前列素（Latanoprost）

【异名】 适利达

【临床应用】 用于开角型青光眼和高眼压症患者降低眼内压，包括对其他降眼内压药物不能耐受或疗效不佳患者。眼部给药，滴患眼：1滴/次，每晚1次（用药频率不可超过1日1次，否则可能削弱降眼压效果）。滴眼后按压眼角处泪囊1分钟以减少全身性吸收。

【注意事项】　不良反应：少数患者出现呼吸道感染，罕见哮喘、哮喘症状加重、呼吸困难。临床研究中，激素或非激素治疗的中度哮喘患者使用本药未发现影响肺功能。偶见皮疹；可见眶周皮肤颜色改变。虹膜色素加深、眼睛刺激、睫毛变化（变深、变粗、变长、睫毛数量增加）。轻至中度结膜充血、短时点状角膜炎、睑炎、眼痛。偶见眼睑水肿、视物模糊。角膜水肿、角膜侵蚀、眼压减低。长期使用本品后可见浅层点状角膜病变。对本品、苯扎氯铵高度敏感者禁用。妊娠期、哺乳期、严重哮喘或眼睛发炎充血期间等患者禁用。

【规格】　滴眼液：125μg/2.5ml

（六）　耳鼻喉科和口腔科用药

倍氯米松（Beclometasone）

【异名】　伯克纳

【临床应用】　预防和治疗常年性及季节性的过敏性鼻炎和血管舒缩性鼻炎。鼻腔喷入给药，成人：一次每鼻孔2揿，2次/日，也可一次每鼻孔1揿（50μg），3～4次/日，一日总量不可超过8揿（400μg）。

【注意事项】　少数患者可出现鼻、咽部干燥或烧灼感、打喷嚏、味觉及嗅觉改变以及鼻出血等。偶见过敏反应如皮疹、荨麻疹、瘙痒、皮肤红斑，眼、面、唇以及咽喉部水肿。罕见眼压升高、鼻中隔穿孔。严重高血压、糖尿病、胃及十二指肠溃疡、骨质疏松症、有精神病史、癫痫病史以及青光眼患者禁用。儿童、孕妇及哺乳期妇女慎用。如鼻腔伴有细菌感染，应同时给予抗感染治疗。

【规格】　鼻气雾剂：50μg/揿，200 揿/支

莫米松（Mometasone）

【异名】　内舒拿

【临床应用】　本品适用于治疗成人、青少年和 3～12 岁儿童的季节性或常年性鼻炎。对于曾有中至重度季节性过敏性鼻炎症状的患者，可在花粉季节开始前 2～4 周使用本品作预防性治疗。成人和青年：每侧鼻孔 2 喷（每喷为 50μg），1 次/日（总量为 200μg），症状被控制后，剂量可减至每侧鼻孔 1 喷（总量 100μg）。如果症状未被有效控制，则剂量可增至每侧鼻孔 4 喷（400μg），在症状控制后减少剂量。3～11 岁儿童：每侧鼻孔 1 喷（每喷为 50μg），1 次/日（总量为 100μg）。

【注意事项】　常见局部不良反应：鼻出血、咽炎、鼻灼热感及鼻部刺激感。在小儿患者中，不良反应如头痛、鼻出血、鼻部刺激感及流涕。对本品中任何成分过敏者禁用。

【产品规格】　鼻喷雾剂：50μg/揿，200 揿/支

复方诺氟沙星滴耳液

【临床应用】　抗菌消炎药，用于中耳炎、外耳道炎、

鼓膜炎。滴耳，2~3滴/次，2次/日。

【注意事项】 炎症波及鼓室周围时，应加用口服抗生素进行全身治疗。

【规格】 滴耳剂：10ml/支

链霉素滴鼻剂 （Streptomycin）

【临床应用】 用于萎缩性鼻炎、干燥性鼻炎。滴鼻，3次/日。

【注意事项】 对过敏的患者禁用。长期连续局部用药，可能发生耳毒性和肾毒性。

【规格】 滴鼻剂：10ml/支

小儿新麻滴鼻剂

【临床应用】 用于慢性鼻炎、慢性中耳炎（除杀菌外，还可使鼻黏膜收缩，有助于鼻窦及咽鼓管的引流）。滴鼻，2~3滴/次，3次/日。

【注意事项】 对其他拟交感胺类药，如肾上腺素、异丙肾上腺素等过敏者，对本品中麻黄素成分也可能发生过敏。含麻黄素类药物在短期内反复使用，作用可逐渐减弱，出现快速耐受现象，停药数小时后可以恢复。

【规格】 滴鼻剂：10ml/支

碳酸氢钠滴耳剂 （Sodium Bicarbonate）

【临床应用】 软化耵聍（耳垢）及冲洗耳道。滴耳：2~3滴/次，3~5次/日。

【规格】 滴耳剂：5% 10ml/支

过氧化氢溶液（Hydrogen Dioxide）

【临床应用】 适用于化脓性外耳道炎和中耳炎、文森口腔炎、齿龈脓漏、扁桃体炎及清洁伤口。

【注意事项】 浓过氧化氢溶液较稳定，一般稀释成3%的溶液后应用，避免皮肤和黏膜接触高浓度溶液。

【规格】 溶液：3% 100ml/瓶

硼酸滴耳剂（Boric Acid）

【临床应用】 本品消毒、止痒，用于慢性化脓性中耳炎及外耳道感染。滴耳：1～2滴/次，3次/日，或用于擦洗外耳道。

【规格】 滴耳剂：3% 10ml/支

复方薄荷滴鼻剂（Peppermint Oil）

【临床应用】 用于干燥性鼻炎、萎缩性鼻炎、鼻出血，有除臭及滋润黏膜的作用。滴鼻或涂鼻。1日数次，1～2滴/次。

【规格】 滴鼻剂：30ml/瓶

羟甲唑啉（Oxymetazoline）

【临床应用】 适用于急性鼻炎、慢性鼻炎、鼻窦炎、过敏性鼻炎、肥厚性鼻炎。喷鼻，成人和6岁以上儿童，1次1～3喷；3～5岁儿童，1次1喷，早晨或睡前各1次。

【注意事项】 2岁以下小儿、孕妇禁用，有冠心病、高血压、甲状腺功能亢进、糖尿病的患者慎用。若需长时间用药，需采取每连续使用7日后，停药几日再使用的间断性用药方式。

【规格】 喷雾剂：5mg/10ml

标准桃金娘油肠溶胶囊

【临床应用】 可溶解黏液，使痰液易于排出，适用于急慢性鼻窦炎和支气管炎。口服，宜在餐前30分钟用较多凉开水送服。急性病患者：1粒/次，3~4次/日；慢性病患者：1粒/次，2次/日；最后一剂最好在晚上临睡前服用。

【注意事项】 偶有皮疹、面部水肿、呼吸困难和循环障碍等不良反应。

【规格】 胶囊剂：300mg/粒

复方色甘酸钠滴鼻剂（Disodium Cromoglicate Co.）

【临床应用】 用于过敏性鼻炎。滴鼻：3次/日。

【规格】 滴鼻剂：10ml/支

呋喃西林麻黄碱（Ephedrine and Nitrofurazone）

【异名】 呋麻滴鼻液

【临床应用】 用于缓解急、慢性鼻炎的鼻塞症状。滴鼻。1~3滴/次，3~4次/日。

【注意事项】 本品不能与单胺氧化酶抑制剂如呋喃唑酮、三环类抗抑郁剂如阿米替林同用。长期使用可致心悸、焦虑不安、失眠。鼻腔干燥、萎缩性鼻炎患者禁用。小儿、孕妇慎用。频繁使用可出现更为严重的鼻塞，长期使用可造成鼻黏膜损伤。冠心病、高血压、甲状腺功能亢进、糖尿病、闭角型青光眼患者慎用。

【规格】 滴鼻剂：10ml/支（呋喃西林2mg、麻黄碱100mg）

茴三硫（Anethol Trithione）

【异名】 正瑞

【临床应用】 治疗舍格林综合征（口、眼、鼻干燥综合征）、纠正因服用某些药品（如安定类、抗抑郁和抗帕金森病药物等）引起的药源性及口咽区接受放射治疗后引起的口干症。口服：每次 25mg，3次/日。

【注意事项】 黄疸、肝硬化、胆道及胆总管有闭塞者禁用。怀孕、哺乳期妇女和禁用。偶有发生荨麻疹样红斑，停药即消失。

【规格】 片剂：25mg/片

醋酸氯己定溶液

【临床应用】 用于皮肤、黏膜消毒，口腔疾病防治。早、中午饭后及晚睡前含漱，成人，一次约 20ml，儿童一次 10ml。

【注意事项】 勿与碱性洗涤剂和阴离子表面活性剂混用，不可与碘酊、高锰酸钾、升汞同用。

【规格】 溶液：0.02% 250ml/瓶

复方硼砂含漱液（Compound Borax Solution）

【临床应用】 本品中硼砂与低浓度液化酚具有消毒防腐作用；甘油除对口腔黏膜具有保护作用外，还能与硼砂、碳酸氢钠发生反应生成甘油硼酸钠，更有利于主药发挥药效。用于口腔炎、咽炎等的口腔消毒防腐。含漱。一次取少量（约 10ml）加 5 倍量的温开水稀释后含漱，一次含漱 5 分钟后吐出，3~4 次/日。

【注意事项】 使用本品期间，欲使用其他口腔含漱液，应至少间隔 2 小时。勿与生物碱的盐、氯化汞、硫酸锌以及其他金属盐并用。新生儿、婴儿禁用。含漱后应吐出，不可咽下。小儿、老年人、孕妇及哺乳期妇女慎用。

【规格】 溶液剂：250ml/瓶（每100毫升含硼砂1.5g、碳酸氢钠1.5g及液化酚和甘油各0.3ml）

（七）解毒药

药用炭片（Charcoal Activated）

【异名】 爱西特

【临床应用】 用于食物及生物碱等引起的中毒及腹泻、腹胀气等。成人：3～10片/次，3次/日。儿童：1～2片/次，3次/日。

【注意事项】 本品可影响小儿营养，禁止长期用于3岁以下小儿。本品不宜与维生素、抗菌药、洋地黄、生物碱类、乳酶生及其他消化酶等类药物合用，以免被吸附而影响疗效。

【规格】 片剂：0.3g/片

亚甲蓝（Methylthionine Chloride）

【临床应用】 治疗亚硝酸盐和氰化物中毒：每次1～2mg/kg（1%注射液5～10ml），稀释于25%葡萄糖20～40ml中缓慢静脉注射，注射后30～60分钟发绀不消退，可重复以上剂量。氰化物中毒：每次5～10mg/kg（1%注射液50～100ml），稀释于25%葡萄糖液中缓慢静脉注射。然后再注射25%硫代硫酸钠20～40ml，严重者二者交替使用。

【注意事项】 本品只能静脉给药。静脉注射速度过快或剂量过大（500mg）时可引起恶心、腹痛、心前区痛、眩晕、头痛、出汗和神志不清等反应。严重肾功能不全者慎用；亚硝酸盐中毒时切忌剂量过大，否则会生成高铁血红蛋白，使症状加重；葡萄糖-6-磷酸脱氢酶缺乏的患者禁用。

【规格】 注射剂：20mg/2ml

硫代硫酸钠（Sodium Thiosulfate）

【临床应用】 主要用于氰化物中毒，也可用于砷、汞、铅、铋、碘等中毒。氰化物中毒：缓慢静脉注射12.5～25g。必要时可在1小时后重复半量或全量。洗胃：口服中毒用5%溶液洗胃，并保留本品适量于胃中。砷、汞等中毒：每次0.5～1g，静脉注射。儿童用药：静脉注射：每次250～375mg/kg，1次/日。

【注意事项】 静脉注射速度不宜过快，以免引起血压下降；不宜与亚硝酸钠混合注射，以免血压过度下降。

【规格】 粉针：0.64g/支

青霉胺（Penicillamine）

【临床应用】 治疗肝豆状核变性病：成人口服，每日1～1.5g，分3～4次服，长期服用，症状改善后可间歇服药。铅、汞中毒：每日1g，分4次服，5～7日为一疗程。停药2日开始下一疗程，一般可用1～3个疗程。儿童，30mg/（kg·d），分2～3次口服。

【注意事项】 青霉素过敏者可能对本品过敏，用药前需做青霉素皮试。粒细胞缺乏症、再生障碍性贫血和肾功能不全者禁用；长期应用可引起视神经炎，另外可出现蛋白尿和血尿。

【规格】 片剂：0.125g/片

谷胱甘肽 （Glutathione）

【异名】 阿拓莫兰、泰特

【临床应用】 用于防治药物、放射治疗、酒精和有机磷等引起的组织细胞损伤；对各种原因引起的肝脏损伤具有保护作用。轻症：每日1~2次，每次谷胱甘肽（TAD）300mg，肌内注射、静脉注射或遵医嘱。重症：每日1~2次，每次TAD 600mg，静脉注射或静脉输注，滴注时间30~45分钟，或遵医嘱。

【注意事项】 高度过敏者禁用。

【规格】 注射剂：600mg/支

氯解磷定 （Pvraloximi Chloridum）

【临床应用】 本品用于中、重度有机磷中毒的解救，但其对胆碱酯酶的恢复作用根据有机磷的品种不同而不相等：对于对硫磷、内吸磷、甲拌磷、甲胺磷、特普等有良好疗效；对敌敌虫、敌敌畏疗效较差；对乐果、马拉硫磷疗效可疑；对谷硫磷、二嗪农有不良作用。同时，本品还应与阿托品合用，消除乙酰胆碱在体内积蓄所产生的毒性。对轻度有机磷中毒，可单独应用本品或阿托品以控制症状；中度、重度中毒时则必须合并应用阿托品，因对体内已蓄积的乙酰胆碱几无作用。轻度中毒：肌内注射0.5~0.75g，必要时2~4小时重复一次；中度中毒：肌内注射或静脉注射0.75~1.5g，根据病情2~4小时重复注射0.5g，或首次注射后0.5g/h静脉点滴，至病情好转后酌情减量或停用；重度中毒：首次1.5~2.5g稀释后缓慢静脉注射，30～60 分钟病情未见好转可再静脉注射1.0～1.5g，以后间隔 1～2 小时给予 0.5g，或静脉点滴 0.25～0.5g。

【注意事项】 用药过程中应密切观察病情变化及测定胆碱酯酶活性，以作为用药指标。口服有机磷中毒解救至少要维持 48～72 小时。不良反应见嗜睡、恶心、呕吐、眩晕、视物障碍、头痛等，用量过大、过快可致呼吸抑制，大剂量可抑制胆碱酯酶，引起暂时性神经肌肉传递阻断。禁与碱性药物混合或同时注射。静脉注射需缓慢，大剂量使用时可能引起癫痫样发作、昏迷等；老年人或肾功能障碍者应减量；本品如变色不可使用。

【规格】 注射剂：0.5g/2ml

二巯丙磺酸钠 （Sodium Dimercaptopropane Sulfonate)

【临床应用】 主要用于汞中毒，对砷、铋等中毒也有效，但不适用于铅中毒。急性中毒：静脉注射，每次 5mg/kg，4～5 小时 1 次；第二日 2～3 次/日，以后 1～2 次/日，7 日为一疗程。慢性中毒：肌内注射，每日 1 次，2.5～5mg/kg，用药 3 日停 4 日为一疗程，一般 3～5 个疗程。

【注意事项】 静脉注射时速度要慢，5 分钟注射完毕。个别患者有过敏反应，甚至发生过敏性休克及剥脱性皮炎。

【规格】 注射剂：125mg/2ml

氟马西尼 （Flumazenil)
本品是苯二氮䓬类受体拮抗剂，它通过竞争性抑制

苯二氮䓬类与其受体反应，从而特异性阻断其中枢神经作用。

【临床应用】　成人常用剂量 0.5~2mg。儿童常用剂量 0.01mg/kg 静脉注射，最大剂量 1mg。用苯二氮䓬类诱导和维持全身麻醉后，可用本品终止其作用。用于急救：作为苯二氮䓬类中毒的诊断药，用于鉴别诊断苯二氮䓬类、其他药物中毒或脑损伤所致的昏迷；可逆转苯二氮䓬过量时的中枢抑制作用，以恢复呼吸和神志。首次剂量 0.2mg 用生理盐水或 5% 葡萄糖液稀释后静脉注射。重复给药每次增加 0.1mg 或 0.1~0.4mg 静脉滴注，至患者清醒。

【注意事项】　对本品过敏者禁用；手术后，在外周肌肉松弛药作用消失前，不应注射本品。长期使用苯二氮䓬类的患者，如快速注射本品会出现戒断症状，如焦虑、心悸、恐惧等，故应缓慢注射。戒断症状较重者，可缓慢注射地西泮 5mg 或咪达唑仑 5mg。

【规格】　注射剂：0.5mg/5ml

纳洛酮 （Naloxone）

本品是阿片受体拮抗药。

【临床应用】　解救麻醉性镇痛药急性中毒：成人：首剂量 0.4~0.8mg，无效重复一次。解救急性乙醇中毒：静脉注射 0.4~0.6mg，可使患者清醒。对疑为麻醉性镇痛药成瘾者：静脉注射 0.2~0.4mg 可激发戒断症状，有诊断价值。

【注意事项】　不良反应：偶见低血压、高血压、室性心动过速和心室颤动、呼吸困难、肺水肿和心脏停搏。心功能不全和高血压患者慎用。

【规格】　注射剂：0.4mg/1ml

（八）诊断用药

硫酸钡（Barium Sulfate）

【临床应用】 口服用于消化道造影。灌肠法用于结肠造影。按照检查部位和检查方法，原药或加适量水调整到适当浓度后，将其适量口服或灌肠。

【注意事项】 检查前一日晚餐后禁食。怀疑或患有消化道穿孔、肠梗阻和急性消化道出血的患者禁用。肠瘘管形成患者、阑尾炎和溃疡性肠炎等慎用。

【规格】 混悬液：160% 150ml，70% 300ml

复方泛影葡胺（Compound Meglumine Diatrizoate）

【临床应用】 本品是泛影酸钠与泛影葡胺以1：6.6比例配制而成的离子型复方造影剂，其60%溶液的含碘量为292mg/ml，76%溶液的含碘量为370mg/ml。主要用于泌尿系统、心血管、脑血管及周围血管造影。

【注意事项】 用前须做过敏试验，对碘过敏者禁用。

【规格】 注射剂：60% 20ml，76% 20ml

碘化油（Iodinated Oil）

【临床应用】 本品主要用于支气管造影，子宫输卵管造影，各种腔室、窦道、瘘管造影。也用于预防和治疗地方性甲状腺肿、地方性克汀病及肝恶性肿瘤的栓塞治疗。

【注意事项】 使用前做过敏试验，对碘过敏者禁用。

甲状腺功能亢进，老年结节性甲状腺肿，甲状腺肿瘤，有严重心、肝、肺疾患，急性支气管炎症和发热患者禁用。

【规格】 注射剂：48% 10ml

荧光素钠（Fluorescein Sodium）

【临床应用】 诊断用药。供诊断眼角膜损伤、溃疡和异物，眼底血管造影和循环时间测定。也用于术中显示胆囊和胆管以及结核性脑膜炎的辅助诊断等。

【注意事项】 过敏反应包括荨麻疹、呼吸困难、哮喘发作、呼吸停止、血压下降、休克、心脏停搏、心肌梗死、肺水肿和脑梗死等。常见反应有恶心、呕吐、眩晕等。对本品过敏者、有哮喘史和其他过敏性疾病者、严重肝肾功损害者和孕妇禁用。

【规格】 注射剂：0.6g/3ml

碘克沙醇（Iodixanol）

【异名】 威视派克

本品是一种非离子型、双体、六碘、水溶性的 X 线对比剂。

【临床应用】 本品适用于椎管内造影，也有用于静脉内尿路造影、心脑血管造影。给药剂量取决于检查的类型与患者的年龄、体重、心输出量及患者的身体情况而定。

【注意事项】 ①不良反应可见头痛、脱水、眩晕、恶心、呕吐等症状，过敏反应通常表现为呼吸困难、皮疹、荨麻疹、瘙痒和血管性水肿，可在注射后立即出现，也可在几天后出现；严重的反应如喉头水肿、支气管痉挛或肺水肿和过敏性休克。出现过敏反应症状必须马上停药，立即抢救。②对含碘制剂过敏、有严重心脏病和肺动脉高压的患者需特别小心，易引起心律紊乱。对老年、糖尿病、甲状腺功能亢进、急性脑病、癫痫病史的患者慎用。③碘造影剂可引起肾功能障碍或肾衰，有肾功能障碍、骨髓瘤患者使用碘造影剂时有危险。④用本品前需停用双胍类降糖药 48 小时。⑤避免脱水，应嘱患者多饮水。

【规格】 注射剂：320mg/50ml，320mg/100ml

碘海醇 （Iohexol）

【异名】 欧乃派克

本品为单环非离子型水溶性造影剂。

【临床应用】 主要用于脊椎造影、心脑血管造影、冠状动脉造影、尿路造影及增强 CT 扫描等。

【注意事项】 同碘克沙醇。

【规格】 注射剂：350mg/50ml，300mg/100ml

碘帕醇 （Iopamidol）

【异名】 典比乐

本品为单体非离子型造影剂。

【临床应用】 用于腰、胸及颈段脊髓造影，脑血管造影，周围动、静脉造影，心血管造影，冠状动脉造影，尿路、关节造影及 CT 增强扫描等。

【注意事项】 同碘克沙醇。

【规格】 注射剂：18.5g/50ml

碘普罗胺 （Iopromide）

【异名】 优维显

本品为单体非离子型造影剂。

【临床应用】 用于血管造影、肾动脉造影、尿路造影、CT 的对比增强检查、体腔显示（关节腔造影、子宫输卵管造影、瘘道造影）。用于血管造影、计算机体层摄影及尿路造影；关节腔及输卵管造影。但不能用于脊髓造影。

【注意事项】 甲状腺功能亢进者、孕妇及患急性盆腔炎者禁用。嗜铬细胞瘤患者可预先给予 α 受体阻断剂以免引起高血压危象。余同碘克沙醇。

【规格】 注射剂：优维显 300 38.44g/50ml，优维显 370 62.34g/100ml

钆喷酸葡胺（Gadopentetate Dimeglumine）

【异名】 磁显普胺

本品是一种用于磁共振成像的顺磁性造影剂。

【临床应用】 用于脑及脊髓、腹、胸、盆腔、四肢等人体脏器和组织的磁共振成像。

【注意事项】 可出现面部潮红，荨麻疹，恶心，呕吐，味觉异常，注射部位轻度热、痛感，支气管痉挛，心悸，头晕，头痛，寒战，惊厥，低血压等不良反应，个别患者有过敏、喉头水肿、休克等反应。亦有重症肌无力急剧恶化的报道。对有严重肾损害、癫痫、低血压、哮喘及过敏体质患者慎用。部分患者用药后血清铁及胆红素值略有升高。孕妇及哺乳期妇女慎用。婴幼儿禁用。

【规格】 注射剂：4.69g/10ml，7.04g/15ml

钆双胺（Gadodiamide）

【异名】 欧乃影

【临床应用】 用于头颅、脊髓等磁共振成像造影。

【注意事项】 严重肾功能不全、肝移植的患者禁用。余同钆喷酸葡胺。

【规格】 注射剂：4.305g/15ml

钆贝葡胺（Gadobenate Dimeglumine）

【异名】 莫迪司

本品为顺磁性造影剂，可在特定组织产生局部磁场而增加其信号强度。

【临床应用】 用于已知或怀疑患有原发性肝癌或转移性癌的肝脏特异性造影剂。也适用于脑和脊柱的MRI增强检查。

【注意事项】 不良反应表现为头痛和恶心。严重的不良事件包括癫痫发作、急性肺水肿、急性胰腺炎和过敏样反应、过敏性休克。对本品及制剂中其他成分（如苯甲醇）过敏者禁用。镰状细胞性贫血患者可能会诱发脉管阻塞性危象，应避免使用本品。本品可能会引起房性或室性心律失常。孕妇、哺乳期妇女和18岁以下患者安全性未确定；老年患者多伴有肾功能的减退，应注意监测其肾功能情况。

【规格】 注射剂：10ml/支（钆贝酸3.34g、葡甲胺1.95g）

吲哚菁绿（Indocyanine Green）

【临床应用】 用于诊断肝硬化、肝纤维化、韧性肝炎、职业和药物中毒性肝病更有价值。

【注意事项】 可有恶心、发热和休克等不良反应。对碘有过敏史者禁用（本品含碘）。对过敏体质者慎用，应备有急救药品和器材。使用时应用附带的无菌注射用水溶解，不得使用其他溶液。本品应避光保存。

【规格】 注射剂：25mg/支

六氟化硫（Sulphur Hexafluoride Microbubbles）

【异名】 声诺维

【临床应用】 本品仅用于临床诊断。本品只有在不使用对比剂增强，就无法得出结论的患者中使用。超声心动（检查）、大血管多普勒（检查）、小血管多普勒（检查）。在使用前用 5ml 生理盐水溶解，用于心脏 B 超成像时的用量为 2ml；血管多普勒成像时的用量为 2.4ml。如有必要，可以第二次注射推荐剂量。

【注意事项】 不良反应包括头痛，恶心，注射部位疼痛、青肿、灼热和感觉异样。过氧化氢酶缺乏者禁用；对本品过敏者、心脏病患者、重度肺高压、未控制的高血压患者和成人呼吸窘迫综合征患者禁用。孕妇及哺乳期妇女禁用。

【规格】 注射剂：59mg/支

腺苷（供诊断用）（Adenosine）

本品是一种强血管扩张剂，通过激活嘌呤受体，松弛平滑肌和调节交感神经传递减少血管张力而产生药理作用。本品明显增加正常冠状动脉血流，而对狭窄动脉血流增加很小或没有增加，造成心肌供血重新分布，与核素显像或超声心动图等方法相结合，可用于冠心病诊断，具有较高的敏感性和特异性。

【临床应用】 用于超声心动图药物负荷试验，辅助诊断冠心病。本品仅限在医院使用，供静脉输液用。成人：140μg/（kg·min），输注时间 6 分钟，总剂量

0. 8mg/kg。

【注意事项】 常见不良反应包括面红、呼吸困难、胸部不适，咽喉、颈部或颌部不适，ST 段压低，Ⅰ度或Ⅱ度传导阻滞，低血压，神经过敏，心律失常。严重地不良反应包括背部不适、下肢不适、无力、心肌梗死、心律不齐、Ⅲ度 AV 传导阻滞、心动过缓、窦房传导阻滞、窦性停搏、出汗、心悸、T 波改变、高血压。曾有引起心脏骤停、持续性室速、非致命性心肌梗死的报道，尤其是不稳定性心绞痛患者危险性更大，应具备复苏措施。以下情况禁用：Ⅱ度或Ⅲ度 AV 传导阻滞者（带有人工起搏器者除外）、窦房结疾病患者（带有人工起搏器者除外）、已知或估计有支气管狭窄或支气管痉挛的肺部疾病的患者（例如哮喘）、腺苷过敏患者。存在Ⅰ度 AV 传导阻滞及房室束传导分支阻滞者，自主性神经功能障碍、瓣膜狭窄性心脏病、心包炎或心包积液、狭窄性颈动脉病，与支气管狭窄无关的阻塞性肺部疾病的患者（如肺气肿）应慎用。其他作用于心脏的药物（如 β 受体阻断剂、强心苷、钙离子通道阻滞剂），腺苷受体拮抗剂（如咖啡因、茶碱）、腺苷作用增强剂（如双嘧达莫）可能对腺苷负荷试验造成影响，一般不宜在至少 5 个半衰期内使用。

【规格】 注射剂：90mg/30ml

（九）生 物 制 品

人免疫球蛋白（Human Immunoglobulin）

【异名】 蓉生静丙

【临床应用】 免疫球蛋白缺乏或低下症：400mg/kg，静脉滴注；维持剂量，200～400mg/kg。用药间隔视血清中 IgG 水平而定。特发性血小板减少性紫癜、格林-巴利综合征：400mg/（kg·d），连续用 5 天。重症感染：200～400mg/（kg·d），连续用 2～3 天。川崎病：发病 10 日内应用，儿童治疗剂量 2.0g/kg，一次输注。以注射用水将制品溶解，直接滴注或再加50% 葡萄糖水稀释 1～2 倍滴注。开始宜慢以 1ml/min（约 20 滴/分），15 分钟后可逐渐加速。

【注意事项】 可出现头痛、心悸、恶心等反应，可能与输注速度过快或体质差异有关，必要时可减慢或暂停输注。对人血丙种球蛋白过敏者、有抗 IgA 抗体的选择性 IgA 缺乏者或有其他严重过敏史者禁用。本品只能静脉输注，且不得与其他药物混合输注。糖尿病、严重酸碱代谢紊乱者慎用，对本品过敏者禁用。妊娠期妇女慎用。

【规格】 注射剂：2.5g/瓶

人血白蛋白（Human Albumin）

【异名】 人血白蛋白

【临床应用】 用于治疗因失血、创伤及烧伤引起的休克：直接注射本品 5～10g，隔 4～6 小时重复注射一次。低蛋白血症、肝硬化及肾病引起的水肿和腹腔积液：每日静脉注射 5～10g，直至水肿消失。滴注速度每分钟不超过 2ml 为宜，特别是开始时速度要缓慢，逐渐加速至上述速度。用量视病种病情酌情考虑。

【注意事项】 对白蛋白过敏、高血压、急性心脏病、心力衰竭、严重贫血、肾功能不全、肺水肿患者禁用。妊娠期妇女慎用。过敏性反应包括荨麻疹、寒战、发热及呼吸脉搏和血压的变化。本品可与葡萄糖液或生理盐水一同输注。

【规格】 注射剂：5g/50ml，10g/50ml

乙型肝炎人免疫球蛋白（Human Hepatitis B Immunoglobulin）

本品由含高效价乙型肝炎表面抗体的健康人血浆，经低温乙醇蛋白分离法或经批准的其他分离纯化，并经病毒去除和灭活处理制成。

【临床应用】 ①母婴阻断：HBsAg 阳性的孕妇从产前 3 个月起每月注射 1 次，每次剂量 200～400U。HBsAg 阳性母亲所生婴儿出生 24 小时内注射本品 100U。②乙型肝炎预防：一次注射量儿童，100U；成人，200U；必要时可间隔 3～4 周再注射 1 次。③意外感染者，立即（最迟不超过 7 日）注射 8～10U/kg，隔月再注射 1 次。

【注意事项】 本品只限肌注，不得用于静脉滴注。对本品过敏或有其他严重过敏史者、有 IgA 抗体的选择性 IgA 缺乏者禁用。

【规格】 注射剂：200U/支

破伤风免疫球蛋白（Tetanus Immunoglobulin）

【异名】 蓉生逸普

【临床应用】 用于预防和治疗破伤风，特别是对破伤风抗毒素有过敏反应的患者：肌内注射，预防剂量，儿童及成人，每次 250U；创面污染严重者可加倍；治疗剂量为 3000～6000U，可多点注射。

【注意事项】 对人免疫球蛋白过敏者禁用。不能用作静脉注射。

【规格】 注射剂：250U/支

破伤风抗毒素（Tetanus Antitoxin）

【临床应用】 用于预防和治疗破伤风。预防量：一次皮下或肌内注射1500～3000U，伤势严重者可增加剂量1～2倍，经5～6日，如破伤风危险仍未消除应重复注射。治疗量：第一次肌内或静脉注射5万～20万U，儿童与成人用量相同；以后视病情决定用药剂量和间隔时间。用法：皮下注射于上臂三角肌附着处，同时注射类毒素，注射部位须分开。皮下或肌内注射无反应者可静脉注射，开始每分钟不超过1ml，以后每分钟也不宜超过4ml。一次静脉注射不应超过40ml，儿童每公斤体重不应超过0.8ml。亦可将抗毒素加入葡萄糖注射液、氯化钠注射液等溶液中静脉滴注。注射中发生异常反应，应立即停药。

【注意事项】 注射前必须先做过敏试验。过敏试验阳性者禁用。门诊患者注射30分钟后方可让患者离开。

【规格】 注射剂：1500U/1ml

A型肉毒毒素（Botulinum Toxin Type A）

【异名】 保妥适、衡力

本品是一种神经毒剂，可以抑制运动神经冲动的传递，而使局部肌肉不能收缩或肌肉张力下降。

【临床应用】 眼睑痉挛：采用上睑及下睑肌肉多点注射法，即上、下睑的内外侧或外眦部颞侧皮下眼轮匝肌共4或5点。单侧面肌痉挛：除注射眼睑痉挛所列部位外，还需于面部中、下及颊部肌内注射3

点。依病情需要，也可对眉部内、外或上唇或下颌部肌肉进行注射。斜视：根据斜视的种类、部位，在0.5%地卡因表面麻醉下，借肌电放大器或肌电仪引导，用同轴电极针注射不同的眼外肌。

【注意事项】　注射前必须先做过敏试验，试验阳性者可做脱敏注射。不良反应：在眼睑、面肌痉挛治疗中，少数患者可出现短暂的眼睑下垂、下睑后退、瞬目减少、睑裂闭合不全、面肌肌力减弱等，3～8周内自然恢复。在斜视治疗过程中，部分患者可出现短暂、不同程度的眼睑下垂、垂直斜视和极个别的瞳孔散大，此与该毒素向邻近肌肉弥散有关，数周内自然恢复。过敏性体质者及对本品过敏者禁用。

【规格】　注射剂：100U/支

卡介菌纯蛋白衍生物

【临床应用】　供临床结核病诊断、卡介苗接种对象的选择与卡介苗接种后质量监测。吸取本品0.1ml（5U）采用孟都氏法注射于前臂掌侧皮内，于注射后48～72小时检查注射部位反应。于注射后72小时检查注射部位反应。测量应以硬结的横径及纵径的毫米数记录。反应平均值直径应不低于5mm为阳性反应。凡有水疱、坏死、淋巴管炎者均属强阳性反应。

【注意事项】　急性传染病，如麻疹、百日咳、流行性感冒、肺炎等，急性眼结膜炎、急性中耳炎、广泛性皮肤病及有过敏史患者暂不宜使用。开瓶后30分钟使用。曾患过结核病或过敏体质者，局部可出现水疱、浸润或溃疡、发热，严重者可作局部消炎或退热处理。

【规格】　注射剂：50U/1ml

附　录

附录一　肝脏疾病用药注意事项

肝脏疾病可以通过下列几种方式改变对药物的效应。对所有患严重肝病的患者应使用小剂量。黄疸、腹腔积液或脑病的患者更容易出现问题。

减慢药物代谢：肝脏代谢是许多药物的主要消除途径，肝脏的贮备很大，在肝脏疾病很严重时药物代谢才发生很大的变化。用常规的肝功能检查是很难判断肝脏代谢药物的能力。对个体患者而言，不太可能预测某一药物代谢时受到的损害程度。某些药物，例如利福平，在胆汁中以原型排泄，在肝内或肝外阻塞性黄疸的患者中可能引起蓄积。

低蛋白血症：严重肝脏疾病引起的低蛋白血症，与药物的蛋白结合减少以及高蛋白结合药物（如苯妥英钠和泼尼松龙）的毒性增加有关。

延长凝血时间：肝病时肝脏合成凝血因子减少，凝血酶原时间延长，增加了口服抗凝剂如华法林和苯茚二酮的敏感性。

肝性脑病：严重肝病时许多药物能进一步损害脑功能，引起肝性脑病。这些药物包括所有镇静药、阿片类镇痛药、排钾利尿剂和引起便秘的药物。

液体潴留：慢性肝病引起的水肿和腹腔积液，可因服用增加液体潴留的药物如非甾体抗炎药、皮质类固醇而加重。

肝毒性药物：药物引起的肝毒性可能与剂量相关，也可能无法预测。在小于常用量也有可能出现肝毒性。肝脏疾病的患者更易发生药物引起的特异质性反应，这些药物应避免使用。

肝病避免使用或慎用药物一览表

药物名称		注　释
阿巴卡韦	Abacavir	中-重度肝病避免使用
阿昔单抗	Abciximab	严重肝病避免使用-增加出血的危险
阿坎酸	Acamprosate	严重肝病避免使用
阿卡波糖	Acarbose	避免使用
血管紧张素转换酶抑制剂	ACE inhibitors	肝功能受损时，使用以下药物应密切监测：西拉普利、依那普利、福辛普利、莫西普利、喹那普利、雷米普利、群多普利等
醋氯芬酸	Aceclofenac	见非甾体抗炎药
阿西美辛	Acemetacin	见非甾体抗炎药
醋硝香豆醇	Acenocoumarol	见口服抗凝剂
阿维A	Acitretin	避免使用-加重肝损害
阿芬太尼	Alfentanil	见阿片类镇痛药
阿夫唑嗪	Alfuzosin	轻-中度肝病减量，重症患者避免使用
别嘌醇	Allopurinol	减量
阿莫曲普坦	Almotriptan	轻-中度肝病慎用；重症患者避免使用
阿普唑仑	Alprazolam	见抗焦虑药和催眠药
阿替普酶	Alteplase	严重肝病避免使用-增加出血的危险
氨茶碱	Aminophylline	见茶碱

药物名称		注　释
阿米替林	Amitriptyline	见三环类抗抑郁药及相关药物
氨氯地平	Amlodipine	延长半衰期–可能需要减少剂量
安吖啶	Amsacrine	减少剂量
同化激素	Anabolic steroids	最好不用–剂量相关毒性
阿那格雷	Anagrelide	轻度肝病慎用；中–重度肝病避免使用
镇痛药	Analgesics	见阿司匹林、非甾体抗炎药、阿片类镇痛药和对乙酰氨基酚
阿那曲唑	Anastrozole	中–重度肝病避免使用
雄激素	Androgens	最好不用–剂量相关毒性，可产生体液潴留
抗酸药	Antacids	体液潴留患者避免使用含大量钠的药物，避免使用可引起便秘的药物–产生昏迷
口服抗凝剂	Anticoagulants, oral	严重肝病避免使用，尤其凝血酶原时间已延长的患者
单胺氧化酶抑制剂类抗抑郁药	Antidepressants, MAOI	可能产生特异质性肝毒性
选择性5-HT再摄取抑制剂类抗抑郁药	Antidepressants, SSRI	减量或避免使用；见艾司西酞普兰
三环类抗抑郁药及相关药物	Antidepressants, tricyclic	三环类抗抑郁药优于单胺氧化酶抑制剂，但镇静作用增加（严重肝病避免使用）

药物名称		注 释
抗组胺药	Antihistamines	见具体药物
抗精神病药	Antipsychotics	均能引起昏迷；吩噻嗪类具有肝毒性；见阿立哌唑
抗焦虑药和催眠药	Anxiolytics and Hypnotics	均能产生昏迷；小剂量使用奥沙西泮和替马西泮可能是最安全的；氯甲噻唑口服应减量；扎来普隆减量至 5mg（重症不用）；唑吡坦减量至 5mg（重症不用）；佐匹克隆减量（重症不用）；见水合氯醛和氯硝西泮
阿司匹林	Aspirin	严重肝损害避免使用-增加胃肠道出血的危险
阿托伐他汀	Atorvastatin	见他汀类药物
金诺芬	Auranofin	轻-中度肝病慎用；重症患者避免使用
阿扎丙宗	Azapropazone	见非甾体抗炎药
硫唑嘌呤	Azathioprine	可能需要减量
阿奇霉素	Azithromycin	避免使用，有引起黄疸的报道
贝米肝素钠	Bemiparin	严重肝病避免使用
苄氟噻嗪	Bendrofluazide	见噻嗪类和相关的利尿剂
苯扎贝特	Bezafibrate	严重肝病避免使用
比卡鲁胺	Bicalutamide	中-重度肝损害患者可能增加药物蓄积
比索洛尔	Bisoprolol	严重肝损害患者每日不超过 10mg
硼替佐米	Bortezomib	轻-中度肝损害患者慎用-考虑减少剂量；重症患者避免使用

药物名称		注　释
波生坦	Bosentan	中-重度肝损害患者避免使用
溴隐亭	Bromocriptine	减量
布克力嗪	Buclizine	严重肝病避免使用
布地奈德	Budesonide	口服给药可能增加血药浓度
布美他尼	Bumetanide	见袢利尿剂
布比卡因	Bupivacaine	严重肝损害慎用
丁丙诺啡	Buprenorphine	见阿片类镇痛药
安非他酮	Bupropion	每日 150mg；严重肝硬化避免使用
丁螺环酮	Buspirone	轻-中度肝病减少剂量；重症患者避免使用
白消安	Busulfan	监测肝功能
卡麦角林	Cabergoline	严重肝损害减少剂量
骨化三醇	Calcitriol	严重肝病避免使用
坎地沙坦	Candesartan	治疗高血压，轻-中度肝损害起始治疗 2mg，qd；重症患者避免使用
卡培他滨	Capecitabine	严重肝损害避免使用
卡马西平	Carbamazepine	晚期肝病代谢减慢
卡维地洛	Carvedilol	避免使用
卡泊芬净	Caspofungin	中度肝损害起始剂量 70mg，qd，维持剂量 35mg，qd
头孢曲松	Ceftriaxone	肝肾功能严重不全时需减量，并监测血药浓度
塞来昔布	Celecoxib	见非甾体抗炎药
西曲瑞克	Cetrorelix	中-重度肝损害避免使用
水合氯醛	Chloral hydrate	轻-中度肝损害减量；重症患者避免使用；见抗焦虑药和催眠药
苯丁酸氮芥	Chlorambucil	严重肝损害减量

药物名称		注 释
氯霉素	Chloramphenicol	避免使用-增加骨髓抑制的危险；减量和监测血药浓度
氯氮䓬	Chlordiazepoxide	见抗焦虑药和催眠药
氯苯那敏	Chlorphenamine	严重肝病避免使用
氯丙嗪	Chlorpromazine	见抗精神病药
氯磺丙脲	Chlorpropamide	见磺酰脲类
氯噻酮	Chlortalidone	见噻嗪类和相关利尿剂
环孢素	Ciclosporin	可能需要剂量调整
西拉普利	Cilazapril	见血管紧张素转换酶抑制剂
西洛他唑	Cilostazol	中-重度肝病避免使用
西咪替丁	Cimetidine	增加精神错乱的危险性，减量
桂利嗪	Cinnarizine	严重肝病避免使用
环丙贝特	Ciprofibrate	严重肝病避免使用
西酞普兰	Citalopram	使用剂量的下限
克拉屈滨	Cladribine	常规监测
克拉霉素	Clarithromycin	有肝功能失调的报道（包括黄疸）
氯马斯汀	Clemastine	严重肝病避免使用
克罗拉滨	Clofarabine	轻-中度肝损害患者慎用；重症患者避免使用
氯美噻唑	Clomethiazole	见抗焦虑药和催眠药
氯米芬	Clomifene	严重肝病避免使用
氯丙帕明	Clomipramine	见三环类抗抑郁药及相关药
氯硝西泮	Clonazepam	轻-中度肝损害患者减量；重症患者避免使用；见抗焦虑药和催眠药
氯哌酰胺	Clopamide	见噻嗪类和相关利尿剂
氯吡格雷	Clopidogrel	慎用（出血危险）；严重肝损害避免使用

药物名称		注　释
氯氮平	Clozapine	常规监测肝功能；进行性肝病或肝衰竭避免使用
克拉维酸复方制剂	Co-amoxiclav	肝病患者监测肝功能
可待因	Codeine	见阿片类镇痛药
口服避孕药	Contraceptives oral	活动性肝病避免使用；妊娠期有瘙痒史和胆汁淤积史避免使用
复方新诺明	Co-trimoxazole	厂家建议严重肝病避免使用
赛克力嗪	Cyclizine	严重肝病避免使用
环戊噻嗪	Cyclopenthiazide	见噻嗪类和相关利尿剂
环磷酰胺	Cyclophosphamide	减量
赛庚啶	Cyproheptadine	严重肝病避免使用
醋酸环丙孕酮	Cyproterone acetate	剂量相关毒性
阿糖胞苷	Cytarabine	减量
达卡巴嗪	Dacarbazine	轻–中度肝病患者减量；重症患者避免使用
达肝素钠	Dalteparin	见肝素
达托霉素	Daptomycin	厂家建议严重肝功能损害患者慎用
达非那新	Darifenacin	中度肝功能损害患者每日不超过 7.5mg；重症患者避免使用
地瑞那韦	Darunavir	厂家建议轻–中度肝功能损害患者慎用，重症患者避免使用
柔红霉素	Daunorubicin	减量
地氟烷	Desflurane	减量
去氧孕烯	Desogestrel	避免使用；见口服避孕药
右布洛芬	Dexibuprofen	见非甾体抗炎药

药物名称		注 释
右酮洛芬	Dexketoprofen	见非甾体抗炎药
右丙亚胺	Dexrazoxane	厂家建议肝病患者监测肝功能
右美沙芬	Dextromethorphan	见阿片类镇痛药
地西泮	Diazepam	见抗焦虑药及催眠药
双氯芬酸	Diclofenac	见非甾体抗炎药
去羟肌苷	Didanosine	监测毒性
己烯雌酚	Diethylstilbestrol	避免使用；见口服避孕药
双氢可待因	Dihydrocodeine	见阿片类镇痛药
地尔硫䓬	Diltiazem	减量
帕米膦酸二钠	Disodium pamidronate	厂家建议严重肝功能损害慎用
丙吡胺	Disopyramide	半衰期延长-可能需减少剂量
多西他赛	Docetaxel	监测肝功能-根据肝酶减量；严重肝病避免使用
多潘立酮	Domperidone	避免使用
多奈哌齐	Donepezil	厂家建议轻-中度肝功能损害慎用
度硫平	Dosulepin (dothiepin)	见三环类抗抑郁药及相关药物
多塞平	Doxepin	见三环类抗抑郁药及相关药物
多柔比星	Doxorubicin	根据胆红素浓度减量
多西环素	Doxycycline	见四环素类
度洛西汀	Duloxetine	厂家建议避免使用
地屈孕酮	Dydrogesterone	避免使用；见口服避孕药
依法韦仑	Efavirenz	轻-中度肝病患者监测剂量相关毒性（如中枢神经系统影响）和肝功能；重症患者避免使用
依来曲普坦	Eletriptan	厂家建议严重肝功能损害患者避免使用

药物名称		注　释
依那普利	Enalapril	见血管紧张素转换酶抑制剂
恩夫韦肽	Enfuvirtide	厂家建议慎用
依诺肝素	Enoxaparin	见肝素
恩他卡朋	Entacapone	避免使用
表柔比星	Epirubicin	根据胆红素浓度减量
依普利酮	Eplerenone	严重肝病避免使用
依泊亭	Epoetin	厂家建议慢性肝衰竭慎用
依普罗沙坦	Eprosartan	轻–中度肝病起始剂量减半；重症患者避免使用
埃替非巴肽	Eptifibatide	严重肝病避免使用–增加出血危险
厄多司坦	Erdosteine	厂家建议轻–中度肝损害患者每日不超过 300mg；重症患者避免使用
麦角新碱	Ergometrine	严重肝病避免使用
麦角胺	Ergotamine	严重肝病避免使用–增加毒性
埃罗替尼	Erlotinib	厂家建议轻–中度肝功能损害患者慎用，重症患者避免使用
红霉素	Erythromycin	可能产生特异质性肝毒性
艾司西酞普兰	Escitalopram	轻–中度肝损害患者起始剂量每日 5mg（持续 2 周），根据肝功能情况增量至 10mg；厂家建议严重肝病慎用
埃索美拉唑	Esomeprazole	严重肝病每日不超过 20mg
雌二醇	Estradiol	避免使用；见口服避孕药
雌莫司汀	Estramustine	厂家建议慎用和常规肝功能监测；严重肝病避免使用
雌激素酮	Estrone	避免使用；见口服避孕药
雌三醇	Estriol	避免使用；见口服避孕药
炔雌醇	Ethinyloestradiol	避免使用；见口服避孕药
依托泊苷	Etoposide	见非甾体抗炎药

药物名称		注 释
双醋炔诺醇	Etynodiol diacetate	避免使用；见口服避孕药
依西美坦	Exemestane	厂家建议慎用
依折麦布	Ezetimibe	建议中-重度肝损害避免使用，可能蓄积
非洛地平	Felodipine	减量
芬布芬	Fenbufen	见非甾体抗炎药
非诺贝特	Fenofibrate	严重肝病避免使用
非诺洛芬	Fenoprofen	见非甾体抗炎药
芬太尼	Fentanyl	见阿片类镇痛药
氟卡尼	Flecainide	严重肝病避免使用或减量
氟氯西林	Flucloxacillin	肝功能损害慎用（有胆汁淤积型黄疸和肝炎的危险）
氟马西尼	Flumazenil	需要调整剂量
氟尿嘧啶	Fluorouracil	厂家建议慎用
氟西汀	Fluoxetine	见选择性5-HT再摄取抑制剂类抗抑郁药
氟哌噻吨	Flupentixol	见抗精神病药
氟奋乃静	Fluphenazine	见抗精神病药
氟西泮	Flurazepam	见抗焦虑药和催眠药
氟他米特	Flutamide	慎用（肝毒性）
氟伐他汀	Fluvastatin	见他汀类药物
氟伏沙明	Fluvoxamine	见选择性5-HT再摄取抑制剂类抗抑郁药
福莫特罗	Formoterol (eformoterol)	严重肝硬化可能减慢代谢
福辛普利	Fosinopril	见血管紧张素转换酶抑制剂
夫罗曲坦	Frovatriptan	严重肝病避免使用
呋塞米	Furosemide/ Frusemide	见袢利尿药

药物名称		注　释
氟维司群	Fulvestrant	厂家建议轻-中度肝病慎用；重症患者避免使用
夫西地酸	Fusidic acid	见夫西地酸钠
加兰他敏	Galantamine	中度肝损害减量；重症患者避免使用
吉西他滨	Gemcitabine	厂家建议慎用
吉非贝齐	Gemfibrozil	肝病避免使用
孕二烯酮	Gestodene	避免使用；见口服避孕药
孕三烯酮	Gestrinone	严重肝病避免使用
格列本脲	Glibenclamide	见磺酰脲类
格列齐特	Gliclazide	见磺酰脲类
格列美脲	Glimepiride	严重肝病患者避免使用
格列吡嗪	Glipizide	见磺酰脲类
格列喹酮	Gliquidone	见磺酰脲类
氟哌啶醇	Haloperidol	见抗精神病药
肝素	Heparin	严重肝病患者减量
肼屈嗪	Hydralazine	减量
氢氯噻嗪	Hydrochlorothiazide	见噻嗪类和相关利尿剂
双氢氟噻嗪	Hydroflumethiazide	见噻嗪类和相关利尿剂
二氢吗啡酮	Hydromorphone	见阿片类镇痛药
羟嗪	Hydroxyzine	严重肝病避免使用
氢溴酸东莨菪碱	Hyoscine hydrobro-mide	慎用
布洛芬	Ibuprofen	见非甾体抗炎药
伊达比星	Idarubicin	根据胆红素浓度减量
异环磷酰胺	Ifosfamide	避免使用
伊马替尼	Imatinib	每日不超过 400mg；如果不耐受再减量

药物名称		注 释
丙咪嗪	Imipramine	见三环类抗抑郁药及相关药物
吲哚帕胺	Indapamide	见噻嗪类和相关利尿剂
吲哚美辛	Indometacin	见非甾体抗炎药
干扰素 α	Interferon alfa	轻-中度肝损害密切监测肝功能，重症患者避免使用
干扰素 β	Interferon beta	代偿失调性肝病患者避免使用
干扰素 γ-1b	Interferon gamma-1b	厂家建议严重肝病患者慎用
右旋糖酐铁	Iron dextran	严重肝病患者避免使用
蔗糖铁	Iron sucrose	避免使用
异烟肼	Isoniazid	慎用；常规监测肝功能尤其在用药前两个月
硝酸异山梨酯	Isosorbide	见硝酸盐
单硝酸异山梨酯	Isosorbide mononitrate	见硝酸盐
异维 A 酸	Isotretinoin	避免使用-肝损害加重
伊拉地平	Isradipine	减量
伊曲康唑	Itraconazole	权衡疗效大于肝毒性时使用；必要时减量
伊伐布雷定	Ivabradine	厂家建议中度肝损害慎用；重症患者避免使用
酮康唑	Ketoconazole	避免使用
酮洛芬	Ketoprofen	见非甾体抗炎药
酮咯酸	Ketorolac	见非甾体抗炎药
拉贝洛尔	Labetalol	避免使用-曾报道严重肝细胞损害
拉西地平	Lacidipine	可能增加降血压作用

药物名称		注　释
拉莫三嗪	Lamotrigine	中度肝损害剂量减半；重度肝损害剂量减为 1/4
兰索拉唑	Lansoprazole	严重肝病每日不超过 30mg
来氟米特	Leflunomide	避免使用－活性代谢物可能蓄积
乐卡地平	Lercanidipine	严重肝病患者避免使用
左乙拉西坦	Levetiracetam	严重肝病且肌酐清除率小于 70ml/min 时剂量减半
左布比卡因	Levobupivacaine	肝病患者慎用
左美丙嗪	Levomepromazine (methotrimeprazine)	见抗精神病药
左炔诺孕酮	Levonorgestrel	避免使用；见口服避孕药
利多卡因	Lidocaine (lignocaine)	厂家建议慎用－增加不良反应
利奈唑胺	Linezolid	严重肝病患者权衡疗效大于肝毒性时使用
袢利尿剂	Loop diuretics	低钾可产生昏迷，用保钾利尿剂可避免。酒精性肝硬化时低镁血症危险增加
氯普唑仑	Loprazolam	见抗焦虑药和催眠药
劳拉西泮	Lorazepam	见抗焦虑药和催眠药
氯甲西泮	Lormetazepam	见抗焦虑药和催眠药
氯沙坦	Losartan	考虑减量
赖甲环素	Lymecycline	见四环素类
镁盐	Magnesium Salts	有肾衰危险时禁用于肝昏迷患者
甲羟孕酮	Medroxyprogesterone	避免使用；见口服避孕药
甲芬那酸	Mefenamic acid	见非甾体抗炎药
甲氟喹	Mefloquine	严重肝病患者避免预防用药

药物名称		注　释
甲地孕酮	Megestrol	避免使用；见口服避孕药
美洛昔康	Meloxican	见非甾体抗炎药
甲丙氨酯	Meprobamate	见抗焦虑药和催眠药
美普他酚	Meptazinol	见阿片类镇痛药
巯嘌呤	Mercaptopurine	可能需要减量
美罗培南	Meropenem	监测转氨酶和胆红素浓度
甲二氢睾酮	Mesterolone	见雄激素
炔雌醇甲醚	Mestranol	避免使用；见口服避孕药
二甲双胍	Metformin	避免使用–如果疑似组织缺氧立即停药
美沙酮	Methadone	见阿片类镇痛药
乌洛托品	Methenamine	避免使用
甲氨蝶呤	Methotrexate	剂量相关毒性，非恶性肿瘤情况下避免使用（如银屑病）；严重肝病患者避免使用
左美丙嗪	Methotrimeprazine	见抗精神病药
甲基多巴	Methyldopa	肝病史患者慎用；活动性肝病患者避免使用
甲氧氯普胺	Metoclopramide	减量
美托拉宗	Metolazone	见噻嗪类
美托洛尔	Metoprolol	减少口服剂量
甲硝唑	Metronidazole	严重肝病给药剂量减至 $1/3$，qd
美西律	Mexiletine	中–重度肝损害者需减量
咪康唑	Miconazole	避免使用
咪达唑仑	Midazolam	见抗焦虑药和催眠药
米诺环素	Minocycline	见四环素类
米氮平	Mirtazapine	厂家建议慎用
米托蒽醌	Mitoxantrone	严重肝病患者慎用

药物名称		注 释
咪唑斯汀	Mizolastine	重度肝损害患者避免使用
吗氯贝胺	Moclobemide	严重肝病患者减量
莫达非尼	Modafinil	严重肝病患者剂量减半
莫西普利	Moexipril	见血管紧张素转换酶抑制剂
吗啡	Morphine	见阿片类镇痛药
莫西沙星	Moxifloxacin	严重肝病患者避免使用
莫索尼定	Moxonidine	严重肝病患者避免使用
萘丁美酮	Nabumetone	见非甾体抗炎药
萘啶酸	Nalidixic acid	肝病患者慎用
纳洛酮	Naltrexone	厂家建议慎用；急性肝炎或肝衰竭患者避免使用
苯丙酸诺龙	Nandrolone	见同化激素类
萘普生	Naproxen	见非甾体抗炎药
那格列奈	Nateglinide	无资料，厂家建议中度肝损害患者慎用；重症患者避免使用
奈非那韦	Nelfinavir	厂家建议慎用
奈韦拉平	Nevirapine	厂家建议中度肝损害者慎用；重症患者避免使用
尼卡地平	Nicardipine	严重肝损害患者半衰期延长-可能需要减量
尼古丁	Nicotine	厂家建议中-重度肝损害者慎用
烟酸	Nicotinic acid	厂家建议轻-中度肝损害者需监测肝功能；重症患者避免使用；如果肝功能指标异常应停用
硝苯地平	Nifedipine	严重肝病减量
尼莫地平	Nimodipine	肝硬化消除减慢-监测血压
硝酸盐	Nitrates	严重肝损害者慎用
硝西泮	Nitrazepam	见抗焦虑药和催眠药

药物名称		注　释
呋喃妥因	Nitrofurantoin	有胆汁淤积型黄疸和慢性活动性肝炎的报道
尼扎替丁	Nizatidine	厂家建议慎用
炔诺酮	Norethisterone	避免使用；见口服避孕药
诺孕酯	Norgestimate	避免使用；见口服避孕药
炔诺孕酮	Norgestrel	避免使用；见口服避孕药
去甲替林	Nortriptyline	见三环类抗抑郁药及相关药物
非甾体抗炎药	NSAIDs	增加胃肠道出血的危险，引起体液潴留；严重肝病避免使用；醋氯芬酸，每日100mg；塞来昔布，中度肝病使用起始剂量；依托昔布，轻度肝损害每日不超过60mg；帕瑞昔布，中度肝损害剂量减半（每日不超过40mg）
雌二醇	Oestrogens	避免使用；见口服避孕药
氧氟沙星	Ofloxacin	严重肝损害者消除减慢
奥氮平	Olanzapine	每日5mg
奥美沙坦	Olmesartan	厂家建议避免使用
奥马珠单抗	Omalizumab	厂家建议慎用
奥美拉唑	Omeprazole	肝病患者每日不超过20mg
昂丹司琼	Ondansetron	中-重度肝损害患者每日不超过8mg
阿片类镇痛药	Opioid analgesics	避免使用或减量，可产生昏迷
口服避孕药	Oral contraceptives	活动性肝病患者避免使用；妊娠期有瘙痒史和胆汁淤积史避免使用
奥沙西泮	Oxazepam	见抗焦虑药和催眠药
奥卡西平	Oxcarbazepine	严重肝损害者慎用

药物名称		注 释
氧烯洛尔	Oxprenolol	减量
奥昔布宁	Oxybutynin	慎用
羟考酮	Oxycodone	见阿片类镇痛药
紫杉醇	Paclitaxel	严重肝病患者避免使用
泮库溴铵	Pancuronium	起效缓慢，需大剂量给药
泮托拉唑	Pantoprazole	严重肝损害者每日不超过 20mg
阿片全碱	Papaveretum	见阿片类镇痛药
对乙酰氨基酚	Paracetamol	剂量相关毒性－避免使用大剂量
帕瑞昔布	Parecoxib	见非甾体抗炎药
帕罗西汀	Paroxetine	见选择性 5-HT 再摄取抑制剂类抗抑郁药
聚乙二醇	Peginterferon alfa	严重肝损害者避免使用
喷他佐辛	Pentazocine	见阿片类镇痛药
培哚普利	Perindopril	见血管紧张素转换酶抑制剂
奋乃静	Perphenazine	见抗精神病药
哌替啶	Pethidine	见阿片类镇痛药
苯乙肼	Phenelzine	见单胺氧化酶抑制剂类抗抑郁药
苯巴比妥	Phenobarbital	可能出现昏迷；严重肝损害者避免使用
吩噻嗪类	Phenothiazines	见抗精神病药
苯妥英钠	Phenytoin	减量避免毒性
福尔可定	Pholcodine	见阿片类镇痛药
毛果芸香碱	Pilocarpine	中－重度肝硬化患者减少口服剂量
匹莫齐特	Pimozide	见抗精神病药
吡格列酮	Pioglitazone	避免使用
哌嗪	Piperazine	厂家建议避免使用
哌泊噻嗪	Pipotiazine	见抗精神病药

药物名称		注　释
吡拉西坦	Piracetam	避免使用
吡罗昔康	Piroxicam	见非甾体抗炎药
普伐他汀	Pravastatin	见他汀类药物
哌唑嗪	Prazosin	起始阶段每日 500μg；谨慎加量
泼尼松龙	Prednisolone	不良反应常见
丙胺卡因	Prilocaine	厂家建议慎用
扑米酮	Primidone	减量，可产生昏迷
普鲁卡因胺	Procainamide	避免使用或减量
甲基苄肼	Procarbazine	严重肝损害者避免使用
黄体酮	Progesterone	避免使用；见口服避孕药
孕激素	Progestogens	避免使用；见口服避孕药
丙嗪	Promazine	见抗精神病药
异丙嗪	Promethazine	避免使用–严重肝病患者可能导致昏迷；肝毒性
普罗帕酮	Propafenone	减量
丙泊酚	Propofol	慎用
普萘洛尔	Propranolol	减量
丙硫氧嘧啶	Propylthiouracil	减量
吡嗪酰胺	Pyrazinamide	监测肝功能–常见特异质性肝毒性；严重肝损害患者避免使用
乙胺嘧啶	Pyrimethamine	慎用
喹硫平	Quetiapine	厂家建议起始剂量一次 25mg，1 日 2 次，每隔 1~3 日增加 25~50mg
喹那普利	Quinapril	见血管紧张素转换酶抑制剂
雷贝拉唑	Rabeprazole	严重肝功能障碍者慎用
雷洛昔芬	Raloxifene	避免使用

药物名称		注　释
雷米普利	Ramipril	见血管紧张素转换酶抑制剂
雷沙吉兰	Rasagiline	厂家建议轻度肝损害患者慎用；中–重度肝损害患者避免使用
瑞芬太尼	Remifentanil	见阿片类镇痛药
瑞格列奈	Repaglinide	严重肝病患者避免使用
利巴韦林	Ribavirin	剂量无需调整；严重肝功能障碍或失代偿性肝硬化患者避免口服给药
利福布汀	Rifabutin	严重肝损害患者减量
利福平	Rifampicin	消除减慢；监测肝功能；每日用量不超过 8mg/kg
利鲁唑	Riluzole	避免使用
利培酮	Risperidone	厂家建议起始口服剂量 500μg，bid；逐步增加至 1 ~ 2mg，bid
利托那韦	Ritonavir	肝功能失代偿避免使用；严重肝功能损害非失代偿期时，谨慎使用"追加"剂量（避免治疗剂量）
罗格列酮	Rosiglitazone	避免使用
瑞舒伐他汀	Rosuvastatin	见他汀类药物
沙奎那韦	Saquinavir	厂家建议中度肝损害患者慎用；严重肝损害患者避免使用
他汀类药物	Satins	活动性肝病或不明原因血清转氨酶持续升高患者避免使用
舍曲林	Sertraline	见选择性 5-HT 再摄取抑制剂类抗抑郁药

药物名称		注　释
西地那非	Sildenafil	治疗勃起功能障碍，起始剂量25mg；治疗肺动脉高压，如能耐受20mg，bid；严重肝损害避免使用
辛伐他汀	Simvastatin	见他汀类药物
金硫基丁二酸钠	Sodium aurothiomalate	轻-中度肝病患者慎用；重症患者避免使用
碳酸氢钠	Sodium bicarbonate	见抗酸药
夫西地酸钠	Sodium fusidate	减少胆汁分泌，可能增加肝毒性，避免使用或减量
硝普钠	Sodium nitroprusside	严重肝病患者避免使用
丙戊酸钠	Sodium valproate	见丙戊酸
链激酶	Streptokinase	严重肝功能损害者避免使用-增加出血的危险
磺酰脲类	Sulphonylureas	严重肝病增加低血糖的危险；避免使用或小剂量使用；可能出现黄疸
舒必利	Sulpiride	见抗精神病药
舒马普坦	Sumatriptan	厂家建议肝损害者每日口服50mg；严重肝损害者避免使用
琥珀胆碱	Suxamethonium	严重肝病时由于肝脏合成假性胆碱酯酶减少，呼吸暂停时间延长
他克莫司	Tacrolimus	减量
坦索罗辛	Tamsulosin	严重肝功能损害者避免使用
泰利霉素	Telithromycin	厂家建议慎用
替米沙坦	Telmisartan	轻-中度肝损害患者 20～40mg，qd；严重肝损害或胆道阻塞患者避免使用

药物名称		注　释
替诺昔康	Tenoxicam	见非甾体抗炎药
特比萘芬	Terbinafine	厂家建议避免使用–消除减慢
四环素类	Tetracyclines	避免使用或慎用；四环素、地美环素，每日不超过 1g，分次服用
茶碱	Theophylline	减量
噻嗪类和相关利尿剂	Thiazides and related diuretics	严重肝病患者避免使用，低钾可产生昏迷（保钾利尿剂可避免）；酒精性肝硬化时增加低镁血症危险
硫喷妥钠	Thiopental	严重肝病减量
噻洛芬酸	Tiaprofenic acid	见非甾体抗炎药
替勃龙	Tibolone	严重肝病避免使用
替加环素	Tigecycline	严重肝损害患者起始剂量 100mg q12h，维持剂量 25mg q12h
硫鸟嘌呤	Tioguanine	肝损害患者减少剂量
托吡酯	Topiramate	肝损害患者慎用
拓扑替康	Topotecan	严重肝损害患者避免使用
托瑞米芬	Toremifene	肝损害消除减慢–重症患者避免使用
曲马多	Tramadol	见阿片类镇痛药
苯环丙胺	Tranylcypromine	见单胺氧化酶抑制剂类抗抑郁药
曲唑酮	Trazodone	见三环类抗抑郁药及相关药物
维 A 酸	Tretinoin	减量
曲米帕明	Trimipramine	见三环类抗抑郁药及相关药物
尿激酶	Urokinase	严重肝病患者避免使用–增加出血危险

药物名称		注　释
伐昔洛韦	Valaciclovir	厂家建议预防巨细胞病毒时，慎用大剂量
丙戊酸盐	Valproate	避免使用，偶见肝毒性和肝衰竭（通常在前6个月内出现）
丙戊酸	Valproic acid	见丙戊酸盐
缬沙坦	Valsartan	轻–中度肝损害患者剂量减半；重症患者避免使用
伐地那非	Vardenafil	轻–中度肝损害患者起始剂量5mg，逐步增量（中度肝损害不超过10mg）；重症患者避免使用
文拉法辛	Venlafaxine	中度肝损害患者剂量减半；重症患者避免使用
维拉帕米	Verapamil	减少口服剂量
维替泊芬	Verteporfin	严重肝损害患者避免使用
长春花碱	Vinblastine	减量
长春新碱	Vincristine	减量
长春地辛	Vindesine	减量
长春瑞滨	Vinorelbine	减量
伏立康唑	Voriconazole	轻–中度肝硬化患者使用正常起始剂量，维持剂量减半；重度肝硬化患者无资料，厂家建议权衡疗效大于肝毒性时使用
华法林	Warfarin	见口服抗凝药
希帕胺	Xipamide	见噻嗪类
扎鲁司特	Zafirlukast	避免使用
扎来普隆	Zaleplon	见抗焦虑药和催眠药
齐多夫定	Zidovudine	可能药物蓄积
唑来膦酸	Zoledronic acid	严重肝损害患者慎用
唑吡坦	Zolpidem	见抗焦虑药和催眠药
佐匹克隆	Zopiclone	见抗焦虑药和催眠药

附录二 肾功能损害用药注意事项

由于以下几个原因，患者在肾功能下降的情况下用药会导致许多问题：

- 药物或其代谢产物的肾排泄能力降低导致毒性作用
- 即使药物的消除没有降低，但对某些药物的敏感性增加
- 肾损害患者对很多不良反应的耐受力变得很差
- 当肾功能减低时某些药物不再有效。

由此导致的用药问题可以通过减低剂量或改换药物来避免。

肾功能损害时剂量调整的原则：

肾功能低于何种水平则药物剂量必须减低，主要看药物在肾脏消除排泄的比例以及药物的毒性大小。

很多药物只有很小或没有剂量依赖性的不良反应，因此对这些药物来说，非常精确的调整剂量是不必要的，简单的剂量降低方案就足够了。

对于安全范围窄而毒性较大的药物，则需根据肾小球滤过率来确定给药方案。如果药物的疗效和毒性都与血浆浓度密切相关，那么推荐的给药方案只在治疗的初期作为参考，后续的剂量则必须根据用药效果和血浆药物浓度来调整。

肾功能随年龄增大而降低。许多老年患者存在一定的肾功能损害，但由于肌肉量的减少，其血清肌酐并不会升高。因此在给老年患者用药时，可假

定其至少有肾功能的轻度损害。

可通过减少单次给药剂量或延长给药间隔来减少药物每日总的维持剂量。对于某些药物，虽然降低了维持剂量，但若想快速起效则需给予一个负荷剂量。这是因为给予常规剂量后要经过大约 5 个半衰期才能达到稳态血浆浓度。在肾衰情况下，经肾排泄的药物其血浆半衰期会延长，使得药物在减量后需要很多天才能达到有效的血药浓度。负荷剂量一般与肾功能正常的人的初始剂量相同。

对于有肾病的患者，如有可能，应尽量避免使用有肾毒性的药物，因为在肾储备已经降低的情况下，肾毒性很可能造成更严重的后果。

药物剂量表的使用：

推荐的剂量主要依据的是肾功能损害的严重程度。

肾功能可用肾小球滤过率（GFR）来衡量，该指标是由肾脏疾病饮食修订公式（即包含血清肌酐、年龄、性别和种族等因素的 MDRD 公式）计算得来；肾功能也可用肌酐清除率来表示［最好根据 24 小时尿量（L/24h）来计算，但也常根据包括血清肌酐、体重、性别和年龄的公式或诺模图来计算］。

血清肌酐浓度有时可用来代替肾功能的测量，但它对给药剂量的调整只是个粗略的标准。

重要信息：

有关剂量调整的信息均以肌酐清除率为依据，这是因为肾损害对药物消除的影响方面的文献信息中，基本都是以肌酐清除率来替代肾小球滤过率。

当需要根据肌酐清除率（例如用 Cockroft-Gault 公式计算）来调整剂量，需要特别小心，因为目前肾功能越来越多地以估算肾小球滤过率（eGFR）来表述，eGFR 是经 $1.73m^2$ 的体表面积标准化并用 MDRD 公式得出来的。尽管这两个肾功能指标不能互相转换，但实际上对于大多数药物和大多数正常体型和身高的患者而言，eGFR（MDRD）可以替代肌酐清除率来用于剂量调整。对于具有潜在毒性、安全范围较窄的药物以及某些特殊患者（如体重过重或过轻的患者），应该使用绝对肾小球滤过率或肌酐清除率，或者应根据血药浓度和临床反应来调整剂量。

患者的绝对肾小球滤过率（$GFR_{Absolute}$）可按以下公式用 eGFR 计算而得：

$$GFR_{Absolute} = eGFR \times (患者体表面积/1.73)$$

为了用药目的，将肾功能损害分为三个等级（肾损害的等级有不同的定义，因此当可用的信息与该等级不一致时，可使用肌酐清除率或其他评价肾功能的指标）：

肾功能损害等级：

等级	肌酐清除率
轻度	20 ~ 50ml/min
中度	10 ~ 20ml/min
重度	<10ml/min

注：换算因数：

$$L/24h = ml/min \times 1.44$$
$$ml/min = L/24h \times 0.69$$

透析：

对于持续非卧床腹膜透析（CAPD）或血液透析的患者，需要查阅专业的文献。

对于肾功能损害时需降低剂量的药物，或有潜在毒性或不再有效的药物，下表可作为一个使用指南。严重肾病患者用药应保持在最低剂量。

如果因临床需要，轻度肾功能损害也要被考虑时，那么在使用任何需要调整剂量的药物前都需检查肾功能。

肾功能损害时的药物剂量调整，参见前述"重要信息"。

肾功能损害时禁用或慎用的药物列表：

下表中给出的药物可能并不全面，是根据目前处方药在治疗剂量下使用所得的信息。

肾功能损害时禁用或慎用药物一览表

药物		损害程度	注释
阿巴卡韦	Abacavir	重度	厂家建议避免使用
阿昔单抗	Abciximab	重度	禁用–增加出血风险
阿坎酸	Acamprosate	轻度	禁用；经尿排泄
阿卡波糖	Acarbose		厂家建议若肌酐清除率低于 25ml/min 则禁用

药物		损害程度	注释
血管紧张素转换酶抑制剂	ACE inhibitors		慎用并监测用药反应。高钾血症及其他不良反应较常见。初始剂量：卡托普利12.5mg，1日2次；西拉普利500μg，1日1次；依那普利2.5mg，1日1次（若肌酐清除率低于30ml/min）；咪达普利2.5mg，1日1次（若肌酐清除率低于30ml/min则禁用）；赖诺普利2.5～5mg（若肌酐清除率低于30ml/min，每日最大剂量40mg），5～10mg（若肌酐清除率为30～80ml/min，每日最大剂量40mg）；莫西普利3.75mg，1日1次；培哚普利2mg，1日1次（若肌酐清除率为30～60ml/min），2mg隔日1次（若肌酐清除率为15～30ml/min）；喹那普利2.5mg，1日1次；雷米普利1.25mg，1日1次；群多普利500μg，1日1次（若肌酐清除率低于10ml/min，每日最大剂量2mg）
醋丁洛尔	Acebutolol		见β-受体阻断剂
醋氯芬酸	Aceclofenac		见非甾体抗炎药
阿西美辛	Acemetacin		见非甾体抗炎药

药物		损害程度	注释
醋硝香豆素	Acenocoumarol (nicouma-lone)		见口服抗凝药
乙酰唑胺	Acetazolamide	轻度	禁用；代谢性酸中毒
阿昔洛韦	Aciclovir		若肌酐清除率为 25～50ml/min，则每 12 小时静脉给予常规剂量（若肌酐清除率为 10～25ml/min，则每 24 小时静脉给予常规剂量）；若肌酐清除率低于 10ml/min，需查阅药品相关文献以确定静脉给药剂量；治疗带状疱疹，若肌酐清除率为 10～25ml/min 则每 8 小时给予常规口服剂量（若肌酐清除率低于 10ml/min，则每 12 小时给予常规口服剂量）；治疗单纯疱疹，若肌酐清除率低于 10ml/min，则每 12 小时给予常规口服剂量
阿昔莫司	Acipimox		肌酐清除率为 30～60ml/min 需减量；肌酐清除率低于 30ml/min 应禁用
阿维 A	Acitretin	轻度	禁用；增加毒性风险
阿伐斯汀	Acrivastine	中度	禁用；经肾排泄
阿德福韦酯	Adefovir dipivoxil	轻度	10mg/48h
		中度	10mg/72h
		重度	无相关资料
阿仑膦酸	Alendronic acid	轻度	厂家建议若肌酐清除率低于 35ml/min 则禁用

药物		损害程度	注释
阿芬太尼	Alfentanil		见阿片类镇痛药
阿夫唑嗪	Alfuzosin		起始剂量为 2.5mg，1 日 2 次，之后根据用药反应调整剂量
阿利马嗪	Alimemazine (trimeprazine)	重度	禁用
别嘌醇	Allopurinol	中度	每日 100～200mg；毒性增加；皮疹；还需监测肝功能
		重度	隔日 100mg（最大剂量每日 100mg）；还需监测肝功能
阿莫曲坦	Almotriptan	重度	24 小时内最大剂量 12.5mg
阿普唑仑	Alprazolam		见抗焦虑药和催眠药
阿替普酶	Alteplase	中度	有高钾血症风险
铝盐	Aluminium salts	重度	铝被吸收并可能蓄积
			注意：枸橼酸可增加铝盐中铝的吸收，很多泡腾剂中都含枸橼酸（如泡腾剂型镇痛药）
金刚烷胺	Amantadine		减低剂量；若肌酐清除率低于 15ml/min（老年患者低于 60ml/min）则禁用
阿米卡星	Amikacin		见氨基糖苷类
阿米洛利	Amiloride		见保钾利尿药
氨基糖苷类	Aminoglycosides	轻度	减低剂量；监测血清浓度

药物		损害程度	注释
氨磺必利	Amisulpride		若肌酐清除率为 30~60ml/min 剂量需减半；若肌酐清除率为 10~30ml/min 剂量需减至 1/3；厂家建议若肌酐清除率低于 10ml/min 可间歇给药治疗
阿莫西林	Amoxicillin	轻度至中度	大剂量时（尤其是注射给药）有结晶尿风险
		重度	减低剂量；常见皮疹，有结晶尿风险
两性霉素	Amphotericin	轻度	仅在无替代药物时使用；使用其脂质体制剂可降低肾毒性
氨苄西林	Ampicillin	重度	减低剂量；常见皮疹
安泼那韦	Amprenavir	轻度至中度	因丙二醇含量高，慎用口服溶液
		重度	禁用口服溶液
安吖啶	Amsacrine		减低剂量
阿那格雷	Anagrelide		厂家建议若肌酐清除率低于 50ml/min 则禁用，但曾用过常规剂量
阿那白滞素	Anakinra		厂家建议若肌酐清除率为 30~50ml/min 需慎用；若肌酐清除率低于 30ml/min 则禁用
镇痛药	Analgesics		见阿片类镇痛药和非甾体抗炎药
阿那曲唑	Anastrozole	轻度至中度	禁用–无相关资料
		重度	厂家建议禁用

药物		损害程度	注释
口服抗凝药	Anticoagulants, oral	重度	禁用
抗精神病药	Antipsychotics	重度	从小剂量开始；增加脑部敏感性
			见氨磺必利、氯氮平、奥氮平、喹硫平、利培酮、硫苯酰胺、佐替平
抗焦虑药和催眠药	Anxiolytics and hypnotics	重度	从小剂量开始；增加脑部敏感性
			见丁螺环酮、水合氯醛、羟丁酸钠
三氧化二砷	Arsenic trioxide		厂家建议慎用
蒿甲醚（成分）	Artemether (ingredient)		见 *Riamet*®
阿司匹林	Aspirin	重度	禁用；水钠潴留；肾功能恶化；胃肠道出血风险增加
阿替洛尔	Atenolol		见 β-受体阻断剂
阿托西班	Atosiban		无相关资料
阿托伐醌	Atovaquone		厂家建议慎用–密切监测
金诺芬	Auranofin		见金硫丁二钠
阿扎丙宗	Azapropazone		风湿性关节炎和强直性脊柱炎需减量（每日最大剂量600mg）；严重损害时应禁用（痛风患者若肌酐清除率低于60ml/min 则禁用）
硫唑嘌呤	Azathioprine	重度	减低剂量

药物		损害程度	注释
氨曲南	Aztreonam		若肌酐清除率为 10~30ml/min，可先按常规初始剂量给药，之后正常剂量减半；若肌酐清除率低于 10ml/min，可先按常规初始剂量给药，之后减为正常剂量的 1/4
巴氯芬	Baclofen	轻度	使用小剂量（如每日 5mg）；经肾排泄
巴柳氮	Balsalazide	中度至重度	厂家建议禁用
班布特罗	Bambuterol	轻度	减低剂量
巴比妥类	Barbiturates	重度	减低剂量；见苯巴比妥
贝米肝素	Bemiparin		见肝素
苄氟噻嗪	Bendrofluazide		见噻嗪类利尿药
苯哌利多	Benperidol		见抗精神病药
苯二氮䓬类	Benzodiazepines	重度	从小剂量开始；增加脑部敏感性
青霉素 G	Benzylpenicillin	中度至重度	每日最大剂量6g；神经毒性－大剂量可致惊厥
β-受体阻断剂	Beta-blockers	轻度	若肌酐清除率为 15~35ml/min，阿替洛尔每日 50mg（静脉给药隔日 10mg）；奈必洛尔初始剂量 2.5mg；若肌酐清除率低于 40ml/min，塞利洛尔需减量；若肌酐清除率为 30~60ml/min，索他洛尔剂量需减半

药物		损害程度	注释
		中度	醋丁洛尔从小剂量开始（活性代谢产物蓄积）；减低阿替洛尔（见上文）、比索洛尔、纳多洛尔、吲哚洛尔的剂量（全部原型排泄）；若肌酐清除率低于 15ml/min，禁用塞利洛尔；若肌酐清除率为 10～30ml/min，索他洛尔剂量应减为正常量的 1/4
		重度	从小剂量开始；可减少肾血流量，在严重损害时对肾功能有害；厂家建议禁用塞利洛尔、奈必洛尔和索他洛尔；若肌酐清除率低于 15 ml/min，阿替洛尔每日 25mg（静脉给药每4天10mg）
苯扎贝特	Bezafibrate		若肌酐清除率为 40～60ml/min，剂量减至每日 400mg；若肌酐清除率为 15～40ml/min，剂量减至每 1～2 日 200mg；若肌酐清除率低于 15ml/min，则禁用；肾损害时禁用其缓释制剂
比索洛尔	Bisoprolol		见 β-受体阻断剂
比伐卢定	Bivalirudin		若肌酐清除率为 30～60ml/min，剂量减至 1.4mg/（kg·h）；若肌酐清除率低于 30ml/min 则禁用
博来霉素	Bleomycin	中度	减低剂量
硼替佐米	Bortezomib		厂家建议慎用-考虑减量

药物		损害程度	注释
布美他尼	Bumetanide	中度	可能需要大剂量
布比卡因	Bupivacaine		厂家建议慎用
丁丙诺啡	Buprenorphine		见阿片类镇痛药
安非他酮	Bupropion（am-febutamone）		厂家推荐每日 150mg
丁螺环酮	Buspirone	轻度	减低剂量
		中度至重度	禁用
骨化三醇	Calcitriol	重度	局部用骨化三醇的厂家建议禁用–无相关资料
坎地沙坦	Candesartan		初始剂量每日 4mg
卡培他滨	Capecitabine	轻度	若肌酐清除率为 30～50ml/min，减至起始剂量的 3/4；若肌酐清除率低于 30ml/min 则禁用
卷曲霉素	Capreomycin	轻度	减低剂量；肾毒性；耳毒性
卡托普利	Captopril		见血管紧张素转换酶抑制剂
卡马西平	Carbamazepine		厂家建议慎用
卡铂	Carboplatin	轻度	减低剂量并监测血液学参数及肾功能
		中度至重度	禁用
头孢克洛	Cefaclor		不需调整剂量–厂家建议慎用
头孢羟氨苄	Cefadroxil	中度	减低剂量
头孢氨苄	Cefalexin		若肌酐清除率为 40～50ml/min 则每日最大剂量 3g；若肌酐清除率为 10～40ml/min 则每日最大剂量 1.5g；若肌酐清除率低于 10ml/min 则每日最大剂量 750mg

药物		损害程度	注释
头孢克肟	Cefixime	中度	减低剂量
头孢噻肟	Cefotaxime		若肌酐清除率低于 5ml/min, 起始剂量用 1g, 之后使用正常剂量的一半
头孢泊肟	Cefpodoxime	轻度	减低剂量
头孢拉定	Cefradine	中度至重度	减低剂量
头孢他啶	Ceftazidime	轻度	减低剂量
头孢曲松	Ceftriaxone	重度	每日最大剂量2g；严重肝肾损害时监测血浆浓度
头孢呋辛	Cefuroxime	中度至重度	减低注射给药剂量
塞来昔布	Celecoxib		见非甾体抗炎药
塞利洛尔	Celiprolol		见 β-受体阻断剂
西替利嗪	Cetirizine		若肌酐清除率低于 30ml/min 则正常剂量减半
西曲瑞克	Cetrorelix	中度至重度	厂家建议禁用
水合氯醛	Chloral Hydrate	重度	禁用
氯霉素	Chloramphenicol	重度	除非无药替换，否则禁用；剂量依赖性造血系统抑制
氯氮䓬	Chlordiazepoxide		见抗焦虑药和催眠药
氯喹	Chloroquine	轻度至中度 重度	减低剂量 禁用
氯丙嗪	Chlorpromazine		见抗精神病药
氯磺丙脲	Chlorpropamide		禁用
氯噻酮	Chlortalidone		见噻嗪类利尿药
金霉素	Chlortetracycline		见四环素类
西多福韦	Cidofovir	轻度	禁用；肾毒性
西司他丁（成分）	Cilastatin（ingredient）		见亚胺培南-西司他丁钠

药物		损害程度	注释
西拉普利	Cilazapril		见血管紧张素转换酶抑制剂
西洛他唑	Cilostazol		若肌酐清除率低于 30ml/min 则禁用
西咪替丁	Cimetidine	轻度至中度	每日 600～800mg；偶致意识混乱
		重度	每日 400mg
环丙贝特	Ciprofibrate	中度	隔日 100mg
		重度	禁用
环丙沙星	Ciprofloxacin	中度	正常剂量减半
顺铂	Cisplatin	轻度	尽量避免；肾毒性、神经毒性
西酞普兰	Citalopram	中度至重度	无相关资料
枸橼酸镁	Citramag®	重度	禁用-高镁血症风险
枸橼酸盐	Citrates		枸橼酸可增加铝盐中铝的吸收，很多泡腾剂中都含枸橼酸（如泡腾剂型镇痛药）
克拉屈滨	Cladribine		建议常规监测
克拉霉素	Clarithromycin		若肌酐清除率低于 30ml/min 则正常剂量减半；若肌酐清除率低于 30ml/min 则避免使用克拉霉素缓释片
克拉维酸（成分）	Clavulanic acid (ingredient)		见克拉维酸复方制剂和替卡西林＋克拉维酸（Timentin®）
氯巴占	Clobazam		见抗焦虑药和催眠药
氯磷酸钠	Clodronate Sodium	轻度至中度	正常剂量减半并监测血清肌酐
		重度	禁用

药物		损害程度	注释
克罗拉滨	Clofarabine	轻度至中度	厂家建议慎用
		重度	禁用
氯美噻唑	Clomethiazole		见抗焦虑药和催眠药
氯帕胺	Clopamide		见噻嗪类利尿药
氯吡格雷	Clopidogrel		厂家建议慎用
氯氮平	Clozapine	重度	禁用
克拉维酸复方制剂	Co-amoxiclav		大剂量时有结晶尿风险（尤其是注射给药）；若肌酐清除率低于30ml/min则减量
可待因	Codeine		见阿片类镇痛药
秋水仙碱	Colchicine	中度	减低剂量
		重度	若无替换药物需减量或禁用
多黏菌素E	Colistin	轻度	注射给药时需监测血浆药物浓度
		中度至重度	降低注射给药剂量；监测血药浓度
复方磺胺甲噁唑	Co-Trimoxazole		若肌酐清除率为15～30ml/min则正常剂量减半；若肌酐清除率低于15ml/min且无法监测血药浓度则禁用
环戊噻嗪	Cyclopenthiaz-ide		见噻嗪类利尿药
环磷酰胺	Cyclophospha-mide		减低剂量
环丝氨酸	Cycloserine	轻度至中度	减低剂量
		重度	禁用
达卡巴嗪	Dacarbazine	轻度至中度	可能需减量
		重度	禁用
达肝素	Dalteparin		见肝素

药物		损害程度	注释
达那肝素	Danaparoid	中度	出血风险增加（监测抗Xa因子活性）
		重度	除非患者有肝素诱导的血小板减少且无替换药物，否则禁用
达托霉素	Daptomycin		若肌酐清除率低于80ml/min需监测肾功能；若肌酐清除率低于30ml/min需将剂量减至每48h 4mg/kg
柔红霉素	Daunorubicin	轻度至中度	减低剂量
去铁酮	Deferiprone		厂家建议慎用-无相关资料
地美环素	Demeclocycline		见四环素类
地氟烷	Desflurane	中度	减低剂量
地氯雷他定	Desloratadine	重度	厂家建议慎用
去氨加压素	Desmopressin		可能降低抗利尿作用
右布洛芬	Dexibuprofen		见非甾体抗炎药
右酮洛芬	Dexketoprofen		见非甾体抗炎药
右雷佐生	Dexrazoxane		无相关资料-监测血液学毒性
右美沙芬	Dextromethorphan		见阿片类镇痛药
二醋吗啡	Diamorphine		见阿片类镇痛药
地西泮	Diazepam		见抗焦虑药和催眠药
二氮嗪	Diazoxide	重度	75～150mg iv；增加降压作用的敏感性
双氯芬酸	Diclofenac		见非甾体抗炎药
去羟肌苷	Didanosine	轻度	减低剂量；查阅药品文献

药物		损害程度	注释
洋地黄毒苷	Digitoxin	重度	每日最大剂量 100μg
地高辛	Digoxin	轻度	减低剂量；电解质紊乱可使毒性增加
双氢可待因	Dihydrocodeine		见阿片类镇痛药
地尔硫䓬	Diltiazem		从小剂量开始
地芬诺酯	Diphenoxylate		见阿片类镇痛药
地匹哌酮	Dipipanone		见阿片类镇痛药
依替膦酸二钠	Disodium etidronate	轻度 中度至重度	减低剂量 禁用
帕米膦酸二钠	Disodium pamidronate		最大输注速度为 20mg/h；厂家建议若肌酐清除率低于 30ml/min 则禁用，除非有致命的低钙血症；若骨转移患者的肾功能恶化，需暂时停药直至血清肌酐回升至基线值的 10%
丙吡胺	Disopyramide	轻度 中度 重度	每 8 小时 100mg 或每 12 小时 150mg 每 12 小时 100mg 每 24 小时 150mg **注意**：控释制剂可能不适用；监测血浆药物浓度
保钾利尿药	Diuretics, potassium-sparing		见保钾利尿药
多潘立酮	Domperidone		厂家建议减低剂量
多佐胺	Dorzolamide		厂家建议若肌酐清除率低于 30ml/min 则禁用

药物		损害程度	注释
多西环素	Doxycycline		见四环素类
屈螺酮 （成分）	Drospirenone (ingredient)		见屈螺酮炔雌醇片 （*Angeliq*® 和 *Yasmin*®），厂 家建议禁用
度洛西汀	Duloxetine		若肌酐清除率低于 30ml/ min 则禁用
依法韦仑	Efavirenz	重度	厂家建议慎用-无相关资料
依来曲 普坦	Eletriptan		初始剂量减至 20mg；24 小 时内最大剂量 40mg；肌酐 清除率低于 30ml/min 则 禁用
恩曲他滨	Emtricitabine	轻度	减低剂量；查阅药品文献； 可见恩曲他滨/替诺福韦酯 （*Truvada*®）
依那普利	Enalapril		见血管紧张素转换酶抑制剂
恩夫韦肽	Enfuvirtide		厂家建议若肌酐清除率低于 35ml/min 则慎用-无相关 资料
依诺肝素	Enoxaparin		若肌酐清除率低于 30ml/ min 可考虑换为肝素；根据 血浆抗 Xa 因子浓度调整 剂量
依诺昔酮	Enoximone		考虑减量
恩替卡韦	Entecavir		若肌酐清除率低于 50ml/ min 则减量；查阅药品文献
麻黄碱	Ephedrine	重度	禁用；增加中枢神经系统 毒性
依普利酮	Eplerenone		增加高钾血症风险-需密切 监测；若肌酐清除率低于 50ml/min 则禁用

药物		损害程度	注释
依普罗沙坦	Eprosartan		若肌酐清除率低于60ml/min，将初始剂量减半
依替巴肽	Eptifibatide		若肌酐清除率为30～50ml/min，输液量减为1μg/(kg·min)；若肌酐清除率低于30ml/min则禁用
厄多司坦	Erdosteine		厂家建议若肌酐清除率低于25ml/min则禁用－无相关资料
麦角新碱	Ergometrine	重度	厂家建议禁用
麦角胺	Ergotamine	中度	禁用；恶心、呕吐；肾血管收缩风险
厄洛替尼	Erlotinib		厂家建议若肌酐清除率低于15ml/min则禁用－无相关资料
厄他培南	Ertapenem		厂家建议肌酐清除率低于30ml/min则禁用
红霉素	Erythromycin	重度	每日最大剂量1.5g（耳毒性）
依他普仑	Escitalopram		厂家建议若肌酐清除率低于30ml/min则慎用
艾司洛尔	Esmolol		见β-受体阻断剂
埃索美拉唑	Esomeprazole	重度	厂家建议慎用
雌莫司汀	Estramustine		厂家建议慎用
乙胺丁醇	Ethambutol	轻度	减低剂量；若肌酐清除率低于30ml/min需监测血浆药物浓度；视神经损害
依托度酸	Etodolac		见非甾体抗炎药
依托泊苷	Etoposide		考虑减量

药物		损害程度	注释
依托昔布	Etoricoxib		见非甾体抗炎药
依西美坦	Exemestane		厂家建议慎用
艾塞那肽	Exenatide		厂家建议若肌酐清除率30～50ml/min 则慎用；若肌酐清除率低于 30ml/min 则禁用
泛昔洛韦	Famciclovir		减低剂量；查阅药品文献
法莫替丁	Famotidine	重度	晚间最大剂量20mg
芬布芬	Fenbufen		见非甾体抗炎药
非诺贝特	Fenofibrate	轻度	每日 134mg
		中度	每日 67mg
		重度	禁用
非诺洛芬	Fenoprofen		见非甾体抗炎药
芬太尼	Fentanyl		见阿片类镇痛药
氟卡尼	Flecainide	轻度	每日最大初始剂量 100mg
磷酸钠盐口服溶液	*Fleet Phospho-soda*®	重度	禁用
氟氯西林	Flucloxacillin	重度	减低剂量
氟康唑	Fluconazole	轻度至中度	先给正常起始剂量之后剂量减半
氟胞嘧啶	Flucytosine		减低剂量并监测血浆药物浓度–查阅药品文献
氟达拉滨	Fludarabine	轻度	减低剂量；若肌酐清除率低于 30ml/min 则禁用
氟哌噻吨	Flupentixol		见抗精神病药
氟奋乃静	Fluphenazine		见抗精神病药
氟西泮	Flurazepam		见抗焦虑药和催眠药
氟比洛芬	Flurbiprofen		见非甾体抗炎药
氟伏沙明	Fluvoxamin	中度	从小剂量开始

药物		损害程度	注释
磺达肝癸	Fondaparinux		增加出血风险；若肌酐清除率 30 ~ 50ml/min 则慎用；若肌酐清除率低于 30ml/min 则禁用于治疗；当用于预防时，若肌酐清除率为 20 ~ 30ml/min，可减量至每日 1.5mg，若肌酐清除率低于 20ml/min 则禁用
膦甲酸	Foscarnet	轻度	减低剂量；查阅药品文献
福辛普利	Fosinopril		见血管紧张素转换酶抑制剂
磷苯妥英	Fosphenytoin		考虑减少 10%~25% 的剂量或输注速率（除非是治疗癫痫持续状态的初始剂量）
呋塞米	Furosemide (frusemide)	中度	可能需大剂量；快速静脉注射可能导致耳聋
卵叶车前子美贝维林	*Fybogel Mebeverine*®	重度	禁用；每袋含 7mmol 钾
加巴喷丁	Gabapentin		若肌酐清除率低于 80ml/min 需减量；查阅药品文献
加兰他敏	Galantamine	重度	禁用
更昔洛韦	Ganciclovir	轻度	减低剂量；查阅药品文献
加尼瑞克	Ganirelix	中度至重度	厂家建议禁用
吉西他滨	Gemcitabine		厂家建议慎用
吉美前列素	Gemeprost		厂家建议禁用
吉非贝齐	Gemfibrozil		若肌酐清除率 30 ~ 80ml/min 可从每日 900mg 开始；若肌酐清除率低于 30ml/min 则禁用

药物		损害程度	注释
庆大霉素	Gentamicin		见氨基糖苷类
孕三烯酮	Gestrinone	重度	禁用
格拉替雷	Glatiramer		无相关资料–厂家建议慎用
格列本脲	Glibencl-amide	重度	禁用
格列齐特	Gliclazide	轻度至中度	减低剂量
		重度	尽量避免使用；若无替代药物则应减量并密切监测
格列美脲	Glimepiride	重度	禁用
格列吡嗪	Glipizide	轻度至中度	增加低血糖风险；若出现肝功能损害则禁用
		重度	禁用
格列喹酮	Gliquidone		肾衰时禁用
硝酸甘油	Glyceryl trinitrate		见硝酸盐类
胍乙啶	Guanethidine		若肌酐清除率低于65ml/min则减量，若肌酐清除率低于40ml/min则禁用
氟哌啶醇	Haloperidol		见抗精神病药
肝素	Heparin	重度	增加出血风险–可能需减量
羟乙基淀粉	Hetastarch	重度	禁用；经肾排泄
肼屈嗪	Hydralazine		若肌酐清除率低于30ml/min则减量
氢氯噻嗪	Hydrochlorothi-azide		见噻嗪类利尿药
氢氟噻嗪	Hydroflumethi-azide		见噻嗪类利尿药
氢吗啡酮	Hydromorphone		见阿片类镇痛药

药物		损害程度	注释
羟氯喹	Hydroxychloro-quine	轻度至中度	在长期使用时减低剂量
		重度	禁用
羟嗪	Hydroxyzine		正常剂量减半
氢溴东莨菪碱	Hyoscine hydrobromide		厂家建议慎用
催眠药	Hypnotics		见抗焦虑药和催眠药
伊班膦酸	Ibandronic acid		若为重复给药，肌酐清除率低于 30ml/min 则需将注射剂量降至每 3~4 周 2mg，治疗骨转移应将口服剂量改为每周 50mg
布洛芬	Ibuprofen		见非甾体抗炎药
伊达比星	Idarubicin	轻度	减低剂量
异环磷酰胺	Ifosfamide	轻度	若血清肌酐浓度大于 120mmol/L 则禁用
伊马替尼	Imatinib		若肌酐清除率低于 60ml/min 则最大起始剂量为每日 400mg
咪达普利	Imidapril		见血管紧张素转换酶抑制剂
亚胺培南（成分）	Imipenem (ingredient)		见亚胺培南-西司他丁钠（*Primaxin®*）
吲达帕胺	Indapamide		见噻嗪类利尿药
吲哚美辛	Indometacin		见非甾体抗炎药
吲哚拉明	Indoramin		厂家建议慎用
异丙肌苷	Inosine pranobex	轻度	厂家建议慎用；代谢为尿酸

药物		损害程度	注释
胰岛素	Insulin	重度	可能需减量；胰岛素需要量减少；低血糖的代偿反应受损
干扰素 α	Interferon alfa	轻度至中度 重度	需密切监测 禁用
干扰素 β	Interferon beta		厂家建议在严重肾损害时慎用
干扰素 γ-1b	Interferon Gamma-1b	重度	厂家建议慎用
伊立替康	Irinotecan		无相关资料
右旋糖酐铁	Iron dextran		急性肾衰时禁用
异美汀（成分）	Isometheptene (ingredient)		禁用
异烟肼	Isoniazid	重度	每日最大剂量 200mg；周围神经病变
硝酸异山梨酯	Isosorbide dinitrate		见硝酸盐类
单硝酸异山梨酯	Isosorbide mononitrate		见硝酸盐类
异维 A 酸	Isotretinoin	重度	从每日 10mg 开始，如有必要剂量最多可增至每日 1mg/kg
伊曲康唑	Itraconazole		充血性心力衰竭风险；口服制剂的生物利用度可能降低；使用静脉输液时，若肌酐清除率30~50ml/min 需慎用（监测肾功能），肌酐清除率低于 30ml/min 则禁用

药物		损害程度	注释
伊伐布 雷定	Ivabradine		厂家建议若肌酐清除率低于 15ml/min 则慎用
洛匹那韦/ 利托那韦	*Kaletra*® （lopinavir/ ritonavir）		因含丙二醇故禁用其口服溶 液；严重肾损害时慎用其胶 囊和片剂
酮洛芬	Ketoprofen		见非甾体抗炎药
酮咯酸	Ketorolac		使用最低有效剂量（肌内注 射或静脉注射时每日最大剂 量 60mg）并监测肾功能； 水钠潴留；肾功能恶化可能 导致肾衰；局部使用也有出 现恶化的报道
拉米夫定	Lamivudine	轻度	减低剂量；查阅药品文献
拉莫三嗪	Lamotrigine	中度至重度	代谢产物可蓄积
来氟米特	Leflunomide	中度至重度	厂家建议禁用-无相关资料
来匹卢定	Lepirudin	轻度至中度	厂家建议初始剂量减少 50%，之后的剂量减少 50%~85%
		重度	禁用或停用输液（除非 APTT 值低于治疗水平，可 考虑隔日给药）
乐卡地平	Lercanidipine	重度	禁用
左乙拉 西坦	Levetiracetam		若肌酐清除率 50～80ml/min 每日最大剂量2g；若肌酐清 除率 30～50ml/min 每日最 大剂量 1.5g；若肌酐清除率 低于 30ml/min 每日最大剂 量 1g

药物		损害程度	注释
左西替利嗪	Levocetirizine		若肌酐清除率30～50ml/min可隔日5mg；若肌酐清除率10～30ml/min可每3天5mg；若肌酐清除率低于10ml/min则禁用
左氧氟沙星	Levofloxacin	轻度	先给常规初始剂量，之后正常剂量减半
		中度至重度	减低剂量；查阅药品文献
左美丙嗪	Levomepromazine (methotrimeprazine)		见抗精神病药
利多卡因	Lidocaine	重度	慎用
利奈唑胺	Linezolid		厂家建议若肌酐清除率低于30ml/min则代谢产物可蓄积
赖诺普利	Lisinopril		见血管紧张素转换酶抑制剂
锂盐	Lithium salts	轻度	尽量禁用，或减量并密切监测血浆药物浓度
		中度	禁用
洛非帕明	Lofepramine	重度	禁用
洛非西定	Lofexidine		厂家建议慢性肾损害时慎用
洛匹那韦（成分）	Lopinavir (ingredient)		见洛匹那韦/利托那（Kaletra®）
氯普唑仑	Loprazolam		见抗焦虑药和催眠药
劳拉西泮	Lorazepam		见抗焦虑药和催眠药
氯甲西泮	Lormetazepam		见抗焦虑药和催眠药
氯沙坦	Losartan	中度至重度	从每日1次25mg开始
本芴醇（成分）	Lumefantrine (ingredient)		见复方蒿甲醚（Riamet®）

药物		损害程度	注释
鲁米昔布	Lumiracoxib		若肌酐清除率低于 50ml/min 则禁用
赖甲环素	Lymecycline		见四环素类
镁盐	Magnesium salts	中度	禁用或减低剂量；增加毒性风险；碳酸镁混合物和三硅酸镁混合物的钠含量也很高
阿托喹酮/氯胍	*Malarone*®		肌酐清除率低于 30ml/min 则禁用于疟疾的预防（也尽量禁用于疟疾的治疗）
甲芬那酸	Mefenamic acid		见非甾体抗炎药
美洛昔康	Meloxicam		见非甾体抗炎药
美法仑	Melphalan		减低初始剂量；中度至重度肾损害时禁用大剂量
美金刚	Memantine		若肌酐清除率为 10～60ml/min 则减量至每日 10mg；厂家建议若肌酐清除率低于 10ml/min 则禁用
甲丙氨酯	Meprobamate		见抗焦虑药和催眠药
美普他酚	Meptazinol		见阿片类镇痛药
巯嘌呤	Mercaptopurine	中度	减低剂量
美罗培南	Meropenem	轻度	增加给药间隔至每 12 小时
		中度	每 12 小时给正常剂量的一半
		重度	每 24 小时给正常剂量的一半
美沙拉嗪	Mesalazine	中度	慎用
		重度	厂家建议禁用
二甲双胍	Metformin	轻度	禁用；增加乳酸酸中毒风险
美沙酮	Methadone		见阿片类镇痛药

药物		损害程度	注释
乌洛托品	Methenamine	重度	禁用-马尿酸结晶尿风险
美索巴莫	Methocarbamol		厂家建议慎用
甲氨蝶呤	Methotrexate	轻度	减低剂量；蓄积，肾毒性
		中度	禁用
左美丙嗪	Methotrime-prazine		见抗精神病药
甲基多巴	Methyldopa	中度	从小剂量开始；增加降压和镇静作用的敏感性
美西麦角	Methysergide		禁用
甲氧氯普胺	Metoclopramide	重度	禁用或使用小剂量；增加锥体外系反应的风险
美托拉宗	Metolazone		见噻嗪类利尿药
美托洛尔	Metoprolol		见 β-受体阻断剂
美西律	Mexiletine	重度	可能需要减量
咪达唑仑	Midazolam		见抗焦虑药和催眠药
美格鲁特	Miglustat		若肌酐清除率为 50~70ml/min 则初始剂量为每日 2 次，每次 100mg；若肌酐清除率为 30~50ml/min，则初始剂量为每日 1 次，每次 100mg；若肌酐清除率低于 30ml/min 则禁用
米力农	Milrinone	轻度	减低剂量并监测用药效果
米诺环素	Minocycline		见四环素类
米氮平	Mirtazapine		厂家建议慎用

药物		损害程度	注释
米托坦	Mitotane		厂家建议若肌酐清除率为 30~80ml/min 则慎用-推荐监测血浆药物浓度；若肌酐清除率低于 30ml/min 则禁用
米库氯铵	Mivacurium	重度	减低剂量；延长麻痹
莫达非尼	Modafinil	重度	正常剂量减半
莫西普利	Moexipri		见血管紧张素转换酶抑制剂
吗啡	Morphine		见阿片类镇痛药
莫索尼定	Moxonidine	轻度	单次最大剂量 200μg，最大日剂量 400μg
		中度至重度	禁用
萘丁美酮	Nabumetone		见非甾体抗炎药
纳多洛尔	Nadolol		见 β-受体阻断剂
萘啶酸	Nalidixic acid	中度至重度	正常剂量减半；肾衰患者因尿中药物浓度不足而无效
纳曲酮	Naltrexone		厂家建议慎用
萘普生	Naproxen		见非甾体抗炎药
那拉曲坦	Naratriptan	中度	24 小时最大剂量 1.5mg
		重度	禁用
麻醉性镇痛药	Narcotic analgesics		见阿片类镇痛药
奈必洛尔	Nebivolol		见 β-受体阻断剂
奈非那韦	Nelfinavir		无相关资料-厂家建议慎用
新霉素	Neomycin	轻度	禁用；耳毒性；肾毒性
新斯的明	Neostigmine	中度	可能需要减量
奈替米星	Netilmicin		见氨基糖苷类
尼卡地平	Nicardipine	中度	从小剂量开始
尼古丁	Nicotine	重度	厂家建议慎用

药物		损害程度	注释
醋硝香豆素	Nicoumalone		见口服抗凝药
尼莫地平	Nimodipine		厂家建议静脉给药时应慎用
硝酸盐	Nitrates	重度	慎用
硝西泮	Nitrazepam		见抗焦虑药和催眠药
呋喃妥因	Nitrofurantoin	轻度	禁用；周围神经病变；尿中药物浓度不足而无效
尼扎替丁	Nizatidine	轻度	正常剂量减半
		中度	使用正常剂量的 1/4
诺氟沙星	Norfloxacin		若肌酐清除率低于 30ml/min 则将正常剂量减半
非甾体抗炎药	NSAIDs	轻度	使用最低有效剂量并监测肾功能；水钠潴留；肾功能可能恶化至肾衰；局部使用也有肾功能恶化的报道；见酮咯酸和鲁米昔布
		中度至重度	尽量禁用
氧氟沙星	Ofloxacin	轻度	以常规初始剂量开始，之后正常剂量减半
		中度	以常规初始剂量开始，之后每 24 小时 100mg
奥氮平	Olanzapine		考虑每日 5mg 初始剂量
奥美沙坦	Olmesartan		若肌酐清除率为 20~60ml/min 则最大日剂量为 20mg；若肌酐清除率低于 20ml/min 则禁用
奥沙拉嗪	Olsalazine	中度	慎用
		重度	厂家建议禁用
奥马珠单抗	Omalizumab		厂家建议慎用-无相关资料

药物		损害程度	注释
阿片类镇痛药	Opioid analgesics	中度至重度	减低剂量或禁用；作用增加和延长；增加脑部敏感性
奥司他韦	Oseltamivir		若肌酐清除率为 10～30ml/min 则减量；若肌酐清除率低于 10ml/min 则禁用
奥沙利铂	Oxaliplatin	轻度	厂家建议若肌酐清除率低于 30ml/min 则禁用
奥沙西泮	Oxazepam		见抗焦虑药和催眠药
奥卡西平	Oxcarbazepine		若肌酐清除率低于 30ml/min 则初始剂量减半；根据用药的反应至少每隔 1 周增加剂量
氧烯洛尔	Oxprenolol		见 β-受体阻断剂
奥昔布宁	Oxybutynin		厂家建议慎用
羟考酮	Oxycodone		见阿片类镇痛药
土霉素	Oxytetracycline		见四环素类
帕米膦酸二钠	Pamidronate disodium		见帕米磷酸二钠（Disodium pamidronate）
泮库溴铵	Pancuronium	重度	阻滞持续时间延长
泮托拉唑	Pantoprazole		每日最大口服剂量40mg
阿片全碱	Papaveretum		见阿片类镇痛药
对乙酰氨基酚	Paracetamol		若肌酐清除率低于 30ml/min 则输液间隔增至每 6 小时 1 次
甲状旁腺素	Parathyroid hormone		若肌酐清除率低于 30ml/min 则禁用
帕瑞昔布	Parecoxib		见非甾体抗炎药
帕罗西汀	Paroxetine		若肌酐清除率低于 30ml/min 则减量

药物		损害程度	注释
聚乙二醇干扰素 α	Peginterferon alfa		需密切监测-必要时减低剂量
青霉胺	Penicillamine	轻度	减量并监测肾功能（查阅药品文献）
		中度至重度	禁用
戊烷脒	Pentamidine	轻度	减低剂量；查阅药品文献
喷他佐辛	Pentazocine		见阿片类镇痛药
己酮可可碱	Pentoxifylline（oxpentifyl-line）		若肌酐清除率低于 30ml/min 则减少 30%～50% 的剂量
哌氰嗪	Pericyazine		见抗精神病药
培哚普利	Perindopril		见血管紧张素转换酶抑制剂
奋乃静	Perphenazine		见抗精神病药
哌替啶	Pethidine		见阿片类镇痛药
苯茚二酮	Phenindione		见口服抗凝药
苯巴比妥	Phenobarbital	重度	禁用
吩噻嗪类	Phenothiazines		见抗精神病药
福尔可定	Pholcodine		见阿片类镇痛药
毛果芸香碱	Pilocarpine		厂家建议慎用片剂
匹莫齐特	Pimozide		见抗精神病药
吲哚洛尔	Pindolol		见 β-受体阻断剂
哌拉西林（成分）	Piperacillin（ingredient）		见哌拉西林/他唑巴坦（特治星，*Tazocin*®）
哌嗪	Piperazine	重度	禁用-神经毒性
哌泊噻嗪	Pipotiazine		见抗精神病药

药物		损害程度	注释
吡拉西坦	Piracetam		若肌酐清除率为 50～80ml/min 则减至正常剂量的 2/3；若肌酐清除率为 30～50ml/min 则减至正常剂量的 1/3，分 2 次给药；若肌酐清除率为 20～30ml/min 则减至正常剂量的 1/6，单次给药；若肌酐清除率低于 20ml/min 则禁用
吡罗昔康	Piroxicam		见非甾体抗炎药
钾盐	Potassium salts	轻度	需密切监测
		中度	避免常规使用；高钾血症风险
保钾利尿药	Potassium-sparing diuretics	轻度	监测血钾；肾损害患者高钾血症风险高；阿米洛利以原型经肾排泄；见依普利酮
		中度	禁用
聚维酮碘	Povidone-iodine	重度	避免常规用于炎性或破溃的黏膜
普拉克索	Pramipexole	轻度	初始剂量为每天 2 次，每次 88μg；若肾功能降低再进一步减量
		中度至重度	初始剂量为每天 88μg；若肾功能降低再进一步减量
普伐他汀	Pravastatin	中度至重度	在剂量范围内从低剂量开始
哌唑嗪	Prazosin	中度至重度	初始剂量为每日 500μg；谨慎加量

药物		损害程度	注释
普瑞巴林	Pregabalin		若肌酐清除率为 30～60ml/min 则初始剂量为每日 75mg，最大日剂量为 300mg，分 2～3 次给药；若肌酐清除率为 15～30ml/min 则初始剂量为每日 25～50mg，最大日剂量为 150mg，分 1～2 次给药；若肌酐清除率低于 15ml/min 则初始剂量为每日 25mg，最大日剂量为 75mg，每日 1 次
丙胺卡因	Prilocaine		厂家建议慎用
亚胺培南/西司他丁	mipenem/Cilastatin (*Primaxin*®)	轻度	减低剂量
扑米酮	Primidone		见苯巴比妥类
丙磺舒	Probenecid	中度	禁用；无效且毒性增加
普鲁卡因胺	Procainamide	轻度	禁用或减量
甲基苄肼	Procarbazine	重度	禁用
丙氯拉嗪	Prochlorperazine		见抗精神病药
氯胍	Proguanil	轻度 中度 重度	每日 1 次，每次 100mg 隔日 50mg 每周 1 次，每次 50mg；增加血液毒性风险
丙嗪	Promazine		见抗精神病药
丙胺太林	Propantheline		厂家建议慎用

药物		损害程度	注释
丙哌维林	Propiverine		若肌酐清除率低于 30ml/ min 每日剂量超过 30mg 时 需慎用
丙泊酚	Propofol		慎用
普萘洛尔	Propranolol		见 β-受体阻断剂
丙硫氧 嘧啶	Propylthiouracil	轻度至中度 重度	使用正常剂量的 3/4 使用正常剂量的 1/2
伪麻黄碱	Pseudoephed- rine		若肌酐清除率低于 20ml/ min 则慎用
吡斯的明	Pyridostigmine	中度	减低剂量；经肾排泄
乙胺嘧啶	Pyrimethamine		厂家建议慎用
喹硫平	Quetiapine		厂家建议初始剂量每日 25mg，按每日 25～50mg 的 步骤加量
喹高利特	Quinagolide		厂家建议禁用–无相关资料
喹那普利	Quinapril		见血管紧张素转换酶抑制剂
奎宁	Quinine		治疗疟疾需减少注射维持 剂量
雷洛昔芬	Raloxifene	重度	禁用
雷替曲塞	Raltitrexed	轻度 中度至重度	减低剂量，增加给药间隔 禁用
雷米普利	Ramipril		见血管紧张素转换酶抑制剂
雷尼替丁	Ranitidine	重度	正常剂量减半；偶见意识 模糊
雷尼替丁 枸橼酸铋	Ranitidine bismuth citrate		若肌酐清除率低于 25ml/ min 则禁用
瑞波西汀	Reboxetine		初始剂量为每日 2 次，每次 2mg，根据耐受情况加量

药物		损害程度	注释
复方蒿甲醚（蒿甲醚/本芴醇）	*Riamet®*（artemether/lumefantrine）		厂家建议严重肾损害患者慎用-监测心电图和血浆钾浓度
利巴韦林	Ribavirin	轻度	血药浓度升高；厂家建议除非必须否则禁用口服利巴韦林-密切监测血红蛋白浓度
利福布汀	Rifabutin		若肌酐清除率低于 30ml/min 则正常剂量减半
利鲁唑	Riluzole		无相关资料-厂家建议禁用
利莫那班	Rimonabant	重度	厂家建议禁用-无相关资料
利塞膦酸钠	Risedronate sodium		厂家建议若肌酐清除率低于 30ml/min 则禁用
利培酮	Risperidone		厂家建议初始剂量为每日 2 次，每次口服 500μg，按每日 2 次，每次 500μg 的步骤加量至 1~2mg 每日 2 次；若能耐受每日至少 2mg 的口服剂量，可每 2 周给予 25mg 长效注射剂
利托那韦（成分）	Ritonavir（ingredient）		见洛匹那韦/利托那韦（*Kaletra®*）
利伐斯的明	Rivastigmine		厂家建议慎用
利扎曲坦	Rizatriptan	轻度至中度 重度	减量至 5mg 禁用
罗库溴铵	Rocuronium	中度	减低剂量；延长麻痹
罗匹尼罗	Ropinirole		厂家建议若肌酐清除率低于 30ml/min 则禁用
罗哌卡因	Ropivacaine		厂家建议严重肾损害者慎用

药物		损害程度	注释
罗格列酮	Rosiglitazone		厂家建议若肌酐清除率低于 30ml/min 则慎用
罗苏伐他汀	Rosuvastatin		若肌酐清除率低于 60ml/min 则从每日 1 次每次 5mg 开始，日剂量不得超过 40mg；若肌酐清除率低于 30ml/min 则禁用
沙奎那韦	Saquinavir	重度	可能需要剂量调整
舍曲林	Sertraline		厂家建议慎用
七氟烷	Sevoflurane		厂家建议慎用
西布曲明	Sibutramine	轻度至中度 重度	厂家建议慎用 禁用
西地那非	Sildenafil		治疗勃起功能障碍，若肌酐清除率低于 30ml/min 则以 25mg 开始；治疗肺动脉高压，若不能耐受常规剂量则减量至每日 2 次每次 20mg
辛伐他汀	Simvastatin		若肌酐清除率低于 30ml/min 则日剂量超过 10mg 时需慎用
西罗莫司	Sirolimus		血清肌酐升高的患者需调整免疫抑制剂给药方案
西他列汀	Sitagliptin		厂家建议若肌酐清除率低于 50ml/min 则禁用
金硫丁二钠	Sodium aurothi-omalate		慎用；肾毒性
碳酸氢钠	Sodium bic-arbonate	重度	禁用；在某些肾病类型中有特殊作用
硝普钠	Sodium nit-roprusside	中度	避免长期使用

药物		损害程度	注释
羟丁酸钠	Sodium oxybate		慎用-*Xyrem*® 口服溶液每毫升含 2.98mmol 钠离子
丙戊酸钠	Sodium valproate		见丙戊酸
索利那新	Solifenacin		若肌酐清除率低于 30ml/min 则最大日剂量为 5mg
	Solpadeine®	重度	禁用泡腾片；每片含 18.5 mmol 钠
	Solpadol®	重度	禁用泡腾片；每片含 16.9 mmol 钠
索他洛尔	Sotalol		见 β-受体阻断剂
螺内酯	Spironolactone		见保钾利尿药
司他夫定	Stavudine		若肌酐清除率为 25~50ml/min 则每 12 小时给予正常剂量的 1/2；若肌酐清除率低于 25ml/min 则每 24 小时给予正常剂量的 1/2
链霉素	Streptomycin		见氨基糖苷类
雷尼酸锶	Strontium ranelate		厂家建议若肌酐清除率为 30~70ml/min 无需调整剂量；若肌酐清除率低于 30ml/min 则禁用
硫糖铝	Sucralfate	重度	禁用；铝被吸收并可能蓄积
磺胺嘧啶	Sulfadiazine	重度	禁用；结晶尿的风险高
柳氮磺吡啶	Sulfasalazine	中度	有结晶尿的毒性风险-保证较高的液体摄入量
		重度	禁用
磺吡酮	Sulfinpyrazone	中度	禁用；作为排尿酸药无效
舒林酸	Sulindac		见非甾体抗炎药

药物		损害程度	注释
磺胺类	Sulphonamides	中度	保证较高的液体摄入量；皮疹及血液系统障碍；结晶尿风险
磺酰脲类	Sulphonylureas		见个体化药物项下
硫苯酰胺	Sulpiride	中度	尽量禁用；或减量
舒马曲坦	Sumatriptan		厂家建议慎用
他卡西醇	Tacalcitol		监测血清钙浓度
他达拉非	Tadalafil		若肌酐清除率低于 30ml/min 则最大剂量为 10mg
坦索罗辛	Tamsulosin	重度	厂家建议慎用
他唑巴坦（成分）	Tazobactam（ingredient）		见哌拉西林/他唑巴坦（特治星，*Tazocin*®）
哌拉西林/他唑巴坦（特治星）	Piperacillin/Tazobactam（*Tazocin*®）		若肌酐清除率为 20 ~ 80ml/min，则最大剂量为每 8 小时 4.5g；若肌酐清除率低于 20ml/min，则最大剂量为每 12 小时 4.5g
替考拉宁	Teicoplanin		若肌酐清除率为 40 ~ 60ml/min 则第四天将正常剂量减半，若肌酐清除率低于 40ml/min 则减为正常剂量的 1/3
泰利霉素	Telithromycin		厂家建议若肌酐清除率低于 30ml/min 则尽量禁用－若无替代药品，可以 800mg、400mg 间隔给药，从 800mg 开始
替米沙坦	Telmisartan	重度	初始剂量为每日 1 次，每次 20mg
替马西泮	Temazepam		见抗焦虑药和催眠药

药物		损害程度	注释
替莫西林	Temocillin		若肌酐清除率为 10～30ml/min 可每 24 小时给予正常剂量；若肌酐清除率低于 10ml/min 则每 48 小时给予正常剂量
替诺福韦	Tenofovir		监测肾功能-若有进一步恶化需停药；若肌酐清除率为 30～50ml/min 则每 2 天给予 245mg；若肌酐清除率为 10～30ml/min 则每 3～4 天给予 245mg；见恩曲他滨/替诺福韦酯（*Truvada*®）
替诺昔康	Tenoxicam		见非甾体抗炎药
特比萘芬	Terbinafine	轻度	正常剂量减半
四环素类	Tetracyclines	轻度	禁用四环素类，除多西环素或米诺环素可慎用（避免过量）
噻嗪类利尿药	Thiazides and related diuretics		若肌酐清除率低于 30ml/min 则禁用-无效（美托拉宗仍有效，但有过度利尿的风险）
噻洛芬酸	Tiaprofenic acid		见非甾体抗炎药
替卡西林（成分）	Ticarcillin (ingredient)		见替卡西林+克拉维酸（特美汀，*Timentin*®）
替鲁膦酸	Tiludronic acid	中度至重度	禁用
特美汀	*Timentin*®	轻度	减低剂量

药物		损害程度	注释
噻吗洛尔	Timolol		见 β-受体阻断剂
亭扎肝素	Tinzaparin	重度	可能需减量
硫鸟嘌呤	Tioguanine	中度	减低剂量
噻托溴铵	Tiotropium		血浆药物浓度升高；厂家建议慎用
替罗非班	Tirofiban		若肌酐清除率低于 30ml/min 则正常剂量减半
替扎尼定	Tizanidine		若肌酐清除率低于 25ml/min 则以每日 1 次，每次 2mg 开始；在增加给药频率前可根据用药反应增加用药剂量
妥布霉素	Tobramycin		见氨基糖苷类
甲苯磺丁脲	Tolbutamide	轻度至中度	减低剂量
		重度	尽量禁用；若无替代药物则减量并密切监测
托卡朋	Tolcapone		若肌酐清除率低于 30ml/min 则慎用
托芬那酸	Tolfenamic acid		见非甾体抗炎药
托特罗定	Tolterodine		若肌酐清除率低于 30ml/min 则减量至每日 2 次，每次 1mg
托吡酯	Topiramate	中度至重度	达稳态血药浓度时间延长
托泊替康	Topotecan	中度	减低剂量
		重度	禁用
托拉塞米	Torasemide	中度	可能需要高剂量
曲马多	Tramadol		见阿片类镇痛药
群多普利	Trandolapril		见血管紧张素转换酶抑制剂

药物		损害程度	注释
氨甲环酸	Tranexamic acid		减低剂量-详情查阅药品文献
维 A 酸（口服）	Tretinoin（oral）	轻度	减低剂量
氨苯蝶啶	Triamterene		见保钾利尿药
三氯福司	Triclofos		见抗焦虑药和催眠药
三氟拉嗪	Trifluoperazine		见抗精神病药
甲氧苄啶	Trimethoprim		若肌酐清除率为 15～30ml/min 则 3 天后正常剂量减半；若肌酐清除率低于 15ml/min 则正常剂量减半（若肌酐清除率低于 10ml/min 需监测血浆药物浓度）
枸橼酸铋钾	Tripotassium dicitratobis-muthate	重度	禁用
曲司氯铵	Trospium	轻度至中度	若肌酐清除率为 10～30ml/min 则减量至每日 1 次，每次 20mg，或隔日 20mg
		重度	禁用
恩曲他滨/替诺福韦酯	Emtricitabine/Tenofovir（Truvada®）		监测肾功能；若肌酐清除率为 30～50ml/min 可每 48 小时给予正常剂量；若肌酐清除率低于 30ml/min 则禁用
对乙酰氨基酚/可待因	Tylex®	中度至重度	禁用泡腾片；每片含 13.6mmol 钠

药物		损害程度	注释
伐昔洛韦	Valaciclovir		治疗带状疱疹时，若肌酐清除率为 15～30ml/min 可每 12 小时给 1g（若肌酐清除率低于 15ml/min 则每 24 小时给 1g）；治疗单纯疱疹时，若肌酐清除率低于 15ml/min 则每 24 小时给 500mg；用于抑制单纯疱疹时，若肌酐清除率低于 15ml/min 则每 24 小时给 250mg（免疫功能不全时给 500mg）；用于减少生殖器疱疹传播时，若肌酐清除率低于 15ml/min 则每 24 小时给 250mg；用于肾移植后预防巨细胞病毒感染时，需根据肌酐清除率减量（查阅药品文献）
缬更昔洛韦	Valganciclovir		减低剂量；查阅药品文献
丙戊酸盐	Valproate	轻度至中度 重度	减低剂量 根据血清游离丙戊酸浓度调整剂量
丙戊酸	Valproic acid		见丙戊酸盐
缬沙坦	Valsartan		若肌酐清除率低于 20ml/min，初始剂量为每日 1 次每次 40mg
万古霉素	Vancomycin	轻度	减低剂量-定期监测血浆药物浓度和肾功能

药物		损害程度	注释
伐地那非	Vardenafil		若肌酐清除率低于 30ml/min，初始剂量为 5mg；终末期肾病需透析者禁用
伐尼克兰	Varenicline		若肌酐清除率低于 30ml/min，初始剂量为每日 1 次，每次 500μg，3 天后加量至每日 1 次，每次 1mg
文拉法辛	Venlafaxine		若肌酐清除率为 10～30ml/min 则正常剂量减半；若肌酐清除率低于 10ml/min 则禁用
氨己烯酸	Vigabatrin	轻度	经肾排泄-可能需较低的维持剂量
伏立康唑	Voriconazole		若肌酐清除率低于 50ml/min 静脉给药可能会产生蓄积-厂家建议只有潜在益处大于风险才使用静脉输液，并且要监测肾功能；可选择片剂或口服混悬液（无需调整剂量）
华法林	Warfarin		见口服抗凝药
希帕胺	Xipamide		见噻嗪类利尿药
屈螺酮炔/雌醇片（优思明）	*Yasmin*® (Drospirenone/Ethinylestradiol)	重度	厂家建议禁用
扎鲁司特	Zafirlukast	中度至重度	厂家建议慎用
齐多夫定	Zidovudine	重度	减低剂量；厂家建议每日口服 300～400mg，分次服用，或静脉给予 1mg/kg，每日 3～4 次

药物		损害程度	注释
唑来膦酸	Zoledronic acid		对肿瘤引起的高钙血症患者，若血清肌酐超过400μmol/L则禁用；对癌症骨转移患者，若肌酐清除率为50~60ml/min可减量至每3~4周3.5mg，若肌酐清除率为40~50ml/min可减量至每3~4周3.3mg，若肌酐清除率为30~40ml/min可减量至每3~4周3mg，若肌酐清除率低于30ml/min（或血清肌酐大于265μmol/L）则禁用；若骨转移患者肾功能恶化，则停药直至血清肌酐水平恢复至基线值的10%范围内；Paget病患者肌酐清除率低于30ml/min则禁用
唑尼沙胺	Zonisamide		初始用药阶段可每隔2周增加剂量；若肾功能恶化则停用
佐匹克隆	Zopiclone		见抗焦虑药和催眠药
佐替平	Zotepine		初始剂量每日2次，每次25mg，根据用药反应逐渐加量（最大剂量为每日2次，每次75mg）
珠氯噻醇	Zuclopenthixol		见抗精神病药

附录三　妊娠期用药注意事项

妊娠期间，药物在任何时期都会对胎儿产生不利影响。因此，在给育龄妇女或其配偶用药时一定要注意这一点。

在妊娠前3个月，药物可能会造成先天畸胎，妊娠第3~11周是危险性最大的阶段。

在孕后第4~9月间，药物可能影响胎儿的生长发育或对胎儿的体内组织产生毒性作用。临产前或分娩时给药可能会对产妇或分娩后的新生儿产生不利影响。

下表列出了两类药物：一类是在孕期可能产生毒副作用的药物，并指出了产生该危险的时间段；另一类是尚未明确在孕期是否会产生毒副作用的药物。

表中的信息虽然是以人类的数据为基础的，但是对于某些药物，其动物试验数据也包括在内，因为省略这些信息可能会产生误导。

妊娠期间，只有当药物对孕妇的益处远大于其对胎儿的不利影响时才可用药，并且所有药物均应尽可能地避免在孕期前3个月内使用。那些已在孕期大范围应用并基本安全的药物应优选于新药或未经试验的药物，并应使用最小有效剂量。

尽管很少有药物被最终证实会对人类产生致畸作用，但在妊娠初期绝对安全的药物是没有的。当已知药物存在导致某些缺陷的风险时，可以使用适当地方法进行筛选。

下表中未列出的药物并不表示安全。

妊娠期应避免或慎重使用的药物列表

药物名称 危险期（3 个月为一期）		注　释
阿巴卡韦	Abacavir	厂家建议避免使用（动物试验显示毒性）
阿昔单抗	Abciximab	厂家建议只有预期利大于弊时方可使用——尚无相关资料
阿坎酸	Acamprosate	厂家建议避免使用
阿卡波糖	Acarbose	厂家建议避免使用；通常使用胰岛素代替治疗孕期各种糖尿病
血管紧张素转换酶抑制剂	ACE Inhibitors	避免使用；可能对胎儿或新生儿的血压及肾功能产生不利影响；也可能造成颅骨缺陷，羊水过少；动物试验显示毒性
醋丁洛尔	Acebutolol	见 β-受体阻断剂
醋氯芬酸	Aceclofenac	见非甾体抗炎药
阿西美辛	Acemetacin	见非甾体抗炎药
乙酰唑胺	Acetazolamide	见利尿药
阿昔洛韦	Aciclovir	毒性未知——厂家建议只有预期利大于弊时方可使用；本药局部用药时吸收有限
阿昔莫司	Acipimox	厂家建议避免使用
阿维 A (1, 2, 3)	Acitretin	致畸；在使用该药治疗前至少 1 个月、治疗期间以及治疗结束后至少 2 年内必须采取有效避孕（口服单纯孕激素类避孕药不能视为有效避孕）
阿伐斯汀	Acrivastine	见抗组胺药

药物名称 危险期（3 个月为一期）		注 释
阿达木 单抗	Adalimumab	避免使用，厂家建议在使用该药治疗期间以及治疗结束后至少 5 个月内应充分避孕
阿达帕林	Adapalene	厂家提示动物试验显示致畸作用，建议使用该药治疗期间应采取有效避孕
阿德福韦酯	Adefovir dipivoxil	动物试验显示毒性——厂家建议只有预期利大于弊时方可使用；使用该药治疗期间必须采取有效避孕
酒精 (1, 2)	Alcohol	经常每日饮酒会造成畸胎（胎儿酒精综合征），也可能造成胎儿发育迟缓；偶尔饮酒一次可能安全
(3)		嗜酒母亲所生婴儿可能会出现撤药综合征
阿仑单抗	Alemtuzumab	避免使用；厂家建议在使用该药治疗期间及治疗结束后 6 个月内，无论男性还是女性均应采取有效避孕
阿仑膦酸	Alendronic acid	见二膦酸盐化合物
阿芬太尼	Alfentanil	见阿片类镇痛药
阿利马嗪 （异丁嗪）	Alimemazine （trimeprazine）	见抗组胺药
别嘌醇	Allopurinol	未见毒性报道；厂家建议只有当疾病威胁母婴且没有更加安全的药物供选择时方可以使用该药

药物名称 危险期（3个月为一期）		注　释
阿莫曲 普坦	Almotriptan	见 5-HT$_1$ 受体激动剂
α受体阻 断剂	Alpha blocker, postsynap- tic	致畸作用未知——厂家建议 只有预期利大于弊时方可 使用
阿普唑仑	Alprazolam	见苯二氮䓬类药物
前列地尔 （仅限尿道 给药方式）	Alprostadil	如果配偶处于妊娠期，厂家 建议使用屏障避孕法
阿替普酶	Alteplase	见纤溶剂
金刚烷胺	Amantadine	避免使用；动物试验显示 毒性
阿米卡星	Amikacin	见氨基糖苷类药物
阿米洛利	Amiloride	见利尿药
氨基糖 苷类 (2,3)	Aminoglycosides	易对听觉和前庭神经造成损 伤，其中以链霉素危险性最 大，而庆大霉素和妥布霉素可 能危险性最小，但非必要时仍 应避免使用（若使用该类药 物，应进行血药浓度监测）
氨茶碱	Aminophylline	见茶碱
胺碘酮 (2,3)	Amiodarone	可能存在造成新生儿甲状腺 肿的危险；仅限于无其他可 替代药品时使用
氨磺必利	Amisulpride	厂家建议避免使用

药物名称 危险期（3 个月为一期）		注 释
阿米替林	Amitriptyline	见三环类抗抑郁药及相关药物
氨氯地平	Amlodipine	尚无相关资料——厂家建议避免使用，但必要时应权衡其对胎儿的风险与对孕妇难治性高血压的治疗作用
异戊巴 比妥	Amobarbital	见巴比妥类药物
阿莫罗芬	Amorolfine	全身性吸收很少，但厂家建议避免使用——尚无相关资料
阿莫西林	Amoxicillin	见青霉素类药物
两性霉素	Amphotericin	毒性未知，但厂家建议只有预期利大于弊时方可使用
氨苄西林	Ampicillin	见青霉素类药物
安吖啶	Amsacrine	避免使用（动物试验显示致畸性和毒性），可能会使生育能力下降
同化激素 （1, 2, 3）	Anabolic steroids	造成女性胎儿男性化
全身麻 醉药 （3）	Anaesthetics, general	抑制新生儿呼吸；就麻醉的维持而言，丙泊酚的使用剂量不应超过 6mg/（kg·h），硫喷妥的使用剂量不应超过 250mg

药物名称 危险期（3个月为一期）		注　释
局部麻醉药 (3)	Anaesthetics, local	当使用大剂量进行宫颈旁或硬膜外阻滞麻醉后，可造成新生儿呼吸抑制、张力减退以及心动过缓；使用丙胺卡因和普鲁卡因可引起新生儿高铁血红蛋白血症；妊娠晚期，可低剂量鞘内注射布比卡因；另见左布比卡因和罗哌卡因
阿那格雷	Anagrelide	厂家建议避免使用（动物试验显示毒性）
镇痛药	Analgesics	见阿片类镇痛药、奈福泮、非甾体抗炎药
雄激素 (1, 2, 3)	Androgens	造成女性胎儿男性化
口服抗凝药 (1, 2, 3)	Anticoagulants, oral	造成先天畸形，胎儿、新生儿出血
单胺氧化酶抑制剂类抗抑郁药 (1, 2, 3)	Antidepressant, MAOI	毒性未知，厂家建议非必要情况应避免使用

541

药物名称 危险期（3 个月为一期）		注　释
选择性 5-HT 再摄取抑制剂类抗抑郁药	Antidepressant, SSRI	厂家建议只有当预期利大于弊时方可使用；存在引起新生儿撤药反应的危险，特别是氟西汀和帕罗西汀；依地普仑和帕罗西汀的动物学研究显示毒性
三环类抗抑郁药及相关药物	Antidepressant, tricyclic	据报道丙咪嗪可引起新生儿心动过速、烦躁及肌肉痉挛
抗癫痫药	Antiepileptics	使用该药治疗的利大于弊；联合用药时，致畸的危险性增大；重要的注意事项见卡马西平、乙琥胺、加巴喷丁、拉莫三嗪、左乙拉西坦、奥卡西平、苯巴比妥、苯妥英钠、普瑞巴林、扑米酮、托吡酯、丙戊酸盐、氨己烯酸、唑尼沙胺
抗组胺药	Antihistamines	尚无致畸作用的证据；动物试验显示高剂量的羟嗪和氯雷他定具有胚胎毒性；西替利嗪、桂利嗪、地氯雷他定、茶苯海明、羟嗪、酮替芬、氯雷他定和咪唑斯汀的生产厂家建议这些药物应避免使用
抗疟药 (1, 3)	Antimalarials	使用该药对疟疾进行预防和治疗的利大于弊，重要注意事项参见具体药物

药物名称 危险期（3个月为一期）		注　释
抗精神 病药	Antipsychotics	见氨磺必利、氯氮平、奥氮平、喹硫平、利哌立酮、舍吲哚、佐替平
(3)		偶有报道会引起新生儿锥体外系反应
阿扑吗啡	Apomorphine	慎用
抑肽酶	Aprotinin	厂家建议只有预期利大于弊时方可使用，可能会降低新生儿体内的纤维蛋白溶解活性
阿立哌唑 (1, 2, 3)	Aripiprazole	厂家建议只有预期利大于弊时方可使用——尚无相关资料
三氧化 二砷	Arsenic trioxide	避免使用（动物试验显示致畸性和胚胎毒性）；厂家建议在使用该药治疗期间，无论男性还是女性均应采取有效避孕
阿司匹林 (3)	Aspirin	损害血小板功能，并有引起出血的危险；造成分娩延迟、产程延长，同时失血增多；在最后几周内，应尽可能避免使用镇痛剂；大剂量使用时可导致胎儿动脉导管在宫内闭合，很可能造成新生儿持续性肺动脉高压、黄疸，新生儿可能出现胆红素脑病

药物名称 危险期（3个月为一期）		注 释
阿扎那韦	Atazanavir	厂家建议只有预期利大于弊时方可使用；若分娩时使用该药，理论上具有引起新生儿高胆红素血症的危险
阿替洛尔	Atenolol	见 β-受体阻断剂
托莫西汀	Atomoxetine	厂家建议只有预期利大于弊时方可使用——尚无相关资料
阿托伐他汀	Atorvastatin	见他汀类药物
阿曲库铵	Atracurium	大剂量使用时不通过胎盘，但厂家建议只有预期利大于弊时方可使用
阿托品	Atropine	毒性未知，厂家建议慎用
金诺芬	Auranofin	厂家建议避免使用（在治疗期间以及治疗结束后至少6个月内应采取有效避孕），但有资料建议如果控制得当，妊娠期间并非一定停用该药，可以考虑降低用药剂量和频率
阿扎丙宗	Azapropazone	见非甾体抗炎药
氮䓬斯汀	Azelastine	见抗组胺药
阿奇霉素	Azithromycin	厂家建议只有在无合适代替品时方可使用
氨曲南	Aztreonam	厂家建议避免使用——尚无相关资料
巴氯芬	Baclofen	厂家建议只有预期利大于弊时方可使用（动物试验显示毒性）
巴柳氮	Balsalazide	厂家建议避免使用

药物名称 危险期（3 个月为一期）		注　释
巴比妥类 （3）	Barbiturates	引起新生儿撤药反应，见苯巴比妥类药物
巴利昔单抗	Basiliximab	避免使用，在治疗期间以及治疗结束后 8 周内应采取充分避孕
倍氯米松	Beclometasone	见皮质激素
苄氟噻嗪	Bendroflumethiazide （bendrofluazide）	见利尿药
苯哌利多	Benperidol	见抗精神病药
苯扎托品	Benzatropine	厂家建议只有必要时方可使用
苯二氮䓬类	Benzodiazepines	避免经常使用（有引起新生儿撤药综合征的危险）；只有在具有明确指征时方可使用，如控制癫痫发作；在妊娠晚期或分娩期间大剂量使用该类药物，可能会引起新生儿体温过低、张力减退以及呼吸抑制
苄青霉素	Benzylpenicillin	见青霉素类药物
β-受体阻断剂	Beta-blockers	可能会造成胎儿宫内发育迟缓、新生儿低血糖、心动过缓；妊娠妇女患严重高血压时这种危险性更大
倍他米松	Betamethasone	见皮质激素
氯贝胆碱	Bethanechol	厂家建议避免使用——尚无相关资料

药物名称 危险期（3 个月为一期）		注　释
贝伐珠 单抗	Bevacizumab	厂家建议避免使用——动物 试验显示毒性；对于女性患 者，在使用该药治疗期间以 及治疗结束后至少6 个月内必 须采取有效避孕
贝沙罗汀	Bexarotene	避免使用，厂家建议无论是 男性还是女性，在治疗期间 以及治疗结束后至少 1 个月 内，均应采取有效避孕
苯扎贝特	Bezafibrate	见贝特类药物
贝美前 列素	Bimatoprost	厂家建议只有当预期利大于 弊时方可使用
比索洛尔	Bisoprolol	见 β-受体阻断剂
二膦酸盐 化合物	Bisphosphonate	厂家建议避免使用
比伐卢定	Bivalirudin	厂家建议除非预期利大于弊， 否则应尽量避免使用——尚无 相关资料
博来霉素	Bleomycin	避免使用（动物试验显示致 畸性和致癌性）
硼替佐米	Bortezomib	厂家建议，无论对于男性还 是女性，在使用该药治疗期 间以及治疗结束后 3 个月内， 均应采取有效避孕——尚无 相关资料

药物名称 危险期（3 个月为一期）		注　释
波生坦	Bosentan	避免使用（动物试验显示致畸性）；在治疗期间以及治疗结束后至少 3 个月内必须采取有效避孕（激素避孕法不能视为有效避孕）；建议每月进行一次妊娠检查
肉毒毒素	Botulinum toxin	厂家建议非必要情况应避免使用——动物试验显示毒性
布林佐胺	Brinzolamide	厂家建议非必要情况应避免使用
布地奈德	Budesonide	见皮质激素
布美他尼	Bumetanide	见利尿药
布比卡因	Bupivacaine	见局麻药
丁丙诺啡	Buprenorphine	见阿片类镇痛药
安非他酮	Bupropion	厂家建议避免使用——尚无相关资料
布舍瑞林	Buserelin	避免使用
丁螺环酮	Buspirone	厂家建议避免使用
白消安	Busulfan	避免使用（动物试验显示致畸性）；厂家建议，不论男性还是女性，在治疗期间以及治疗结束后至少 6 个月内，均应采取有效避孕
卡麦角林	Cabergoline	尚无毒性相关资料；厂家建议，拟妊娠前应停药 1 个月，并且妊娠期间应避免使用
卡泊三醇	Calcipotriol	厂家建议应尽可能避免使用

药物名称 危险期（3个月为一期）		注 释
降钙素鲑鱼降钙素	Calcitonin （salcatonin）	厂家建议除非预期利大于弊时应尽量避免使用（动物试验显示毒性）
骨化三醇	Calcitriol	见维生素 D
亚叶酸钙	Calcium folinate	厂家建议只有当预期利大于弊时方可使用
坎地沙坦	Candesartan	同血管紧张素转换酶抑制剂
卡培他滨	Capecitabine	避免使用（动物试验显示毒性）
卷曲霉素	Capreomycin	厂家建议只有当预期利大于弊时方可使用——动物试验显示致畸性
卡托普利	Captopril	见血管紧张素转换酶抑制剂
卡马西平	Carbamazepine	其致畸性包括神经管缺损的危险性增高，另见抗癫痫药
卡比马唑 （2, 3）	Carbimazole	引起新生儿甲状腺肿或甲状腺功能减退；常伴有新生儿皮肤发育不全
羧甲司坦 （1）	Carbocisteine	厂家建议避免使用
卡铂	Carboplatin	避免使用（动物试验显示致畸性和胚胎毒性）
卡谷氨酸	Carglumic acid	厂家建议非必要情况应避免使用——尚无相关资料
卡莫司汀	Carmustine	避免使用（动物试验显示致畸性和胚胎毒性）；厂家建议，无论对于男性还是女性，在治疗期间均应采取有效避孕

药物名称 危险期（3 个月为一期）		注　释
卡尼汀	Carnitine	可适当使用；动物试验未显示致畸性
卡维地洛	Carvedilol	见 β-受体阻断剂
卡泊芬净	Caspofungin	厂家建议非必要情况应避免使用——动物试验显示毒性
头孢克洛	Cefaclor	毒性未知
头孢羟 氨苄	Cefadroxil	毒性未知
头孢氨苄	Cefalexin	毒性未知
头孢克肟	Cefixime	毒性未知
头孢噻肟	Cefotaxime	毒性未知
头孢泊肟	Cefpodoxime	毒性未知
头孢拉定	Cefradine	毒性未知
头孢他啶	Ceftazidime	毒性未知
头孢曲松	Ceftriaxone	毒性未知
头孢呋辛	Cefuroxime	毒性未知
塞来昔布	Celecoxib	厂家建议避免使用（动物试验显示致畸性）；见非甾体抗炎药
西替利嗪	Cetirizine	见抗组胺药
西曲瑞克	Cetrorelix	厂家建议，已明确的妊娠应避免使用
西妥昔 单抗	Cetuximab	厂家建议只有当预期利大于弊时方可使用——尚无相关资料
水合氯醛	Chloral hydrate	避免使用
苯丁酸 氮芥	Chlorambucil	避免使用；厂家建议，无论男性还是女性，在治疗期间均应采取有效避孕

药物名称 危险期（3 个月为一期）		注 释
氯霉素 （3）	Chloramphenicol	可导致新生儿"灰婴综合征"
氯氮䓬	Chlordiazepoxide	见苯二氮䓬类药物
氯喹	Chloroquine	见抗疟药
氯苯那敏	Chlorphenamine （chlorpheniramine）	见抗组胺药
氯丙嗪	Chlorpromazine	见抗精神病药
氯磺丙脲	Chlorpropamide	见磺脲类药物
氯噻酮	Chlortalidone	见利尿药
金霉素	Chlortetracycline	见四环素类
环索奈德	Ciclesonide	见皮质激素
西多福韦	Cidofovir	避免使用（动物试验显示毒性）；在治疗期间以及治疗结束后 1 个月内必须采取有效避孕；男性也应在治疗期间以及治疗结束后 3 个月内有效避孕
西司他丁 （组分）	Cilastatin （ingredient）	见亚胺培南-西司他丁钠
西拉普利	Cilazapril	见血管紧张素转换酶抑制剂
西洛他唑	Cilostazol	避免使用，动物试验显示毒性
西咪替丁	Cimetidine	厂家建议非必要情况应避免使用
西那卡塞特	Cinacalcet	厂家建议只有当预期利大于弊时方可使用——尚无相关资料
桂利嗪	Cinnarizine	见抗组胺药
环丙贝特	Ciprofibrate	见贝特类药物
环丙沙星	Ciprofloxacin	见喹诺酮类药物

药物名称 危险期（3 个月为一期）		注 释
顺阿曲 库铵	Cisatracurium	厂家建议避免使用——尚无相关资料
西酞普兰	Citalopram	见选择性 5-HT 再摄取抑制剂类抗抑郁药
克拉屈滨	Cladribine	避免使用（动物试验显示致畸性）；厂家建议男性患者在治疗期间以及治疗结束后 6 个月内应采取有效避孕
克拉霉素	Clarithromycin	厂家建议避免使用，除非预期利大于弊
克拉维酸 （组分）	Clavulanic acid （ingredient）	见复方阿莫西林克拉维酸、特美汀
克林霉素	Clindamycin	毒性未知
氯倍他索	Clobetasol	见皮质激素
氯倍他松	Clobetasone	见皮质激素
氯膦酸钠	Clodronate sodium	见二膦酸盐
氯美噻唑	Clomethiazole	应尽可能避免使用，特别是在妊娠 1~3 个月以及 6~9 个月内
氯米芬	Clomifene	可能会对胎儿发育产生影响
氯米帕明	Clomipramine	见三环类抗抑郁药（及相关药物）
氯硝西泮	Clonazepam	见苯二氮䓬类药物
可乐定	Clonidine	可能会引起胎儿心率减慢，但应将其与孕妇难控性高血压的病情进行权衡；避免静脉注射
氯吡格雷	Clopidogrel	厂家建议避免使用——尚无相关资料

药物名称 危险期（3个月为一期）		注 释
氯氮平	Clozapine	厂家建议慎用
阿莫西林 克拉维 酸钾	Co-amoxiclav	见青霉素类药物
左旋多巴－ 苄丝肼	Co-beneldopa	见左旋多巴
左旋多巴－ 卡比多巴	Co-careldopa	见左旋多巴
环丙氯地 孕酮－炔 雌醇	Co-cyprindiol	
(1, 2, 3)		导致男性胎儿女性化（由于 该药物中含有环丙孕酮组分 所致）
可待因	Codeine	见阿片类镇痛药
氟氯西林－ 氨苄西林	Co-fluampicil	见青霉素类药物
秋水仙碱	Colchicine	避免使用——动物试验显示致 畸性
多粘菌 素 E	Colistin	
(2, 3)		避免使用——可能会对胎儿 产生毒性作用
口服避 孕药	Contraceptives, oral	流行病学研究显示该药对胎 儿无毒性作用

药物名称 危险期（3 个月为一期）	注　释
皮质激素　Corticosteroids	对于哮喘等疾病，使用该药治疗的利大于弊（另见药品安全委员会建议）；长时间或反复地全身性用药有造成胎儿宫内发育迟缓的危险；女性分娩期间需要皮质激素；若出现体液潴留，应密切监测血药浓度
复方新 诺明　Co-trimoxazole	
（1）	存在致畸的危险（其组分甲氧苄啶为叶酸拮抗剂）
（3）	造成新生儿溶血和高铁血红蛋白血症；关于该药会引发新生儿患胆红素脑病的担忧尚未得到证实
色甘酸盐　Cromoglicate	见色甘酸钠
赛克力嗪　Cyclizine	见抗组胺药
环戊噻嗪　Cyclopenthiazide	见利尿药
环磷酰胺　Cyclophosphamide	避免使用（厂家建议，无论男性还是女性，在治疗期间以及治疗结束后至少 3 个月内应采取有效避孕）
环丝氨酸　Cycloserine	厂家建议只有当预期利大于弊时方可使用——可通过胎盘
赛庚啶　Cyproheptadine	见抗组胺药
环丙孕酮　Cyproterone （组分）　（ingredient）	见醋酸环丙孕酮-炔雌醇

药物名称 危险期（3个月为一期）		注 释
阿糖胞苷	Cytarabine	避免使用（动物试验显示致畸性）
达卡巴嗪	Dacarbazine	避免使用（动物试验显示致癌性和致畸性）；无论对于男性还是女性，在使用该药治疗期间以及治疗结束后至少6个月内应确保有效避孕
达克珠单抗	Daclizumab	避免使用
放线菌素D	Dactinomycin	避免使用（动物试验显示致畸性）
达肝素	Dalteparin	毒性未知
达那肝素	Danaparoid	相关资料有限，毒性未知——厂家建议避免使用
达那唑 (1, 2, 3)	Danazol	避免使用，具有弱雄激素作用，并有报道可导致女性胎儿男性化
丹曲林	Dantrolene	只有预期利大于弊时可用于恶性高热；避免用于慢性痉挛——动物试验显示胚胎毒性
氨苯砜 (3)	Dapsone	母亲在整个妊娠期间应每日补充5mg叶酸 有报道可引起新生儿溶血和高铁血红蛋白血症
达托霉素	Daptomycin	厂家建议只有当预期利大于弊时方可使用——尚无相关资料

药物名称 危险期（3 个月为一期）		注　释
达非那新	Darifenacin	厂家建议避免使用——动物试验显示毒性
达沙替尼	Dasatinib	厂家建议只有当预期利大于弊时方可使用——动物试验显示毒性；在治疗期间应采取有效避孕
柔红霉素	Daunorubicin	避免使用（动物试验显示致畸性和毒性）
地拉罗司	Deferasirox	厂家建议只有当预期利大于弊时方可使用——动物试验显示毒性
去铁酮	Deferiprone	厂家建议在拟怀孕或者妊娠期间应避免使用——动物试验显示致畸性和胚胎毒性；厂家建议，有怀孕可能的妇女均应采取避孕措施
地夫可特	Deflazacort	见皮质激素
地美环素	Demeclocycline	见四环素类药物
去铁氨	Desferrioxamine	动物试验显示致畸性，厂家建议只有预期利大于弊时方可使用
地氟烷	Desflurane	见全麻药
地氯雷他定	Desloratadine	见抗组胺药
去氨加压素	Desmopressin	
（3）		在妊娠 7～9 个月时，有弱催产作用；孕妇患先兆子痫的危险性增加

药物名称 危险期（3 个月为一期）		注　释
去氧孕烯	Desogestrel	见口服避孕药
地塞米松	Dexamethasone	见皮质激素
右苯丙胺	Dexamfetamine	厂家建议避免使用（回顾性研究证据表明，该药可能有胚胎毒性）
右布洛芬	Dexibuprofen	见非甾体抗炎药
右酮洛芬	Dexketoprofen	见非甾体抗炎药
右丙亚胺	Dexrazoxane	厂家建议非必要情况应避免使用；无论对于男性还是女性，在使用该药治疗期间以及治疗结束后 3 个月内应确保有效避孕
右旋糖酐	Dextran	避免使用——有报道该药可造成母体过敏反应，从而导致胎儿缺氧、神经损伤，甚至死亡
右美沙芬	Dextromethorphan	见阿片类镇痛药
二醋吗啡	Diamorphine	见阿片类镇痛药
地西泮	Diazepam	见苯二氮䓬类药物
二氮嗪 (2, 3)	Diazoxide	长时间使用该药可能会引起新生儿脱发和葡萄糖耐受不良；分娩时抑制子宫的活动
双氯芬酸	Diclofenac	见非甾体抗炎药
去羟肌苷	Didanosine	厂家建议只有当预期利大于弊时方可使用——尚无相关资料

药物名称 危险期（3 个月为一期）		注　释
己烯雌酚 （1）	Diethylstilbestrol	大剂量用药可使女性后代出现阴道癌、泌尿生殖系统畸形以及生育能力损伤；使男性后代尿道下裂的危险性增高
地高辛	Digoxin	妊娠妇女用药可能需要调整剂量
双氢可待因	Dihydrocodeine	见阿片类解热镇痛药
地尔硫草	Diltiazem	避免使用
茶苯海明	Dimenhydrinate	见抗组胺药
地芬诺酯	Diphenoxylate	见阿片类镇痛药
地匹哌酮	Dipipanone	见阿片类镇痛药
双嘧达莫	Dipyridamole	毒性未知
依替膦酸二钠	Disodium etidronate	见二膦酸盐化合物
帕米膦酸二钠	Disodium pamidronate	见二膦酸盐化合物
丙吡胺 （3）	Disopyramide	可诱导分娩
双硫仑 （1）	Disulfiram	乙醇存在时可产生高浓度的乙醛，可能致畸
利尿药 （1）	Diuretics	不用于妊娠高血压 厂家建议避免使用乙酰唑胺和托拉塞米（动物试验显示毒性）
（3）		噻嗪类药物可造成新生儿血小板减少

药物名称 危险期（3个月为一期）		注 释
多巴酚 丁胺	Dobutamine	尚无相关资料
多西他赛	Docetaxel	避免使用（动物试验显示毒性并导致生育能力下降），厂家建议在使用该药治疗期间以及治疗结束后至少3个月内应采取有效避孕
多拉司琼	Dolasetron	毒性未知，但厂家建议除非预期利大于弊，否则应避免使用
多潘立酮	Domperidone	厂家建议避免使用
多奈哌齐	Donepezil	厂家建议只有当预期利大于弊时方可使用
多巴胺	Dopamine	厂家建议只有当预期利大于弊时方可使用
度硫平	Dothiepin	见三环类抗抑郁药及相关药物
多沙唑嗪	Doxazosin	见 α-受体阻断剂
多赛平	Doxepin	见三环类抗抑郁药及相关药物
多柔比星	Doxorubicin	避免使用（动物试验显示致畸性和毒性作用）；该药脂质体剂型产品的厂家建议，无论男性还是女性，在使用该药治疗期间以及治疗结束后至少6个月内均应采取有效避孕
多西环素	Doxycycline	见四环素类药物

药物名称 危险期（3个月为一期）		注　释
度洛西汀	Duloxetine	动物试验显示毒性——厂家建议当患者有压力性尿失禁时应避免使用，并且在抗抑郁治疗中只有预期利大于弊时方可使用；若在接近足月时使用该药，有造成新生儿撤药综合征的危险
度他雄胺 （1，2，3）	Dutasteride	避免无避孕套防护下的性生活，可能造成男性胎儿女性化
依酚氯铵	Edrophonium	厂家建议只有当预期利大于弊时方可使用
依法珠 单抗	Efalizumab	厂家建议避免使用
依法韦伦	Efavirenz	厂家建议除非没有其他选择，否则应避免使用
依来曲 普坦	Eletriptan	见 5-HT 受体激动剂
依那普利	Enalapril	见血管紧张素转换酶抑制剂
恩夫韦肽	Enfuvirtide	厂家建议只有预期利大于弊时方可使用
依诺肝素	Enoxaparin	毒性未知
恩他卡朋	Entacapone	厂家建议避免使用——尚无相关资料
恩替卡韦	Entecavir	动物试验显示毒性——厂家建议只有预期利大于弊时方可使用；在治疗期间应采取有效避孕

药物名称 危险期（3 个月为一期）		注 释
麻黄碱	Ephedrine	肠道外给予该药可引起胎儿心跳加快
依匹斯汀	Epinastine	见抗组胺药
表柔比星	Epirubicin	避免使用（动物试验显示致癌性）
依普利酮	Eplerenone	厂家建议慎用——尚无相关资料
促红素	Epoetin	毒性未知；与妊娠期贫血或输血的危险相比可能利大于弊
厄多司坦	Erdosteine	厂家建议避免是使用——尚无相关资料
麦角胺 (1, 2, 3)	Ergotamine	对妊娠子宫具有催产作用
厄洛替尼	Erlotinib	厂家建议避免使用——动物试验显示毒性；在使用该药治疗期间以及治疗结束后至少 2 周内必须采取有效避孕
厄他培南	Ertapenem	厂家建议除非预期利大于弊，否则应避免使用
红霉素	Erythromycin	毒性未知
依地普仑	Escitalopram	见选择性 5-HT 再摄取抑制剂类抗抑郁药
艾司洛尔	Esmolol	见 β-受体阻断剂
埃索美拉唑	Esomeprazole	厂家建议慎用——尚无相关资料
炔雌醇	Ethinylestradiol	见口服避孕药
乙琥胺 (1)	Ethosuximide	可能具有致畸性；见抗癫痫药

药物名称 危险期（3个月为一期）		注 释
依替膦酸 二钠	Etidronate disodium	见二膦酸盐化合物
依托度酸	Etodolac	见非甾体抗炎药
依托咪酯	Etomidate	见全麻药
依托泊苷	Etoposide	避免使用（动物试验显示致畸性）
依托考昔	Etoricoxib	见非甾体抗炎药
炔诺醇	Etynodiol	见口服避孕药
艾塞那肽	Exenatide	厂家建议避免使用——动物试验显示毒性；妊娠期，一般可使用胰岛素替代该药治疗各种类型的糖尿病
依折麦布	Ezetimibe	厂家建议只有当预期利大于弊时方可使用——尚无相关资料
泛昔洛韦	Famciclovir	见阿昔洛韦
法莫替丁	Famotidine	厂家建议除非预期利大于弊，否则应避免使用
磺胺多辛+ 乙胺嘧啶	Fansidar	
（1）		可能具有致畸作用（乙胺嘧啶为叶酸拮抗剂）
（3）		可引起新生儿溶血和高铁血红蛋白血症；关于该药可增加新生儿胆红素脑病危险性的担忧尚未得到相关证据；见抗疟药
非洛地平	Felodipine	避免使用；动物试验显示毒性；可能会延迟分娩
芬布芬	Fenbufen	见非甾体抗炎药
非诺贝特	Fenofibrate	见贝特类药物

危险期（3 个月为一期）	药物名称	注 释
非诺洛芬	Fenoprofen	见非甾体抗炎药
芬太尼	Fentanyl	见阿片类镇痛药
非索非那定	Fexofenadine	见抗组胺药
贝特类	Fibrates	动物试验显示胚胎毒性——厂家建议避免使用
纤溶物 (1, 2, 3)	Fibrinolytics	在妊娠前 18 周，可造成胎盘早期分离；在妊娠期间和产后均有引起出血的危险；理论上有造成妊娠期胎儿出血的危险
非格司亭	Filgrastim	动物试验显示毒性；厂家建议只有当预期利大于弊时方可使用
非那雄胺 (1, 2, 3)	Finasteride	避免无避孕套防护下的性生活；会引起男性胎儿女性化
黄酮哌酯	Flavoxate	厂家建议只有在无其他更加安全的替代品的情况下方可使用
氟卡尼	Flecainide	曾有机构用该药治疗妊娠期间母源或胎儿的心律失常；动物试验显示毒性；并有报道该药可引起新生儿高胆红素血症
氟氯西林	Flucloxacillin	见青霉素类药物
氟康唑	Fluconazole	有报道长期大剂量使用该药可引起多种先天性异常

药物名称 危险期（3 个月为一期）		注　释
氟胞嘧啶	Flucytosine	动物试验显示致畸性；厂家建议只有当预期利大于弊时方可使用
氟达拉滨	Fludarabine	避免使用（动物试验显示胚胎毒性和致畸性）；厂家建议，无论对于男性还是女性，在使用该药治疗期间以及治疗结束后至少6个月内应采取有效避孕
氟氢可的松	Fludrocortisone	见皮质激素
氟氢缩松	Fludroxycortide （flurandrenolone）	见皮质激素
氟马西尼	Flumazenil	小剂量即可通过胎盘——厂家建议除非利大于弊，否则应避免使用
氟尼缩松	Flunisolide	见皮质激素
肤轻松	Fluocinolone	见皮质激素
醋酸氟轻松	Fluocinonide	见皮质激素
氟可龙	Fluocortolone	见皮质激素
氟米龙	Fluorometholone	见皮质激素
氟尿嘧啶	Fluorouracil	避免使用（具有致畸性）
氟西汀	Fluoxetine	见选择性 5-HT 再摄取抑制剂类抗抑郁药
氟哌噻吨	Flupentixol	见抗精神病药
氟奋乃静	Fluphenazine	见抗精神病药
氟氢缩松	Flurandrenolone	见皮质激素
氟西泮	Flurazepam	见苯二氮䓬类药物

药物名称 危险期（3 个月为一期）		注　释
氟比洛芬	Flurbiprofen	见非甾体抗炎药
氟替卡松	Fluticasone	见皮质激素
氟伐他汀	Fluvastatin	见他汀类药物
氟伏沙明	Fluvoxamine	见选择性 5-HT 再摄取抑制剂类抗抑郁药
促卵泡素 α、β	Follitropin alfa and beta	避免使用
磺达肝葵	Fondaparinux	厂家建议除非预期利大于弊，否则应避免使用——尚无相关资料
福莫特罗	Formoterol （eformoterol）	厂家建议只有预期利大于弊时方可使用
福沙那韦	Fosamprenavir	动物试验显示毒性；厂家建议只有预期利大于弊时方可使用
膦甲酸	Foscarnet	厂家建议避免使用
福辛普利	Fosinopril	见血管紧张素转换酶抑制剂
呋塞米	Frusemide	见利尿药
氟维司群	Fulvestrant	厂家建议避免使用——动物试验表明该药可增加胎儿畸形或死亡的发生率
呋塞米	Furosemide （frusemide）	见利尿药
夫西地酸	Fusidic acid	见夫西地酸钠
加巴喷丁	Gabapentin	动物试验显示毒性；见抗癫痫药
加兰他敏	Galantamine	动物试验显示可引起胎儿发育迟缓

药物名称 危险期（3 个月为一期）		注　释
戈硫酯酶	Galsulfase	厂家建议除非必要情况，否则应避免使用
更昔洛韦	Ganciclovir	避免使用——存在致畸风险
加尼瑞克	Ganirelix	厂家建议在已确定的妊娠中应避免使用——动物试验显示毒性
吉西他滨	Gemcitabine	避免使用（动物试验显示致畸性）
吉非贝齐	Gemfibrozil	见贝特类药物
庆大霉素	Gentamicin	见氨基糖苷类药物
孕二烯酮	Gestodene	见口服避孕药
孕三烯酮 (1, 2, 3)	Gestrinone	避免使用
格列苯脲	Glibenclamide	见磺酰脲类药物
格列齐特	Gliclazide	见磺酰脲类药物
格列美脲	Glimepiride	见磺酰脲类药物
格列吡嗪	Glipizide	见磺酰脲类药物
格列喹酮	Gliquidone	见磺酰脲类药物
硝酸甘油	Glyceryl trinitrate	毒性未知，但大多数建议只有当预期利大于弊时方可使用
戈舍瑞林	Goserelin	厂家建议妊娠期间避免使用
格拉司琼	Granisetron	厂家建议有充分理由时方可使用——尚无相关资料

药物名称 危险期（3个月为一期）		注　释
灰黄霉素	Griseofulvin	避免使用（动物试验显示胎儿毒性和致畸性）；使用该药治疗期间以及治疗结束后至少1个月内必须采取有效避孕（口服避孕药有效性降低）；在使用该药治疗期间以及治疗结束后至少6个月内，成年男性也应采取有效避孕
胍乙啶 （3）	Guanethidine	可造成直立性低血压，并减少子宫胎盘的灌注；不应用于妊娠高血压
氟哌啶醇	Haloperidol	见抗精神病药
肝素 （1，2，3）	Heparin	不能通过胎盘；有报道长期使用肝素可引起母源性骨质疏松；多次剂量瓶中可能含有苯甲醇——一些厂家建议避免使用；见贝米肝素、达肝素、依诺肝素和亭扎肝素
5HT$_1$受体激动剂	5HT$_1$ agonists	经验有限——厂家建议除非预期利大于弊，否则应避免使用
人绝经期促性腺激素	Human menopausal gonadotrophins	避免使用

药物名称 危险期（3 个月为一期）		注　释
肼屈嗪 （1，2）	Hydralazine	厂家建议在妊娠 7～9 个月之前应避免使用；妊娠 7～9 个月间使用该药，未见严重毒性报道
氢氯噻嗪	Hydrochlorothiazide	见利尿剂
氢化可 的松	Hydrocortisone	见皮质激素
氢吗啡酮	Hydromorphone	见阿片类镇痛药
羟基脲	Hydroxycarbamide （hydroxyurea）	避免使用（动物试验显示致畸性）；厂家建议在使用该药治疗前以及治疗期间应采取有效避孕
羟氯喹	Hydroxychloroquine	厂家建议避免使用
羟嗪	Hydroxyzine	见抗组胺药
丁溴东莨菪碱	Hyoscine butylbromide	厂家建议只有当预期利大于弊时方可使用
东莨菪碱	Hyoscine hydrobromide	厂家建议只有当预期利大于弊时方可使用；注射给药可能会引起新生儿呼吸抑制
伊班膦酸	Ibandronic acid	见二膦酸盐化合物
布洛芬	Ibuprofen	见非甾体抗炎药
伊达比星	Idarubicin	避免使用（动物试验显示致畸性和毒性）
碘苷	Idoxuridine	动物试验显示致畸性——厂家建议避免使用

药物名称 危险期（3 个月为一期）		注　释
异环磷 酰胺	Ifosfamide	避免使用（动物试验显示致畸性和致癌性）；厂家建议，无论对于男性还是女性，在使用该药治疗期间以及治疗结束后至少 6 个月内均应采取充分的避孕
伊洛前 列素	Iloprost	厂家建议避免使用（动物试验显示毒性）；在使用该药治疗期间必须采取有效避孕
伊马替尼	Imatinib	厂家建议除非预期利大于弊，否则应避免使用
咪达普利	Imidapril	见血管紧张素转换酶抑制剂
亚胺培南 （组分）	Imipenem （ingredient）	见伊米配能-西司拉丁钠
丙米嗪	Imipramine	见三环类抗抑郁药（及相关）
咪喹莫特	Imiquimod	动物试验未显示致畸性或毒性；厂家建议慎用
吲达帕胺	Indapamide	见利尿药
茚地那韦	Indinavir	动物试验显示毒性；厂家建议只有当预期利大于弊时方可使用；分娩时使用该药，理论上有造成新生儿高胆红素血症和肾结石的危险
吲哚美辛	Indometacin	见非甾体抗炎药
英利西 单抗	Infliximab	避免使用；厂家建议在使用该药治疗期间以及治疗结束后至少 6 个月内应采取充分避孕
异丙肌酐	Inosine pranobex	厂家建议避免使用

药物名称 危险期（3个月为一期）		注　释
烟酸肌醇	Inositol nicotinate	尚无相关资料——厂家建议除非预期利大于弊，否则应避免使用
胰岛素 (1, 2, 3)	Insulin	胰岛素的需求量应经常由经验丰富的医师进行评估；关于较新型的胰岛素类似物的安全性，资料尚为有限；避免使用吸入式胰岛素（诱导产生胰岛素抗体）
β干扰素	Interferon beta	厂家建议避免使用——可增加自发性流产的危险；在使用该药治疗期间应采取有效避孕
干扰素类药物	Interferons	厂家建议除非理由充分否则应避免使用；无论对于男性还是女性，在接受治疗期间均应采取有效避孕；见β干扰素
碘及碘化物 (2, 3)	Iodine and iodides	引发新生儿甲状腺肿或甲状腺功能低下；另见放射性碘和聚维酮碘
放射性碘 (1, 2, 3)	Iodine, radioactive	持久的甲状腺功能低下——避免使用
碘仿	Iodoform	见聚维酮碘
厄贝沙坦	Irbesartan	同血管紧张素转换酶抑制剂

药物名称 危险期（3个月为一期）		注　释
伊立替康	Irinotecan	避免使用（动物试验显示致畸性和毒性）；厂家建议在使用该药治疗期间以及治疗结束后至少3个月内应采取有效避孕
非口服 铁剂	Iron （parenteral）	妊娠第1~3个月应避免使用
右旋糖酐铁	Iron dextran	见非口服铁剂
蔗糖铁	Iron sucrose	见非口服铁剂
异氟醚	Isoflurane	见全麻药
硝酸异山梨酯	Isosorbide dinitrate	可以通过胎盘——厂家建议除非预期利大于弊，否则应避免使用
单硝酸异山梨酯	Isosorbide mononitrate	厂家建议除非预期利大于弊，否则应避免使用
异维A酸 （1, 2, 3）	Isotretinoin	具有致畸性；在口服该药治疗前至少3个月内、治疗期间以及治疗结束后至少3个月内必须采取有效避孕（口服单纯孕激素类避孕药不能视为有效避孕）；也应避免外用
伊拉地平	Isradipine	可延迟分娩；应将该药对胎儿的影响与难控性妊娠高血压的危险进行权衡后决定是否用药

药物名称 危险期（3个月为一期）		注 释
伊曲康唑	Itraconazole	厂家建议只有疾病危及生命的情况下方可使用（动物试验表明，该药在大剂量使用时显示毒性）；确保在使用该药治疗期间以及在治疗结束后至下一个月经期间，应采取有效避孕
伊伐布雷定	Ivabradine	厂家建议避免使用——动物试验显示毒性
洛匹那韦/利托那韦（克力芝）	Kaletra	厂家建议当预期利大于弊时，可使用其胶囊或片剂（动物试验显示毒性）
氯胺酮	Ketamine	见全麻药
酮康唑	Ketoconazole	厂家建议除非预期利大于弊，否则应避免使用（动物试验显示致畸性）
酮洛芬	Ketoprofen	见非甾体抗炎药
酮咯酸	Ketorolac	见非甾体抗炎药
酮替芬	Ketotifen	见抗组胺药
拉贝洛尔	Labetalol	见 β-受体阻断剂
拉西地平	Lacidipine	厂家建议避免使用；可能会延迟分娩
拉米夫定（1）	Lamivudine	厂家建议在妊娠第 1~3 个月避免使用
拉莫三嗪	Lamotrigine	有致畸的危险；另见抗癫痫药
兰瑞肽	Lanreotide	厂家建议只有当预期利大于弊时方可使用
兰索拉唑	Lansoprazole	厂家建议避免使用

药物名称 危险期（3 个月为一期）		注　释
镧	Lanthanum	厂家建议避免使用——动物试验显示致畸性
拉坦前列素	Latanoprost	厂家建议避免使用
来氟米特	Leflunomide	避免使用——动物试验显示该药的活性代谢产物具有致畸性；对于女性，在使用该药治疗期间以及治疗结束后至少 2 年内应采取有效避孕；对于男性，在使用该药治疗期间以及治疗结束后少 3 个月应采取有效避孕
来格司亭	Lenograstim	动物试验显示毒性；厂家建议只有当预期利大于弊时方可使用
来匹卢定	Lepirudin	避免使用
乐卡地平	Lercanidipine	厂家建议避免使用——尚无相关资料
亮丙瑞林	Leuprorelin	避免使用——动物试验显示致畸性
左乙拉西坦	Levetiracetam	动物试验显示毒性——厂家建议只有当预期利大于弊时方可使用
左布比卡因 （1）	Levobupivacaine	厂家建议尽可能避免使用——动物试验显示毒性；见局麻药

药物名称 危险期（3 个月为一期）		注　释
左西替利嗪	Levocetirizine	见抗组胺药
左旋多巴	Levodopa	厂家提示动物试验显示毒性
左氧氟沙星	Levofloxacin	见喹诺酮类药物
左甲丙嗪 （左美丙嗪）	Levomepromazine （methotrime- prazine）	见抗精神病药
左炔诺孕酮	Levonorgestrel	见口服避孕药
左甲状腺素 （甲状腺素）	Levothyroxine （thyroxine）	监测母体血清促甲状腺激素浓度——左甲状腺素可能通过胎盘，其在母体中浓度过高会对胎儿产生有害影响
利多卡因	Lidocaine （lignocaine）	见局麻药
利诺卡因	Lignocaine	见局麻药
利奈唑胺	Linezolid	厂家建议只有当预期利大于弊时方可使用——尚无相关资料
碘塞罗宁	Liothyronine	该药在大剂量时不能通过胎盘；用药期间应监测母体甲状腺功能——有必要进行剂量调整
赖诺普利	Lisinopril	血管紧张素转换酶抑制剂
锂盐 （1）	Lithium salts	尽可能避免使用（有致畸风险，包括造成心脏异常）

药物名称 危险期（3个月为一期）		注　释
（2，3）		剂量需求增大（但在分娩时会突然恢复正常）；建议密切监测血清锂的水平（对新生儿存在毒性风险）
洛莫司汀	Lomustine	避免使用（厂家建议，无论男性还是女性，在使用该药治疗期间以及在治疗结束后至少6个月内应采取有效避孕）
洛哌丁胺	Loperamide	厂家建议避免使用——尚无相关资料
洛匹那韦（组分）	Lopinavir（ingredient）	见洛匹那韦/利托那韦（克力芝）
氯普唑仑	Loprazolam	见苯二氮䓬类药物
氯雷他定	Loratadine	动物试验显示胚胎毒性；另见抗组胺药
劳拉西泮	Lorazepam	见苯二氮䓬类药物
氯甲西泮	Lormetazepam	见苯二氮䓬类药物
氯沙坦	Losartan	同血管紧张素转换酶抑制剂
芦米考昔	Lumiracoxib	见非甾体抗炎药
赖甲环素	Lymecycline	见四环素类
口服聚乙二醇类	Macrogols（oral）	厂家建议只有必要时方可使用——尚无相关资料
硫酸镁（3）	Magnesium sulphate	在使用该药治疗子痫时，短期静脉给药方式是否造成毒性尚不清楚，但是过大剂量会造成新生儿呼吸抑制
甲苯达唑	Mebendazole	厂家提示动物试验显示毒性

药物名称 危险期（3个月为一期）		注　释
美贝维林	Mebeverine	毒性未知；厂家建议慎用
甲羟孕酮	Medroxyprogesterone	避免使用——有报道大剂量使用该药可造成生殖器畸形和心脏缺陷；关于使用该药的长效注射剂进行避孕是否会产生不良反应，尚无相关证据
甲芬那酸	Mefenamic acid	见非甾体抗炎药
甲氟喹 （1）	Mefloquine	厂家提示动物试验显示致畸性
美洛昔康	Meloxicam	见非甾体抗炎药
美法仑	Melphalan	避免使用（厂家建议，无论男性还是女性，在使用该药治疗期间均应充分避孕）
美金刚	Memantine	厂家建议除非必要情况应避免使用——动物试验显示该药物会造成子宫内胎儿生长迟缓
甲萘氢醌 （3）	Menadiol	可造成新生儿溶血性贫血或高胆红素血症，还可增加黄疸婴儿患胆红素脑病的危险
尿促性素	Menotrophin	避免使用
甲丙氨酯	Meprobamate	厂家建议应尽可能避免使用
美普他酚	Meptazinol	见阿片类镇痛药
巯乙胺	Mercaptamine	厂家建议避免使用
巯嘌呤	Mercaptopurine	避免使用（致畸性）

药物名称 危险期（3 个月为一期）		注　释
美罗培南	Meropenem	厂家建议只有预期利大于弊时方可使用——尚无相关资料
美沙拉嗪	Mesalazine	微小剂量即可通过胎盘
美司钠	Mesna	毒性未知
美睾酮	Mesterolone	见雄激素类药物
美雌醇	Mestranol	见口服避孕药
间羟胺	Metaraminol	可能减少胎盘灌注——厂家建议只有当预期利大于弊时方可使用
二甲双胍 (1, 2, 3)	Metformin	避免使用；通常用胰岛素代替该药治疗妊娠期间的各型糖尿病
美沙酮	Methadone	见阿片类镇痛药
美索巴莫	Methocarbamol	厂家建议只有当预期利大于弊时方可使用
甲氨蝶呤	Methotrexate	避免使用（具有致畸性；使用该药治疗可能会降低生育能力，但该影响是可逆的）；厂家建议，无论男性还是女性，在使用该药治疗期间以及治疗结束后至少 3 个月内均应采取有效避孕
左美丙嗪	Methotrimeprazine	见抗精神病药
甲基多巴	Methyldopa	毒性未知
哌甲酯	Methylphenidate	经验有限——厂家建议除非预期利大于弊，否则应避免使用；动物试验显示毒性

药物名称 危险期（3个月为一期）		注 释
甲泼尼龙	Methylprednisolone	见皮质激素
美西麦角	Methysergide	厂家建议避免使用
甲氧氯普胺	Metoclopramide	毒性未知，但厂家建议只有理由充足时方可使用
美托拉宗	Metolazone	见利尿药
美托洛尔	Metoprolol	见 β-受体阻断剂
甲硝唑	Metronidazole	厂家建议避免大剂量使用
美替拉酮	Metyrapone	避免使用（可能损害胎儿胎盘类固醇的合成）
美西律	Mexiletine	厂家建议除非预期利大于弊，否则应避免使用
米安色林	Mianserin	见三环类抗抑郁药及相关药物
咪康唑	Miconazole	厂家建议应尽可能避免使用——动物试验显示，该药在高剂量时有毒性作用
咪达唑仑	Midazolam	见苯二氮䓬类药物
米非司酮	Mifepristone	厂家建议如果该药治疗失败，需使用其他方法终止妊娠
麦格司他	Miglustat	厂家建议避免使用（动物试验显示毒性）——在使用该药治疗期间应采取有效避孕；男性也应该在治疗期间以及治疗结束后3个月内采取有效避孕
米力农	Milrinone	厂家建议只有当预期利大于弊时方可使用
米诺环素	Minocycline	见四环素类药物

药物名称 危险期（3 个月为一期）		注 释
米诺地尔 （3）	Minoxidil	有报道该药可引起新生儿多 毛症
米氮平	Mirtazapine	厂家建议避免使用——动物 试验显示毒性
米索前 列醇 （1，2，3）	Misoprostol	避免使用——增强子宫张力 （已用于引产），可能具有致 畸性
丝裂霉素	Mitomycin	避免使用（动物试验显示致 畸性）
米托坦	Mitotane	厂家建议避免使用——孕龄 妇女在使用该药治疗期间以 及治疗结束后应采取有效 避孕
米托蒽醌	Mitoxantrone （mitozantrone）	避免使用；厂家建议，无论 男性还是女性，在使用该药 治疗期间以及治疗结束后至 少 6 个月内应采取有效避孕
咪唑斯汀	Mizolastine	厂家建议避免使用，另见抗 组胺药
吗氯贝胺	Moclobemide	见单胺氧化酶类抗抑郁药
莫达非尼	Modafinil	厂家建议避免使用
孟鲁司特	Montelukast	厂家建议非必要情况应避免 使用
吗啡	Morphine	见阿片类镇痛药
莫西沙星	Moxifloxacin	见喹诺酮类药物

药物名称 危险期（3 个月为一期）		注 释
莫西赛利	Moxisylyte （thymoxamine）	厂家建议避免使用
莫索尼定	Moxonidine	厂家建议避免使用——尚无相关资料
莫匹罗星	Mupirocin	厂家建议除非预期利大于弊，否则应避免使用——尚无相关资料
吗替麦考酚酯	Mycophenolate mofetil	厂家建议避免使用——动物试验显示毒性；在治疗期间以及治疗结束后 6 周内需采取有效避孕
萘丁美酮	Nabumetone	见非甾体抗炎药
纳多洛尔	Nadolol	见 β-受体阻断剂
那法瑞林	Nafarelin	避免使用
萘啶酸	Nalidixic acid	见喹诺酮类药物
纳洛酮	Naloxone	厂家建议只有预期利大于弊时方可使用
纳曲酮	Naltrexone	厂家建议只有预期利大于弊时方可使用
诺龙	Nandrolone	见促蛋白合成类固醇
萘普生	Naproxen	见非甾体抗炎药
麻醉性镇痛剂	Narcotic analgesics	见阿片类镇痛药
那他珠单抗	Natalizumab	厂家建议非必要情况应避免使用——动物试验显示毒性
那格列奈	Nateglinide	厂家建议避免使用——动物试验显示毒性；通常使用胰岛素代替该药治疗妊娠期各型糖尿病

药物名称 危险期（3个月为一期）		注 释
奈福泮	Nefopam	尚无相关资料——厂家建议避免使用，除非无更安全的治疗措施
新斯的明	Neostigmine	厂家建议只有预期利大于弊时方可使用
奈替米星	Netilmicin	见氨基糖苷类药物
奈韦拉平	Nevirapine	尽管厂家建议避免使用，但如果指征明确，也可适当使用
尼卡地平	Nicardipine	可能会延迟分娩；厂家建议避免使用，但应将该药对胎儿的影响与难控性妊娠高血压进行权衡后决定
尼可地尔	Nicorandil	厂家建议只有预期利大于弊时方可使用——尚无相关资料
尼古丁	Nicotine	只有当无尼古丁替代的戒烟疗法失败时方可使用；以间歇性治疗为佳，但应避免使用以甘草为调味剂的尼古丁产品
烟酸	Nicotinic acid	尚无相关资料——厂家建议除非预期利大于弊，否则应避免使用
硝苯地平	Nifedipine	可能会延迟分娩；厂家建议避免使用，但应将该药对胎儿的影响与难控性妊娠高血压的危险进行权衡后决定

药物名称 危险期（3个月为一期）		注　释
尼莫地平	Nimodipine	厂家建议只有预期利大于弊时方可使用
尼索地平	Nisoldipine	避免使用（动物试验显示毒性）
尼替西农	Nitisinone	厂家建议除非预期利大于弊，否则应避免使用——动物试验显示毒性
硝西泮	Nitrazepam	见苯二氮䓬类药物
呋喃妥因 （3）	Nitrofurantoin	在妊娠终期使用该药可能造成新生儿溶血
氧化亚氮	Nitrous oxide	见全麻药
尼扎替丁	Nizatidine	厂家建议非必要情况应避免使用
去甲肾上腺素 （1，2，3）	Noradrenaline （norepinephrine）	避免使用——可能减少胎盘灌注
炔诺酮	Norethisterone	有报道该药会引起女性胎儿男性化或造成其他缺陷；另见口服避孕药
诺氟沙星	Norfloxacin	见喹诺酮类药物
诺孕酯	Norgestimate	见口服避孕药
炔诺孕酮	Norgestrel	见口服避孕药
去甲替林	Nortriptyline	见三环类抗抑郁药及相关药物

药物名称 危险期（3个月为一期）		注　释
非甾体 抗炎药	NSAIDs	大多数厂家建议避免使用（或只有预期利大于弊时使用）；在妊娠、足月以及分娩期间禁用纳洛酮
（3）		经常使用可造成胎儿动脉导管在子宫内闭合以及新生儿持续的肺动脉高压。使分娩延迟，产程延长
制霉菌素	Nystatin	尚无相关信息，但从胃肠道吸收的量可以忽略
奥曲肽	Octreotide	
（1，2，3）		可能会影响胎儿生长；厂家建议只有预期利大于弊时方可使用
雌激素	Oestrogens	见口服避孕药
氧氟沙星	Ofloxacin	见喹诺酮类药物
奥氮平	Olanzapine	
（3）		厂家建议只有预期利大于弊时方可使用；有报道会引起新生儿嗜睡、震颤或张力过高
奥美沙坦	Olmesartan	同血管紧张素转换酶抑制剂
奥沙拉秦	Olsalazine	厂家建议只有预期利大于弊时方可使用
奥马珠 单抗	Omalizumab	厂家建议非必要情况应避免使用；动物试验尚未显示致畸性
奥美拉唑	Omeprazole	毒性未知

药物名称 危险期（3 个月为一期）		注 释
昂丹司琼	Ondansetron	尚无相关资料；厂家建议除非预期利大于弊，否则应避免使用
阿片类镇痛药 （3）	Opioid analgesics	造成新生儿呼吸抑制；有药物依赖的母亲所生的婴儿出现停药反应；分娩期间可能造成新生儿胃潴留和吸入性肺炎；另见曲马多
奥利司他	Orlistat	厂家建议慎用
奥芬那君	Orphenadrine	厂家建议慎用
奥司他韦	Oseltamivir	厂家建议除非预期利大于弊，否则应避免使用
奥沙利铂	Oxaliplatin	厂家建议避免使用——动物试验显示毒性；在使用该药治疗期间以及治疗结束后 4 个月内（女性）或 6 个月内（男性）应采取有效避孕
奥沙西泮	Oxazepam	见苯二氮䓬类药物
奥卡西平	Oxcarbazepine	致畸性，包括引起神经管缺陷的危险性增大；另见抗癫痫药
氧烯洛尔	Oxprenolol	见 β-受体阻断剂
奥昔布宁	Oxybutynin	厂家建议除非预期利大于弊，否则应避免使用——动物试验显示毒性
羟考酮	Oxycodone	见阿片类镇痛药

药物名称 危险期（3个月为一期）		注　释
紫杉醇	Paclitaxel	避免使用（动物试验显示毒性）；无论男性还是女性，均应确保在使用该药治疗期间以及治疗结束后至少6个月内采取有效避孕
帕利夫明	Palifermin	厂家建议除非预期利大于弊，否则应避免使用——动物试验显示毒性
帕米膦酸二钠	Pamidronate disodium	见二膦酸盐化合物
胰酶	Pancreatin	毒性未知
泮库溴铵	Pancuronium	厂家建议除非预期利大于弊，否则应避免使用——尚无相关资料
泮托拉唑	Pantoprazole	厂家建议除非预期利大于弊，否则应避免使用——动物试验显示胎儿毒性
阿片全碱	Papaveretum	见阿片类镇痛药
三聚乙醛	Paraldehyde	厂家建议非必要情况应避免使用——可通过胎盘
帕瑞考昔	Parecoxib	见非甾体抗炎药
帕罗西汀	Paroxetine	见选择性5-HT再摄取抑制剂类抗抑郁药
培非司亭	Pegfilgrastim	动物试验显示毒性；厂家建议除非预期利大于弊，否则应避免使用

药物名称 危险期（3 个月为一期）	注　释
培美曲塞 Pemetrexed	避免使用（动物试验显示毒性）；厂家建议在使用该药治疗期间应采取有效避孕；男性在使用该药治疗期间以及治疗结束后至少 6 个月内必须采取有效避孕
青霉胺 （1，2，3） Penicillamine	偶有报道胎儿畸形；应尽可能避免使用
青霉素类 药物 Penicillins	毒性未知
喷他脒 Pentamidine	厂家建议非必要情况，应避免使用
喷他佐辛 Pentazocine	见阿片类镇痛药
喷司他丁 Pentostatin	避免使用（动物试验显示致畸性）；厂家建议男性在使用该药治疗期间以及治疗结束后 6 个月内必须采取有效避孕
培高利特 Pergolide	厂家建议只有预期利大于弊时方可使用
哌氰嗪 Pericyazine	见抗精神病药
培哚普利 Perindopril	见血管紧张素转换酶抑制剂
奋乃静 Perphenazine	见抗精神病药
哌替啶 Pethidine	见阿片类镇痛药
苯乙肼 Phenelzine	见单胺氧化酶类抗抑郁药
苯茚二酮 Phenindione	见口服抗凝药
苯巴比妥 Phenobarbital	可致先天畸形；见抗癫痫药
吩噻嗪类 Phenothiazines	见抗精神病药
酚苄明 Phenoxybenzamine	可引起新生儿高血压

药物名称 危险期（3 个月为一期）		注　释
青霉素 V	Phenoxymethylpeni-cillin	见青霉素类药物
酚妥拉明	Phentolamine	慎用——可致母体血压显著下降，从而造成胎儿缺氧
去氧肾上腺素	Phenylephrine	
（1）		有报道该药导致畸形
（3）		尽可能避免使用——有报道在妊娠后期以及分娩时可致胎儿低氧症和心动过缓
苯妥英钠	Phenytoin	先天畸形；应注意血药浓度-结合药物浓度可能减少，但游离药物浓度不变；另见抗癫痫药
福尔可定	Pholcodine	见阿片类镇痛药
维生素 K$_l$	Phytomenadione	厂家建议只有预期利大于弊时方可使用——尚无相关资料
毛果芸香碱	Pilocarpine	避免使用——刺激平滑肌；动物试验显示毒性
匹莫齐特	Pimozide	见抗精神病药
吲哚洛尔	Pindolol	见 β-受体阻断剂
吡格列酮	Pioglitazone	厂家建议避免使用——动物试验显示毒性
哌拉西林 （组分）	Piperacillin （ingredient）	见特治星
哌嗪	Piperazine	毒性未知，但厂家建议在妊娠第1~3个月内应避免使用
哌泊噻嗪	Pipotiazine	见抗精神病药
吡拉西坦	Piracetam	厂家建议避免使用

药物名称 危险期（3 个月为一期）		注　释
吡罗昔康	Piroxicam	见非甾体抗炎药
苯噻啶	Pizotifen	厂家建议除非预期利大于弊，否则应避免使用
鬼臼属	Podophyllum	避免使用——有报道该药可引起新生儿死亡或畸形
泊沙康唑	Posaconazole	厂家建议除非预期利大于弊，否则应避免使用；建议在使用该药治疗期间应采取有效避孕；动物试验显示毒性
聚维酮碘 （2，3）	Povidoneiodine	足够量的碘可能会被吸收，从而影响胎儿甲状腺
普拉克索	Pramipexole	厂家建议只有预期利大于弊时方可使用——尚无相关资料
普伐他汀	Pravastatin	见他汀类药物
哌唑嗪	Prazosin	见 α-受体阻断剂
泼尼松龙	Prednisolone	见皮质激素
普瑞巴林	Pregabalin	动物试验显示毒性——厂家建议只有预期利大于弊时方可使用；另见抗癫痫药
丙胺卡因 （3）	Prilocaine	有报道在宫颈旁阻滞或阴部神经阻滞后使用该药可造成新生儿高铁血红蛋白血症；另见局麻药
伯氨喹 （3）	Primaquine	新生儿溶血和高铁血红蛋白血症；另见抗疟药

药物名称 危险期（3个月为一期）		注　释
伊米配能– 西司拉丁	Primaxin	厂家建议除非预期利大于弊，否则应避免使用（动物试验显示毒性）
扑米酮	Primidone	见苯巴比妥
普鲁卡 因胺	Procainamide	厂家建议除非预期利大于弊，否则应避免使用
普鲁卡因 (3)	Procaine	新生儿高铁血红蛋白血症；另见局麻药
丙卡巴肼	Procarbazine	避免使用（动物试验和人类的独立报道显示致畸性）
丙氯拉嗪	Prochlorperazine	见抗精神病药
丙环定	Procyclidine	厂家建议只有预期利大于弊时方可使用
黄体酮	Progesterone	毒性未知
丙嗪	Promazine	见抗精神病药
异丙嗪	Promethazine	见抗组胺药
普罗帕酮	Propafenone	厂家建议避免使用——尚无相关资料
丙胺太林	Propantheline	厂家建议避免使用——尚无相关资料
丙哌维林	Propiverine	厂家建议避免使用（动物试验显示该药可致骨骼发育迟缓）
丙泊酚	Propofol	见局麻药
普萘洛尔	Propranolol	见 β-受体阻断剂

药物名称 危险期（3 个月为一期）		注　释
丙硫氧 嘧啶 (2, 3)	Propylthiouracil	新生儿甲状腺肿，甲状腺功能减退
丙硫异 烟胺 (1)	Protionamide	可能有致畸性
伪麻黄碱	Pseudoephedrine	罕有报道在妊娠第 1～3 个月用药，可引起新生儿腹壁封闭缺陷（腹裂）
吡嗪酰胺	Pyrazinamide	厂家建议只有预期利大于弊时方可使用
吡啶斯的明	Pyridostigmine	厂家建议只有预期利大于弊时方可使用
乙胺嘧啶 (1)	Pyrimethamine	理论上有致畸危险（该药为叶酸拮抗剂）；应给孕妇补充充足的叶酸；另见抗疟药
喹硫平	Quetiapine	厂家建议只有预期利大于弊时方可使用
喹高利特	Quinagolide	除有特殊治疗原因外，厂家建议孕妇停用
喹那普利	Quinapril	见血管紧张素转换酶抑制剂
奎宁 (1)	Quinine	大剂量致畸；但治疗疟疾时利大于弊

药物名称 危险期（3 个月为一期）		注　释
喹诺酮类 （1，2，3）	Quinolones	避免使用——动物试验可见关节疾病；最好选择更加安全的治疗方案
雷贝拉唑	Rabeprazole	厂家建议避免使用——尚无相关资料
雷替曲塞	Raltitrexed	使用该药前必须要避免妊娠；无论对于男性还是女性，应确保在治疗期间以及治疗结束后至少 6 个月内采取有效避孕
雷米普利	Ramipril	见血管紧张素转换酶抑制剂
兰尼单抗	Ranibizumab	厂家建议除非预期利大于弊，否则应避免使用；并建议在使用该药治疗期间应采取有效避孕
雷尼替丁	Ranitidine	厂家建议非必要情况应避免使用；毒性未知
雷沙吉兰	Rasagiline	厂家建议慎用
拉布立酶	Rasburicase	厂家建议避免使用——尚无相关资料
瑞波西汀	Reboxetine	厂家建议避免使用（妊娠时应停用）——尚无相关资料
瑞芬太尼	Remifentanil	尚无相关资料；另见阿片类镇痛药
瑞格列奈	Repaglinide	厂家建议避免使用；通常使用胰岛素代替该药治疗妊娠期间的各型糖尿病
瑞替普酶	Reteplase	见纤溶剂

药物名称 危险期（3 个月为一期）		注　释
复方蒿甲醚	Riamet	动物试验显示蒿甲醚有毒性作用；厂家建议只有预期利大于弊时方可使用
利巴韦林	Ribavirin	避免使用；动物试验显示致畸性；无论男性还是女性，均应确保在口服该药治疗期间以及治疗结束后 6 个月内采取有效避孕
利福平 （1） （3）	Rifampicin	 厂家提示动物试验中高剂量使用该药具有致畸性 可使新生儿出血的危险性增大
利鲁唑	Riluzole	尚无相关资料；厂家建议避免使用
利莫那班	Rimonabant	厂家建议避免使用
利塞膦酸钠	Risedronate sodium	二膦酸盐化合物
利培酮 （3）	Risperidone	厂家建议只有预期利大于弊时方可使用 有报道会对新生儿锥体外束产生影响
利托那韦	Ritonavir	厂家建议只有预期利大于弊时方可使用——尚无相关资料
利妥昔单抗	Rituximab	避免使用，除非该药对母体的益处大于其造成新生儿 B 淋巴细胞耗竭的风险——在使用该药治疗期间以及治疗结束后 12 个月内应采取有效避孕

药物名称 危险期（3 个月为一期）		注 释
利斯的明	Rivastigmine	厂家建议只有预期利大于弊时方可使用
利扎曲 普坦	Rizatriptan	见 5-HT$_1$ 受体激动剂
罗库溴铵	Rocuronium	厂家建议除非预期利大于弊，否则应避免使用
罗匹尼罗 （1）	Ropinirole	厂家建议除非预期利大于弊，否则应避免使用——动物试验显示毒性
罗哌卡因	Ropivacaine	安全性试验尚未建立，毒性未知
罗格列酮	Rosiglitazone	厂家建议避免使用——动物试验显示毒性；通常使用胰岛素代替该药治疗妊娠期的各型糖尿病
瑞舒伐 他汀	Rosuvastatin	见他汀类药物
罗替高汀	Rotigotine	厂家建议避免使用——尚无相关资料
沙奎那韦	Saquinavir	厂家建议只有预期利大于弊时方可使用
舍曲林	Sertraline	见选择性 5-TH 再摄取抑制剂类抗抑郁药
七氟烷	Sevoflurane	见全麻药
西布曲明	Sibutramine	厂家建议避免使用——动物试验显示毒性

药物名称 危险期（3 个月为一期）		注　释
西地那非	Sildenafil	厂家建议只有预期利大于弊时方可使用——动物试验显示毒性
磺胺嘧啶银	Silver sulfadiazine	见磺胺类药物
辛伐他汀	Simvastatin	见他汀类药物
西罗莫司	Sirolimus	厂家建议避免使用（动物试验显示毒性）；在治疗期间以及治疗结束后至少 12 周内应采取有效避孕
西格列汀	Sitagliptin	厂家建议避免使用——动物试验显示毒性；通常使用胰岛素代替该药治疗妊娠期间的各型糖尿病
金硫丁二钠	Sodium aurothiomalate	厂家建议避免使用，但是有限资料提示，如果情况控制良好通常不必撤药，可以考虑减少用药剂量或频率
夫西地酸钠	Sodium fusidate	毒性未知；厂家建议只有预期利大于弊时方可使用
硝普钠	Sodium nitroprusside	可能造成胎儿体内氰化物聚集——避免长期使用
羟丁酸钠	Sodium oxybate	厂家建议避免使用
苯丁酸钠	Sodium phenylbutyrate	避免使用（动物试验显示毒性）；厂家建议在使用该药治疗期间应采取充分避孕
葡萄糖酸锑钠	Sodium stibogluconate	厂家建议只有当预期利大于弊时方可使用
丙戊酸钠	Sodium valproate	见丙戊酸盐

药物名称 危险期（3个月为一期）		注　释
生长激素	Somatropin	妊娠时应停用——尚无相关资料，但理论上有毒性危险
索拉菲尼	Sorafenib	厂家建议非必要情况应避免使用——动物试验显示毒性
索他洛尔	Sotalol	见β-受体阻断剂
螺内酯	Spironolactone	厂家提示动物试验显示毒性
他汀类药物	Statins	避免使用——有报道该药可造成先天异常；可减少胆固醇合成，可能会影响胎儿发育
司他夫定	Stavudine	厂家建议只有预期利大于弊时方可使用
链激酶	Streptokinase	见纤溶剂
链霉素	Streptomycin	见氨基糖苷类药物
雷尼酸锶	Strontium ranelate	避免使用——动物试验显示毒性
磺胺嘧啶	Sulfadiazine	见磺胺类药物
磺胺多辛	Sulfadoxine	见磺胺类药物
柳氮磺胺吡啶 （3）	Sulfasalazine	理论上有造成新生儿溶血的危险；用药时应给母亲补充充足的叶酸
舒林酸	Sulindac	见非甾体抗炎药
磺胺类药 （3）	Sulphonamides	可致新生儿溶血和高铁血红蛋白血症；对于该药可引起新生儿胆红素脑病的担忧，尚未找到相关证据

药物名称 危险期（3 个月为一期）		注　释
磺酰脲类 (3)	Sulphonylureas	可致新生儿低血糖，所有糖尿病患者须用胰岛素代替口服药，如用口服药治疗，至少应在分娩前 2 天停用
舒必利	Sulpiride	见抗精神病药
舒马曲普坦	Sumatriptan	见 5-HT$_1$ 受体激动剂
舒尼替尼	Sunitinib	厂家建议除非预期利大于弊，否则应避免使用——动物试验显示毒性
琥珀酰胆碱	Suxamethonium	轻度延长产妇麻痹
他卡西醇	Tacalcitol	厂家建议避免使用，除非没有更加安全的选择——尚无相关资料
他克莫司	Tacrolimus	避免使用；厂家声明，动物试验中该药全身给药显示毒性
他莫昔芬	Tamoxifen	避免使用——对胎儿发育可能会产生影响；在使用该药治疗期间以及治疗结束后 2 个月必须采取有效避孕
他扎罗汀	Tazarotene	避免使用；需要有效避孕（口服单纯孕激素类避孕药并不能视为有效避孕）
他唑巴坦 (组分)	Tazobactam	见特治星

药物名称 危险期（3个月为一期）		注 释
特治星	Tazocin	厂家建议只有预期利大于弊时方可使用
替加氟– 尿嘧啶	Tegafur with uracil	避免使用；厂家建议，无论男性还是女性，在使用该药治疗期间以及治疗结束后3个月内均应采取有效避孕
替考拉宁	Teicoplanin	厂家建议只有预期利大于弊时方可使用
泰利霉素	Telithromycin	动物试验显示毒性——厂家建议只有预期利大于弊时方可使用
替米沙坦	Telmisartan	同血管紧张素转换酶抑制剂
替马西泮	Temazepam	见苯二氮䓬类药物
替莫西林	Temocillin	见青霉素类药物
替莫唑胺	Temozolomide	避免使用（动物试验显示致畸性和胚胎毒性）；厂家建议在使用该药治疗期间应充分避孕；男性也应在治疗期间以及治疗结束后至少6个月内采取有效避孕
替奈普酶	Tenecteplase	见纤溶剂
替诺昔康	Tenoxicam	见非甾体抗炎药
特拉唑嗪	Terazosin	见 α-受体阻断剂
特比萘芬	Terbinafine	厂家建议只有预期利大于弊时方可使用——尚无相关资料
睾酮	Testosterone	见雄激素
丁苯那嗪	Tetrabenazine	资料不足，当尚未显示有毒性

药物名称 危险期（3 个月为一期）		注　释
四环素类 药物	Tetracyclines	
（1）		动物试验显示该药对骨骼发育会产生影响
（2，3）		牙齿变色，大剂量可引起孕妇肝毒性
噻嗪类及 相关利 尿药	Thiazides and related diuretics	见利尿药
硫喷妥	Thiopental	见全麻药
塞替派	Thiotepa	避免使用（动物试验显示致畸性和胚胎毒性）
噻加宾	Tiagabine	厂家建议除非预期利大于弊，否则应避免使用；见抗癫痫药
噻洛芬酸	Tiaprofenic acid	见非甾体抗炎药
替卡西林 （组分）	Ticarcillin （ingredient）	见青霉素类药物
替加环素	Tigecycline	见四环素类药物
替鲁膦酸	Tiludronic acid	见二膦酸盐化合物
特美汀	Timentin	见青霉素类药物
噻吗洛尔	Timolol	见 β-受体阻断剂
替硝唑	Tinidazole	厂家建议在妊娠第 1～3 个月内应避免使用
噻康唑	Tioconazole	厂家建议避免使用
硫鸟嘌呤	Tioguanine	避免使用（有报道，使用硫鸟嘌呤的男性其配偶妊娠时会出现畸胎）；无论男性还是女性，在使用该药治疗期间应采取有效避孕

药物名称 危险期（3个月为一期）		注 释
噻托溴铵	Tiotropium	动物试验显示毒性——厂家建议只有预期利大于弊时方可使用
替拉那韦	Tipranavir	厂家建议只有预期利大于弊时方可使用——动物试验显示毒性
替罗非班	Tirofiban	厂家建议只有预期利大于弊时方可使用——尚无相关资料
替扎尼定	Tizanidine	厂家建议只有预期利大于弊时方可使用——尚无相关资料
妥布霉素	Tobramycin	见氨基糖苷类药物
醋酸维生素E	Tocopheryl acetate	
(1, 2, 3)		关于大剂量用药的安全性尚无相关证据
甲苯磺丁脲	Tolbutamide	见磺酰脲类药物
托卡朋	Tolcapone	动物试验显示毒性——厂家建议只有预期利大于弊时方可使用
托芬那酸	Tolfenamic acid	见非甾体抗炎药
托特罗定	Tolterodine	厂家建议避免使用——动物试验显示毒性
托吡酯	Topiramate	厂家建议除非预期利大于弊，否则应避免使用——动物试验显示毒性；另见抗癫痫药
拓扑替康	Topotecan	避免使用（动物试验显示致畸性和流产）
托拉塞米	Torasemide	见利尿药

药物名称 危险期（3 个月为一期）		注 释
曲马多	Tramadol	动物试验显示胚胎毒性——厂家建议避免使用；另见阿片类镇痛药
群多普利	Trandolapril	见血管紧张素转换酶抑制剂
氨甲环酸	Tranexamic acid	在动物试验中尚无致畸性相关的证据；厂家建议只有预期利大于弊时方可使用——该药物可以通过胎盘
反苯环 丙铵	Tranylcypromine	见单胺氧化酶抑制剂类抗抑郁药
曲妥珠 单抗	Trastuzumab	除非预期利大于弊，否则应避免使用
曲伏前 列素	Travoprost	厂家建议只有预期利大于弊时方可使用
曲唑酮	Trazodone	见三环类抗抑郁药及相关药物
维 A 酸 （1, 2, 3）	Tretinoin	致畸；在口服该药治疗前至少 3 个月、治疗期间以及治疗结束后至少 1 年必须采取有效避孕（口服单纯孕激素类避孕药不能视为有效避孕）；也应避免局部用药
曲安西龙	Triamcinolone	见皮质激素
氨苯蝶啶	Triamterene	见利尿药
利巴韦林	Tribavirin	见 Ribavirin
三氯福司	Triclofos	避免使用
曲恩汀	Trientine	厂家建议只有预期利大于弊时方可使用；应监测母体和新生儿的血清铜浓度；动物试验显示致畸性

药物名称 危险期（3个月为一期）		注 释
三氟拉嗪	Trifluoperazine	见抗精神病药
苯海索	Trihexyphenidyl	厂家建议慎用
曲洛斯坦 (1, 2, 3)	Trilostane	干扰胎盘性激素的产生
甲氧苄啶 (1)	Trimethoprim	存在致畸的危险（该药为叶酸拮抗剂）；厂家建议避免使用
曲米帕明	Tripotassium dicitra-tobismuthate	厂家提示，理论上应避免使用
曲普瑞林	Triptorelin	厂家建议避免使用
托烷司琼	Tropisetron	厂家提示，动物试验显示致畸性
尿激酶	Urokinase	见纤溶剂
熊去氧胆酸	Ursodeoxycholic acid	尚无毒性相关证据，但厂家建议避免使用
疫苗 (活) (1)	Vaccines（live）	理论上可能造成先天畸形，但需要使用时预期只有利大于弊；避免使用麻疹-腮腺炎-风疹三联疫苗
伐昔洛韦	Valaciclovir	见阿昔洛韦
丙戊酸盐 (1, 3)	Valproate	使胎儿先天畸形和发育迟缓的风险增大（建议咨询并筛选，这是非常重要的；另见抗癫痫药）；有关于新生儿出血和新生儿肝毒性的报道
丙戊酸	Valproic acid	见丙戊酸盐

药物名称 危险期（3 个月为一期）		注　释
缬沙坦	Valsartan	同血管紧张素转换酶抑制剂
万古霉素	Vancomycin	厂家建议只有预期利大于弊时方可使用；监测血浆万古霉素浓度对于降低其胎儿毒性的风险是十分必要的
伐尼克兰	Varenicline	厂家建议避免使用——动物试验显示毒性
加压素	Vasopressin	在妊娠第 7～9 个月时使用该药，有催产作用
维库溴铵	Vecuronium	厂家建议除非预期利大于弊，否则应避免使用——尚无相关资料
文拉法辛	Venlafaxine	厂家建议只有预期利大于弊时方可使用；存在造成新生儿撤药综合征的风险
维拉帕米	Verapamil	可能减少子宫血流量从而造成胎儿缺氧；厂家建议除必要情况，在妊娠第 1～3 个月应避免使用；延迟分娩
维替泊芬	Verteporfin	厂家建议只有预期利大于弊时方可使用（动物试验显示致畸性）
氨己烯酸	Vigabatrin	有先天畸形报道；厂家建议除非预期利大于弊，否则应避免使用；另见抗癫痫药
长春碱	Vinblastine	避免使用（有限经验提示该药对胎儿有毒性作用；动物试验显示致畸性）

药物名称 危险期（3 个月为一期）		注　释
长春新碱	Vincristine	避免使用（动物试验显示致畸性和流产）
长春地辛	Vindesine	避免使用（动物试验显示致畸性）
长春瑞滨	Vinorelbine	避免使用（动物试验显示致畸性和流产）
维生素 A （1）	Vitamin A	过量可能致畸
维生素 D	Vitamin D	动物试验显示大剂量全身用药具有致畸性，但治疗量很可能无害；避免局部使用骨化三醇——在十分必要的情况下可以控制剂量使用该药（该药全身吸收显著；应监测尿和血浆的钙浓度）；另见骨化三醇和他卡西醇
伏立康唑	Voriconazole	动物试验显示毒性——厂家建议除非预期利大于弊，否则应避免使用；在使用该药治疗期间应采取有效避孕
华法林	Warfarin	见口服抗凝药
希帕胺	Xipamide	见利尿药
扎鲁司特	Zafirlukast	厂家建议只有预期利大于弊时方可使用
扎来普隆	Zaleplon	只有必要时方可使用，且只限于短期使用；如果在妊娠晚期使用该药，可能会引起新生儿撤药综合征

药物名称 危险期（3 个月为一期）		注　释
扎那米韦	Zanamivir	厂家建议只有预期利大于弊时方可使用——尚无相关资料
齐多夫定	Zidovudine	相关资料有限；厂家建议只有当指征明确时方可使用
醋酸锌	Zinc acetate	通常剂量 25mg，每日 3 次，根据血浆铜浓度以及尿铜排泄进行调整
硫酸锌	Zine sulphate	安全性未知——该药可以通过胎盘
唑来膦酸	Zoledronic acid	厂家建议避免使用——动物试验显示毒性
佐米曲普坦	Zolmitriptan	见 5-HT$_1$ 受体激动剂
唑吡坦	Zolpidem	见苯二氮䓬类药物
唑尼沙胺	Zonisamide	动物试验显示毒性；厂家建议只有预期利大于弊时方可使用——在使用该药治疗期间以及治疗结束后 4 周内应采取有效避孕；见抗癫痫药
佐匹克隆	Zopiclone	二膦酸盐化合物
佐替平	Zotepine	厂家建议除非预期利大于弊，否则应避免使用
珠氯噻醇	Zuclopenthixol	见抗精神病药

注：（1）：妊娠 1~3 个月；（2）：妊娠 4~6 个月；（3）：妊娠 7 个月至足月

附录四 哺乳期用药注意事项

母乳含有婴儿成长所需的所有营养和抗体，比其他婴儿配方奶粉具有更高的营养价值。

母亲服用药物可能会对婴儿产生影响，但相关信息甚少。在缺少证据的情况下，对婴儿的潜在危害主要从以下几个方面考虑：

- 药物或其活性代谢产物经乳汁到达婴儿体内的量（取决于药物在母体内的药代动力学特征）
- 药物在婴儿体内的吸收、分布及排泄（婴儿药代动力学）
- 药物对婴儿的药效特点（婴儿药效学）

药物通过乳汁到达婴儿体内的量一般较少，不足以起到治疗效果，尤其是一些吸收差和需要肠外给药的药物。但在理论上，即使乳汁中所含药物量很少，也可能引起婴儿超敏反应。

进入乳汁中的药量达到一定量就会对婴儿产生影响。一些药物（如氟伐他汀）的乳汁中浓度超过了母亲血浆中的浓度，足以导致婴儿产生不良反应。一些早产儿或患有黄疸的婴儿，药物产生毒性的风险更高。

有些药物会抑制婴儿的吮吸反射（如苯巴比妥），而另一些药物会抑制泌乳（如溴隐亭）。

下表所列药物：

- 应谨慎使用或哺乳期间禁用
- 哺乳期妇女可以使用，因其经乳汁排泄极少，对婴儿不会产生影响
- 虽然经乳汁排泄，但尚不清楚是否有害

许多药物还没有充足的资料作为用药指导，因此只建议哺乳期妇女服用一些必要的基本药物。许多药物缺乏在哺乳时使用的资料，因此下表仅作为使用指南，未列入表中的药物也不一定安全。

哺乳期用药注意事项一览表

药　名	英文药名	注　释
阿巴卡韦	Abacavir	不建议 HIV 感染期间哺乳
阿昔单抗	Abciximab	无资料，厂家建议不用
阿坎酸	Acamprosate	厂家建议不用
阿卡波糖	Acarbose	厂家建议不用
醋丁洛尔	Acebutolol	见 β-受体阻断剂
醋氯芬酸	Aceclofenac	无资料，厂家建议不用
阿西美辛	Acemetacin	厂家建议不用
醋硝香豆素	Acenocoumarol (nicoumalone)	见口服抗凝药
乙酰唑胺	Acetazolamide	含量极少，无害处
阿昔洛韦	Aciclovir	全身给药后乳汁中有一定含量，虽不清楚是否有害，厂家建议慎用
阿昔莫司	Acipimox	厂家建议不用
阿维 A	Acitretin	避免使用
阿伐斯汀	Acrivastine	见抗组胺药
阿达木单抗	Adalimumab	避免使用；厂家建议至少在结束治疗后 5 个月内不能哺乳
阿达帕林	Adapalene	无资料，厂家建议不用（如果使用，建议不要用于胸部）
阿德福韦	Adefovir dipivoxil	无资料，厂家建议不用
乙醇	Alcohol	大剂量会影响婴儿，使母乳摄入量减少

药 名	英文药名	注 释
阿仑单抗	Alemtuzumab	避免使用；厂家建议至少在给药后 4 周内不能哺乳
阿法骨化醇	Alfacalcidol	见维生素 D
阿芬太尼	Alfentanil	经乳汁排泄，厂家建议给药 24 小时内不要哺乳
别嘌醇	Allopurinol	存在于乳汁中，但尚不清楚是否有害
阿莫曲普坦	Almotriptan	动物试验表明其经乳汁排泄，给药 24 小时内不要哺乳
阿普唑仑	Alprazolam	见苯二氮䓬类药物
阿尔维林	Alverine	极少资料，厂家建议不用
金刚烷胺	Amantadine	避免使用，经乳汁排泄，有报道对婴儿有毒性
安非他酮	Amfebutamone	见苯丙胺
阿米洛利	Amiloride	无资料，厂家建议不用
氨茶碱	Aminophylline	见茶碱
胺碘酮	Amiodarone	避免使用，乳汁中有一定含量，理论上毒性可能来自碘的释放，见碘
氨磺必利	Amisulpride	无资料，厂家建议不用
阿米替林	Amitriptyline	见三环类抗抑郁药及相关药物
氨氯地平	Amlodipine	无资料，厂家建议不用
异戊巴比妥	Amobarbital	见巴比妥类药物
阿莫罗芬	Amorolfine	无资料，厂家建议不用
阿莫西林	Amoxicillin	见青霉素类药物
苯丙胺	Amphetamines	乳汁中有一定含量，避免使用

药　名	英文药名	注　释
氨苄西林	Ampicillin	见青霉素类药物
安吖啶	Amsacrine	见细胞毒药物
阿那格雷	Anagrelide	无资料，厂家建议不用
阿那白滞素	Anakinra	无资料，厂家建议不用
镇痛药	Analgesics	见阿司匹林、NSAIDs、阿片类镇痛药及对乙酰氨基酚
雄激素类药物	Androgens	避免使用，可导致女婴的男性化或男婴过早发育，大剂量抑制泌乳
口服抗凝药	Anticoagulants, oral	有出血危险，维生素 K 缺乏会增加这种危险，可使用华法林，避免使用苯茚二酮，醋硝香豆素的厂家建议预防性给予婴儿维生素 K（见产品说明书）
选择性 5-HT 再摄取抑制剂类抗抑郁药	Antidepressants, SSRI	见具体药物
三环类抗抑郁药及相关药物	Antidepressants, tricyclic	三环类抗抑郁药（包括相关药物如米安色林及曲唑酮）乳汁中含量极少，无害处，但多数厂家建议不用，多塞平代谢产物的蓄积会导致镇静及呼吸抑制

药　名	英文药名	注　释
抗组胺药	Antihistamines	某些抗组胺药乳汁中有较多含量，虽然不清楚是否有害，但阿利马嗪、西替利嗪、桂利嗪、赛庚啶、地氯雷他定、茶苯海明、非索非那定、羟嗪、氯雷他定、咪唑斯汀及酮替芬的厂家建议不用；已有婴儿服用氯马斯汀导致不良反应的报道
抗精神病药	Antipsychotics	经乳汁排泄量极少，无害处，但动物试验表明这些药物对发育的神经系统有害，因此除非绝对需要应避免使用；见氨磺必利、氯丙嗪、氯氮平、喹硫平、利培酮、舍吲哚、利必舒及佐替平
阿扑吗啡	Apomorphine	无资料，厂家建议不用
阿立哌唑	Aripiprazole	厂家建议不用，动物试验显示存在于乳汁中
三氧化二砷	Arsenic trioxide	见细胞毒药物
阿司匹林	Aspirin	避免使用，可能发生瑞氏综合征；长期大剂量使用会损害血小板功能；如果婴儿维生素 K 储存低，会产生低凝血酶原血症
阿扎那韦	Atazanavir	不建议 HIV 感染期间哺乳
阿替洛尔	Atenolol	见 β-受体阻断剂
阿托莫西汀	Atomoxetine	厂家建议不用，动物试验显示存在于乳汁中

药 名	英文药名	注 释
阿托伐他汀	Atorvastatin	见他汀类药物
阿托西班	Atosiban	少量经乳汁排泄
阿曲库铵	Atracurium	神经肌肉阻滞恢复后可能对哺乳无害；有些厂家建议给药后 24 小时内避免哺乳
阿托品	Atropine	少量经乳汁排泄，厂家建议慎用
金诺芬	Auranofin	存在于乳汁中，厂家建议不用
阿扎丙宗	Azapropazone	少量经乳汁排泄，厂家建议不用
硫唑嘌呤	Azathioprine	见细胞毒药物
阿奇霉素	Azithromycin	经乳汁排泄，厂家建议仅当无其他适合选择时使用
氨曲南	Aztreonam	含量极少无害处，厂家建议不用
巴氯芬	Baclofen	含量极少无害处
巴柳氮	Balsalazide	厂家建议不用
巴比妥类药物	Barbiturates	尽可能不用（也可见苯巴比妥），大剂量可能引起嗜睡
巴利昔单抗	Basiliximab	避免使用
倍氯米松	Beclometasone	见皮质激素
苄氟噻嗪	Bendrofluazide	见噻嗪类及相关利尿剂
苯哌利多	Benperidol	见抗精神病药
苯扎托品	Benzatropine	无资料，厂家建议慎用
苯二氮䓬类药物	Benzodiazepines	经乳汁排泄，尽量不用，也可见咪达唑仑
苄青霉素	Benzylpenicillin	见青霉素类药物

药 名	英文药名	注 释
β-受体阻断剂	Beta-blockers	监测婴儿，可能因 β 受体阻断而产生毒性，但多数 β-受体阻断剂经乳汁排泄极少对婴儿无害处；醋丁洛尔、阿替洛尔、纳多洛尔、索他洛尔乳汁中含量较其他 β-受体阻断剂多，厂家建议避免使用塞利洛尔及奈必洛尔
倍他米松	Betamethasone	见皮质激素
氯贝胆碱	Bethanechol	厂家建议不用
贝伐单抗	Bevacizumab	厂家建议治疗期间及治疗后至少 6 个月内不要哺乳
苯扎贝特	Bezafibrate	无资料，厂家建议不用
贝美前列素	Bimatoprost	厂家建议不用
比索洛尔	Bisoprolol	见 β-受体阻断剂
博来霉素	Bleomycin	见细胞毒药物
硼替佐米	Bortezomib	见细胞毒药物
波生坦	Bosentan	无资料，厂家建议不用
肉毒毒素	Botulinum toxin	无资料，厂家建议不用（除非必要时，避免使用）
溴隐亭	Bromocriptine	抑制泌乳
布克力嗪	Buclizine	见抗组胺药
布地奈德	Budesonide	见皮质激素
布美他尼	Bumetanide	无资料，厂家建议尽可能不用
布比卡因	Bupivacaine	含量极少无害处
丁丙诺啡	Buprenorphine	除非必要时，避免使用，可能抑制泌乳；厂家建议禁用于治疗阿片依赖

药　名	英文药名	注　释
安非他酮	Bupropion	经乳汁排泄，厂家建议不用
布舍瑞林	Buserelin	少量经乳汁排泄，厂家建议不用
丁螺环酮	Buspirone	厂家建议不用
白消安	Busulfan	见细胞毒药物
丁巴比妥	Butobarbital	见巴比妥类药物
卡麦角林	Cabergoline	抑制泌乳
咖啡因	Caffeine	长期大剂量使用会影响婴儿
维生素 D_2	Calciferol	见维生素 D
降钙素（鲑鱼）	Calcitonin（salmon）	避免使用，动物试验表明抑制泌乳
骨化三醇	Calcitriol	见维生素 D
亚叶酸钙	Calcium folinate	无资料，厂家建议慎用
坎地沙坦	Candesartan	无资料，厂家建议不用
卡培他滨	Capecitabine	停止哺乳
卡托普利	Captopril	经乳汁排泄，厂家建议不用
卡马西平	Carbamazepine	含量极少无害处
卡比马唑	Carbimazole	乳汁中含量可能影响婴儿甲状腺功能，应使用最低剂量
卡铂	Carboplatin	见细胞毒药物
卡立普多	Carisoprodol	在乳汁中聚集，无不良反应的报道，但最好不用
卡莫司汀	Carmustine	见细胞毒药物
卡维地洛	Carvedilol	见 β-受体阻断剂
卡泊芬净	Caspofungin	厂家建议不用，动物试验表明经乳汁排泄
头孢克洛	Cefaclor	经乳汁排泄的浓度很低
头孢羟氨苄	Cefadroxil	经乳汁排泄的浓度很低

药　名	英文药名	注　释
头孢氨苄	Cefalexin	经乳汁排泄的浓度很低
头孢克肟	Cefixime	无资料，厂家建议不用
头孢噻肟	Cefotaxime	经乳汁排泄的浓度很低
头孢泊肟	Cefpodoxime	经乳汁排泄的浓度很低
头孢拉定	Cefradine	经乳汁排泄的浓度很低
头孢他啶	Ceftazidime	经乳汁排泄的浓度很低
头孢曲松	Ceftriaxone	经乳汁排泄的浓度很低
头孢呋辛	Cefuroxime	经乳汁排泄的浓度很低
塞来昔布	Celecoxib	无资料，厂家建议不用
西替利嗪	Cetirizine	见抗组胺药
西曲瑞克	Cetrorelix	厂家建议不用
西妥昔单抗	Cetuximab	无资料，厂家建议治疗期间及治疗后 2 个月内不要哺乳
水合氯醛	Chloral hydrate	使婴儿镇静，厂家建议不用
丁苯酸氮芥	Chlorambucil	见细胞毒药物
氯霉素	Chloramphenicol	使用另一种抗生素；可能对婴儿的骨髓有毒性；乳汁中浓度不足以导致灰婴综合征
氯氮䓬	Chlordiazepoxide	见苯二氮䓬类药物
氯喹	Chloroquine	用于疟疾预防时，乳汁中含量极少无害处，不足以提供可靠的疟疾预防，用于风湿病治疗时不要哺乳
氯苯那敏	Chlorphenamine	见抗组胺药
氯丙嗪	Chlorpromazine	引起婴儿嗜睡，见抗精神病药
氯磺丙脲	Chlorpropamide	见磺酰脲类药物
氯噻酮	Chlortalidone	见噻嗪类药物及相关利尿剂
环孢素	Ciclosporin	经乳汁排泄，厂家建议不用

612

药　名	英文药名	注　释
西多福韦	Cidofovir	厂家建议不用
西司他丁 （组分）	Cilastatin （ingredient）	见亚胺培南+西司他丁
西拉普利	Cilazapril	无资料，厂家建议不用
西洛他唑	Cilostazol	动物试验表明经乳汁排泄， 厂家建议不用
西咪替丁	Cimetidine	含量较多，不清楚是否有害 处，厂家建议不用
桂利嗪	Cinnarizine	见抗组胺药
环丙贝特	Ciprofibrate	动物试验表明经乳汁排泄， 厂家建议不用
环丙沙星	Ciprofloxacin	含量极少无害处，但厂家建 议不用
顺铂	Cisplatin	见细胞毒药物
西酞普兰	Citalopram	经乳汁排泄，厂家建议不用
克拉屈滨	Cladribine	见细胞毒药物
克拉霉素	Clarithromycin	经乳汁排泄，厂家建议不用， 除非利大于弊
克拉维酸 （组分）	Clavulanic acid （ingredient）	见复方克拉维酸，特美汀
氯马斯汀	Clemastine	见抗组胺药
克林霉素	Clindamycin	含量极少无害处，1 例婴儿出 现血样腹泻
氯美噻唑	Clomethiazole	含量极少无害处
氯米芬	Clomifene	可能抑制泌乳
氯米帕明	Clomipramine	见三环类抗抑郁药及相关 药物
氯硝西泮	Clonazepam	见苯二氮䓬类药物
可乐定	Clonidine	经乳汁排泄，厂家建议不用
氯吡格雷	Clopidogrel	厂家建议不用

药　名	英文药名	注　释
氯氮平	Clozapine	厂家建议不用
复方克拉维酸	Co-amoxiclav	见青霉素类药物
左旋多巴+苄丝肼	Co-beneldopa	见左旋多巴
左旋多巴+卡比多巴	Co-careldopa	见左旋多巴
可待因	Codeine	通常含量极少无害处；但母亲对可待因的代谢能力因人而异；已有婴儿吗啡中毒致死的报道
复方氨苄西林–氟氯西林	Co-fluampicil	见青霉素类药物
秋水仙碱	Colchicine	经乳汁排泄，但无不良反应的报道；厂家建议不用，因为有细胞毒性
维生素 D$_3$	Colecalciferol	见维生素 D
多黏菌素	Colistin	经乳汁排泄，但肠道几乎不吸收；厂家建议不用（或仅当利大于弊时使用）
口服避孕药	Contraceptives, oral	断奶或生育 6 个月后才可以服用复方口服避孕药（对泌乳有副作用）；单方孕激素类避孕药不影响泌乳（生育 3 周以后）
皮质激素	Corticosteroids	母亲服用泼尼松龙剂量不超过 40mg/d 不会对婴儿产生全身的不良反应；大剂量时需监测婴儿的肾上腺功能；吸入剂型药物乳汁中含量极少无害处

药　名	英文药名	注　释
醋酸可的松	Cortisone acetate	见皮质激素
复方磺胺甲噁唑	Co-trimoxazole	患有黄疸的婴儿有患黄疸症的危险，G6PD 缺乏的婴儿有溶血危险（因磺胺甲噁唑）
色甘酸盐	Cromoglicate	见色甘酸钠
环戊噻嗪	Cyclopenthiazide	见噻嗪类及相关利尿剂
环磷酰胺	Cyclophosphamide	治疗期间及治疗后 36 小时内停止哺乳
环丝氨酸	Cycloserine	含量极少无害处
环孢素	Cyclosporin	见 Ciclosporin
赛庚啶	Cyproheptadine	见抗组胺药
环丙孕酮	Cyproterone	慎用，对婴儿可能有抗雄激素作用
阿糖胞苷	Cytarabine	见细胞毒药物
细胞毒药物	Cytotoxic drugs	停止哺乳；也见那他珠单抗及利妥昔单抗
达卡巴嗪	Dacarbazine	见细胞毒药物
达利珠单抗	Daclizumab	避免使用
放线菌素 D	Dactinomycin	见细胞毒药物
达那肝素	Danaparoid	含量极少无害处，但厂家建议不用
达那唑	Danazol	无资料，由于对婴儿有雄激素样作用，应避免使用
丹曲林	Dantrolene	经乳汁排泄，厂家建议不用
氨苯砜	Dapsone	溶血性贫血；乳汁中有一定含量，但对婴儿的害处很小，除非婴儿为 G6PD 缺乏

药 名	英文药名	注 释
达托霉素	Daptomycin	无资料，厂家建议不用
达非那新	Darifenacin	动物试验表明经乳汁排泄，厂家建议慎用
达沙替尼	Dasatinib	见细胞毒药物
柔红霉素	Daunorubicin	见细胞毒药物
地拉罗司	Deferasirox	动物试验表明经乳汁排泄，厂家建议不用
去铁酮	Deferiprone	无资料，厂家建议不用
地夫可特	Deflazacort	见皮质激素
地美环素	Demeclocycline	见四环素
去铁胺	Desferrioxamine	无资料，厂家建议仅当利大于弊时使用
地氯雷他定	Desloratadine	见抗组胺药
去氨加压素	Desmopressin	无害处
去氧孕烯	Desogestrel	见口服避孕药
地塞米松	Dexamethasone	见皮质激素
右苯丙胺	Dexamfetamine	见苯丙胺
右布洛芬	Dexibuprofen	经乳汁排泄，对婴儿害处很小
右酮洛芬	Dexketoprofen	无资料，厂家建议不用
右丙亚胺	Dexrazoxane	见细胞毒药物
二醋吗啡	Diamorphine	治疗剂量对婴儿不会有影响；母亲有依赖性的婴儿存在戒断症状；哺乳不是治疗此类婴儿依赖性的最好办法
地西泮	Diazepam	见苯二氮䓬类药物
双氯芬酸	Diclofenac	含量极少无害处

药 名	英文药名	注 释
双环维林	Dicycloverine	经乳汁排泄，有 1 例呼吸暂停综合征报道
去羟肌苷	Didanosine	不建议 HIV 感染期间哺乳
地高辛	Digoxin	含量极少无害处
双氢可待因	Dihydrocodeine	厂家建议仅当利大于弊时使用
双氢速甾醇	Dihydrotachysterol	见维生素 D
地尔硫革	Diltiazem	乳汁中有一定含量，无资料显示其有害，但应尽量避免使用，除非无其他安全的选择
茶苯海明	Dimenhydrinate	见抗组胺药
双嘧达莫	Dipyridamole	乳汁中含量较小，厂家建议慎用
帕米膦酸二钠	Disodium pamidronate	厂家建议不用
丙吡胺	Disopyramide	经乳汁排泄，仅当必要时使用，监测婴儿抗毒蕈碱样作用
双硫仑	Disulfiram	无资料，厂家建议不用
多西他赛	Docetaxel	见细胞毒药物
多库酯钠	Docusate sodium	口服给药后经乳汁排泄，厂家建议慎用，直肠给药后无害处
多拉司琼	Dolasetron	无害处，但厂家建议不用
多潘立酮	Domperidone	含量可能极少无害处
多奈哌齐	Donepezil	无资料，厂家建议不用
度硫平	Dosulepin (dothiepin)	见三环类抗抑郁药及相关药物

药　名	英文药名	注　释
多沙唑嗪	Doxazosin	在乳汁中聚集，厂家建议不用
多塞平	Doxepin	见三环类抗抑郁药及相关药物
多柔比星	Doxorubicin	见细胞毒药物
多西环素	Doxycycline	见四环素类药物
度洛西汀	Duloxetine	经乳汁排泄，厂家建议不用
地屈孕酮	Dydrogesterone	经乳汁排泄，无不良反应报道
依酚氯铵	Edrophonium	含量可能极少无害处
依法珠单抗	Efalizumab	可能经乳汁排泄，厂家建议不用
依来曲普坦	Eletriptan	经乳汁排泄，给药后 24 小时内不要哺乳
依那普利	Enalapril	含量极少无害处
恩夫韦肽	Enfuvirtide	不建议 HIV 感染期间哺乳
依诺肝素	Enoxaparin	无资料，厂家建议不用
恩他卡朋	Entacapone	动物试验表明经乳汁排泄，厂家建议不用
恩替卡韦	Entecavir	动物试验表明经乳汁排泄，厂家建议不用
麻黄碱	Ephedrine	易被激惹并扰乱睡眠
依匹斯汀	Epinastine	动物试验表明经乳汁排泄，厂家建议慎用
表柔比星	Epirubicin	见细胞毒药物
依普利酮	Eplerenone	厂家建议仅当利大于弊时使用
依泊亭	Epoetin	可能不经乳汁排泄，对婴儿影响很小
厄多司坦	Erdosteine	无资料，厂家建议不用

药　名	英文药名	注　释
维生素 D_2	Ergocalciferol	见维生素 D
麦角胺	Ergotamine	避免使用，婴儿会发生麦角中毒，重复剂量抑制泌乳
厄洛替尼	Erlotinib	无资料，厂家建议不用
厄他培南	Ertapenem	经乳汁排泄，厂家建议不用
红霉素	Erythromycin	少量经乳汁排泄，无害处
艾司洛尔	Esmolol	见 β-受体阻断剂
埃索美拉唑	Esomeprazole	无资料，厂家建议不用
酚磺乙胺	Etamsylate	有一定含量但尚不清楚是否有影响
依那西普	Etanercept	动物试验表明经乳汁排泄，厂家建议不用
乙胺丁醇	Ethambutol	含量极少无害处
炔雌醇	Ethinylestradiol	见雌激素类药物
乙琥胺	Ethosuximide	经乳汁排泄，但可能无害处，厂家建议不用
依托度酸	Etodolac	厂家建议不用
依托咪酯	Etomidate	给药后 24 小时内不要哺乳
依托泊苷	Etoposide	见细胞毒药物
依托考昔	Etoricoxib	动物试验表明经乳汁排泄，厂家建议不用
炔诺醇	Etynodiol	见口服避孕药
艾塞那肽	Exenatide	无资料，厂家建议不用
依折麦布	Ezetimibe	动物试验表明经乳汁排泄，厂家建议不用
泛昔洛韦	Famciclovir	动物试验表明经乳汁排泄，厂家建议不用，除非利大于弊

药　名	英文药名	注　释
法莫替丁	Famotidine	经乳汁排泄，无害处但厂家建议不用
磺胺多辛+乙胺嘧啶	Fansidar	患黄疸的婴儿有可能患胆红素脑病的危险，G6PD 缺乏的婴儿有可能出现溶血症
非洛地平	Felodipine	经乳汁排泄
芬布芬	Fenbufen	乳汁中含量较少，厂家建议不用
非诺贝特	Fenofibrate	无资料，厂家建议不用
非诺洛芬	Fenoprofen	含量极少无害处
芬太尼	Fentanyl	含量极少无害处
非索非那定	Fexofenadine	见抗组胺药
非格司亭	Filgrastim	无资料，厂家建议不用
黄酮哌酯	Flavoxate	无资料，厂家建议慎用
氟卡尼	Flecainide	有一定含量但尚不清楚是否有影响
氟氯西林	Flucloxacillin	见青霉素类药物
氟康唑	Fluconazole	经乳汁排泄，但含量可能较少，无害处
氟胞嘧啶	Flucytosine	厂家建议不用
氟达拉滨	Fludarabine	见细胞毒药物
氟尿嘧啶	Fluorouracil	见细胞毒药物
氟西汀	Fluoxetine	经乳汁排泄，厂家建议不用
氟哌噻吨	Flupentixol	见抗精神病药
氟奋乃静	Fluphenazine	见抗精神病药
氟西泮	Flurazepam	见苯二氮䓬类药物
氟比洛芬	Flurbiprofen	含量极少无害处
氟替卡松	Fluticasone	见皮质激素
氟伐他汀	Fluvastatin	见他汀类药物

药 名	英文药名	注 释
氟伏沙明	Fluvoxamine	经乳汁排泄，厂家建议不用
促卵泡素 α 及 β	Follitropin alfa and beta	避免使用
磺达肝素	Fondaparinux	动物试验表明经乳汁排泄， 厂家建议不用
福莫特罗	Formoterol （eformoterol）	乳汁中含量可能极少无害处， 但厂家建议不用
福沙那韦	Fosamprenavir	不建议 HIV 感染期间哺乳
膦甲酸	Foscarnet	动物试验表明经乳汁排泄， 避免使用
福辛普利	Fosinopril	经乳汁排泄，厂家建议不用
夫罗曲坦	Frovatriptan	动物试验表明经乳汁排泄， 给药后 24 小时内不要哺乳
呋塞米	Furosemide （frusemide）	含量极少无害处，可能抑制 泌乳
夫西地酸	Fusidic acid	见夫西地酸钠
加巴喷丁	Gabapentin	经乳汁排泄，厂家建议仅当 利大于弊时使用
加兰他敏	Galantamine	无资料，厂家建议不用
更昔洛韦	Ganciclovir	无资料，避免使用
吉西他滨	Gemcitabine	见细胞毒药物
吉非贝齐	Gemfibrozil	无资料，厂家建议不用
孕二烯酮	Gestodene	见口服避孕药
孕三烯酮	Gestrinone	厂家建议不用
格列苯脲	Glibenclamide	见磺酰脲类药物
格列齐特	Gliclazide	见磺酰脲类药物
格列美脲	Glimepiride	见磺酰脲类药物
格列吡嗪	Glipizide	见磺酰脲类药物
格列喹酮	Gliquidone	见磺酰脲类药物

药　名	英文药名	注　释
硝酸甘油	Glyceryl trinitrate	无资料，厂家建议仅当利大于弊时使用
戈舍瑞林	Goserelin	厂家建议不用
格拉司琼	Granisetron	尚不清楚是否有害，但厂家建议不用
灰黄霉素	Griseofulvin	无资料，避免使用
氟哌啶醇	Haloperidol	见抗精神病药
人绝经期尿促性腺激素	Human menopausal gonadotrophins	避免使用
肼屈嗪	Hydralazine	经乳汁排泄，但尚不清楚是否有害，监测婴儿
氢氯噻嗪	Hydrochlorothiazide	见噻嗪类及相关利尿剂
氢化可的松	Hydrocortisone	见皮质激素
氢吗啡酮	Hydromorphone	无资料，厂家建议不用
羟钴胺素	Hydroxocobalamin	经乳汁排泄，但尚不清楚是否有害
羟基脲	Hydroxycarbamide (hydroxyurea)	见细胞毒药物
羟氯喹	Hydroxychloroquine	避免使用，对婴儿有毒性
羟嗪	Hydroxyzine	见抗组胺药
东莨菪碱	Hyoscine	含量极少无害处
伊班膦酸	Ibandronic acid	动物试验表明经乳汁排泄，厂家建议不用
布洛芬	Ibuprofen	含量极少无害处，但一些厂家建议不用（包括外用剂型）
伊达比星	Idarubicin	见细胞毒药物
碘苷	Idoxuridine	可能使乳汁味道变差

药　名	英文药名	注　释
异环磷酰胺	Ifosfamide	见细胞毒药物
伊马替尼	Imatinib	见细胞毒药物
咪达普利	Imidapril	无资料，厂家建议不用
亚胺培南（组分）	Imipenem（ingredient）	见亚胺培南+西司他丁
丙米嗪	Imipramine	见三环类抗抑郁药及相关药物
吲达帕胺	Indapamide	无资料，厂家建议不用
茚地那韦	Indinavir	不建议 HIV 感染期间哺乳
吲哚美辛	Indometacin	含量可能极少无害处，但有 1 例婴儿抽搐的报道，厂家建议不用
英利西单抗	Infliximab	避免使用，厂家建议最后一次剂量后至少 6 个月内不要哺乳
流感疫苗	Influenza vaccine	尚不清楚是否有害
干扰素类药物	Interferons	无资料，厂家建议不用
碘及碘化物	Iodine and iodides	停止哺乳，对婴儿可能有甲状腺功能减退及甲状腺肿的危险，可能在乳汁中聚集
放射性碘	Iodine, radioactive	使用治疗剂量后禁止哺乳，接受诊断剂量后至少 24 小时内不要哺乳
异丙托溴铵	Ipratropium	含量可能极少，无害处
厄贝沙坦	Irbesartan	无资料，厂家建议不用
伊立替康	Irinotecan	见细胞毒药物

药 名	英文药名	注 释
异烟肼	Isoniazid	因有毒性应监测婴儿,理论上有导致抽搐和神经病变的危险,母亲和婴儿应用维生素 B_6 预防
硝酸异山梨酯	Isosorbide dinitrate	无资料,厂家建议仅当利大于弊时使用
单硝酸异山梨酯	Isosorbide mononitrate	无资料,厂家建议仅当利大于弊时使用
异维 A 酸	Isotretinoin	避免使用
伊拉地平	Isradipine	动物试验表明经乳汁排泄,厂家建议不用
伊曲康唑	Itraconazole	少量经乳汁排泄,可能在乳汁中聚集,厂家建议不用,除非利大于弊
伊伐布雷定	Ivabradine	动物试验表明经乳汁排泄,厂家建议不用
酮康唑	Ketoconazole	含量可能极少无害处,但厂家建议不用,除非必要时
酮咯酸	Ketorolac	含量极少无害处,但厂家建议不用
酮替芬	Ketotifen	见抗组胺药
拉贝洛尔	Labetalol	见 β-受体阻断剂
拉西地平	Lacidipine	无资料,厂家建议不用
拉米夫定	Lamivudine	经乳汁排泄,厂家建议不用,不建议 HIV 感染期间哺乳
拉莫三嗪	Lamotrigine	经乳汁排泄,但有限的数据显示对婴儿无害
兰瑞肽	Lanreotide	无资料,厂家建议不用,除非利大于弊

药　名	英文药名	注　释
兰索拉唑	Lansoprazole	动物试验表明经乳汁排泄，厂家建议不用，除非必要时
镧	Lanthanum	无资料，厂家建议慎用
拉坦前列素	Latanoprost	可能经乳汁排泄，厂家建议不用
来氟米特	Leflunomide	经乳汁排泄，厂家建议不用
来格司亭	Lenograstim	无资料，厂家建议不用
乐卡地平	Lercanidipine	厂家建议不用
亮丙瑞林	Leuprorelin	厂家建议不用
左乙拉西坦	Levetiracetam	经乳汁排泄，厂家建议不用
左布比卡因	Levobupivacaine	可能经乳汁排泄，但对婴儿害处很小
左西替利嗪	Levocetirizine	见抗组胺药
左旋多巴	Levodopa	可能抑制泌乳，经乳汁排泄，厂家建议不用
左美丙嗪	Levomepromazine（methotrimeprazine）	见抗精神病药
左炔诺孕酮	Levonorgestrel	见口服避孕药
左甲状腺素	Levothyroxine（thyroxine）	含量极少，不干扰对婴儿甲状腺功能不足的筛查
利多卡因	Lidocaine（lignocaine）	含量极少无害处
利奈唑胺	Linezolid	动物试验表明经乳汁排泄，厂家建议不用
碘塞罗宁	Liothyronine	含量极少，不会影响对婴儿甲状腺功能减退的检查

药　名	英文药名	注　释
赖诺普利	Lisinopril	无资料，厂家建议不用
锂盐	Lithium salts	经乳汁排泄，婴儿有中毒风险，厂家建议不用
洛哌丁胺	Loperamide	含量可能较少无害处
氯普唑仑	Loprazolam	见苯二氮䓬类药物
氯雷他定	Loratadine	见抗组胺药
劳拉西泮	Lorazepam	见苯二氮䓬类药物
氯甲西泮	Lormetazepam	见苯二氮䓬类药物
氯沙坦	Losartan	无资料，厂家建议不用
赖甲环素	Lymecycline	见四环素类药物
甲苯达唑	Mebendazole	含量极少无害处，但厂家建议不用
醋酸甲羟孕酮	Medroxyprogesterone	经乳汁排泄，无不良反应报道
甲芬那酸	Mefenamic acid	含量极少无害处，但厂家建议不用
甲氟喹	Mefloquine	经乳汁排泄，但对婴儿危害很小
美洛昔康	Meloxicam	无资料，厂家建议不用
美法仑	Melphalan	见细胞毒药物
美金刚	Memantine	无资料，厂家建议不用
尿促性素	Menotrophin	避免使用
甲丙氨酯	Meprobamate	避免使用，乳汁中浓度超过母亲血浆中浓度的4倍，可引起婴儿嗜睡
美普他酚	Meptazinol	厂家建议仅当利大于弊时使用
巯乙胺	Mercaptamine	厂家建议不用
巯嘌呤	Mercaptopurine	见细胞毒药物

药　名	英文药名	注　释
美罗培南	Meropenem	可能不吸收（但厂家建议不用，除非利大于弊）
美沙拉嗪	Mesalazine	有腹泻的报道，但厂家建议乳汁中浓度可忽略不计
间羟胺	Metaraminol	无资料，厂家建议慎用
二甲双胍	Metformin	经乳汁排泄，厂家建议不用
美沙酮	Methadone	婴儿有戒断症状，维持剂量期间可哺乳，但剂量应尽可能低，监测婴儿避免嗜睡
乌洛托品	Methenamine	含量极少无害处
美索巴莫	Methocarbamol	动物试验表明经乳汁排泄，厂家建议慎用
甲氨蝶呤	Methotrexate	见细胞毒药物
左美丙嗪	Methotrimeprazine	见抗精神病药
甲基多巴	Methyldopa	含量极少无害处
哌甲酯	Methylphenidate	无资料，厂家建议不用
甲泼尼龙	Methylprednisolone	见皮质激素
美西麦角	Methysergide	厂家建议不用
甲氧氯普胺	Metoclopramide	少量经乳汁排泄，厂家建议不用
美扎拉宗	Metolazone	见噻嗪类及相关利尿剂
美托洛尔	Metoprolol	见 β-受体阻断剂
甲硝唑	Metronidazole	乳汁中有一定含量，厂家建议避免大剂量一次使用
美替拉酮	Metyrapone	无资料，厂家建议不用
美西律	Mexiletine	含量极少无害处
米安色林	Mianserin	见三环类抗抑郁药及相关药物
咪康唑	Miconazole	无资料，厂家建议慎用

药 名	英文药名	注 释
咪达唑仑	Midazolam	经乳汁排泄，厂家建议给药后24小时内不要哺乳
米非司酮	Mifepristone	无资料，厂家建议给药后14天内停止哺乳
米力农	Milrinone	无资料，厂家建议慎用
米诺环素	Minocycline	见四环素类药物
米诺地尔	Minoxidil	经乳汁排泄，但尚不清楚是否有害
米氮平	Mirtazapine	动物试验表明经乳汁排泄，厂家建议不用
米索前列醇	Misoprostol	无资料，厂家建议不用
丝裂霉素	Mitomycin	见细胞毒药物
米托坦	Mitotane	见细胞毒药物
米托蒽醌	Mitoxantrone（mitozantrone）	见细胞毒药物
咪唑斯汀	Mizolastine	见抗组胺药
吗氯贝胺	Moclobemide	含量极少无害处，但病人使用说明书建议不用
莫达非尼	Modafinil	无资料，厂家建议不用
孟鲁司特	Montelukast	厂家建议不用，除非必要
吗啡	Morphine	治疗剂量不会影响婴儿，母亲有依赖性婴儿会产生戒断症状，哺乳不是治疗婴儿依赖性的最好方法
莫西沙星	Moxifloxacin	动物试验表明经乳汁排泄，厂家建议不用
莫索尼定	Moxonidine	经乳汁排泄，厂家建议不用
莫匹罗星	Mupirocin	无资料，厂家建议不用，除非利大于弊

药 名	英文药名	注 释
吗替麦考酚酯	Mycophenolate mofetil	动物试验表明经乳汁排泄，厂家建议不用
萘丁美酮	Nabumetone	无资料，厂家建议不用
纳多洛尔	Nadolol	见 β-受体阻断剂
那法瑞林	Nafarelin	无资料，厂家建议不用
萘啶酸	Nalidixic acid	对婴儿危害极小，有 1 例溶血性贫血报道
纳曲酮	Naltrexone	动物试验表明经乳汁排泄，厂家建议不用
萘普生	Naproxen	含量极少无害处，厂家建议不用
那他珠单抗	Natalizumab	动物试验表明经乳汁排泄，厂家建议不用
那格列奈	Nateglinide	动物试验表明经乳汁排泄，厂家建议不用
奈非那韦	Nelfinavir	不建议 HIV 感染期间哺乳
新斯的明	Neostigmine	含量可能极少无害处，监测婴儿
奈韦拉平	Nevirapine	不建议 HIV 感染期间哺乳
尼卡地平	Nicardipine	无资料，厂家建议不用
尼可地尔	Nicorandil	无资料，厂家建议不用
尼古丁	Nicotine	经乳汁排泄，间断治疗更好
烟酸	Nicotinic acid	经乳汁排泄，避免使用
硝苯地平	Nifedipine	含量极少无害处，但厂家建议不用
尼索地平	Nisoldipine	无资料，厂家建议不用
尼替西农	Nitisinone	动物试验表明有不良反应，厂家建议不用
硝西泮	Nitrazepam	见苯二氮䓬类药物

药 名	英文药名	注 释
呋喃妥因	Nitrofurantoin	乳汁中含量极少，但会使 G6PD 缺乏的婴儿产生溶血
硝普盐	Nitroprusside	见硝普钠
尼扎替丁	Nizatidine	含量极少无害处
壬苯醇醚-9	Nonoxynol-9	动物试验表明经乳汁排泄
炔诺酮	Norethisterone	高剂量可能抑制泌乳并改变乳汁成分，使用尽可能低的有效剂量，见口服避孕药
诺氟沙星	Norfloxacin	无资料，厂家建议不用
诺孕酯	Norgestimate	见口服避孕药
炔诺孕酮	Norgestrel	见口服避孕药
去甲替林	Nortriptyline	见三环类抗抑郁药及相关药物
非甾体抗炎药	NSAIDs	见具体药物
制霉菌素	Nystatin	无资料，从胃肠道吸收极少
奥曲肽	Octreotide	无资料，厂家建议不用除非必要
雌激素	Oestrogens	避免使用，对泌乳有不良反应，见口服避孕药
氧氟沙星	Ofloxacin	含量可能极少无害处，但厂家建议不用
奥氮平	Olanzapine	经乳汁排泄，厂家建议不用
奥美沙坦	Olmesartan	动物试验表明经乳汁排泄，厂家建议不用
奥沙拉嗪	Olsalazine	厂家建议不用
奥美拉唑	Omeprazole	经乳汁排泄，但尚不清楚是否有害
昂丹司琼	Ondansetron	尚不清楚是否有害，但厂家建议不用

药　名	英文药名	注　释
阿片类镇痛药	Opioid analgesics	见具体药物
奥利司他	Orlistat	无资料，厂家建议不用
奥芬那君	Orphenadrine	厂家建议慎用
奥司他韦	Oseltamivir	动物试验表明经乳汁排泄，厂家建议仅利大于弊时使用
奥沙利铂	Oxaliplatin	见细胞毒药物
奥沙西泮	Oxazepam	见苯二氮䓬类药物
奥卡西平	Oxcarbazepine	经乳汁排泄，厂家建议不用
氧烯洛尔	Oxprenolol	见 β-受体阻断剂
奥昔布宁	Oxybutynin	经乳汁排泄，厂家建议不用
羟考酮	Oxycodone	经乳汁排泄，厂家建议不用
紫杉醇	Paclitaxel	见细胞毒药物
泮库溴铵	Pancuronium	无资料，厂家建议不用除非利大于弊
泮托拉唑	Pantoprazole	动物试验表明少量经乳汁排泄，厂家建议不用除非利大于弊
阿片全碱	Papaveretum	见吗啡
对乙酰氨基酚	Paracetamol	含量极少无害处
帕瑞昔布	Parecoxib	动物试验表明经乳汁排泄，厂家建议不用
帕罗西汀	Paroxetine	经乳汁排泄，但含量极少无害处
干扰素 α	Peginterferon alfa	见干扰素
培美曲塞	Pemetrexed	见细胞毒药物
青霉胺	Penicillamine	无资料，厂家建议不用除非利大于弊

631

药　名	英文药名	注　释
青霉素类药物	Penicillins	痕量
喷他脒羟乙磺酸盐	Pentamidine isetionate	厂家建议不用除非必要
喷他佐辛	Pentazocine	少量经乳汁排泄，厂家建议慎用
喷司他丁	Pentostatin	见细胞毒药物
培高利特	Pergolide	可能抑制泌乳
培哚普利	Perindopril	无资料，厂家建议不用
奋乃静	Perphenazine	见抗精神病药
哌替啶	Pethidine	经乳汁排泄，但尚不清楚是否有害
苯巴比妥	Phenobarbital	尽可能不用，有可能发生嗜睡但危险性很小，1 例报道服用苯巴比妥和苯妥英钠后出现高铁血红蛋白血症
酚苄明	Phenoxybenzamine	可能经乳汁排泄
青霉素 V	Phenoxymethylpenicillin	见青霉素类药物
酚妥拉明	Phentolamine	无资料，厂家建议不用
苯妥英钠	Phenytoin	少量经乳汁排泄，厂家建议不用
维生素 K_1	Phytomenadione	经乳汁排泄
毛果芸香碱	Pilocarpine	无资料，厂家建议不用
匹莫齐特	Pimozide	见抗精神病药
吲哚洛尔	Pindolol	见 β-受体阻断剂
吡格列酮	Pioglitazone	动物试验表明经乳汁排泄，厂家建议不用

药　名	英文药名	注　释
哌拉西林 （组分）	Piperacillin （ingredient）	见特治星
哌嗪	Piperazine	经乳汁排泄，厂家建议给药后 8 小时内不要哺乳
吡拉西坦	Piracetam	厂家建议不用
吡罗昔康	Piroxicam	含量极少无害处
苯噻啶	Pizotifen	含量可能极少无害处，但厂家建议不用
聚维酮碘	Povidone-iodine	避免使用，从阴道制剂中吸收的碘会在乳汁中聚集
普拉克索	Pramipexole	可能抑制泌乳，动物试验表明经乳汁排泄，厂家建议不用
普伐他汀	Pravastatin	少量经乳汁排泄，厂家建议不用
哌唑嗪	Prazosin	含量可能极少无害处
泼尼松龙	Prednisolone	见皮质激素
普瑞巴林	Pregabalin	动物试验表明经乳汁排泄，厂家建议不用
丙胺卡因	Prilocaine	经乳汁排泄，但尚不清楚是否有害
亚胺培南+ 西司他丁	Primaxin	经乳汁排泄，可能不吸收（厂家建议不用）
扑米酮	Primidone	见苯巴比妥
普鲁卡 因胺	Procainamide	经乳汁排泄，厂家建议不用
丙卡巴肼	Procarbazine	见细胞毒药物
丙氯拉嗪	Prochlorperazine	见抗精神病药
黄体酮	Progesterone	经乳汁排泄，厂家建议不用

药 名	英文药名	注 释
氯胍	Proguanil	用于预防疟疾时含量可能极少无害处，哺乳不足以提供可靠的疟疾预防
丙嗪	Promazine	见抗精神病药
异丙嗪	Promethazine	见抗组胺药
普罗帕酮	Propafenone	无资料，厂家建议不用
丙胺太林	Propantheline	可能抑制泌乳
丙哌维林	Propiverine	动物试验表明经乳汁排泄，厂家建议不用
丙泊酚	Propofol	经乳汁排泄，但含量可能极少无害处
普萘洛尔	Propranolol	见 β-受体阻断剂
丙硫氧嘧啶	Propylthiouracil	含量可能极少对婴儿无害处，监测婴儿甲状腺功能，高剂量会影响婴儿甲状腺功能
普罗瑞林	Protirelin	有乳房增大及溢乳的报道
伪麻黄碱	Pseudoephedrine	含量极少无害处
吡嗪酰胺	Pyrazinamide	含量极少无害处
吡啶斯的明	Pyridostigmine	含量可能极少无害处
乙胺嘧啶	Pyrimethamine	有一定含量，避免给婴儿服用其他叶酸拮抗剂，弓形体病治疗期间不要哺乳
喹硫平	Quetiapine	无资料，厂家建议不用
喹高利特	Quinagolide	抑制泌乳
喹那普利	Quinapril	经乳汁排泄，厂家建议不用
雷贝拉唑	Rabeprazole	无资料，厂家建议不用
雷替曲塞	Raltitrexed	见细胞毒药物
雷米普利	Ramipril	无资料，厂家建议不用

药　名	英文药名	注　释
雷尼替丁	Ranitidine	有一定含量，但尚不清楚是否有害
雷尼替丁枸橼酸铋	Ranitidine bismuth-citrate	无资料，厂家建议不用
雷沙吉兰	Rasagiline	可能抑制泌乳，厂家建议慎用
拉布立酶	Rasburicase	无资料，厂家建议不用
瑞波西汀	Reboxetine	无资料，厂家建议不用
瑞芬太尼	Remifentanil	动物试验表明经乳汁排泄，厂家建议慎用
瑞格列奈	Repaglinide	动物试验表明经乳汁排泄，厂家建议不用
瑞替普酶	Reteplase	厂家建议给药后 24 小时内不要哺乳
利巴韦林	Ribavirin	无资料，避免使用
利福布汀	Rifabutin	无资料，厂家建议不用
利福平	Rifampicin	含量极少无害处
利鲁唑	Riluzole	无资料，厂家建议不用
利莫那班	Rimonabant	动物试验表明经乳汁排泄，厂家建议不用
利塞膦酸钠	Risedronate sodium	厂家建议不用
利培酮	Risperidone	经乳汁排泄，厂家建议不用
利托那韦	Ritonavir	不建议 HIV 感染期间哺乳
利妥昔单抗	Rituximab	治疗期间及治疗后 12 个月内不要哺乳
利斯的明	Rivastigmine	动物试验表明经乳汁排泄，厂家建议不用
利扎曲普坦	Rizatriptan	动物试验表明经乳汁排泄，给药后 24 小时内不要哺乳

药 名	英文药名	注 释
罗库溴铵	Rocuronium	动物试验表明经乳汁排泄，厂家建议不用除非利大于弊
罗匹尼罗	Ropinirole	可能抑制泌乳，厂家建议不用
罗哌卡因	Ropivacaine	尚不清楚是否有害
罗格列酮	Rosiglitazone	动物试验表明经乳汁排泄，厂家建议不用
瑞舒伐他汀	Rosuvastatin	见他汀类药物
罗替戈汀	Rotigotine	可能抑制泌乳，动物试验表明经乳汁排泄，厂家建议不用
沙丁胺醇	Salbutamol	可能经乳汁排泄，厂家建议不用除非利大于弊，吸入剂型在乳汁中的含量可能极少无害处
鲑鱼降钙素	Salcatonin	见降钙素（鲑鱼）
沙奎那韦	Saquinavir	不建议 HIV 感染期间哺乳
司可巴比妥	Secobarbital	见巴比妥类药物
司来吉兰	Selegiline	无资料，厂家建议不用
舍曲林	Sertraline	经乳汁排泄，但短期使用尚不清楚是否有害
西布曲明	Sibutramine	无资料，厂家建议不用
西地那非	Sildenafil	无资料，厂家建议不用
磺胺嘧啶银	Silver sulfadiazine	见磺胺类药物
辛伐他汀	Simvastatin	见他汀类药物
西罗莫司	Sirolimus	停止哺乳

药　名	英文药名	注　释
西他列汀	Sitagliptin	动物试验表明经乳汁排泄，厂家建议不用
金硫丁二钠	Sodium aurothiomalate	慎用，经乳汁排泄，理论上可能导致皮疹和特异性反应
色甘酸钠	Sodium cromoglicate	可能不经乳汁排泄
夫西地酸钠	Sodium fusidate	经乳汁排泄，厂家建议慎用
硝普钠	Sodium nitroprusside	无资料，厂家建议慎用
苯丁酸钠	Sodium phenylbutyrate	无资料，厂家建议不用
丙戊酸钠	Sodium valproate	见丙戊酸盐
索非那新	Solifenacin	动物试验表明经乳汁排泄，厂家建议不用
索拉非尼	Sorafenib	见细胞毒药物
索他洛尔	Sotalol	见 β-受体阻断剂
螺内酯	Spironolactone	含量可能极少无害处，但厂家建议不用
他汀类药物	Statins	无资料，阿托伐他汀、氟伐他汀、瑞舒伐他汀及辛伐他汀的厂家建议不用，见普伐他汀
司他夫定	Stavudine	不建议 HIV 感染期间哺乳
雷奈酸锶	Strontium ranelate	避免使用
磺胺嘧啶	Sulfadiazine	见磺胺类药物
柳氮磺胺吡啶	Sulfasalazine	乳汁中含少量（1 例血样腹泻和皮疹的报道），理论上婴儿有溶血的危险，特别是 G6PD 缺乏的婴儿

药　名	英文药名	注　释
磺胺类药物	Sulphonamides	对使用长效磺胺类药物的黄疸婴儿，患胆红素脑病的危险很小，G6PD 缺乏的婴儿有发生溶血的危险
磺酰脲类药物	Sulphonylureas	理论上可能导致婴儿低血糖
舒必利	Sulpiride	最好不用，经乳汁排泄，见抗精神病药
舒马曲普坦	Sumatriptan	经乳汁排泄，给药后 12 小时内不要哺乳
舒尼替尼	Sunitinib	见细胞毒药物
他卡西醇	Tacalcitol	无资料，厂家建议避免用于乳房部位
他克莫司	Tacrolimus	避免使用，全身给药后经乳汁排泄
他莫昔芬	Tamoxifen	抑制泌乳，厂家建议不用除非利大于弊
他扎罗汀	Tazarotene	动物试验表明经乳汁排泄，厂家建议不用
他唑巴坦（组分）	Tazobactam（ingredient）	见特治星
特治星	Tazocin	经乳汁排泄，厂家建议仅利大于弊时使用
替加氟+尿嘧啶	Tegafur with uracil	见细胞毒药物
泰利霉素	Telithromycin	动物试验表明经乳汁排泄，厂家建议不用
替米沙坦	Telmisartan	无资料，厂家建议不用
替马西泮	Temazepam	见苯二氮䓬类药物
替莫西林	Temocillin	见青霉素类药物

药 名	英文药名	注 释
替莫唑胺	Temozolomide	见细胞毒药物
替奈普酶	Tenecteplase	厂家建议给药后 24 小时内不要哺乳
特比萘芬	Terbinafine	经乳汁排泄，厂家建议不用
特布他林	Terbutaline	含量极少无害处
睾酮	Testosterone	见雄激素
丁苯那嗪	Tetrabenazine	厂家建议不用
四环素类药物	Tetracyclines	避免使用（尽管四环素类药物的吸收及使婴儿牙齿变色的作用可能因与乳汁中的钙发生螯合反应而被抑制），见替加环素
茶碱	Theophylline	经乳汁排泄，婴儿有易激惹的报道，缓释制剂可能安全
维生素 B_1	Thiamine	严重维生素 B_1 缺乏的母亲不要哺乳，因为有毒的甲基乙二醛经乳汁排泄
噻嗪类及相关利尿剂	Thiazides and related diuretics	含量极少无害处，大剂量可抑制泌乳
硫喷妥	Thiopental	经乳汁排泄，厂家建议不用
塞替派	Thiotepa	见细胞毒药物
甲状腺素	Thyroxine	见左甲状腺素
噻加宾	Tiagabine	厂家建议不用除非利大于弊
噻洛芬酸	Tiaprofenic acid	含量极少无害处
替卡西林（组分）	Ticarcillin (ingredient)	见青霉素类药物
替加环素	Tigecycline	动物试验表明经乳汁排泄，厂家建议慎用
替鲁膦酸	Tiludronic acid	无资料，厂家建议不用
特美汀	Timentin	见青霉素类药物

药 名	英文药名	注 释
噻吗洛尔	Timolol	见 β-受体阻断剂
替硝唑	Tinidazole	经乳汁排泄，厂家建议治疗期间及结束治疗后3天内不要哺乳
亭扎肝素	Tinzaparin	无资料，厂家建议不用
硫鸟嘌呤	Tioguanine	见细胞毒药物
噻托溴铵	Tiotropium	乳汁中含量可能极少无害处（动物试验表明经乳汁排泄），厂家建议仅利大于弊时使用
替拉那韦	Tipranavir	不建议 HIV 感染期间哺乳
替罗非班	Tirofiban	无资料，厂家建议不用
替扎尼定	Tizanidine	无资料，厂家建议仅当利大于弊时使用
甲苯磺丁脲	Tolbutamide	见磺酰脲类药物
托卡朋	Tolcapone	动物试验表明经乳汁排泄，厂家建议不用
托芬那酸	Tolfenamic acid	含量极少无害处
托特罗定	Tolterodine	无资料，厂家建议不用
托吡酯	Topiramate	经乳汁排泄，厂家建议不用
拓扑替康	Topotecan	见细胞毒药物
曲马多	Tramadol	含量可能极少无害处，但厂家建议不用
群多普利	Trandolapril	厂家建议不用
氨甲环酸	Tranexamic acid	乳汁中含量较少，对婴儿可能没有抗纤溶作用
曲妥珠单抗	Trastuzumab	治疗期间及治疗结束后6个月内不要哺乳
曲伏前列素	Travoprost	动物试验表明经乳汁排泄，厂家建议不用

药 名	英文药名	注 释
曲唑酮	Trazodone	见三环类抗抑郁药及相关药物
维 A 酸	Tretinoin	避免使用
曲安西龙	Triamcinolone	见皮质激素
氨苯蝶啶	Triamterene	经乳汁排泄，厂家建议不用
三氯福司	Triclofos	避免使用
三氟拉嗪	Trifluoperazine	见抗精神病药
苯海索	Trihexyphenidyl	厂家建议慎用
甲氧苄啶	Trimethoprim	经乳汁排泄，短期使用是否有害尚不清楚
曲米帕明	Trimipramine	见三环类抗抑郁药及相关药物
曲普瑞林	Triptorelin	厂家建议不用
尿激酶	Urokinase	无资料，厂家建议不用
熊去氧胆酸	Ursodeoxycholicacid	尚不清楚是否有害，但厂家建议不用
伐昔洛韦	Valaciclovir	无资料，见阿昔洛韦
缬更昔洛韦	Valganciclovir	见更昔洛韦
丙戊酸盐	Valproate	含量极少无害处
丙戊酸	Valproic acid	见丙戊酸盐
缬沙坦	Valsartan	无资料，厂家建议不用
万古霉素	Vancomycin	经乳汁排泄，口服给药后可能不吸收
伐尼克兰	Varenicline	动物试验表明经乳汁排泄
文拉法辛	Venlafaxine	经乳汁排泄，厂家建议不用
维拉帕米	Verapamil	含量极少无害处
维替泊芬	Verteporfin	无资料，厂家建议给药后 48 小时内不要哺乳
氨己烯酸	Vigabatrin	经乳汁排泄，厂家建议不用

药 名	英文药名	注 释
长春碱	Vinblastine	见细胞毒药物
长春新碱	Vincristine	见细胞毒药物
长春地辛	Vindesine	见细胞毒药物
长春瑞滨	Vinorelbine	见细胞毒药物
维生素 A	Vitamin A	理论上母亲服用大剂量会对婴儿有毒性
维生素 D	Vitamin D	高剂量全身给药时需谨慎，可能会导致婴儿高钙血症，厂家建议避免局部使用骨化三醇制剂，见卡泊三醇和他卡西醇
伏立康唑	Voriconazole	无资料，厂家建议不用
华法林	Warfarin	见口服抗凝药
扎鲁司特	Zafirlukast	经乳汁排泄，厂家建议不用
扎来普隆	Zaleplon	经乳汁排泄，但含量可能极少无害处
扎那米韦	Zanamivir	动物试验表明经乳汁排泄，厂家建议不用
齐多夫定	Zidovudine	不建议 HIV 感染期间哺乳
唑来膦酸	Zoledronic acid	无资料，厂家建议不用
佐米曲普坦	Zolmitriptan	动物试验表明经乳汁排泄，厂家建议慎用
唑吡坦	Zolpidem	少量经乳汁排泄，厂家建议不用
唑尼沙胺	Zonisamide	避免使用，厂家建议给药后 4 周内不要哺乳
佐匹克隆	Zopiclone	经乳汁排泄，厂家建议不用
佐替平	Zotepine	厂家建议不用
珠氯噻醇	Zuclopenthixol	见抗精神病药物

中文索引

英文索引

出 版 说 明

本书中介绍的药物剂量是各位作者根据当前医学理论和临床经验，并参考相关文献慎重制订的，编校人员也尽了很大努力以保证书中所荐药物剂量的准确性。但现代医药学是一门不断发展的科学，新理论、新技术和新的治疗药物不断推出，随着今后临床实践经验的不断积累和认识的深化，诊断技术、治疗方法和药物剂量可能发生变化。因此我们主张，临床医师在决定治疗药物剂量时，应该了解当今的最新相关知识，认真阅读和仔细核对药物说明书中所规定的适应证、给药方法和剂量，特别是当医生使用不熟悉的药物或新上市的药物时尤为必要。编著者和出版者郑重声明，对因使用本书资料而引起的任何事故和医疗纠纷概不负责。也不能以本书中的内容作为法律依据。

中国协和医科大学出版社